Schule der Erkenntnis

Lehrbuch
der
Psychobiologie

Von

Hans Lungwitz

Dr. med. et phil.

Nervenarzt in Berlin-Charlottenburg

WALTER DE GRUYTER & CO.

vormals G. J. Göschen'sche Verlagshandlung, J. Guttentag, Verlagsbuchhandlung, Georg Reimer, Karl J. Trübner, Veit & Comp.

Berlin 1956

Lehrbuch der Psychobiologie

Erste Abteilung, 1.–3. Band:

Die Welt ohne Rätsel

1. Band: Das Wesen der Anschauung. Der Mensch als Reflexwesen. Von den Eigenschaften und Funktionen. 756 S.
2. Band: Die neun Sinne. 585 S.
3. Band: Die Psychobiologie der Sprache. 392 S.

Zweite Abteilung, 4. und 5. Band

Die Psychobiologie der Entwicklung

4. Band: Der Mensch als Organismus. Die Kultur. 804 S.
5. Band: Die Weltanschauung. Der Charakter. 676 S.

Dritte Abteilung, 6. und 7. Band

Die Psychobiologie der Krankheit

6. Band: Das Wesen der Krankheit und der Genesung. 551 S.
7. Band: Die Neurosenlehre. Die Erkenntnistherapie. 2 Teile. 1. Teil 509 S., 2. Teil 449 S.

Vierte Abteilung, 8. Band

Das Buch der Beispiele

1. Teil: Aus der Weltanschauungskunde. 456 S.
2. Teil: Aus der Neurosenkunde. 357 S.

 - Archiv-Nummer 51 64 55 - Printed in Germany - Druck: Wilhelm Möller KG, Berlin-Waldmannslust

Des Lehrbuches der Psychobiologie

Vierte Abteilung

Achter Band

Das Buch der Beispiele

Aus der Weltanschauungskunde
Aus der Neurosenkunde

Zweiter Teil

Inhaltsübersicht

I. Teil

Aus der Weltanschauungskunde

II. Teil

Aus der Neurosenkunde

Seite

Abkürzungen

EdS. = Die Entdeckung der Seele

Akt., Aktn. = Aktualität, Aktualitäten

Akt.-Reihe = Aktualitätenreihe

biolog. = biologisch

DZ = Denkzelle

H., A., S., T., F. = Hunger, Angst, Schmerz, Trauer, Freude

HRS, ARS, SRS, TRS, FRS = Hunger-, Angst-, Schmerz-, Trauer-, Freudereflexsysteme

Hstadium, Astadium usw. = Hungerstadium, Angststadium usw.

HASTF = Hunger-Angst-Schmerz-Trauer-Freudereihe

Hneurose, Aneurose, Sneurose, Tneurose, Fneurose = Hunger-, Angst-, Schmerz-, Trauer-, Freudenneurose.

hgf., agf., sgf., tgf., fgf. = hungergefühlig, angstgefühlig usw.

hhaltig, ahaltig usw. = hungerhaltig, angsthaltig usw.

inftlisch = infantilistisch

fktl. = funktionell

kr. = krank

Lb. = Lehrbuch der Psychobiologie

ml., wbl. = männlich, weiblich

Pat. = Patient

RS = Reflexsystem

Sk. = Symbolkomponente

s. = sive („oder" bei Synonymen), in andern Fällen = siehe

Var.-B. = Variationsbreite

vw. = vorwiegend

WA = Weltanschauung

§ 1.

Die heutige Medizin und die Neurosenkunde

1. Die gesunden Erwachsenen der europäischen Völker leben z. Z. (um 1950) so gut wie alle in einer Weltanschauung (WA), die im wesentlichen die psychologisch- (motivisch-) kausale, aber gemäß dem Absinken der Kultur seit ca. 30, bes. seit ca. 20 Jahren reichlich mit Mystik versetzt ist; viele Zeitgenossen mögen schon die Übergangszone vom dämonistischen zum realischen Denken, das Interferenzdenken erreicht haben, nur relativ wenige sind in das realische Denken emporgereift. Dies gilt auch für die Ärzte. Auch sie deuten in den Leib die Seele oder die Seele und den Geist und in das physikalische Geschehen die wirkende Ursächlichkeit hinein und bemühen sich (vergeblich), die Ursächlichkeit auch in dem Verhältnis von Seele zu Geist sowie von Seele-Geist zu Leib-Körper und umgekehrt — im Sinne der Entstehung und Heilung der Krankheiten — aufzufinden (6. Bd. § 1, 4, A), dazu auch den Organismus zu physikalisieren (nach J. Pawlow und seinen Nachfolgern neuerdings P. Jordan, W. Scheidt, A. D. Speransky, G. Ricker u. a., s. im 1. und 6. Bd., auch 8. Bd. I § 7), d. h. sie bemühen sich, das Metaphysische, das sie eben für unerforschlich erklären, zu erforschen und drehen sich wacker im Karussell der Fiktionen (vgl. I. Teil § 5).

Ein paar Beispiele zur Problematik*): Kann die Seele erkranken, die doch göttlich ist (item: kann Gott erkranken)? Wie kann das geschehen, falls es geschieht? Ist vielleicht die obere Seele göttlich, die untere teuflisch und sind die beiden „Partner" eifrig bemüht, sich zu bannen, zu entmachten, was auch in Form der Krankheit geschehen kann, an der auch das Haus der Dämonen, der Körper beteiligt werden kann, — und wie ist das alles zu denken? Oder ist die obere Seele der (göttliche?) Geist, der „Widersacher der Seele" (L. Klages)? Nach dem „Gynagogen" E. Schaetzing (Berl. Ärztebl. 1953 H. 10) liegt das Zentrum der Neurosen in der Seele (im Schoße des Weibes!), während der Geist gesund ist und seltsamerweise mit-

*) S. auch bei A. Niedermeyer, Philosoph. Propädeutik der Medizin, S. 416 ff. (Wien 1955, Verlag Herder).

tels physischer Methoden (der „Psycho"-therapie) die kranke Seele heilen kann, ihrer sogar bedarf, also allein mit der kranken Seele nicht fertig wird. Und wie steht es mit den „Geistes"-kranken? Wie ist es denkbar, daß die eine metaphysische Abteilung erkrankt, die andere gesund bleibt? Wo liegt die Grenze zwischen Geist und Seele, wie ist solche Abgrenzung zu denken — und dazu eine beiderseitige Einwirkung über die Grenze? Wie ist die Wirkung der Seele (des Geistes) auf den Leib, also des Metaphysischen auf das Physische und umgekehrt zu denken? Wie soll die Wirkung vor sich gehen, wie also die Grenze zwischen Physisch und Metaphysisch — wo liegt sie übrigens? — überschritten werden? Wie kann dadurch eine Krankheit verursacht werden? Ist da die Seele krank und „macht" nun auch den Leib krank — und falls ja, warum und wie bald so, bald anders (verschiedene Krankheiten)? Oder kann auch die gesunde Seele den gesunden Leib krank machen, und warum sollte sie das tun und warum und wie bald so, bald anders? Hat sie ein Lexikon der Krankheitsformen und wählt nun das ihr Passende aus? Oder kann der — gesunde oder kranke? — Leib die Seele oder den Geist krank machen, und wie geschieht das überhaupt und in den verschiedenen Formen? Frage: psychogen oder somatogen? Wie kann die kranke Seele geheilt werden, warum heilt sie sich nicht selber, warum heilt sie der göttliche Geist in seiner Allmacht nicht, wie ist Psycho-therapie möglich, wie können physische Worte usw. ins Jenseits gelangen und dort die Seele heilen? Und falls die gesunde Seele den Leib krank machen kann, wie soll dann Psycho-therapie wirksam werden, greift sie nicht an der falschen Stelle an? Heilt die Seele des Psychotherapeuten die kranke Seele, wo doch so viele von den wenigen Psychotherapeuten selber krank, speziell neurotisch, also „seelisch krank" sind? Ach, „die Psychotherapie behandelt ja gar nicht die Psyche, sondern ist eine Therapie mit psychisch wirksamen Mitteln", so Schaetzing in den „Ärztl. Mitteilungen" H. 7/1955, also: die Psychotherapie behandelt gar nicht die Psyche, sondern sie behandelt die Psyche! Dazu bescheinigt Schaetzing seinem Lehrer J. H. Schultz, er dringe mit seiner Therapie „sehr intensiv in die Nische zwischen Leib und Seele ein" (Berl. Ärztebl. H. 12/1954), also doch nicht in die Seele, sondern nur in die Nische? wo ist sie? was ist darin? wie gehen durch diese Nische hindurch die „Wirkungen" vor sich? usw. (s. meinen Artikel „Geschlecht und Neurose" in Konstit. Med. Bd. IV Lief. 2). Rätsel über Rätsel, aber freilich: im Rätseldenken kann man eben nur in Rätseln denken. Man kann nur staunen über die weltanschauliche Naivität auch hochgelahrter Menschen und die — oft bösartige — Hartnäckigkeit, mit der sie daran festhalten. S. auch 5. Bd. § 9, 2, B.

Es kommt als sehr wichtig hinzu, daß die Neurose in allen Kulturländern zur Volksseuche geworden ist. Auch unter den Ärzten finden sich viele Neurotiker, sie sind wie alle andern Neurotiker, soweit krank, in der chaotisch-magischen, also primitiv-dämonistischen WA verblieben, an diese schließen sich reifere Stufen der WA bis zur psychologisch-kausalen Stufe an, wobei die infantilen Reste zu Über-resten ausgewuchert sind und demgemäß in der gesamten WA des Neurotikers einen zunehmend breiten Raum einnehmen. Die neurotischen Ärzte leben wissentlich oder unwissentlich noch als Magier, Medizinmänner und teilen den Aberglauben ihrer Patienten auch in der Auffassung von Krankheit, Therapie und Heilung; sie ähneln darin den neurotischen Heilpersonen geringerer Differenzierungsstufen. „Ohne Zauber kommen wir nicht aus", sagte E. Liek und lehnte jede Aufklärung des Kranken ab, — deren er freilich selbst bedurft hätte. Die einen wähnen, es genüge, den Kranken zu imponieren, Vertrauen einzuflößen, Glauben zu erwecken (vgl. Mephisto: „Ein Titelchen muß sie vertraulich machen" usw., man könnte auch sagen: ein Kittelchen, ferner „Dein Glaube hat dir geholfen" usw., 1. Teil §§ 28, 29), die Mittel hierzu seien irrelevant (Suggestionismus, Charlatanismus), andere schwören auf die Mechanik, genauer Mechanistik und vergessen dabei den Menschen (Laboratorismus, Chirurgismus, Medikamentismus, Schematismus, Zettelkastensystem, Automatismus, Routinismus). Neurotische Ärzte sind schlechte Ärzte, sie denken und tun in Diagnose und Therapie bestenfalls Brauchbares, und der Technizismus, zu dem die Technik hypertrophiert ist (I. Teil S. 103, 125), kommt ihnen dabei zu gute: das Publikum „verlangt" eine „gründliche Untersuchung", als die eben nur die mechanistische gilt, in dem Wahn, nur im Laboratorium könne die Krankheit, lies: der Krankheitsdämon „festgestellt" und somit schon entmachtet werden. Neurotische Ärzte bedürfen selber des Arztes, aber viele stellen sich die Diagnose nicht oder lehnen sie ab oder wissen nichts von der exakten Neurosentherapie und sind verzagt ob der Erfolglosigkeit der bisherigen Behandlungsweisen. Neurotische Heilpersonen spielen sich gern als Heilande auf, sie bilden bei günstiger Konjunktur eine Sekte und ernten eine Zeitlang Anbetung einer abergläubischen Menge, ihre „Wundertaten" werden von der Sensationspresse in unverantwortlicher Weise gefeiert. Ein Strich mit einer elektrischen Zauberröhre, ein Bad im geweihten Zauberwasser — und du bist gesund, gleich woran du leidest — und weiterleidest.

2. In der physisch : metaphysischen WA ist (auch) die Krankheit ein Rätsel. Die Forschung nach ihrem Wesen muß ja erfolglos bleiben, so lange man in das Physische das Meta-

physische hineindeutet, also im fiktionalen Denken, im weltanschaulichen Zweifel verharrt. Im chaotischen Erleben ist (auch) Gesund und Krank noch ungeschieden, erst im animistisch-magischen Erleben, also mit Einsetzen der Individuation beginnen sich die Gegensätze, Unter- und Verschiedenheiten abzuheben, so auch Gesund und Krank. Dabei gilt das Kranke zunächst als eine Form des Gesunden, die Krankheit als ein Stadium der Gesundheit: krank ist, wer hinfällt, hinfällig, ein „Fall" ist (s. I. Teil S. 20 Fn.), liegt, und wer liegt, schläft, ist magisch tot (vgl. morbus, mors, Morpheus usw.), kann aber wieder auf(er)stehen, der physische Tod ist da noch unbekannt. Fritz, 4 Jahre alt, sieht, wie der Vater sich mittags aufs Sofa legt, die Zeitung liest, dann, wie die Zeitung herabsinkt, er hört den Vater röcheln, rennt in die Küche, holt ein Holzscheit, rennt zurück, haut es dem Vater auf den Schädel und fragt ängstlich: „Siehst Landschaft?" (Vater ist Landwirt): er hat dem Vater das Leben gerettet und ist sehr gekränkt darüber, daß er eine Backpfeife kriegt, also für seine Heldentat geschlagen-erschlagen, d. i. magisch getötet wird. Wer im urtümlichen Pubertätskampf „fiel", hinfiel, niedergeschlagen war, zu Grunde ging, war krank = tot im magischen Sinne, und daran änderte auch die Tatsache nichts, daß der Sieger von seinem Blute trank und von seinem Fleische aß (vgl. Abendmahl): er übernahm ja damit den Zauber des Besiegten.

Mit steigender Kultur nahm „k r a n k" allmählich die Bedeutung von „a b n o r m" an, wie wir sie heute in reicher Differenzierung kennen. Über „gesund" s. 3. Bd. Nr. 569: gesund war, wer aus dem Mutterleibe (genitale Geburt), dann aus dem All-Nichts (Chaos) ins Ich-sein übergegangen war, also die „Weltkatastrophe" des jungen Kindes (die zerebrale Geburt), weiterhin die sich anschließenden Lebensproben, zuletzt die Pubertätsprüfung bestanden, die „Sünde" (3. Bd. Nr. 539) erfolgreich begangen hatte. Die Krankheit war nunmehr eine Verwandlung der Gesundheit in eine andere Lebensform, bewirkt durch die dämonische Macht, die den Gesunden „anfiel", krank „machte", auch selber Krankheit hieß, wobei es zweifelhaft wurde, ob die Krankheit selber krank war oder gesund, und wie sie als gesund oder krank den Gesunden krank machen, und wie der Medizinzauber sie „fest-stellen", mit Namen nennen, damit schon unschädlich machen und wieder austreiben, also den Kranken wieder gesund machen konnte, usw. (6. Bd. § 1, $_{4, A}$). Dieses Problem ist auch heute noch im psycho-physischen oder, wie man neuerdings wieder sagt, psycho-somatischen Deuten ungelöst, und man fragt sich vergeblich nach „Ursache" und „Wirkung", nach dem Wesen der Krankheit und der Genesung.

Alle Forschung kann nur am Physischen ansetzen, das ja realiter das Einzig-Existente ist — auch für den, der das noch nicht weiß. Es ist also klar, daß das Augenmerk der Ärzte auf die Veränderungen gerichtet war und ist, die sich am Physischen, am Leibe zeigten und zeigen, also auf das kranke Gewebe, auf das aus unzähligen Vergleichen statistisch vom Gesunden abklassifizierte anatomisch-morphologisch Abnorme. Der Deutung nach werden diese abnormen „Erscheinungen“ verursacht durch metaphysische Mächte, die sowohl unmittelbar wie mittelbar, also über und durch anderes Physisches einwirken und das gesunde Gewebe, so auch seine Funktionen krank „machen“. Mit fortschreitender Physizierung der Menschen und der Welt überhaupt ist das Interesse für die endophysische Verursachung der Krankheiten stärker geworden als das für die vermeintlichen metaphysisch:physischen Kausalzusammenhänge, ja es ergab sich die medizinische Auffassung, daß man allein bei der anatomisch-physiologischen, ja sogar physikalischen Erforschung der Krankheiten festen Boden unter den Füßen habe, also den Rekurs auf das Metaphysische entbehren könne, wenn dieses auch noch immer als irgendwie existent und wirksam geglaubt werden müsse, die Kausalität scheint im kausalen Denken ja ohnehin als „Erklärung“ der normalen wie der abnormalen Vorgänge unentbehrlich. So hat sich die sog. naturwissenschaftliche Medizin entwickelt — in Übereinstimmung mit der Entwicklung der Naturwissenschaften, als welche speziell die Physik und die Chemie gelten (nicht wenige und gerade professorale Physiker und Chemiker lehnen es ab, die Medizin zur Naturwissenschaft zu rechnen, sie gehöre zur Biologie, diese allerdings könne-müsse physikalisiert werden).

Die naturwissenschaftliche Medizin hat es nicht leicht gehabt, sich gegenüber der damals herrschenden mystischen Heilkunde durchzusetzen. „Herrschen“ heißt: die „führenden“ Ärzte waren (und sind) alleweil konservativ-konservativistisch, sie bilden einen wissenschaftlichen Klerus (I S. 324 Fn.), einen Areopag, und es ist die Eigentümlichkeit allzu vieler Areopagiten, für sich die Allwissenheit, Unfehlbarkeit, Ausschließlichkeit in Anspruch zu nehmen und alles „andere“, bes. alles Neue, allen echten Fortschritt als unmöglich oder doch todfeindlich a priori und grundsätzlich abzulehnen: sie haben eben alle Weisheit mit Löffeln gefressen, so daß für die andern keine mehr da ist. Gleichwohl hat im Laufe einiger Generationen die naturwissenschaftliche Medizin den Areopag erobert und besetzt. Die Professoren der Medizin lehren seitdem ausschließlich die „klinische Medizin“ im Sinne der mechanistischen Auffassung des Menschen, der Organismus verschwindet hierbei hinter dem Laboratorium, die Anamnese fast ganz hinter dem „objektiven Befund“, die Behandlung der kranken Persönlichkeit hinter der verursachlichten pharmakologischen-chirurgischen, also physikalischen Therapie (I. Teil S. 105 usw.). Der Student, der offiziell nicht linientreu ist, fällt durchs Examen, und wer es besteht oder übersteht, muß als Assistent usw. auf die verba magistri schwören, sonst wird er auf irgend eine Weise kaltgestellt. Wer „aus-gelernt" hat, kann nichts mehr zulernen; das Neue kommt, falls es etwas taugt, meist erst in der nächsten oder übernächsten Generation zur Geltung.

Wer aber in die Praxis geht, findet sehr bald, daß die mechanistische Medizin der Universitas literarum, also die Schulmedizin unzulänglich ist. Viele Ärzte freilich klammern sich ängstlich an das Auswendig-Gelernte, üben die Zettelkastenmedizin aus, sie wissen ja nichts von der menschlichen Persönlichkeit, die Schulmedizin hat ihnen das Wissen vorenthalten, — über das sie ja selber nicht verfügt. Viele Ärzte leiden schwer unter dem Zwang, sich und ihrer Familie mittels Massenabfertigung von Krankenkassenkranken ein kärgliches Brot zu erkämpfen (das alte „dat opes Galenus" heißt jetzt „dat inopiam Galenus"), und unter dem schlechten Gewissen, daß sie somit eigentlich keinen ärztlichen Beruf mehr ausüben, sondern sich als „Schein-Ärzte", d. h. als Sammler von Krankenscheinen abstrapazieren. Die meisten Ärzte fühlen und wissen sehr wohl, daß sie sich „eigentlich" mehr um den Menschen kümmern müßten, daß sie für Diagnose und Therapie die kranke Gesamtpersönlichkeit, also auch das, was man im dämonistischen Denken „die Seele" nennt, in Betracht ziehen müßten. Aber die sozialen Krankenversicherungen geben den Ärzten: kurz gesagt, Steine für Brot und degradieren sie zu Mechanikern („Klempnern" sagte ein hoher Beamter 1947 zu mir, „darum verdienen sie auch so wenig"). Das Tragische ist: die Ärzte lassen sich das gefallen, sie sind wirtschafts- und standespolitisch hilflos, ihre Führung hat seit langem kläglich versagt, sie sind ein verlorener Stand (vgl. meine Bücher „Führer der Menschheit?" und „Der letzte Arzt", 1910 und 1911; es hat sich seitdem nichts geändert! s. u. a. Besprechung im Berliner Ärztebl. H. 1/1951 von H. Lehmann „Seit 40 Jahren keinen Schritt weiter").

Mehr und mehr kommt also den Praktikern die Unzulänglichkeit der mechanistischen Medizin zum Bewußtsein, und die Einbeziehung des sog. „Seelisch-Geistigen", realiter des Rein-funktionellen in die Nosologie wird zum allgemeinen Postulat — nicht nur der Ärzte, sondern auch der Kranken. Seitdem vor ca. 100 Jahren die Neurose als Krankheit sui generis entdeckt und dann epidemisch wurde, ist diese Forderung immer lauter geworden, blieb aber im Areopag im wesentlichen ungehört und unerhört, obwohl einige ihrer Mitglieder — sie galten allerdings als Außenseiter — sich der psychopathologischen Forschung widmeten. Es war und ist nun freilich sehr bedenklich, daß diese Forscher auch nicht angeben konnten und können, was denn nun eigentlich die Seele sei, worauf sich also ihre Untersuchungen richteten und richten, und daß auch seitens der Psychologie und der Philosophie keinerlei Hilfe hierin geboten wurde und wird. Also war und ist es der naturwissenschaftlichen Medizin nicht zu verübeln, daß sie im großen ganzen sich den Theorien und Praktiken der „Seelenforscher" gegenüber skeptisch verhielt und verhält, so gegenüber dem Pangenitalismus-Libidomonismus S. Freuds, dem Dogma des nicht minder libidinösen Kollektiven Unbewußten C. G. Jungs, der sozialpsychologischen Gleichmacherei A. Adlers, dem Yogismus J. H. Schultz', neuerdings auch E. Kretschmers, der Tiefenpsychologie z. B. H. Schultz-Henckes, V. v. Weizsäckers, A. Mitscherlichs und all den andern Suggestivmethoden und ihren dämonologischen Deutungsversuchen, bei denen man die Deutungen in ihnen selber „bestätigt" findet (Zirkeldenken). Diese Schulen haben zwar weite Kreise von der Existenz der Neurosen als einer besonderen Krankheitsgruppe unterrichtet, auch (bes. Freud) viele Aufschlüsse über ihre Symptomatik und Anamnestik gebracht, aber mit ihren verschiedenen psychologischen, meta- und sogar parapsychologischen Spekulationen, die der Patient in jahr- und jahrelangen Übungen glauben lernen soll, die Neurosenkunde als Wissenschaft diskreditiert. Hierfür nur wenige — statt zahlreicher — Beispiele.

Auf einer Tagung der beratenden Ärzte des Heeres Anfang 1940 in Berlin wurde „völlige Einigung darüber erzielt, daß der Begriff der Neurose als unklar und irreführend aus der Kriegsmedizin völlig, möglichst aber aus der wissenschaftlichen Medizin überhaupt auszuschalten sei" (Dt. Ärztebl. v. 3. 2. 1940, Psych.-Neurol. Wschr. H. 7/1940).

Prof. Dr. Scheid vertrat auf der Tagung der Unfallärzte in Köln Mai 1952 den Standpunkt, die Neurose sei keine Krankheit. Dr. W. M. Kranefeldt, Schüler C. G. Jungs, stellt in seiner Broschüre „Sophrosyne und Tiefenpsychologie" (Berlin, 1951) die Neurose als Hirngespinst der Psychotherapeuten hin und schreibt: „Ach wie gut, daß doch die Psychotherapie nichts von dem leistet, wovon sie das Maul so voll nimmt! Könnte sie wirklich ‚Neurosen' heilen, wo kämen wir hin? Kein Mensch würde mehr einen Beruf ergreifen, keiner mehr eine Ehe schließen." Prof. Dr. Gutzeit schrieb am 16. Jan. 1952 einem meiner Freunde: „Das Wort ‚Neurose' ist zu abgegriffen und zu verschiedenartig festgelegt . . .".

Demgemäß erkennen die privaten und die sozialen Krankenversicherungen die Neurose als Krankheit, für deren Behandlung sie einzustehen hätten, gar nicht oder nur unzureichend an*), gewiß auch aus Angst davor, daß sie bei der weiten Verbreitung der Neurosen alsbald den finanziellen Bankrott erklären müßten; hierauf muß gleich geantwortet werden: die Neurotiker sind doch nun einmal in großer Zahl da, die Mehrzahl aller Kranken sind Neurotiker, sie werden allzu oft fehldiagnostiziert und fehlbehandelt und kosten somit den Versicherungen auf die Dauer viel mehr Geld als die exakte Neurosentherapie, die Erkenntnistherapie, die durchschnittlich mit ca. 30 Sitzungen pro Fall und Quartal auskommt, aber — nun eben honorarmäßig noch nicht anerkannt ist. So lange man die Neurose für psychisch oder doch psychogen hält, ist man geneigt, sie als eine Art Privatvergnügen des Neurotikers hinzustellen, das die Gemeinschaft nicht interessiert: soll er sehen, wie er mit seiner Seele oder sie mit ihm fertig wird, allenfalls sucht man sie mit Tabletten oder Spritzen oder Suggestionen oder „Verschickungen" und manchmal auch Operationen zur Vernunft zu bringen, aber darauf läßt sich die Seele nicht ein.

Prof. Dr. Ferd. Sauerbruch sagte mir Mitte 1945: „Der beste Psychologe ist der Chirurg: er sieht operativ nach, wie es im Innern des Patienten aussieht". Dabei schüttelte er mich sanft an den Schultern und sagte: „So heilen wir die Neurosen". Und „Sie würden ratlos in meiner Klinik umherirren angesichts einer Mammaamputierten." Geohrfeigt hat er mich allerdings nicht.

Prof. Dr. Frhr. v. Kress, Dekan der Medizin. Fakultät und nachmaliger Rektor der Freien Universität Berlin, Direktor des Krankenhauses Westend, sagte mir am 22. 2. 1949: „Ich und meine Kollegen haben von der Neurose keinerlei Ahnung." Frage: „Was machen Sie mit Ihren Neurotikern?" Antwort: „Wir spritzen, machen Röntgenbilder usw." Frage: „Sind Sie

*) In Berlin hat die Versicherungsanstalt (VAB, dann KVA) 1945 das „Zentralinstitut für psychogene Erkrankungen und Psychotherapie" eingerichtet, aber die Patienten müssen ein Jahr und länger auf die Behandlung warten, und dann dauert es 1 bis 1½ Jahr (Tiefenpsychologie Schultz-Hencke, 6. Bd. S. 536), bis sich dem Dogma nach die Seele im „Döszustande" von ihrem versunkenen Unrat freigebeichtet hat; die Kosten sind erheblich. An die freien, d. h. nicht dem Zentralinstitut angeschlossenen Neurosentherapeuten zahlte die VAB pro Sitzung 6,— bzw. 5,— DM. Ab 1. 7. 1949 übernahm die VSB (Vereinigung der Sozialversicherungsärzte) die Ausschüttung der Honorare und zahlte den Neurosentherapeuten entgegen dem Vertrag und den offiziellen Zusicherungen nur noch 80 Pfge. bis 1,— DM pro Sitzung aus, also weniger als ein Almosen; auf diese Weise hat die VSB die exakte Neurosentherapie aus der Sozialversicherung ausmanövriert (maßgebend hierbei war als „Sachverständiger" der Nervenarzt Dr. med. et phil. W. Schellworth). Daher denn die Ärzte, die auf die Krankenkassenpraxis angewiesen sind — und das sind ja fast alle —, sich, auch bei allem Interesse, der exakten Neurosentherapie gar nicht oder nur nebenbei zu widmen vermögen.

mit den Erfolgen zufrieden?" Antwort fiel aus. Also Fehldiagnosen und Fehlbehandlungen am laufenden Band.

Ein anderer führender Kliniker, Prof. Zadek, Direktor des Krankenhauses Neukölln, sagte im Herbst 1951 einem meiner Freunde: „80 % meiner Kranken leiden an Angina pectoris, und ich weiß nicht, was ich mit ihnen anfangen soll." Nun gewiß: Neurotiker sind im allgemeinen nicht klinikbedürftig, sie müssen an der Lebensfront behandelt und geheilt werden.

Dem Arzte H.-E. Gottschalk, einem meiner Schüler und Freunde, wurde die Doktorarbeit, in der er über Asthma nervosum und seine Behandlungsweisen, von denen er die Erkenntnistherapie abhob, von der Mediz. Fakultät der Freien Universität Berlin auf das „Gutachten", lies: Schlechtachten des (nachher wegen Pornographie, also Neurose entlassenen) Internisten-Chefarztes und Schriftführers der Berl. Mediz. Gesellschaft Dr. A. Tietze und des Neuropsychiaters Prof. Dr. H. Selbach abgelehnt*). Den Herrn Tietze stellte ich für sein ignorant-arrogantes „Urteil" in ausführlicher Widerlegung zur Rede und forderte ihn zu privater oder öffentlicher Diskussion auf; er zog es vor, tapfer zu schweigen, er hatte offenbar Wichtigeres zu tun (s. o.), Herr Selbach blieb im Hintergrunde. Wie sagte Prof. Dr. v. Behring einem Assistenten? „Wenn Sie etwas leisten wollen, vergessen Sie alles, was Sie bisher gelernt haben: es ist so gut wie alles Unsinn. Behalten Sie auch nicht zu viel Fachliteratur, auch die ist zum allergrößten Teil Unsinn. Wenn Sie jedoch schnell vorwärts kommen wollen, dann machen Sie den Unsinn mit — aber nicht bei mir!" Und Prof. Dr. Jacob Henle (1809—1885): „In der praktischen Medizin gehören unstreitig die meisten Sätze zu den streitigen. Gesetze gibt es wenig; die Regeln sind selten festgestellt und, wenn sie es sind, von unsicherem Wert." (Zit. aus „Der deutsche Arzt", Organ des Verbandes der Ärzte Deutschlands, H. 6/1952). Nun, falls dem so ist, kann man verstehen, daß einer, der den Unsinn nicht mitmacht, keine Chancen bei den Schulmedizinern hat. S. auch 8. Bd. I § 15.

Der Psychiater-Philosoph Karl Jaspers urteilt in der Schweiz. Ärzteztg. H. 27/1953, daß mit der Psychoanalyse „die Idee des Arztes überschritten und zugleich verloren, das Ärztlich-Mögliche versäumt, das Seelisch-Begehrte nicht erreicht wird."

---

*) Einen Auszug hieraus hat H.-E. Gottschalk im Berliner Gesundheitsblatt, dem Organ der Gesundheitsbehörden und vieler Gesundheitsvereinigungen, H. 7/1953, veröffentlicht. Diese Zeitschrift hielt also die von Tietze in gehässiger Weise geschmähten und von der Med. Fak. der Freien Univers. Berlin verschmähten Arbeit der Veröffentlichung für wert.

Papst Pius XII. hat in grundsätzlicher Weise ablehnend zu den Behandlungsmethoden der Psychoanalyse Stellung genommen und das Zutagefördern von Seelengeheimnissen als einen Grundirrtum der modernen Heilkunde bezeichnet (April 1953). Sehr richtig! Gemeint ist die Seele als das Metaphysische im Menschen, und dieses ist freilich den irdischen Methoden unzugänglich; zudem ist der Libidomonismus Freuds und seiner Nachfolger allerdings ein Grundirrtum (§ 3 Nr. 23). Die Psychobiologie und die Erkenntnistherapie beschäftigen sich aber gar nicht mit der Seele, sondern mit den normalen und abnormalen Reflexen im trophischen und im genischen Gebiete, also mit rein biologischen Tatsachen. Freilich gibt es nicht wenige Neurotiker, die aus Angst um ihren Nimbus, um ihr Tabu die Selbst- und Fremderkenntnis ablehnen, ihre (vermeintlichen) Geheimnisse vor den andern und gar auch vor sich selber hüten, somit die Diagnose und Therapie ihrer Neurose von sich weisen, ja schließlich die Existenz der Neurose und die Möglichkeit, sie zu heilen, überhaupt leugnen. Demgegenüber ist zu betonen, daß niemand seine Neurose verstecken kann, daß Neurose eine echte Krankheit, nämlich funktioneller Infantilismus ist, und daß dieser mittels weltanschaulicher Aufklärung und nur auf diesem Wege definitiv heilbar ist. Einwendungen gegen diese Tatsache aus Unkenntnis, Voreingenommenheit usw. sind unberechtigt und unzutreffend.

Also: „Neurose gibt es nicht", basta! Aber Prof. Dr. Hamburger erklärte im Dt. Ärztebl. H. 7/1944: „Die Neurose ist auf weite Sicht eine der gefährlichsten Krankheiten. An ihr gehen zivilisierte Völker zugrunde." Allerdings meint er, die Neurose sei durch „unzweckmäßiges Verhalten der Erzieher hervorgerufen", während sie tatsächlich ererbt ist und nur eben unter gewissen Umständen, die aber nicht Ursachen sind, manifest wird. — Usw.

So ist denn die Neurosenkunde trotz der seuchenartigen Verbreitung der Neurose für die Schulmedizin und so auch für die weitaus meisten freipraktizierenden Ärzte eine *terra incognita*, und es ist fast unmöglich, mit ihnen einschl. der Nervenärzte, Psychotherapeuten und Psychiater ernsthaft über das Thema „Neurose" zu sprechen. Man sagt mit einem gewissen Recht, die Psychotherapie übe jeder Arzt, also auch der Internist und Chirurg aus: als suggestive Beruhigung, wie sie etwa auch der Pfarrer den Seelisch-Notleidenden darbiete (etwa: es wird schon besser werden, nur Geduld, es ist nicht so schlimm usw.); man sagt nicht mit Unrecht, die methodische Psychotherapie der diversen „Richtungen", die obendrein in stiller oder offener Fehde liegen, sei in ihren Grundlagen, Durchführungen und Erfolgen so fragwürdig, daß man sich „zunächst" nicht damit beschäftigen wolle; und man sagt mit Unrecht, eine *exakte*

Neurosentherapie sei wegen der (vermeintlichen) Unlösbarkeit des Leib-Seele-Problems überhaupt nicht möglich, „man" d. h. viele Ärzte wissen nichts von der Psychobiologie und der Erkenntnistherapie, sie wird ja auch von führenden Medizinern und von den Psychotherapeuten, die ihre „Position" geradezu auf Leben und Tod verteidigen, schon seit etwa 30 Jahren totgeschwiegen oder verketzert, und die Praktiker, die ja in erster Linie um das tägliche Brot bemüht sind, haben weder Zeit noch Lust, sich „mit solchen umstrittenen Dingen" abzugeben, man will ja auch mal ins Kino gehen. „Sagen Sie mal", fragte mich mancher, „weshalb veröffentlichen Sie eigentlich Ihre Ansichten nicht?" — dies nachdem ich Hunderte von Abhandlungen und 17 Bücher veröffentlicht und viele Vorträge gehalten habe, ferner nachdem eine Reihe meiner wissenschaftlichen Freunde — ich nenne in der Gegenwart z. B. H.-G. Rahn, H. Brückner, W. Rieger, H. E. Gottschalk, J. L. Clauss, L. Leonhardt, A. Bartmer, E. Gerfeldt, H.-E. Dennemark, G. Fischer, H. Mathis, A. Niedermeyer — Abhandlungen und-oder Rezensionen über die Psychobiologie einschl. Erkenntnistherapie veröffentlicht haben, dazu Hunderte von anerkennenden Kritiken meiner Bücher (auch allerhand Kritikastereien) in der Fach- und der Tagespresse des In- und Auslandes erschienen sind, ferner seit 1953 die (1933 von den Nazis verbotene) Psychobiologische Gesellschaft mit periodischem Korrespondenzblatt besteht.

3. Die Evolution vollzieht sich immer von unten nach oben (I. Teil, § 33 Nr. 58). So beginnt seit einiger Zeit die Schulmedizin, wie sie an unsern Universitäten gelehrt wird, nach und nach ihren rein anatomisch-physiologischen Standpunkt aufzugeben und die im Publikum und den „unteren Kreisen der Wissenschaft" längst heimische Auffassung vom Menschen als einem psycho-physischen Doppelwesen zögernd zu akzeptieren. Neuerdings sagt man für psycho-physisch gern psycho-somatisch; das Wort ist aus den USA reimportiert, und amerikanisches Kapital hat in Heidelberg ein psycho-somatisches Institut gegründet, das der Oberleitung von Prof. Dr. V. v. Weizsäcker untersteht (Leitung: Prof. Dr. A. Mitscherlich). Mit der Umbenennung hat sich an der psycho-physischen Rätselei nichts geändert. Ausgezeichnete Dokumente der Ratlosigkeit sind die einschlägigen Bücher V. v. Weizsäckers (vgl. meine Besprechung zweier dieser Bücher im Berl. Ärztebl. H. 6/1952, ferner H.-E. Gottschalk „Psychosomatik und Psychobiologie" im Berl. Gesundheitsbl. H. 11/1952). Die olympischen Gärtner haben nämlich das Kernproblem, um das sich alles dreht, das Leib-Seele-Problem überall mitgesät, sie wissen eben noch nicht oder wollen nicht wissen, daß die Lösung, die allen Deutungen und

Deutereien ein Ende macht, schon seit etwa 30 Jahren in meinen Werken über die Psychobiologie zur Verfügung steht. Die „neu" aufgeworfenen Fragen um die Erblichkeit, die Anamnese, den Sinn-Unsinn der Krankheit, bes. der Neurose, die Partnerschaft Ich:Du, die Psycho- oder Somatogenie, die Kausalität, die Konstitution, die WA, den Charakter, das Temperament, das Wesen und die Systematik der Krankheiten usw., kurz alle Fragen, die zur medizinischen und philosophischen Anthropologie gehören (auch diese Termini stehen bereits im 4. Bde. des Lb. s. Psb. S. 12, erschienen 1941), sind längst gestellt und von mir endgültig beantwortet. Gut immerhin, daß ein paar Schulmediziner schon bis zur Psycho-somatik gelangt sind, obwohl auch sie längst überholt ist, — ein paar: die übrigen Koryphäen wissen auch damit nichts anzufangen und nennen nur anstandshalber — v. Weizsäcker ist ja Professor — und zum Zeichen ihrer Modernität den Namen „Psycho-somatik". „It's a long way to Tipperary" — es ist noch ein langer Weg, bis die Olympier (von einigen Ausnahmen abgesehen) meinen Namen und mein Werk überhaupt und dann gar anerkennend erwähnen, bis eigne Lehrstühle für die exakte Neurosenkunde eingerichtet werden, bis die Götter vom Obsoletismus Abschied nehmen und zur wissenschaftlichen Demokratie hinfinden. Ich zitiere wieder Prof. Dr. R. Virchow (1. Bd. Lb. S. 19 f.): „Zu allen Zeiten sind der Entwicklung in der Medizin hauptsächlich zwei Hindernisse entgegengetreten: die Autoritäten und die Systeme."

Hier nur drei Beispiele des „wissenschaftlichen" Kauderwelsches der Psycho-somatik. Prof. Dr. W. Nonnenbruch, Direktor der Spezialklinik für biophysikalische Therapie in Höxter (Weser), schreibt in einem Artikel „Zur Neuralpathologie" (Der dt. Arzt H. 4/1952) u. a. „Die psychosomatische Medizin gründet sich auf die Leib-Seele-Einheit des Menschen (also Leib und Seele sind zwei, aber eines, eine Einheit! L.) Der psychische Reiz ist dem physischen gleichzusetzen (wie das? und woher weiß das N.? L.) Leib und Seele beeinflussen sich gegenseitig. Den somatischen Teil der psychosomatischen Medizin suchen wir im Sinne der Lehre von Ricker und Speransky zu verstehen („suchen"! L.). Zum Leben gehört die innere Freiheit in den steuernden Entscheidungen bei kausalem Ablauf der gesteuerten Reaktionen (welch illustre Weisheit! und wie klar und erbaulich! L.). So ist die Reaktion auf den gleichen seelischen Reiz individuell sehr verschieden (reizt da die Seele oder wird sie gereizt? L.)... Im Kriege mußte man den ‚Frieden' verordnen und heute ist es nicht anders", schreibt der Herr Professor, dann muß es ja stimmen!

V. v. Weizsäcker sagt z. B. in „Diesseits und Jenseits der Medizin" (das ist der seltsam verzwickte Titel eines seiner Bücher) S. 119: „Trotz der wissenschaftlichen Ungeklärtheit müssen wir zugeben: Die Seele wirkt auf den Körper. Indes zeigt sich hier eine sonderbare Schwierigkeit, die uns gegen den Kausalbegriff mißtrauisch macht. Man kann, sieht man genau zu (! L.), nicht mit Sicherheit feststellen, ob der Vorgang im seelischen oder körperlichen Bereich begonnen hat; man weiß nicht, ‚wer angefangen hat'." H.-E. Gottschalk bemerkt hierzu in seinem zit. Aufsatz: „Also einerseits ‚wissenschaftlich ungeklärt', andererseits ‚müssen wir zugeben', einerseits ‚wirkt die Seele auf den Körper', anderseits müssen wir an der Kausalität zweifeln, einerseits kann die Seele, anderseits der Körper ‚anfangen', aber wir wissen nicht, wer ‚angefangen' hat." Daß die „wissenschaftliche Ungeklärtheit" in meinen Werken längst geklärt ist, davon weiß der Herr Universitätsprofessor nichts und will auch davon nichts wissen. So sandte ich ihm am 20. 4. 1952 Einiges von mir mit einem höflichen Schreiben; ich erhielt am 24. 4. 1952 von seinem Schreibfräulein die zwei Zeilen: „Herr Professor Dr. v. Weizsäcker hat mit Interesse von Ihrer Zusendung Kenntnis genommen und dankt Ihnen vielmals dafür. Hochachtungsvoll I. A. ...". Das war alles — und es war schon sehr viel: andere Herren Professoren, denen ich mir im Laufe der Jahre erlaubte mich bemerkbar zu machen, haben nicht einmal ihre Schreibfräuleins bemüht. Wie könnte auch ein Herr Professor so einen simpeln Doktor wie mich beachten oder gar achten, obwohl ich schon im Doktordiplom als „vir praenobilissimus et praedoctissimus" bezeichnet wurde, — aber das ist lange her, und so darf mich der Olymp für mein Lebenswerk gebührend verachten. Ausnahmen bestätigen die Regel, und selbst von den wenigen, die sich positiv über die Psychobiologie äußerten und somit aus der Reihe tanzten, ließen sich fast alle von ihren Kollegen zurückpfeifen.

Der Psychosomatiker Prof. Dr. A. Mitscherlich, Schüler von V. v. Weizsäcker, erzählt in „Tiefenpsychologie und soziale Krankenversicherung" (Sozialer Fortschritt H. 12/1935) u. a.: „Die Zweiteilung des Lebens ! L.) in ein körperliches und ein seelisches Geschehen ist eine urtümliche (! L.) Selbsterfahrung des Menschen... Von der Anthropologie wird der Versuch (! L.) unternommen, Leben in der wechselseitigen Repräsentanz (! L.) zu verstehen, in welcher Körperliches Seelisches aussagt (! L.) und Seelisches Körperliches gestaltet und bekundet (!! L.). Man spricht von einer „médicine de la personne", von einer Wesenskunde der menschlichen Person, die als Voraussetzung der Heilung notwendig sei. Das Ganze dieser menschlichen Person ist nie erfahrbar. Es ist uns unzugänglich und nur in Fragmenten, die das Ganze ahnbar machen, erschließt es sich unserem forschenden Bemühen. Immer neue

Teilansichten werden ausgeschnitten, immer wieder müssen viele von ihnen als unzulänglich aufgegeben werden. Dieses fortschreitende Umkreisen und Fragen greift unerbittlich Ergebnisse an, die gerade noch für die sichersten galten". Credit, quia absurdum. Auch dieses wissenschaftlich klingende Märchen bezeugt die prinzipielle Unklarheit, Unsicherheit, Fragwürdigkeit, Ratlosigkeit der aus „urtümlichen" Zeiten her gültigen psycho-physischen Dogmatik auch in der Neurosenkunde. Es ist verständlich, daß kein ernsthafter Mensch sich mit einer derartigen „Neurosenkunde" und gar -therapie befassen will, ferner auch, daß diese Art Metaphysiker einen wilden Groll gegen mich und mein Werk hegen und in sog. „Kritiken" äußern. Gleichwohl: der Mensch ist weder „das unbekannte Wesen" (Alexis Carrel) noch „das utopische Wesen" (Ortega y Gasset), sondern er ist ein rein biologischer Organismus, und alle Unklarheit ist behoben.

In der Neuen Zeitung v. 26. 10. 1952 steht, unterzeichnet von F. D., offenbar einem Arzt, u. a. zu lesen: „Viele Kliniker in Deutschland sind sogar der Meinung, daß die Bezeichnung ‚Psychosomatik' gerade das verschleiert, was sie umfassen soll, nämlich die Erkenntnis, daß Seele und Körper eine unerklärbare und im Grunde unvorstellbare Einheit bilden, sowohl im gesunden wie im kranken Geschehen... So wie die von Virchow begründete sogenannte Schulmedizin die seelischen Krankheitsursachen vernachlässigt hat, so ist die von Freud, Adler und Jung begründete sogenannte Psychotherapie in den gegenteiligen Fehler verfallen... Die Psychosomatik will gerade das bisher getrennte Denken vereinigen..." — ja das möchte sie wohl, aber sie müßte eben auf die Psychobiologie umlernen, die den Menschen als rein biologischen Organismus erkannt hat. So warnte Prof. Dr. Eymer auf der 29. Tagung der Deutschen Gesellschaft für Gynäkologie in München Okt. 1952 vor der falschen Anwendung psychosomatischer Methoden, bei denen „mit ungeheuerer Lautstärke alte Erfahrungen als neu hingestellt" würden. Ohne Lösung des Leib-Seele-Problems ist die Lösung des Neurosenproblems undenkbar („Lösung" hier im Sinne von „Überwindung"): diese Lösung liegt seit langem vor, aber die Olympier wollen es nicht Wort haben.

4. Ihr Seelenforscher wollt die Unklarheit mit Unklarheit, das Dunkel mit Dunkel erhellen — und wehe dem, der euch das sagt!

Ihr Seelenärzte wollt die Seele heilen. Aber wie kann die unsterbliche göttliche oder teuflische Seele, der unsterbliche göttliche oder teuflische Geist krank werden, und wie können sie, ob gesund oder krank, den sterblichen Leib, das teuflische Fleisch krank machen, und wie kann der Therapeut mit seinen allemal physischen Mitteln und Methoden das Metaphysische erreichen und sogar heilen?! Was wird aus der Seele, falls sie nicht gesund wird? fährt sie krank gen Himmel — oder muß sie gar an ihrer Krankheit sterben? usw. usw. Nun, der Psychologe Prof. Dr. Metzger verkündet, die experimentelle Psychologie hätte die Randgebiete der Seele bereits erreicht, aber wie er das festgestellt hat, sagt er natürlich nicht. Vielleicht ist da die Methode des Psychologen Prof. Dr. Fischer verwendbar, der Grönings „Zauberkraft“ in der „Weltillustrierten Revue“ Nr. 27/1949 bestätigen konnte!

Prof. Dr. J. H. Schultz sagt in „Neurose, Lebensnot, Ärztliche Pflicht“, 1936: „Das Psychische ist die biologische Höchstfunktion“. Der Satz klingt an die von Schultz fanatisch bekämpfte psychobiologische Erkenntnis an, daß die sogenannten seelisch-geistigen Vorgänge biologische sind, jedoch glaubt Schultz noch an „das Psychische“, und das ist eben nicht „biologische Höchstfunktion“, sondern metaphysisch (vgl. die Theoretik des Prof. Dr. E. Bleuler um den Mnemismus, 5. Bd. S. 11). Der Para- oder sogar Alogismus stört den Prof. Dr. Schultz nicht im mindesten. Seine Formel gewinnt auch keinen Inhalt mit der Erläuterung: „Das Großhirn, insbesondere seine Rinde, darf (! L.) im wesentlichen (! L.) als Lebensträger (! L.) seelischer Vorgänge betrachtet werden“, doch „können (! L.) alle Lebensvorgänge des Organismus von den höchsten bis zu den einfachsten Schichten (! L.) prinzipiell (! L.) vom psychischen Faktor (! L.) her beeinflußt (! L.) werden“. So können denn psychogen Neurosen entstehen, aber auch äußere Faktoren können bei ganz gesunden und vollwertigen Menschen Neurosen verursachen, wähnt Schultz, der ja auch Mitherausgeber des Zeitschriftchens „Der Weg zur Seele“ ist und aus seiner Unklarheit heraus (1953) grobbeleidigende Briefe an mich schrieb. Vgl. Psych.-Neurol. Wschr. Nr. 44/1936.

Prof. Dr. H. Schultz-Hencke (der Professortitel wurde ihm seltsamerweise bald nach der Verleihung wieder aberkannt) konstatierte, daß „auch die fortgeschrittenste Bemühung um die wissenschaftliche Erfassung dessen, was ‚Geist‘ ‚ist‘, sich auch heute noch in der Lage befindet, das Geistige zu umkreisen und von Zeit zu Zeit darauf hinzuweisen, da und da, in jener Richtung etwa, im Innern des Kreises liege es“ und spricht von „einer gewissen Hilflosigkeit“ (Der gehemmte Mensch, 1940); von meiner Psychobiologie wußte er nichts, lehnte sie aber ab, obwohl sie seinen Wunsch nach dem anthropologischen Fundament der Neurose restlos erfüllt; später war er ein wenig zugänglicher.

Prof. Dr. Curt Oehme meint, das vegetative Nervensystem sei „einerseits auch eng mit der Seele verbunden" und „die Psychotherapie benutze es gleichsam als Gleitschiene, um mittels Suggestion oder Hypnose stockende vegetative Funktionen in Ordnung zu bringen", — ganz hübscher Unsinn, aber der Herr Professor, der es ja in seiner Allwissenheit — wie so mancher andere „Kritiker" — nicht nötig hat, sich nur ein wenig mit der Sache, über die er „urteilt", zu beschäftigen, schrieb einem meiner Freunde am 18. 7. 1951, die Lungwitzsche Psychobiologie sei „ein reiner Psychologismus", „ein Rückfall in die von Husserl überwundenen Anschauungen", und als er über diesen noch unsinnigeren Unsinn aufgeklärt wurde, schwieg er — hoffentlich voll Scham über das von ihm verübte professorale Unrecht. Erst keifen, dann kneifen — das habe ich schon manchem „Kritiker" nachweisen müssen.

Prof. Dr. E. Kretschmer sieht die Pubertätszeit als neurotisierend bei vorhandenen Anlagefaktoren (natürlich: ohne „Faktoren" geht es nicht! L.) an, legt also auf diese konstitutionellen Eigentümlichkeiten einen besonderen Wert, ohne freilich das Leib-Seele-Problem zu berühren und ohne auch nur zu erwähnen, daß ich die Neurose längst als funktionellen Infantilismus nachgewiesen habe; auch von der Erkenntnistherapie nimmt er keine Kenntnis, sie existiert für ihn nicht — selbstverständlich, er sagt aber, daß die fraktionierte Aktivhypnose (sic! L.), das Autogene Training und das von ihm so genannte protreptische (svw. kurzanalytische) Verfahren nur bei primitiveren oder von schweren Milieuschäden beeinflußten (sic! L.) Patienten mit Erfolg anwendbar sei (Psychotherapeut. Studien, 1950), — ein vernichtendes Urteil über diese Methoden, die er selbst anwendet. Als Mitarbeiter und Gutachter medizinischer Zeitschriften würde er aber sich lieber die Zunge abbeißen als zugeben, daß ein Artikel von mir oder meinen Schülern dort veröffentlicht würde; z. B. Brief des Dozenten Dr. E. Volhard, Redakteurs der Neuen Mediz. Welt, v. 10. 6. 1950; ich antwortete u. a.: „Ich aber, der ich die exakte Neurosenkunde gebracht habe, werde zum Außenseiter gestempelt, diffamiert und verfemt. Nur die Herren Professoren wähnen das Recht auf wissenschaftliche Forschung zu haben; so ein Würmchen wie ich muß von ihnen zertreten werden." — Unterdes hat Volhard nach langem Hin und Her in H. 52/1954 seiner Zeitschrift einen Artikel von mir „Das Leib-Seele-Problem und die Medizin" veröffentlicht, hat es aber nicht versäumt, im Vorspann mich als „sog. Außenseiter" zu kennzeichnen; meiner Aufforderung zur Diskussion hat niemand Folge geleistet. Weitere Beiträge von mir hat Volhard abgelehnt. Er hat aber in H. 41/1954 eine anerkennende Besprechung des

6. Bds. (2. Aufl.) meines Lehrbuchs von Med.-Rat Dr. Leonhardt veröffentlicht und die Aufnahme einer Besprechung des 7. Bds. zugesagt. Immerhin...

Prof. Dr. Mitscherlich, Leiter des Psycho-somatischen Instituts, Heidelberg, informierte im Mai 1950 einen Interviewer der Süddt. Zeitg. dahin: „Die Psychosomatik ist der Versuch, die Erfahrungen der Psychoanalyse auf die gesamte Medizin zu übertragen“, „Die Auffassung, daß seelische Kräfte dem Leiblichen sich einprägen können — auch in zerstörerischer Weise — entspricht einer Vorstellung, daß es möglich sein muß, vom Seelischen her Leibliches nachdrücklich zu beeinflussen“ (welch ein Kauderwelsch! L.), „Der Arzt muß die seelischen Kräfte zur Gesundung aktivieren“,... „eine Behandlung, die viel, viel Zeit erfordert, Zeit ist unser Medikament Nummer eins.“ Usw. Nun, wir wissen ja: es wird mit der Metaphyselei Jahr um Jahr am Kranken herumphantasiert, daß sich die Balken biegen, man versteht sich nicht auf die Differentialdiagnose Hadrose:Leptose und faselt — pardon:fabelt, daß die Seele auch „körperliche“ Krankheiten verursachen und bei genügender „Aktivierung“ heilen könne, — ganz so wie Völgyesi, der mit Hypnose auch Krebs, Tuberkulose, Beinbrüche usw. „heilte“ (s. sein Buch „Botschaft an die nervöse Welt“). Ein Fakultätskollege von Mitscherlich sagte dem Interviewer herzhaft: „Die ganze Seelendoktorei ist ein Modeimport aus Amerika“ — richtiger: ein Reimport (S. 23, 25).

Bei der Hochschulwoche August 1949 in Garmisch-Partenkirchen bekannte sich Prof. Dr. Max Mikorey, Oberarzt an der Münchener Univ.-Nervenklinik, zu der aristotelischen Auffassung vom Aufbau des Menschen aus drei Schichten: der vegetativen Seele, der animalischen Seele und der Region des Geistigen und erzählt dazu das weitere Märchen (vgl. Schaetzing, S. 13), daß Neurosen von oben, also vom Geistigen her zu heilen seien, daß aber bei schweren Störungen der „Mittelzone“ von unten her, d. h. durch Auslösung eines Krampfes (Schock = Sperrungs- oder Bremseffekt) Einfluß zu gewinnen sei, denn der Mensch stelle ein Geistwesen dar, dessen Seele sich im Körperlichen Initiative bewahrt habe. Nun weiß jeder, auch Herr Mikorey Bescheid. Vgl. § 2 Nr. 130.

Prof. Dr. A. Jores, Internist, Hamburg, predigt, der Neurotiker sei der religiöse (d. h. hier: dämonistische) Sünder und könne nur durch Glauben geheilt werden; er müsse den Weg zu Gott, von dem er abgefallen sei, zurückfinden. Und ihm predigt nach Klaus Besser, Redakteur bei der „Welt am Sonntag“, am 3. 2. 1952: „Die Angst liegt jenseits aller Psychologie. Nur der ist gegen sie geschützt, der hinter allem, was er sich erworben, an das Nichterwerbbare und Nichterlernbare, an das Unverlierbare glaubt. Und das liegt jenseits dieser irdischen Welt. Die Frage nach der Angst ist also eine Frage des Glaubens..." Vgl. die Dogmatik des Christian Science. Gerade umgekehrt fabeln die Psychotherapeuten der Innsbrucker Schule (I. Teil S. 128 usw.), Neurose ist Auserwähltsein, die Heiligen sind also nicht zu heilen — wie wäre so etwas auch möglich?, sondern man kann ihnen nur helfen, die Not des Auserwähltseins leichter zu ertragen, — ganz nach Prof. Dr. C. G. Jung, der da verkündete: „Nicht wie er seine Neurose los wird, hat der Neurotiker zu lernen, sondern, wie er sie trägt". Und G. R. Heyer empfiehlt den Neurotikern, sie sollen mit den Bauchdämonen Frieden schließen! (6. Bd. S. 48 ff.)

An die Seelenforscher

Ihr forscht und kommt nicht von der Stell':
Ihr dreht euch nur im Karussell,
Und jeder wähnt, die Dreherei
Von ihm die einzig-richt'ge sei.

5. William Cullen, Edinburg, schrieb 1764: „Soviel ich einsehen kann, hängen fast alle Krankheitserscheinungen im Körper von gewissen Bedingungen im Nervensystem auf eine solche Weise ab, daß man fast alle und jede Krankheit ‚Nervenkrankheit' nennen könnte." Cullen ist einer der Vorläufer Bechterews und Pawlows, die die experimentelle (physikalistische) Reflexologie (s. 1. Bd. S. 158) begründeten, und so auch von Speransky, der das Werk seines Lehrers Pawlow mit großer Kunstfertigkeit weiterführte. Aber auch viele andere Autoren haben sich (bes. seit Beginn des 19. Jahrhunderts) mit der nosologischen Bedeutung des Nervensystems beschäftigt, zuletzt habe ich den Organismus als eine ganzheitliche Organisation von RSen. diese nicht mechanistisch, sondern biologisch verstanden, erkannt und auch hinsichtlich der Entstehung des Bewußtseins beschrieben. Hier nur kurz Grundsätzliches zu Speranskys Experimentalmedizin. Die experimentelle Schädigung führt u. a. zu einer Hyperfunktion (Krämpfen) oder unmittelbar oder sekundär eintretenden Lähmung-Verödung der zur geschädigten Stelle gehörenden motorisch-sekretorischen Nerven, also zu einer Dystrophie der zugehörigen Gewebe, unter diesen Umständen können auch vorhandene Entzündungs- und Geschwulstkeime sich zur Manifestanz entfalten, nicht aber experimentell erzeugt werden. Hierzu ist noch folgendes zu sagen. Die Experimentalkrankheiten sind nur Sonderfälle der analogen üblichen Krankheitsabläufe. So haben natürlich auch die mehr minder rohen Eingriffe gewisse Folgen. Näht man einem der Tiere die Augenlider zu, so treten natürlich

pathologische Veränderungen der Sehrinde ein. Schneidet man jemandem experimentell den Kopf ab, so stirbt er unter den seiner Spezifität gemäßen Symptomen. Die experimentell erzielten Folgen kann man aufs mannigfachste studieren, sie sagen aber über das Wesen der Krankheit nicht das geringste aus. Es ist ein Fehlschluß aus solchen mechanistischen Vorgängen, daß Krankheit allemal eine zentral-nervöse Fehlleistung sei; gewiß gibt es solche Krankheiten, und gewiß ist an allen Krankheiten auch das Nervensystem beteiligt, aber in der Regel sind Entzündungen und Geschwülste nicht zentralneurogen. Welche Experimentalkrankheit eintritt und wie sie verläuft, ist Sache der biologischen Beschaffenheit des Organismus, wie ja schon die Laboratoriumstiere, die zu solchen Schädigungen benutzt werden, hierzu disponiert sind (4. Bd. § 3, $_3$), ein gesundes Tier lebt weder in der Gefangenschaft noch werden ihm Nerven durchschnitten usw. Die einfache Übertragung der experimentellen Ergebnisse auf die Verhältnisse im normalen oder abnormalen Organismus ist unzulässig, man darf nur gewisse Analogieschlüsse ziehen und das mit aller Vorsicht. Dies gilt auch für die Relationspathologie R i c k e r s, die — mit Hinweis auf das von Ph. S t ö h r entdeckte Neuroreticulum — eine kritische Korrektur der Speranskyschen Auffassung darstellt.

In gleicher Richtung, nämlich der Aufstellung einer physikalistischen Anthropologie forscht der Hamburger Anthropologe Prof. Dr. W. S c h e i d t (I S. 48, 75). Er sucht (seit 1928) im Prinzip mit großer Gelehrtheit und mit einem Aufgebot eigener Termini und mathematischen Formeln nachzuweisen, daß das Nervensystem ein elektrisches Leitwerk sei, aus dessen „Verrichtungen" sämtliche Vorgänge des Organismus, die „leib-seelischen, geistigen und körperlichen", mechanistisch zu erklären seien. Anderseits sagt er: „Der lebendige Organismus ist keine Maschine" (Menschennaturkunde, 1952 S. 23), aber seine ganze Lehre ist doch darauf gegründet, daß der Mensch ein elektrischer Apparat sei. „Das Leitwerk i s t die natürliche Seele (l. c. S. 28). „Der Körper des lebendigen Menschen besteht aus Leib, Leitwerk und Gedächtnis" — alles „stofflich" (S. 15). „Das ‚Kraftwerk des Leitwerks' ist der g a n z e Leib" (l. c. S. 17). „Erlebnisinhalte s i n d Entfaltungsleitwerkgefüge. Der beste Sammelname für die so benennbaren Erlebnisinhaltskerne wäre der Name ‚Geister' ". „Sprache ist die Anmahnung von Geistern... die Beschwörung unnennbarer Geister... Erlebnisse sind also Geisterscharentänze" (l. c. S. 84). Es wird als „alter, verhängnisvoller Irrtum" bezeichnet, „als könnte man ‚körperliche' und ‚seelische' Krankheiten trennen". „Jede Krankheit ist leibseelisch, weil es organismische Lebensvorgänge ohne Beteiligung der Seele (des Leitwerks) überhaupt nicht gibt, die Seele aber in jedem Augenblick des Lebens neu aus leiblichem Stoff aufgebaut wird“ (S. 52). „Faßt man Krankheit als L e b e n svorgang auf, dann gibt es überhaupt nur seelische Krankheiten“ (l. c. S. 59). Usw. Einige Einwände: Der Mensch ist ein biologischer Organismus, die s o - g e n a n n t e n seelisch-geistigen Vorgänge einschl. der Entstehung des Bewußtseins sind Nerven-Gehirnfunktionen, aber eben biologische, nicht physikalische, nicht elektrische; wo wären denn auch die Beweise hierfür? Man kann nicht gut das „Leitwerk“, also das Nervensystem einschl. des Gehirns (!) als „die natürliche Seele“ bezeichnen, man muß der Metaphysik ihre Termini lassen. Gibt es außer der „natürlichen Seele“ auch noch eine „un-“ oder „übernatürliche“ — oder entfällt die Metaphysik? Und darf man der Metaphysik auch noch den Namen „Geist“ und „Geister“ wegnehmen? Scheidt gibt keinen befriedigenden Aufschluß über die Entstehung des Bewußtseins, der Anschauung, über Ethik, Charakter, Temperament usw. und ihre Typologie. Der „Lichteinfall“ ins Auge — ist der auch elektrisch? Wieso kann man dann mittels Elektrizität keine Gesichts- usw. Wahrnehmungen erzeugen (2. Bd. § 32)? Scheidt führt nur 5 Sinne an, wir haben aber 9 — alles elektrisch? Scheidt glaubt noch an die „vom Bewußtsein unabhängige Wirklichkeit“, die Reize auf das Leitwerk ausübt, ist also durchaus Kausalist. Er gibt keine Auskunft über die Gefühle (nur den Schmerz erwähnt er), die Erinnerungen faßt er etwa nach Art der Engramme auf. Usw. usw. Die Grundthese, der Organismus sei ein elektrischer Apparat, ist ebenso unzutreffend wie die, er sei ein Aggregat von Quanten (P. J o r d a n nach M. P l a n c k, vgl. Psych.-Neurol. Wschr. H. 1/1942); immerhin bezeugen solche Irrtümer, daß man auch auf solchen Hypothesen ein System aufbauen kann, das der Lösung des Leib-Seele-Problems näherzukommen sucht. Indes die Forscher bemühen sich vergeblich: das Leib-Seele-Problem hat die Psychobiologie längst überwunden.

Die S p e r a n s k y s c h e T h e r a p i e fußt auf dem gleichen mechanistischen Fehlschluß. Daß „die zentrale Umstimmung“ zu abnormen Funktionen und zu geweblichen Veränderungen der motorischen Nerven und der Ausdrucksorgane führen kann, ist selbstverständlich, aber bekanntlich ergeben diese Methoden, z. B. der Elektroschock oder gar die Lobotomie, nicht echte Heilerfolge. Es ist auch klar, daß die Injektionen von Cocain (Impletol = Cocain-Coffein, Novocain) in die zu einem kranken Gebiete gehörende Nervatur eine Schädigung dieser Nerven und ihrer Ausdrucksorgane ist, wobei die „Stillegung“, so lange sie anhält, mit einem Nachlassen der Beschwerden einhergehen, von einer echten Heilung aber nicht die Rede sein kann (Verfahren H u n e c k e u. a.). Laut Zeitungsnachrichten (1955) durchtrennt E. K u x, Innsbruck, bei Magengeschwür die Verbindung des

Magens mit dem Zentralnervensystem — und das Magengeschwür ist sogleich geheilt; es liegt eine Verstümmelung vor ähnlich der operativen Entfernung eines Magengeschwürs, und es ist völlig ausgeschlossen, daß der Magen (usw.) ohne Verbindung mit dem Sympathikus und Vagus gesund ist. So interessant solche Experimente sein mögen, so sind sie eben — Experimente. Insbesondere bei Neurosen sind solche Prozeduren schärfstens kontraindiziert, — man muß freilich die Differentialdiagnose Hadrose : Leptose stellen können, und darin sieht es eben bei den meisten Ärzten sehr mißlich aus.

6. Die Psychobiologie erkennt den Menschen als rein biologischen Organismus. Die Neurose ist weder psychisch noch psychogen, sondern eine pathobiologische Tatsache, und zwar rein funktioneller Infantilismus, der sich speziell an der Hirnrinde als dem Organ des Bewußtseins, also als krankes Bewußtsein, kranke WA ausprägt. Man kann die Neurose als funktionellen Krebs bezeichnen: funktionelle Wucherung, unechte Funktion, Fehlassoziationen im kranken Bezirk und von ihm aus zu den gesünderen Bezirken, Dissoziation usw. — in Analogie zu der Proliferation unechten Gewebes. Und wie das kranke Gewebe die Tendenz zur antibiotischen Zerstörung des Wirtes, in und von dem es lebt, somit zum Selbstmord hat und ihm entgegen aller Autotherapie zusteuert, so ist auch die funktionelle Wucherung auf pathologische Expansion, auf zunehmendes Übergreifen auf die gesünderen Funktionen, die sich autotherapeutisch gegen sie wehren, also auf zunehmende funktionelle Schädigung des „Wirtes" gerichtet, so daß er mehr und mehr im Lebenskampf versagt, an trophischer und-oder genischer Leistungsfähigkeit bis zum kleinen oder großen Zusammenbruch verliert und mancher Kranke physischen Selbstmord begeht, um der vermeintlich drohenden dämonischen Todesgefahr mit dem strategischen Rückzug der eignen Dämonie ins Jenseits zu entgehen (nb. an der Neurose stirbt man nicht, wohl aber schließt sich bei den so-disponierten Kranken die hadrotische Selbstauflösung an).

Die neurotischen Funktionen sind infantil gebliebene, hypertrophierte und dabei ausgealterte Funktionen von RSen, die eigenschaftlich (geweblich) nur unmerklich von der Norm abweichen. Die Nervenströme, also auch das Bewußte (das Eron) als Aktualität der kranken Denkzellen (DZn) sind infantilistisch. Damit ist auch eine qualitative Eigentümlichkeit angegeben (abgesehen von den spasmogenen qualitativ-quantitativen Abweichungen der Säfte und des Stoffwechsels, s. 6. u. 7. Bd.). Dieses Qualitative ist chemisch-physikalisch, also auch klinisch nicht feststellbar, es ist eben weltanschaulicher Art: das kranke Bewußte ist chaotisch-magisch, unklar, verworren, gespenstisch.

Der Anschluß an die gesünderen bis fastgesunden Reflexe einschl. Aktualitäten ist ein allmählicher Übergang; im Falle der aktuellen Funktion der kranken RSe sind die kranken Aktualitäten mehr-weniger zirkumskript von der funktionellen Umgebung, also den gesünderen Funktionen abgesetzt. Zu diagnostizieren ist der Sachverhalt an den Ausdrucksweisen einschl. der Beschreibung des Neurotikers. Funktion ist eigenschaftlich determinierte koordinative Veränderung (s. im 1. u. 2. Bde.). Symptomatisch ist die koordinative Veränderung, damit auch die determinierende Eigenschaft, speziell im Sinne der Totalqualität, der biologisch-genetischen Undifferenziertheit (Essentialität, 2. Bd. S. 17, 4. Bd. S. 23). Neurose ist also nicht bloß Kleinhirninfantilismus. Wir können auch die Nervenfunktionen nicht anders beschreiben wie als eigenschaftlich determinierte koordinative Veränderungen, als ein bestimmtes Fließen bestimmter Eronen (daher: Nervenstrom, der also keineswegs einheitlich-elektrisch ist). Die kranken Nerven-Gehirnfunktionen laufen in der Art des Zuviel-Zuwenig ab, ihre infantilistische Eigenschaft erweist sich an der Undifferenziertheit der zugehörigen Aktualitäten, also der WA, und eben den weltanschaulichen Infantilismus gilt es therapeutisch zu beheben, wobei sich auch die spastischen Ausdrucksweisen normalisieren.

Der Gesunde erlebt Gesundes und Krankes, d. h. er klassifiziert nach Gesund und Krank, Normal und Abnormal. Die RSe-DZn, deren Aktn. Krankes sind, sind aber nicht krank, sondern so-spezifisch, daß diese Aktn. von den verglichenen analogen derart abweichen, daß sie als Krankes, die verglichenen als Gesundes bezeichnet werden. Es handelt sich da zunächst um Gegenständliches einschl. der sensorischen Ausdrucksaktionen; von diesen wird legal auf die inneren Vorgänge geschlossen, die sich eben in ihnen „ausdrücken". Der Neurotiker lebt in einer (seiner) kranken bis fastgesunden Welt, nicht aber in der gesunden Welt; an diese grenzt die seinige, soweit normnahe, nur an. Er klassifiziert also auch in kranker bis bestenfalls normnaher Art Gesundes und Krankes, Normales und Abnormales, d. h. was er für Gesundes und was er für Krankes hält, und diese seine Klassifikation weicht je nach der Normferne oder -nähe mehr oder weniger von der Klassifikation des Gesunden ab. Es ist eine Fiktion, an die ein für allemal vorhandene „objektive Wirklichkeit" zu glauben, die ihre „Reize" auf die Gesunden ausübe und dabei den einen gesund lasse, den anderen krank mache, — eine Rätselei ohne Ende, z. B. warum der eine durch die fiktiverweise identischen Erlebnissen krank gemacht werde, der andere gesund bleibe. Realiter existiert ja „die vom Bewußtsein unabhängige Welt" gar nicht. Der Gesunde ist unter allen Umständen gesund, der Kranke unter allen Umständen krank. Jeder lebt in einer (seiner) gesunden, dieser in einer (seiner) kranken Welt. Der Neurotiker wird nicht neurotisch durch..., sondern er ist ab origine neurotisch-disponiert, und seine Neurose manifestiert sich allmählich, natürlich unter gewissen Umständen (wir leben ja nicht im Nichts), die aber schon neurotisch erlebt werden, also nicht Ursachen der Neurose sind. Jeder hat seine Hirnrinde, also seine Erlebnisse, diese sind also nicht die Ursache seiner Erlebnisse. Viele Neurotiker geraten bei Kleinigkeiten in hohe Erregung, bei Großigkeiten bleiben sie gelassen, sie klassifizieren eben anders als der Gesunde, sie leben in einer andern (chaotisch-magisch determinierten) Welt als der Gesunde.

Eronenaustausch zwischen Gesunden und Kranken ist nur im Grenzgebiete möglich, wobei also die krankheitliche Nuance hinreichend weit zurücktritt. Normfernere kranke Paßformen kann der Gesunde ebenso wenig aufnehmen, wie der Kranke in seinen kranken Bezirken gesunde Paßformen aufnehmen kann. Der Eronenaustausch ist also eine Art „Grenzverkehr", eine „lose Berührung Gesund:Krank". Auch die Therapie der Neurosen, soweit sie als Erkenntnistherapie die echte, d. h. weltanschauliche Heilung anstrebt, hat an der „Grenze" zu arbeiten, an die das Normfernere mehr und mehr heranrückt, bis sich der Übergang in die normale Welt vollzieht; die Suggestivtherapie — und alle sog. Psychotherapie ist suggestiv — geht gar nicht auf echte Heilung aus, sondern auf Verschleierung-Beschwichtigung der Beschwerden, die im Normfernen liegen. Ein festeres oder gar festes Verhältnis als eigentliche Partnerschaft zwischen Gesund und Krank ist biologisch unmöglich, eine solche Partnerschaft ist nur zwischen Gesunden bzw. zwischen Kranken möglich; dies gilt für die Trophik wie die Genik. Die Mechanistik erleichtert im Beruf eine weitgehende Zusammenarbeit Gesunder und Kranker: die Maschine läßt das Menschliche soweit zurücktreten, daß es keine wesentliche Rolle spielt (S. 17 f.). Eine 50jährige Sekretärin, ledig, im „Hag" = möblierten Zimmer hausend (daher Hagse, Hegse, Hexe usw.), ist als Büromaschine, die „den Betrieb im Kopfe hat" und mit großer Routine (also ohne persönliche Zutat) funktioniert, sehr wohl brauchbar, obwohl „sonst" kein Gesunder mit ihr persönlich etwas zu tun haben will und kann und nur zu andern Kranken ein intimeres Verhältnis (auch in der Art der ewigen Zwistigkeiten usw.) möglich ist. Und in der Liebe gesellt sich Gesund zu Gesund und Krank zu Krank; auch die Kranken finden instinktiv zueinander, sie brauchen von ihrem Kranksein gar nichts zu wissen.

Daher denn kranke Ärzte schlechte Diagnostiker und Therapeuten sind und nur in der mechanistischen Medizin als (auswendig-) gelernte Ärzte Brauchbares leisten können, aber der persönlichen Intuition, die den gesunden Arzt auszeichnet, entbehren, aber gerade die neurotischen Ärzte wissen das nicht, oder falls sie es wissen, geben sie es nicht zu, oder falls sie es zugeben, bagatellisieren-verallgemeinern sie ihre Neurose und machen sich über die „Seelenmassage“ lustig, und nur wenige stellen sich der exakten Therapie.

7. Neurosenkunde unbeliebt.

A. An den Universitäten gibt es noch immer keinen Lehrstuhl für die Psychobiologie, also auch nicht für die exakte Neurosenkunde einschl. der Erkenntnistherapie. Also sind auch die Ärzte von der Hochschule her hierüber nicht informiert und haben — als staatlich anerkannte Heilmeister — zumeist keine Lust, sich nachträglich mit dieser fremden Materie zu beschäftigen, zumal sie zunächst noch Assistenten an „somatischen“ Kliniken sind, dann um das tägliche Brot für sich und Familie sorgen müssen und dazu der Alltagspraxis = Krankenkassenpraxis bedürfen, die ein hinreichendes Eingehen auf die kranke Persönlichkeit nicht gestattet. Somit wird in den meisten Fällen nicht einmal die Differentialdiagnose erwogen oder gestellt (der Arzt hat sie ja nie gelernt), und so oft sie gestellt und der Kranke als Neurotiker erkannt wird, wird er eben nach den herkömmlichen internistischen und chirurgischen Methoden behandelt oder die Neurose zur „Einbildung“ oder gar „Simulation“ usw. degradiert, ironisiert, belächelt. Die Psychotherapie gilt als eine Art pseudowissenschaftlicher Hokuspokus und wird um so weniger ernst genommen, als es verschiedene „Richtungen“ gibt, die sich widersprechen und still oder laut befehden, so daß auch der interessierte Arzt nicht weiß, welcher „Richtung“ er sich anschließen solle; zudem wird da ein mehrjähriges Studium verlangt, und der Adept muß sich selber als Patient ansehen, auch falls er es nicht ist, um die Glaubhaftigkeit der an und in sich zweifeligen-zweifelhaften Angaben über die Seele und den Geist und ihre unheimlich-heimlichen Wirkungen auf einander und auf den Körper und darüber hinaus auf die andern Leute usw. zu — glauben: in der Psychotherapie gibt es ja kein Wissen, sondern Deutungen, Aus- und Unterlegungen, Meinungen, Ansichten — so und so, keine Tatsachen, sondern Fiktionen. Erfährt aber der Arzt etwas von der exakten Neurosenkunde, so ist er geneigt, sie in den Sammeltopf der Psychotherapie zu werfen — etwa mit der oberflächlichen Begründung: „Wenn an der Sache etwas wäre, hätten die Autoritäten sie längst anerkannt.“ Zudem können neurotische Ärzte nicht Erkenntnistherapeuten sein; z. B. alte Junggesellen männlichen oder weiblichen Geschlechts wären unangenehmen Fragen ihrer Patienten ausgesetzt; es heißt also: umlernen auf Norm, dazu dient das Studium meiner Bücher und ein mehrmonatiger persönlicher Unterricht. Obendrein: die Mehrzahl aller Kranken sind Neurotiker; wollte der Kliniker oder der freie Praktiker die Differentialdiagnose stellen und dann die Neurotiker aus der mechanistischen Behandlung herausnehmen und dem Neurosentherapeuten überweisen, so würden die Kliniken und die Praxen entvölkert werden — und wovon dann dem Ansehen und den Einnahmen nach leben?!

B. Jedermann hat eine (seine) WA, er weiß bloß nichts oder nichts Näheres davon. Die WA-kunde als Wissenschaft ist auch den Ärzten nahezu gänzlich unbekannt. Wie wollen sie dann die Neurosen, die doch WA-krankheiten sind, beheben! Sie stellen, sofern sie überhaupt Neurosen diagnostizieren, nur klinische Symptome fest, ihren weltanschaulichen Sinn-Unsinn kennen sie nicht. Obendrein gilt die WA des Einzelnen als seine Privatsache, als ein „Noli me tangere"! Und dabei erzählen die Symptome-Beschwerden nichts weiter wie Märchen, d. h. sie liegen in der chaotisch-magischen Denkstufe, und wer sich auf diese Sprache nicht versteht, kann eben die Neurose nicht verstehen und heilen. Auch die „Seelenheilkunde" kümmert sich nicht um die WA, sie verbigeriert und manipuliert am klinischen Befund herum, aber die Krankheit bleibt, bestenfalls verschleiert oder modifiziert, bestehen. Schultz-Hencke sagte mir einmal: „Mich hat noch nie ein Patient nach dem Leib-Seele-Problem gefragt", also ist es überflüssig, sich mit dem Hauptproblem der Neurose zu beschäftigen und es zu klären! Und der Direktor der Irrenanstalt Berlin-Wittenau sagte mir 1939, als ich mich militärisch bei ihm zu melden hatte: „Sie werden hier sicher eine Menge Neurotiker vorfinden, aber wir haben keine Zeit, uns in die Seelen unserer Kranken zu knien."

C. Die private und die soziale Krankenversicherung meinen zur Zeit noch (1955), die Behandlung der Neurotiker — falls solche als Kranke anzuerkennen seien — mittels der sog. großen Psychotherapie sei kostspieliger als die internistische, und ihre Erfolge seien (darin haben sie recht) fragwürdig. Sie muß sich natürlich auf die Meinung der Ärzte, bes. der Autoritäten und der Vertrauensärzte verlassen, und diese sind mit oder ohne Sachkenntnis der Psychotherapie mehr weniger abhold und wissen nichts oder nicht viel von der Erkenntnistherapie. Daß die Neurose längst nicht mehr das „Vorrecht" der „feinen Leute", sondern Volksseuche geworden ist, hat sich zwar herumgesprochen, aber eben wegen der großen Zahl der versicherten Neurotiker könne die große Psychotherapie generell nicht zugelassen oder dürfe nur so kümmerlich honoriert werden, daß sie praktisch ausgeschaltet ist (S. 19 f.). Tatsächlich ist die „übliche" Behandlung der Neurotiker in der freien Praxis und-oder bei oft monatelangem (wiederholtem) Aufenthalt in

Krankenhäusern, Sanatorien, Bädern usw. auf die Dauer — und die Neurose ist nun eben chronisch — viel teuerer als die Erkenntnistherapie, die noch dazu zum echten Erfolg zu führen vermag. Es wird dabei die Bedeutung der Neurose für das private wie öffentliche Leben, ihre Beschwerlichkeit, ihre Polysymptomatik, ihre lebenslange Dauerhaftigkeit, das unabsehbare Unheil, das sie bei ihrer Massenhaftigkeit anrichtet, weitaus unterschätzt, und wer darauf aufmerksam macht, wird gern der Übertreibung geziehen: natürlich der Unkundige kann ja eben nicht Bescheid wissen, er kann auch nicht wissen, daß z. B. so heftige Ängste oder Schmerzen, wie sie z. B. der Herzneurotiker, der Asthmatiker, der Neuralgiker usw. auszuhalten haben, „bloß" neurotisch sind usf. Prof. Dr. Gutzeit schrieb noch kürzlich, er könne „Schmerzneurose" nicht anerkennen, und lehnte Klarstellung schweigend ab — und viele Professoren und Professoralisten (V. v. Weizsäcker) und ihre ehemaligen und jetzigen Schüler urteilen aus voller Unkenntnis der Tatsachen nicht oder nicht viel anders. Indes es bleibt dabei: Der Menschheit ganzer Jammer ist die Neurose mit ihrer Dämonie — und: „Der schrecklichste der Schrecken, das ist der Mensch in seinem Wahn."

Soziale Sicherheit. Um dem Neurotiker gerecht zu werden, müssen wir die gewöhnlichen (ordentlichen) von den außergewöhnlichen (außerordentlichen) Umständen unterscheiden. Die gewöhnlichen Umstände sind die alltäglichen Lebensformen; wer sie krank erlebt, hat Anspruch auf private oder soziale Therapie, die sich gegebenenfalls auch auf die Wiederherstellung der Arbeitsfähigkeit zu erstrecken hat. Außergewöhnliche Umstände sind z. B. Wetterkatastrophen, Unfall, Aufruhr, Krieg; für die hierbei (nicht: hierdurch) auftretenden Verwundungen und Krankheiten, also auch Neurosen hat die Gemeinschaft einzutreten. Nicht wenige Neurotiker haben den Krieg mit all seinen Schrecknissen ohne neurotische Erregungen oder dauernde Verschlimmerung durchlebt, andere haben eine sog. „traumatische Neurose" davongetragen, eine solche von kürzerer oder eine solche von längerer Dauer, d. h. die kranken Funktionen haben sich unter den genannten Umständen in eine verschlimmerte Hochfunktion hineinentwickelt. Sie „können nicht dafür", niemand kann dafür, daß er so ist, wie er ist, niemand hat sich seine Gesundheit oder Krankheit, seine Konstitution, seine WA, seinen Charakter, sein Temperament — wohl gar vor seiner Zeugung! — ausgesucht.

Es geht also füglich nicht an, die versicherten Neurotiker überhaupt oder gewisse Fälle von der sozialen Fürsorge auszunehmen. Beispiele: Simulation und Aggravation ist Neurose und darf nicht beschimpft, sondern muß geheilt werden; so auch die „Begehrungsneurose" („Rentenneurose", Ausnutzung der Krankenversicherung), die „Bequemlichkeitsneurose" des Faulenzers, die übrigens höchst unbequem ist (man lerne solche Kranke nur hinreichend kennen!). Neurotische Arbeitsunfähigkeit in dem Sinne, daß der Patient „zu Hause bleibt", kommt nicht oft vor; man muß nur die Diagnose stellen können. Eine schwerneurotische Frau, von klein auf überempfindlich für jede vermeintliche oder tatsächliche Kränkung, ist als arbeitsunfähig jahrelang, wiederholt monatelang in Krankenhäusern „behandelt" worden und „muß" nun arbeitsfähig „geschrieben" werden; der Obergutachter Prof. Dr. X. schnauzt sie wütend an: „Sie sind überhaupt nicht krank, Sie simulieren bloß, Sie sind vollarbeitsfähig!" Worauf die Kranke in höchste Erregung mit Angstspasmen der Hirngefäße gerät und apoplektoid zusammenbricht. In allen Fällen von neurotischen Arbeitsschwierigkeiten soll man sich nicht auf Gutzureden oder Anschnauzen beschränken, es ist allein richtig, die Kranken exakt zu behandeln, dann wird der Arbeitsunfähige — auch der berentete — rasch wieder an die Arbeit gehen und der Arbeitsgehemmte zur normalen Methode hinfinden. Der Eingebildet-Kranke leidet an der Einbildungskrankheit; es gibt auch genug Eingebildet-Gesunde, darunter Kranke, denen man den Glauben an ihre Gesundheit einsuggeriert hat (der Glaube, gesund zu sein, ist nicht die Gesundheit; der Gesunde glaubt nicht, gesund zu sein, er ist es). Devise: nicht abweisen, sondern heilen!

Der Gesunde kann nicht neurotisch werden: es fehlen ihm die Disposition, die kranken Reflexe. Jede Neurose ist angezeugt, auch ihre Entwicklung zur Manifestanz (der Zeit, der Form, den Umständen nach), auch ihre Heilbarkeit in den Fällen, in denen die Heilung stattfindet; dies ist in jedem Falle bei Erhebung der sachgemäßen persönlichen wie familiären Anamnese nachzuweisen. Abgrenzungen wie „Kern- und Randneurosen" (J. H. Schultz) oder neurotische und neurotoide (H. Schultz-Hencke) oder paraneurotische (E. Schaetzing) Fälle — mit dem Ergebnis, die letzteren sollten aus der sozialen Fürsorge ausgeschieden werden, verkennen durchaus das Wesen der Neurose. Entweder ist der Mensch gesund, oder er ist krank, ein Drittes gibt es nicht. Auch die sog. Randneurotiker usw. sind eben krank und bedürfen der Behandlung. Es sind leichte und schwere Fälle zu unterscheiden: leichte Fälle sind solche mit rel. geringer Auswucherung der kranken Funktionen, schwere solche mit rel. breiter Auswucherung. Leichte Fälle haben manchmal ein langsames, schwere manchmal ein rasches Heilungstempo. An geringen Beschwerden, die ja jeder Neurotiker auch aufweist, ist die Entscheidung „leichter oder schwerer Fall" nicht sicher abzulesen, man muß stets die Gesamtpersönlichkeit in

Betracht ziehen. Wer also z. B. „krank feiert", kann ein leichter oder ein schwerer Fall sein, neurotisch ist er bestimmt, man muß ihm helfen. Über die soziale Prophylaxe und Therapie s. im 6. Bd., auch in der Broschüre „Psychobiologie der Volksseuche Neurose"; vgl. auch meine Aufsätze in der „Sozialen Sicherheit" H. 7/1953 und im „Berliner Gesundheitsblatt" H. 13/1953, ferner L. Leonhardt „Zur Beurteilung der Schmerzkranken" in „Der öffentliche Gesundheitsdienst" H. 7/53 und „Diagnostik der Neurose" in „Hippokrates" H. 22/53, H. Brückner „Neurosentherapie und Krankenkassen" in „Ärztl. Mittlgn." H. 23/53 usw.

D. Die Mittel- und die Spitzenschichten der Gesellschaftspyramide weisen — gemäß der zunehmenden Entwicklungsdifferenz — einen zunehmend größeren relativen Prozentsatz an Neurotikern auf. Sie haben also auch höhere, hohe und höchste Stellen inne — und sie haben Angst vor der Diagnose und ihren Folgerungen und Folgen. Eine führende Persönlichkeit, ein Würdenträger, ein Parteiführer oder ein Minister gar „darf" nicht neurotisch sein und „darf" auch in seinem Bereiche keine Neurotiker „dulden", d. h. die Diagnose und damit auch die Therapie ist um so mehr verpönt, je dringender not-wendig sie sind, man „schafft die Neurose ab", indem man sie verleugnet. Die Neurose gilt geradezu als „verbotene Krankheit" — auch in den Basisschichten, in denen ebenfalls sie längst heimisch geworden ist. Es gilt als „tödliche Blamage", neurotisch (d. h. populär „plemplem", „durchgedreht", „meschugge", „verrückt" usw.) zu sein, und die Diagnose wird gar als „tödliche Beleidigung" aufgefaßt. Man will lieber „organisch" krank sein, ein Myokardschaden oder eine Thyreotoxikose oder ein chronisches Magengeschwür usw. usw. gelten als „ehrenvolle" Krankheiten, und mit einer solchen wohlklingenden Diagnose können auch die Neurotiker von Arzt zu Arzt und Klinik zu Klinik reisen und die Badeorte bevölkern. Auch ist es modern, nach dem geheimen Fokus zu suchen und im Rahmen-Namen des Fokuspokus Zähne en masse zu extrahieren (am besten prophylaktisch alle), dazu auch die Gaumenmandeln und den Wurmfortsatz zu entfernen.*) Ferner: die Massenhaftigkeit der Neurotiker verführt zu dem Fehlschlusse, daß „wir schließlich alle neurotisch seien" („Ursache: die politischen, die sozialen, die wirtschaftlichen Schwierigkeiten), also die Neurose nur eine Form der Norm sei und somit einer Therapie nicht bedürfe. Und so treiben die Neurotiker ungestört wei-

*) Ein Spötter dichtete: So du noch deine Mandeln hast, so danke Gott und sei zufrieden! Und ließ man dir den Wurmfortsatz, so war dir hohes Glück beschieden. Doch niemals einem Arzt erwähne, du habest noch ein Dutzend Zähne!

ter ihr Unwesen, aber sie und ihre Beschützer wollen das nicht hören und nicht wahrhaben. Musterbeispiel: die Politik seit Anfang der 30er Jahre. Natürlich geht es nicht an, daß ein Neurotiker dem andern, ein Laie dem andern die Diagnose „ins Gesicht schleudert", aber der Fachmann müßte gehört werden. Die Neurose ist eine ebenso „anständige" Krankheit wie jede andere!

E. Die Neurotiker sind die größten Arzneimittelverbraucher. Die pharmazeutische Industrie ist überaus fleißig in der Erfindung alter-neuer Kombinationen von Heilstoffen, d. h. von solchen Stoffen, auf deren Zuführung eine Beruhigung-Betäubung oder An-Erregung folgt. Seit einigen Jahren haben wir eine Arzneiinflation. Vom Verkaufe der Arzneien leben die Firmeninhaber, ihre Angestellten und Arbeiter, die Lieferanten der Rohstoffe, von den Inseraten lebt (im wesentlichen) die Fachpresse, leben also die Verleger mit ihren Angestellten, die Autoren (bes. die, die Arzneien empfehlen), die Papierfabriken, auch die Post haben allerhand Einnahmen, die Fachpresse bringt also gern Aufsätze über die klinischen Erfolge von Arzneimitteln (bes. renommierter Firmen), sie verdient auch an den von den gelobten Firmen bestellten Sonderdrucken, die an die Ärzte verschickt werden. Unter diesen Umständen kann die medikamentlose Neurosentherapie nicht auf das positive Interesse der offiziellen Presse rechnen. Die großen medizinischen Wochenschriften bringen nur gelegentlich mal einen psychotherapeutischen Artikel und als Publikationsorgane der Universitätsmedizin auch nur professorale oder assistentliche Arbeiten; über die Psychobiologie und Erkenntnistherapie ist in den ca. 30 Jahren ihres Bestehens nie ein Aufsatz in diesen Zeitschriften erschienen, so sehr ich mich und meine Schüler und Anhänger sich darum bemüht haben, auch mal zu Worte zu kommen (s. aber S. 28). Die psychiatrisch-neurologische Fachpresse hat früher mehrfach, die Psychiatr.-Neurol. Wschr. sogar häufig Arbeiten von mir veröffentlicht, aber die letztere ist den Kriegsfolgen zum Opfer gefallen, und die andern Fachblätter sind ganz schulmedizinisch ausgerichtet und bringen höchstens mal eine abfällige „Kritik" eines „Sachverständigen", der von der Sache nichts versteht. Das Totschweigen und die verächtliche Diffamierung alles dessen, was nicht in ihren Gärten gewachsen ist, war und ist die Methode der Olympier, ihren Nimbus, ihr Tabu zu retten, so lange es geht, und seit Anfang der 30er Jahre hat sich mit der politischen mehr und mehr auch die wissenschaftliche Bonzokratie eingerichtet.

Dagegen hat sich die hyp-olympische Fachpresse und die Tagespresse seit langem der Neurotiker und ihrer Nöte angenommen und auch von mir und meinen wissenschaftlichen Freunden zahlreiche Aufsätze veröffentlicht; das aber hat mir bei den Olympiern wieder den Ruf-Verruf eingetragen, ich sei mehr Journalist als Wissenschaftler! Die Neurotiker bedürfen der Aufklärung, und sie muß ihnen mundgerecht dargeboten werden, meine großen Werke habe ich in wissenschaftlicher Ebene für die Wissenschaftler und Akademiker verfaßt, nur nehmen die hohen Medizinmänner kaum oder gar nicht Kenntnis von ihnen. Ich bin übrigens stolz darauf, daß meine Wissenschaft so lebensnahe ist, daß sie in der Praxis sowie in populären Vorträgen verständlich und erfolgreich dargeboten werden kann; von den abstrakten Schreibtischspekulationen halte ich nicht eben viel. Leider ist ein Teil der Tagespresse und der illustrierten Zeitschriften zur Dienstleistung am Aberglauben abgesunken (um 1950), auch über die Neurose wird allerhand gefabelt und gefaselt, sensationelle „Heilerfolge" von allerlei Gauklern werden groß herausgestellt, die echte Wissenschaft verschwiegen oder Einzelforschungen mit naiver Phantastik garniert mitgeteilt.

Die Kranken sind in ihrem Infantilismus z a u b e r g l ä u b i g, der Arzt ist ihnen der Magier, der mittels „Handauflegens" (Palpation), Beklopfens (Perkussion) und „Behorchens" (Auskultation) und „Alchimie" Sitz und Namen des Krankheitsdämons und damit diesen selber „fest-stellt" und damit eigentlich schon „bannt", dann aber obendrein mittels „Behandlung" (vgl. Chirurgie = Hand-werk) und Darreichung von Zaubermitteln, die er unleserlich für den Laien auf einem Zauberzettel „verschreibt" (könnte der Laie den Namen der Heilgeister lesen, so wäre ihr Zauber erkannt und erloschen — oder der Laie könnte schweren Schaden nehmen), kurz Zauber gegen Zauber, man wird ja sehen, welcher Zauber mächtiger ist, usw. Speziell die Neurotiker als WA-Kranke bedürfen der Aufklärung über den Sinn-Unsinn ihrer Beschwerden, über ihren Aberglauben, dem sie unwissentlich huldigen, obwohl sie in ihren reiferen Anteilen längst darüber hinausgewachsen sind, sie bedürfen der Erkenntnistherapie. Die Therapeuten, die mit Suggestionen, Glaubenssätzen, Scheinwissenschaft, ferner mit Medikamenten usw. oder gar Chirurgie arbeiten, belassen den Neurotiker in seinem Wahn und besänftigen ihn bestenfalls auf einige Zeit, sie jonglieren zwischen Leib und Seele-Geist hin und her und sind selber ratlos, sie glauben und machen die Kranken glauben, die Symptomatomistik, die Anamnestik, das Suchen nach dem „psychischen Trauma", nach den „verdrängten Komplexen", das Aussprechen (vgl. Beichte) und sonstige Abreagieren (Tanzen, Zeichnen, Singen usw. bei C. G. J u n g), die Hypnose, das „legitime Kind der Hypnose" namens Autogenes Training, die Traumdeuterei usw. führe sie zur Heilung, sie lassen den Kranken krank und reden ihm jahr- und jahrelang ein, nun sei er gesund, er müsse es nur glauben. Aber der Patient merkt alsbald, daß sich trotz langer Behandlung eigentlich nichts geändert hat, und schimpft, verzagt oder triumphiert („Sieg über den Arzt", „unheilbar", „auserwähltverdammt, das Leid und Leiden zu tragen" usw.). Die echte Therapie ist der Entwicklungsprozeß aus der Neurose in die Gesundheit, und dieser kann sich nur mittels des weltanschaulichen Unterrichts zur realischen Erkenntnis vollziehen.

Der Einwand, die metaphysikfreie WA sei religions- und kirchenfeindlich und müsse nicht nur abgelehnt, sondern „mit allen Mitteln" bekämpft werden, ist ein Dokument der Unkenntnis und des Vorurteils und für jeden, der meine Bücher studiert hat, vollkommen falsch. Das Gegenteil ist richtig: erst die Psychobiologie hat die zweifelfreie biologische Grundlage und Wesensart der Religion und der Kirche erkannt und herausgestellt und ihr so den größtmöglichen Dienst geleistet. Die Psychobiologie ist die langersehnte Versöhnung von Religion und Naturwissenschaft. S. I § 28.

8. Nosologia obsoleta.

Die Neurosen werden nicht weniger damit, daß man sie aufs „organische Gleis" schiebt oder bagatellisiert oder negiert.

In der Münch. Med. Wschr. Nr. 48/1941 ist zu lesen: „23jährige Studentin leidet seit dem 15. Jan. an häufig wiederkehrenden Anfällen von unstillbarem Erbrechen, das häufig so stark ist, daß Krankenhausaufenthalt erforderlich ist. Das Erbrechen ist so heftig, daß schon mehrere intravenöse Kochsalzinfusionen gegen die lebensbedrohliche Austrocknung durchgeführt werden mußten. Menstruationszyklus normal, Magenausheberung: normale Säurewerte; für eine Erkrankung des Magens oder der Galle klinisch und röntgenologisch kein Anhalt. Psychische Störungen, erhöhte Angstgefühle und Zeichen von Vasolabilität nicht zu beobachten (! L.). Belladonna, Bellergal und Sedativa vorübergehend Besserung, alsbald Wiederauftreten der heftigen Beschwerden. Therapie? Mehrmalige stationäre Behandlung ohne jeden Erfolg. Die Dame will in diesem Jahre heiraten." Prof. Dr. W. H. Veil, Jena, tippt auf migräneartige Krankheit, abhängig von genauen endokrinen Eindrücken, Empfehlung von Hypophysenvorderlappenhormonen, schon Praephyson „wirkt ausgezeichnet". Oder: „Es verbergen sich hinter (! L.) dem Krankheitsbilde auch (! L.) Züge latenter Tetanie". „Dienzephalose ist die geeignete Bezeichnung für eine derartige Störung. Migräne, Asthma u. a. allergische Störungen sind der genuinen Epilepsie an die Seite zu stellen". Usw. So wird ein einfacher Fall von Magenneurose künstlich mit wissenschaftlichen Phrasen verkompliziert. Diagnostische und somit auch therapeutische Ratlosigkeit! Kein Wort über die Anamnese, die ergeben hätte, daß Patientin schon von klein auf familiär-erblich Magen-Eßstörungen gehabt hat. Nun will sie heiraten — und da setzt das unstillbare Erbrechen ein, für jeden Sachkenner ein klarer Zusammenhang: Angst vor dem „entscheidenden Schritt", Ehe „zum Kotzen", vgl. Erbrechen der Schwangeren (perverse genitale → gastrale Angst- und Schmerzreflexe). Die Erkenntnistherapie hätte echte Heilung gebracht, aber der Arzt und gar der Universitätsprofessor wissen nichts davon.

Pat. M. H., 16 Jahre, kommt mit auf einige Meter hörbarem Herzgeräusch (eine Art schrilles Stöhnen). War bei vielen Ärzten, zuletzt bei einem Univ.-Professor-Internisten. Schweres organisches Herzleiden konstatiert. „Kommen Sie zur Beobachtung in meine Klinik!" Nun, er kam nicht, er kam zu mir. Anamnese: immer schon Angst vor Treppensteigen, Herumrätseln „um die Treppe" (als dämonische „Falle"), Muttersöhnchen, mußte noch mit 8 Jahren die Treppe hinaufgetragen, dann -geführt werden, „am liebsten auch jetzt noch". War immer wehleidig „herzzerreißend"). Diagnose: Herzneurose. Völlige Heilung in 6 Wochen, hält seit über 10 Jahren an. Was würde aus dem Jüngling geworden sein, falls er mit der falschen Diagnose „schweres organisches Herzleiden" herumgelaufen wäre und die Sprechstunden und Kliniken bevölkert hätte, fehlbehandelt mit x Medikamenten usw.!

Pat. H. H., 48 J., Stehgeiger, schnellt mit heftigem Hüftdruck vom Sitzen auf („au!!"), steht dann mit heftigen Hüftschmerzen krampfig (auch) vor dem Publikum, „kann nicht mehr, muß Beruf aufgeben". Röntgendiagnose: Coxitis. Nein, Angst- und Schmerzneurose. Heilung in wenigen Wochen: Behebung des Krampfes, der den rechten Gelenkknopf in die Pfanne preßte. S. auch S. 92.

Um die Lösung des „Problems des Rheumatismus" bemüht man sich noch immer vergeblich. Neuerdings hat hierüber M. G. Good (London) in der Dt. Med. Wschr. Nr. 25/1951 berichtet. „Objektive Zeichen für den chronischen Muskelrheumatismus gibt es nicht" (Prof. Gudzent, 1928). Nach Good sind die Bewegungsstörungen, auch beim Gelenkrheumatismus, den er für eine Folge des Muskelrheum. hält, „zum größten Teil durch die mit ihnen verbundenen Schmerzen verursacht", anderseits meint er aber, daß der Schmerz muskulären Ursprungs sei. Weiterhin soll gestörte Blutzirkulation mit lokalem Sauerstoffmangel „die Ursache des Schmerzes" sein. Er gibt an, mit Novokaineinspritzungen „zauberhafte Erfolge" erzielt zu haben, bessere als mit Cortison. Nun, auch das Rheuma ist in der Mehrzahl der Fälle Neurose und zwar Schmerzneurose verbunden mit mehr minder heftigen Ängsten vor den schmerzhaften Bewegungen. Es handelt sich da um krampfige Kontraktionen, die je nach der Struktur der Neurose in einzelnen oder mehreren Muskel-Gelenkpartien stattfinden. Der Schmerz schließt sich in der HASTF-Reihe an die Angst mit ihren krampfigen Ausdrucksweisen (auch an den beteiligten Gefäßen) an, er wird nicht „durch" die Kontraktionen „verursacht", er kann nur bei den Krampfkontraktionen zunehmen; er ist koordinativer Schmerz (Kleinhirnschmerz), auch verbunden mit taktilem Schmerz (auf Druck folgend). Anamnestisch finden sich schon in früher Kindheit Bewegungsängste-schmerzen mit den entspr. magischen Deutungen: z. B. sich aufrichten, stehen, gehen ist todgefährlich, man kann fallen = zugrundegehen, magisch sterben, man muß sich krampfig aufrecht erhalten, der Schmerz zeigt die feindliche Dämonie an, die einen zu Falle bringen will, den Kampf des dämon. Lebens gegen den dämon. Tod, des Oben gegen das Unten usw. Die Novokainanwendung hat eine Betäubung - Stilllegung - Lähmung, auch partielle Verödung der Schmerznerven zur Folge, vergleichbar der Verstümmelung bei einem chirurgischen Eingriff (vgl. Speransky, S. 30 ff.), so daß eben die Schmerzreflexe nicht mehr bewußt funktionieren können, ohne daß die Muskel-Gelenk-Beweglichkeit aufhört. Eine echte Heilung ist das nicht; es kommt der echten Therapie der Neurosen nicht darauf an, die Beschwerden (vorübergehend) zu mildern, sondern den Krampf zu beheben, und dies geschieht mittels der Erkenntnistherapie. Dagegen ist bei den Rheumatikern mit hadrotischen Gewebsveränderungen die Novokaintherapie usw. gewiß am Platze. Leider wird auch auf diesem umfangreichen Gebiete die Differentialdiagnose nicht gestellt.

Diese wenigen Beispiele für unzählige. Es ist wahrlich ein Jammer, immer und immer wieder sehen zu müssen, wie gründlich vorbeidiagnostiziert und vorbeitherapiert wird. Und nachdem man lange vergeblich herumgedoktert hat, entschließt man sich, den Fall als Neurose zu „erklären", die eben nicht heilbar sei! „Es sind halt die Nerven, da kann man nichts machen."

9. Korollarien.

1. Ich habe niemals erwartet, daß die Ärzte meine riesige Arbeit und die mit ihr verbundenen Fortschritte bereitwillig und dankbar anerkennen würden; ich habe viel Zustimmung, viele Hunderte anerkennende Kritiken im In- und Auslande gefunden, war und bin aber nicht erstaunt darüber, daß mich viele andere Ärzte, Philosophen und Psychologen, bes. Universitätslehrer und ihre Trabanten ignorierten, negierten, diffamierten und dies heute noch mit viel Eifer und Geifer, mit Keifen und Kneifen tun. „Es ist unmöglich, die Fackel der

Wahrheit durchs Gedränge zu tragen, ohne jemandem den Bart zu versengen" (Lichtenberg) — und meine Fackel hat viel Bärte versengt.

Immer und immer wieder habe ich die Kritik gebeten, „mein Werk in allen Teilen und als Ganzes nachzuprüfen — unvoreingenommen und ohne den bisherigen Standpunkt für den allein richtigen zu halten und somit von vornherein alles Neue — eben als neu — abzulehnen" (EdS. 1. Aufl., Juli 1925, usw.), ich habe die Kritik immer und immer wieder aufgefordert, nicht bloß Ansichten, Meinungen, Aus- und Unterlegungen zu äußern, sondern eine einzige Tatsache zu nennen, die mich widerlegt (bisher ist das noch niemand gelungen). Ich bin dankbar für jede gesunde, produktive Kritik, aber protestiere — und jeder Gerechtdenkende wird mir darin zustimmen — gegen die Kritikasterei jeglicher Art: die apriorische (prüfungslose) Ablehnung, die fanatische, gehässige, angstvolle (feige usw.), dreher-verdreherische, eifersüchtige, dünkelhafte, großtuerische, oberflächliche, leichtfertige, pseudoüberlegene, verleumderische Schlechtmacherei, die arrogante Ignoranz, den substanzlosen Wortsalat, die gewissenlose Verketzerung — und auf solche neurotische Affekte und Haltungen bin ich bes. bei manchen meiner engeren Fachgenossen gestoßen, und die Redaktionen, die solchen groben Unfug veröffentlichen, wähnen, sie und somit auch ihre (gar noch professoralen) Kritikusse seien sakrosankt, billigen also die Verunglimpfung der wissenschaftlichen und persönlichen Ehre des Autors und lehnen Einspruch und Berichtigung seitens des somit wehrlosen Opfers regelmäßig ab. Dazu kommen die heimlichen Hetzer, die Intriganten und Totschweiger. Vgl. 1. Bd. S. 20 usw., I. Teil S. 50. Goethe sagte: „Hängt ihn auf den Hund: er ist ein Rezensent!"; ich bin nicht fürs Auf-, aber fürs Niedrigerhängen, — was hiermit geschieht.

Der „Tiefenpsychologe" H. Schultz-Hencke sagte mir am Telephon: „Ich bin bereit, Sie zu besuchen unter der Voraussetzung, daß Sie mich in einer Viertelstunde überzeugen können." Und ein andermal: „Ich habe in Ihr Vorwort hineingeguckt und gesehen, daß Sie eine andere Position haben als ich, somit erübrigte sich für mich die Lektüre Ihrer Bücher." Er war eben Psychologe, einer, der von draußen in die Tiefe der Seele guckte.

Der Psychoanalytiker Dr. M. sagte, nachdem er einem Vortrag von mir beigewohnt hatte: „Es ist ja alles gut und schön, aber es geht auch so, wir brauchen Ihre Neuigkeiten nicht."

Der Psychoanalytiker Dr. M. sagte: „Nun ja, ich kenne Lungwitz, habe auch mal einen Artikel von ihm gelesen, seine Bücher kenne ich nur dem Namen nach — wer hat denn auch Zeit, das alles zu lesen!" — „Es hat immer Einzelne gegeben, die nach eigner Methode heilten oder zu heilen glaubten, die Hauptsache ist, daß den Kranken geholfen wird, wie, das ist ganz egal." — „Ich kenne die Lungwitzsche Lehre nicht, aber ich lehne sie ab." — „Das Leib-Seele-Problem ist seiner Natur nach unlösbar, also kann es auch Lungwitz nicht gelöst haben — oder es wäre längst gelöst." (Die realische Lösung ist die Überwindung des Problems, so daß es entfällt. „Die Welt ohne Rätsel" heißt nicht, daß ich „die Welträtsel" im Rätseldenken gelöst, sondern daß ich sie überwunden habe, so daß ich eben „die Welt ohne Rätsel" beschreibe, die Welt, wie sie ohne Rätsel ausschaut, die rätselfreie WA. Aber das weiß ja nur, wer meine Bücher studiert.)

„Ich sage Ihnen in dürren Worten", schrieb mir am 27. XI. 1952 Prof. Dr. J. H. Schultz, „daß ich Ihr gesamtes Schrifttum wissenschaftlich-kritisch völlig ablehnen muß." Er gibt damit zu, daß er meine Bücher bis zu seiner Urteilsreife gelesen hat. „Sie wären unter den mir bekannten Autoren bestimmt einer der Allerletzten, um eine wissenschaftliche Anleihe zu suchen", fauchte er weiter, als ich ihm vorhielt, daß er im Journal für Mediz. Kosmetik H. 7/1952 den von mir seit 1925 im Rahmen meiner biologischen Reflexlehre verwendeten Terminus „Angstreflex" Schultz-Hencke als von ihm geprägten „glücklichen Ausdruck" in Sperrdruck zugeschrieben hatte. Dies nur eine Kostprobe.

2. „Ich staune, was Sie alles vom Menschen wissen. Woher wissen Sie das eigentlich?" fragte mich als Sachverständigen ein Landgerichtsdirektor. Antwort: „Das hat mir alles der Mensch selber offenbart, man muß nur Psychobiologe sein. Darf ich Ihnen meine Bücher empfehlen?" Antwort: Danke, dafür habe ich leider keine Zeit."

3. „Warum schreiben Sie eigentlich so dicke Bücher?" Antwort: Die Psychobiologie läßt sich auch in wenigen Grundsätzen darstellen, aber diese sind an sich nur „Thesen", die man auch „Hypothesen", „Behauptungen", „Annahmen" nennen kann, sie müssen also erläutert werden, bis ihre Tatsachenrichtigkeit und damit ihre allgemeine Gültigkeit nachgewiesen und offenkundig ist. Die Mitteilung von Einzelheiten, auch von Endergebnissen aus einer neuen Wissenschaft kann nur zu leicht zu Mißverständnissen, zu Erstaunen, Kopfschütteln, apriorischer Zustimmung oder Ablehnung usw. führen. Die dicken Bücher habe ich also geschrieben, um jedem möglichen Einwand zu begegnen. Und wer sie ernsthaft studiert, überzeugt sich, daß ein triftiger Einwand nicht möglich ist. Freilich manche Neurotiker haben gerade das auszusetzen, daß nichts auszusetzen ist, und andere meiden das Studium aus Angst vor dem Umlernen auf Gewißheit, vor dem Verlassen ihrer bisherigen „Position", die, wie sie selber schwebt, alles in der Schwebe läßt, vor dem Aufgeben des Schwankens-Balancierens, das sie vermeintlich vor dem „Sturz ins Bodenlose" bewahrt.

4. „Vielleicht ist es nur eine Fiktion, daß man die Fiktion aufgeben können. Viele große Gelehrte und Philosophen haben festgestellt, daß die Fiktion das Wesen des menschlichen Denkens ist, und Sie — bei aller Achtung sei es gesagt — sind doch nicht so berühmt wie jene, und wenn es ein fiktionsfreies Denken gäbe, müßten es jene berühmten Gelehrten doch längst gefunden haben." Antwort: Die Fiktion ist das Als-ob, z. B. der Mensch wird „aufgefaßt", als ob er aus Leib und Seele-Geist bestehe. Wir erkennen ihn als rein biologischen Organismus, die Fiktion des Metaphysischen entfällt, an Stelle des Als-ob tritt das So-ist-es. Wer diese Erkenntnis noch nicht hatte und hat, lebte und lebt in der fiktionalen s. dämonistischen Denkweise, im Deuten, im Zweifel, gleich ob er berühmt war oder nicht. Übrigens beweist der Ruhm nicht den Wert einer Leistung, und es kann ein echter Ruhm sein, unberühmt zu sein (I. Teil § 21).

5. „Ob Sie die Seele Funktion nennen oder nicht, ist gleichgültig: sie existiert eben." Antwort: Die Seele ist metaphysisch, die Funktion physisch. Wir wollen und dürfen der Metaphysik ihre Termini nicht nehmen.

6. „Sie wollen die ganze Welt umstürzen, Sie schlagen sich mit allen Leuten herum." Antwort: Sachte, sachte! ich bin kein Re-, sondern ein Evolutionär, kein Umstürzler, sondern ein Aufbauer, ich bin nicht aggressiv, sondern defensiv, es ist mein gutes Recht, ja meine Pflicht, das Neue, das ich bringe, kritisch vom Bisherigen-Alten abzuheben und mich gegen Angriffe zur Wehr zu setzen. Lesen Sie den Schluß des Vorworts zur 2. Auflage der EdS. (Sept. 1932) — und lesen Sie meine Bücher! Hören Sie nicht auf die Verleumder, prüfen Sie selbst!

7. Der schwerneurotische Nervenarzt Dr. Ln. heftigst erregt: „Sie spielen sich als medizinischen Papst auf!" Antwort: Der Papst gilt als Vertreter des metaphysischen Gottes, somit als unfehlbar, allwissend usw.; ich habe die metaphysikfreie WA begründet und durchentwickelt und weiß darin allerdings besser Bescheid als die, die wie Sie kaum den Namen kennen. Die medizinischen Päpste sitzen in Ihrem Lager!

8. „Ihre Lehre ist auch nur Glaube, nämlich Glaube an die fünf oder, wie Sie sagen, neun Sinne." Antwort: Dann ist es auch Glaube, daß der gesunde Mensch zwei Arme und zwei Beine hat, daß das Gehirn im Kopfe und nicht im Bauche (worauf man freilich beim Lesen mancher Kritiken, z. B. von Th. Spoerri, in der Monatsschrift für Psychiatrie H. 4-6/1952 und in den Confinia Neurologica H. 5-6/1952 schließen könnte) usw. Wir verfügen aber über eine unabsehbare Anzahl von Wissenstatsachen, und zu ihnen gehören auch die von der Wissenschaft Psychobiologie gefundenen und beschriebenen Tatsachen. Glaube ist es freilich, daß der Mensch, so wie er ist,

von dem metaphysischen Gotte geschaffen sei und nicht von seinen Eltern gezeugt ist, daß der metaphysische Gott die Welt mit seinem Worte erzaubert habe und daß sich die „eigentliche" (eben von Gott geschaffene) Welt in der Seele spiegele usw. Und daß der Mensch neun Sinne hat, lehrt die tägliche Erfahrung, die naive wie die wissenschaftliche.

9. „Ihre Bücher haben den Fehler, daß *zu viel Buchstaben* drinstehen." Dieser „Kritiker", auch ein Arzt, hat als Kleinkind die „Buchstäbe" (vgl. die Buchenstäbe der altgerm. Alrunen) und ihre Reihen „nicht begriffen", sie sind ihm noch jetzt magische Rätsel, wie einst die Runen es waren, und er hat Angst, sich mit ihrem Wahrsage-Zauber zu beschäftigen, sie wachsen ihm in ihrer Vielzahl über den Kopf und verwirren ihn usw.

10. „Ich bin *reiner Empiriker*", sagte Prof. Dr. *Curtius*, „daher kann ich den Lungwitzschen Ausführungen über die *Disposition* nicht zustimmen." Antwort: Welche empirische Tatsachen kann Curtius gegen mich anführen? Keine. Er ist also nicht „reiner Empiriker". Er ist nur voreingenommen. Er müßte sich unvoreingenommen, also lernbereit mit der Psychobiologie, auch quoad Disposition beschäftigen, denn sähe er, daß ich nur Tatsachen schildere, darunter auch solche, die die Deutungsversuche der „reinen Empiriker" widerlegen, diesen also unbequem sind. Natürlich kann ich die Disposition nicht auf den Tisch legen, die latente Krankheit nicht als manifest demonstrieren. Auch der Empiriker kann der *logischen Schlüsse* nicht entraten, sie müssen nur richtig sein, d. h. zu allen Tatsachen stimmen. Der logische Schluß aus den nosologischen Tatsachen auf die Disposition, ihr erbbiologisches Angezeugtsein, ihre rein autogen-biologische Entfaltung bis zur beginnenden, dann mehr und mehr offenkundigen (also diagnostizierbaren) Manifestanz, wobei weder „Innen- noch Außenfaktoren" am ursächlichen Werke sind, — dieser logische Schluß ist genau so richtig wie der des Prof. Curtius auf die Existenz seines Gehirns, das er ja auch nicht auf den Tisch legen und so „beweisen" kann, dessen Existenz er aber doch wohl nicht bestreiten wird. S. 4. Bd. §§ 1-3.

11. Auch das fiktionale Denken kommt ohne *logische Schlüsse* nicht aus, z. B. ohne den Schluß auf das Metaphysische, das es ja nie phänomenal erleben kann, nur verlauten eben diese Schlüsse im fiktionalen Denken, sind also, auch als richtig, nicht verifizierbar.

12. „Sie drücken sich so *präzis* aus, daß man glauben muß, Sie geben nur Tatsachen an. Aber kann man nicht auch Behauptungen, Annahmen, Meinungen präzis formulieren?" Antwort: Gewiß, nur bleibt Behauptung usw. Behauptung usw., und erst

die Nachprüfung ergibt, ob sie ganz oder teilweise oder gar nicht zutrifft. Ich „behaupte", daß ich nur Tatsachen mitteile, und bitte immer wieder um Nachprüfung bis in alle Einzelheiten: jeder, der das getan hat, hat sich überzeugt, daß ich reiner Empiriker bin und eine Art mathematische Sprache habe, aber den meisten zeitgenössischen Wissenschaftlern graut es vor der Mühe der Nachprüfung, und so „behaupten" sie allerlei, räsonieren aus der Froschperspektive über mich und machen mir sogar die „präzise Sprache" zum Vorwurf, — die doch eigentlich ein Vorzug ist.

13. „Da las ich neulich, daß Magen - Darmgeschwüre auf Gefäßverkrampfung beruhen, und das sei eine ganz neue Entdeckung". Antwort: Ich habe darüber erstmals vor Jahrzehnten publiziert, aber andere Autoren können ja eine gleiche Einsicht wie ich gewonnen haben, ohne die meinige zu kennen, dann ist die Bestätigung erfreulich, es gibt aber auch Autoren, die zwar keine eignen Früchte aufzuweisen haben, aber ihrer Stellung als Forscher nach aufweisen müssen, also sie im fremden Garten pflücken und dann natürlich für eigne ausgeben. Die französischen Forscher Leone Bourdel und Jacques Genevay haben entdeckt, daß verschiedene Charaktere verschiedene Blutbeschaffenheit aufweisen, sie wissen wahrscheinlich nichts von mir, aber der Referent Dr. Radtke hätte davon wissen müssen und seinen Bericht in der „Welt am Sonntag" v. 30. Dez. 1951 nicht betiteln dürfen: Französische Forscher begründen „Psychobiologie", auch nicht zu seiner Verteidigung hämisch behaupten dürfen, es gebe „in Deutschland keine lebendige Psychobiologie", — und alle Bemühungen von mir und meinen Freunden, die Redaktion (Kurt Besser) zu einer Berichtigung zu bewegen, scheiterten!! — In „Science American" Nov. 1951 wird von der Universität Washington über Veränderungen des Pulses, des Blutdrucks und der Temperatur bei Gefühlserregungen (Angst und Ärger) berichtet; nun, für uns sind das „olle Kamellen". — Univ.-prof. Dr. H. Rohracher, Vorstand des Wiener Psycholog. Instituts, hat „mikromechanische Schwingungen des menschlichen Körpers" festgestellt, d. h. die Ausdrucksrhythmen der RSe, erwiderte aber auf meinen Hinweis am 27. April 1951, diese meßbaren Vibrationen hätten mit den Nervenfasern nichts zu tun (womit sonst? L.), und ließ eine weitere Darlegung von mir unbeantwortet! Ich bin überzeugt, daß R. von der Psychobiologie nichts wußte, aber er müßte doch von der ca. 30 Jahre alten Wissenschaft gewußt haben oder sich wenigstens jetzt damit befaßt haben, statt einfach bequem und eifersüchtig zu schweigen und mich im Wiener Archiv für Psychologie, Psychiatrie und Neurologie IV. Bd. H. 4 zu verreißen. — Dr. E. Schaetzing, Frauenarzt und psychotherapeutischer

„Gynagoge", sagt in einem Artikel „Zwangsversicherung und Neurose" im Berl. Ärztebl. H. 10/1953; er „möchte einmal kühn die Geisteskrankheit mit Phrenose etikettieren". Das liest sich doch, als ob er den Namen erfunden hätte. Tatsächlich verwende ich das Wort (sowie „Phreniater" statt Psychiater) seit Jahrzehnten und habe sie im 6. Bde. ausführlich erläutert. Auf Vorhalt erklärt er, diese Ausdrücke fänden sich schon in der französischen Literatur von 1905, aber auch dies, falls es stimmen sollte, hat Sch. nicht erwähnt. S. oben „Angstreflexe" J. H. Schultz. — Solche Einzelheiten, deren es natürlich ungezählte gibt, liegen im Gesamt der Psychobiologie und sind in meinen Büchern und Aufsätzen längst verzeichnet, und es geht rechtens nicht an, die Psychobiologie zu ignorieren.

14. „Daß nach Ihrer biologischen Reflexlehre alles von allein vor sich gehen soll, ist mir zu einfach. Wo ist der Chef, der die Funktionen beaufsichtigt, lenkt und leitet oder steuert und verantwortlich ist?" Antwort: Der „Chef" ist das Gehirn, in Sonderheit die Hirnrinde als die oberste Nervenzentrale, nicht aber ein über oder in ihm tätiges metaphysisches „Wesen" genannt Seele oder Geist oder Ich oder Selbst oder Über-Ich oder Wille usw. Die Zentrierung ist eine allenthalben zu beobachtende biologische Tatsache (s. 4. Bd. S. 98 usw.); so ist das Herz die Zentrale der zu- und der ableitenden Blutgefäße, das Hirn die Zentrale der zu- und der ableitenden Nerven. Man kann den Organismus mit einer sozialen oder wirtschaftlichen Organisation vergleichen: auch da ist der Chef nicht ein überirdisches Wesen, sondern ein Mensch, das Haupt-Oberhaupt (vgl. Häuptling usw.), das Gehirn des Ganzen, die Zentrale, in der die Fäden zusammen- und von der sie auslaufen. Der Vergleich ist übrigens — eben Vergleich: in einem Betrieb können Chef, Angestellte und Arbeiter wechseln, so etwas gibt es natürlich nicht im Organismus. Metaphysisch gedeutet gibt es keinen Direktor, der im Gehirn oder sonstwo sitzt und die Funktionen beaufsichtigt und lenkt wie der Kutscher die Pferde. Der Mensch forscht aber von Kindesbeinen an nach dem „Dahinter", findet aber hinter dem Physischen immer nur Physisches, bis er erkennt, daß das gesuchte Metaphysische nur fingiert ist, also garnicht existiert, also auch nicht gefunden werden kann.

15. „Ihre Psychobiologie ist eine Lehre neben vielen anderen, gewiß in sich geschlossen und bewunderswürdig auf- und ausgebaut, aber kann sie einen höheren Wahrheitsgehalt beanspruchen wie andere komplette Systeme? Sie nehmen z. B. an, daß die Nerven-Gehirnfunktion so und so sei, und Sie nehmen ferner an, daß Ihre Annahme zutreffe, also keine bloße Annahme sei, — und sie ist eben doch eine Annahme, ein Dogma (δέχομαι, δοκέω, ich nehme an, glaube)". Antwort: Ich

habe keine Lehre im Sinne von „Theorie“, „Doktrin“ (docere), „privatem Denkgebäude ohne Allgemeingültigkeit“, „Zusammenstellung von Dingen von einem individuellen Standpunkte aus“, der „umstritten“ sein kann, usw. (s. 8. Bd. Vorw.). Ich baue nicht auf Annahmen = Hypothesen und Fiktionen andere Annahmen zu einem privaten Lehrgebäude auf, das zusammenbricht, sobald sich die oder jene Grundannahme als unhaltbar erweist. Ich beschreibe nur Tatsachen und beschreibe sie tatsachenrichtig. Ist es eine „Lehre“ oder „Theorie“, daß 2 mal 2 = 4 ist, daß der normale Mensch zwei Augen usw. hat, daß das Wasser naß ist, daß die Pflaumenbäume nicht so hoch wachsen wie die Pappeln, daß das Kind von seinen Eltern gezeugt ist usw.? So sage ich: der Mensch ist ein rein biologisches Reflexwesen und führe dafür alle erforderlichen tatsächlichen Einzelheiten an. Will man hier von „Lehre“ sprechen, dann nur so, daß der Lehrer diese Tatsachen lehrt. Eine Annahme duldet andere Möglichkeiten. Meine Beschreibung ist so exakt, daß es eine Möglichkeit, anders zu beschreiben, nicht gibt, so wenig wie es die Möglichkeit gibt, normaliter 2 mal 2 = 5 zu rechnen. Wahrheiten als Wissenstatsachen finden sich in allen Denkweisen die Fülle, die Wahrheit vom Wesen des Menschen und der Welt sagt meine Psychobiologie aus. Widerlegt diese Wahrheit! Aber primum probare, deinde judicare!

16. Da steht im Zentralbl. f. d. ges. Neurol. u. Psychiatrie Bd. 121 H. 7 eine „Kritik“, lies: Schmähschrift über die Broschüre „Psychobiologie der Volksseuche Neurose“, verübt von einem Dr. K. B a l t h a s a r. Er bevorurteilt diese Broschüre und zugleich die Psychobiologie insgesamt und die Erkenntnistherapie (die andere Werke, bes. das Lehrbuch hat er natürlich nicht gelesen) vom Standpunkte des sturen Metaphysikers alter Schule, der völlig unfähig ist, etwas Neues hinzuzulernen, aus purer Angst, er könne sein Stand-pünktchen unter den Füßen verlieren. So muß er mich und mein Werk dem Scheiterhaufen überliefern: „Man sieht: Das Buch ist in keiner Beziehung zu stützen. Im Interesse der Pat. kann man nur mit Nachdruck vor ihm warnen.“ Was hat er einzuwenden? 1. „Alles seelische und geistige Sein wird vom Verf. geleugnet.“ In Wahrheit „leugne“ ich gar nichts, sondern zeige lediglich den biologischen Ort des Leib-Seele-Problems in der Entwicklungsgeschichte der WA auf und berichte von seiner Überwindung im realischen Denken, dessen Existenz und Gültigkeit B. seinerseits „leugnet“. 2. „Man bedauert nur die schweren theoretischen Entgleisungen“ — welche? er gibt keine einzige an, er hat auch keine gefunden und kann keine finden, aber so eine pseudoüberlegene Phrase macht sich gut, und ihre Falschheit kann ihr der Leser ja nicht ansehen. 3. „Die Erkenntnis als solche ist immer nur ein relativ schwacher Impuls

für die angestrebte Wandlung der Persönlichkeit. Affektive und existentiell angreifende Hinweise pflegen auf weltanschauliche Einstellungen weit bedeutsamer zu sein." „Die Erkenntnis als solche" — welche meint B.? Es gibt keine „Erkenntnis als solche". Er zielt aber gegen die realische Erkenntnis und will sie abschießen, indem er sie zur Theorie macht. Es stimmt: Theorie allein heilt nicht, sie muß in die Praxis übergehen, „anwendbar" sein; die Psychobiologie ist aber gar keine Theorie (s. Nr. 15), sondern konkrete Beschreibung dessen, was ist, und die Erkenntnistherapie ist keine Theorie, sondern Therapie, sie ist die weltanschauliche Aufklärung, ohne die niemals die Weltanschauungskrankheit Neurose echt heilen kann. Die „Anwendung" findet ganz von selbst statt — wie bei jedem konkreten Unterricht — oder hat B. in der Schule nicht „gelernt" und sich demgemäß auch in seinem Erleben entwickelt, soweit er eben entwicklungsfähig war, hat er durch „affektive und existentiell angreifende Hinweise" gelernt, und wären solche nicht auch „Theorie" oder „Erkenntnis", wie B. sie versteht-mißversteht, und wie sollten Affekte des Therapeuten und „existentielle Hinweise" an die WA des Neurotikers herankommen, und was sollte dem Kranken die Vorführung des Gesunden und der Rat, gesund zu sein, nützen (I § 17)? Indes sein radikalistisches Nein widerlegt B. sogleich selber, indem er die Erkenntnistherapie „vielleicht noch am ehesten" für die Erziehungsberatung der Eltern neurotischer Kinder gelten lassen will! 4. Es soll ein Irrtum sein, daß die Neurose angezeugt ist, aber es ist gerade ein Irrtum zu behaupten, sie sei nicht angezeugt, also ein gesundes Kind könne neurotisch werden oder könne von gesunden Eltern abstammen usw., s. Nr. 10, auch S. 39. Ebenso falsch ist die Annahme, Neurose sei als ererbt unheilbar; es ist eben auch die Heilbarkeit erbüberkommen in allen Fällen, in denen sie stattfindet. 5. Ich übe die Erkenntnistherapie erfolgreich seit über 30 Jahren aus und meine Schüler seit vielen Jahren nicht minder — und da kommt so ein ahnungsloser Balthasar anno 1953 und erdreistet sich, „die Patienten mit Nachdruck vor ihr zu warnen"!! Und so ein crimen laesae scientiae et dignitatis wird in einer Zeitschrift wie dem Zentralblatt f. d. ges. Neur. u. Psych. (Redaktion: Univ.-prof. Dr. K r a n z, Mainz) abgedruckt und damit und trotz all meiner Einsprüche gebilligt! Welches testimonium paupertatis stellen sich die Leute aus!

17. „Sie bieten also l e t z t e E r k e n n t n i s ?" Antwort: In meiner Wissenschaft ja. — „Irrtum ausgeschlossen?" Antwort: Im Prinzip ja, aber in Einzelheiten, z. B. historischen, kann es natürlich Irrtümer geben, niemand ist allwissend — außer dem Kinde in seiner Chaotik — und da weiß es nichts (= noch nicht einzel-etwas). — „Sie beanspruchen also die Ausschließlichkeit?"

Antwort: Blanker Unsinn! In meinem Gehirn ist die neue Wissenschaft entstanden, das heißt aber doch nicht, daß „alles andere nicht existiere", im Gegenteil erkennt ja die Psychobiologie die verschiedenen Denkweisen als biologische Tatsachen, sie negiert das Kleinkind ebensowenig wie das Großkind und den Erwachsenen mit je ihren Anschauungen, sie zeigt bloß ihren biologischen Ort auf. Aber natürlich die metaphysikfreie WA kann es eben nur einmal geben. Nochmals und nochmals: lest doch erst meine Bücher, ehe ihr über sie urteilt!

18. „Sie sagen, das Gesunde allein sei schön, ferner Krank heirate Krank. Ich bin Ihr Patient, und meine Frau, mit der ich, obwohl wir geschieden sind, zusammenlebe, ist bestimmt auch neurotisch, — aber sie ist schön. Hier ihr Photo. Was sagen Sie nun? Kann eine Frau noch schöner sein?" Antwort: 1. Ein Photo ist eben ein Photo, man muß den Menschen in natura sehen. Immerhin stellt das Photo wesentliche Züge heraus: hier die Basedowaugen, die wegen ihres Glanzes von manchen Leuten für schön befunden werden, die wehmütig-traurige Miene, die ebenso rührend ist wie die leicht schiefe Kopfhaltung, das madonnenhaft gescheitelte Haar, das den Weltverzicht ausdrückt und anbetungswürdig erscheint, der infantil kleine nachgezogene Mund usf. — nennen Sie das schön? 2. Der Neurotiker ist nicht 100% neurotisch, also sind auch seine gesünderen und fastgesunden Anteile im Gesicht vertreten, zum Häßlichen gesellt sich also das Schönere und Fastschöne, das sogar im Gesamt des Mienenspiels usw. zeitweise dominieren mag, niemals aber echte Schönheit ist. Das Gesunde ist mehr oder weniger schön, aber schön. 3. Von dieser „schönen" Frau haben Sie sich scheiden lassen: hat sie etwa einen häßlichen Charakter?

19. Das Gesicht mit seinen feinen Strukturen und Ausdrucksweisen ist die Visitenkarte des Menschen. Man läßt das Gesicht abbilden, nicht den Bauch oder Rücken. Wer sich um eine Stelle bewirbt oder auf ein Heiratsgesuch antwortet, sendet ein Photo seines Gesichts, dazu einen handgeschriebenen Brief, er stellt so seinen Charakter zur Prüfung. Die weiten Flächen und langen Muskeln sind weniger charakteristisch als das feinziselierte Gesicht, die persönliche Handschrift. Wer sich vergewissern will, ob die vorausgehende Person Herr X oder Herr Y ist, muß ihn einholen und sein Gesicht ansehen; man kann ihn auch am Gange, der Haltung und Bewegung, der Gestalt abtaxieren, aber sichere Auskunft gibt erst das Gesicht. Es gibt mehr oder weniger rohe oder feine, edle Gesichter, also Persönlichkeiten. Der Differenzierungsgrad des Menschen zeigt sich in seinem Gesicht an. Die fertige Skulptur ist edler als der Marmorblock. Kultur ist edler als Natur (= Primitivität).

Die Vertikale ist edler als die Horizontale (= Fläche, Flachheit, Steppe). Der Gesunde liebt und heiratet nicht die Genitalien oder die Füße des Partners, sondern den ganzen Menschen, und im Gesicht wird ihm dessen „Wesen“ (Charakter, Bildungsgrad usw.) offenbar. Niemand kann sich verstellen oder verstecken: sein Gesicht verrät ihn. Zeig mir deine Nasenspitze, und ich will dir sagen, wer du bist.

20. „Ich habe alles Vertrauen zu Ihnen.“ Antwort: Ich erwarte von meinen Kranken nur, daß sie von meiner Fachkenntnis überzeugt sind, nicht anders wie der Hungrige (gemäß dem „Prinzip der Firmenwahrheit“) von der Fachkenntnis des Bäckers überzeugt ist, dessen Gebäck er kauft und ißt, ohne es vorher chemisch untersuchen zu lassen (und dabei zu verhungern: er müßte ja alles Gebäck untersuchen lassen, und dabei bliebe zum Essen nichts übrig). Was ich aber meinen Kranken mitteile, sollen sie nicht blindgläubig hinnehmen, sondern ernsthaft nachprüfen. Sie können das auch: ich verkünde ja keine Katheder-weisheit, keine abstrakten Spekulationen, keine Dogmatik und Dogmatistik, sondern lehre einfache schlichte Tatsachenkunde. Das Vertrauen als gläubige Suggestion, also Unterwerfung unter die Allwissenheit des Medizinmannes hat im Unterschied von der klinischen Medizin und der sog. Psychotherapie keinen Platz in der Erkenntnistherapie.

21. „Arzt sein, heißt: den Mut zu einer Verordnung haben.“ Antwort: Das trifft für den primitiven Medizinmann zu: er hielt die Krankheit für einen bösen (guten?) Dämon, der den gesunden Menschen krank macht und besessen hält und mit Gegenzauber ausgetrieben werden kann und muß, wobei die Form des Zaubers gleichgültig ist (vgl. Univ.-prof. Dr. H. Hoffmann: „Es ist gleich, welche Methode man anwendet, die Hauptsache ist, daß der Kranke gesund wird“ — als ob man mit falschen Methoden auch zum Ziele käme!). Solche Medizinmänner gibt es auch heute noch viele, und sie haben den größten Zulauf an Kranken, die ja alle zaubergläubig sind. Dagegen lebt die wissenschaftliche Medizin nicht mehr im Zauberglauben, und ihre Mittel und Maßnahmen sind auf naturwissenschaftlich feststellbare Abweichungen von der Norm gerichtet, sind also für die einzelnen Krankheitsfälle ganz und gar nicht gleichgültig. Nur wer von der Medizin mehr erwartet, als sie leisten kann, muß enttäuscht sein und lästert die Ärzte. Leider hat der Arzt zur Aufklärung des Publikums im allgemeinen weder Zeit noch Lust und appellieren die Suggestionstherapeuten geradezu an den Zauberglauben — und so bleibt es beim Anbeten und Verdammen. Die Erkenntnistherapie aber ist Aufklärungstherapie. Das mephistophelische „... um es am Ende gehn zu lassen, wie's Gott gefällt“ ist überholt, ich sage:

Das Werk der Medizin ist schwer zu fassen:
Ihr durchstudiert die groß' und kleine Welt,
Um in der Praxis aufzupassen,
Daß sich das Falsche richtig stellt.

22. Der Kranke wähnt, der Arzt müsse Wunder tun, und Wunder kosten nichts, sie sind „unbezahlbar", also bekommt der Arzt kein Geld, sondern Honorar = Ehrengabe, oft nur Hohnorar, und man kann es ihm auch schuldig bleiben. Gott und seinen Vertretern zahlt man ja auch nichts für ihre Wunder — oder höchstens ein Opfer nach Ermessen. So wenig wie Gott oder Teufel und ihre Vertreter einen Beruf oder Erwerb haben, so wenig, wähnt man, hat ihn der Arzt, der ja immer noch für eine Art Priester gilt, und es gilt so auch als unwürdig, daß der Arzt Geld verlangt, das tägliche Brot gibt ihm der Himmel. Ihr Ärzte, besinnt euch, daß ihr auch „bloß" Menschen seid! Ihr habt eine amtliche Gebühren-, nicht Honorarordnung.

23. Mementote, medici!

Accipe, dum dolet!
Post morbum medicus olet.

Und: In Krankheit man alles verspricht,
Nachher will man gedenken nicht.

(Alte Sprichworte.)

Und: Der Arzt drei Angesichter hat:
Dem Engel gleich, gibt er dem Kranken Rat,
Und hilft er ihm aus seiner Not,
Dann gleicht er schon dem lieben Gott,
Doch wie er nur um Lohn anspricht,
Hat er ein teuflisch Angesicht. (Um 1609.)
Und da es heut wie eh'dem ist,
Daß man den Helfer gern vergißt,
Bleibt er, bis er zum Grabe wankt,
Ein armer Teufel — unbedankt.

(Hans Lungwitz, 1919.)

Mementote, aegroti!

Der Arzt hilft dir in deiner Not,
So gönn' ihm auch sein täglich Brot!
Dazu braucht er das Honorar.
Zahl's gleich und nicht erst über's Jahr!

(Hans Lungwitz, 1919.)

24. Es gibt geborene und gelernte Ärzte, aber auch zum gelernten Arzt muß man geboren sein. Geborene Ärzte handeln aus der Intuition, gelernte aus der Mechanik.

25. Was für Selbstzeugnisse: „Primum nil nocere" und „... ut aliquid fieri videatur"!

26. Der Arzt fragte: „Was fehlt Ihnen?" Er müßte eher fragen: „Was haben Sie zuviel?" Die Frage „Was fehlt

Ihnen?“ ist die Abkürzung von: „Was fehlt Ihnen an der Gesundheit?“ Das Zuviel ist die Hypertrophie-Hyperfunktion.

27. Für Hyperfunktion oder Hypertonie kann man auch sagen: Hyperergie, für Hypofunktion oder Hypotonie Hypergie, doch sind jene Termini eingebürgert. Die Reflexintensität kann man mit Energie bezeichnen, doch wird damit allgemein mehr das Psychische gemeint, und in der Physik ist „Energie“ ein Hilfsbegriff für das Undefinierbare*). Anergie, Atonie ist svw. Entkräftung, Kraftlosigkeit. Allergie ist Name für spezielle Fehlfunktionen (Asthma, Heuschnupfen, Urticaria usw.). Euergie = normale Funktionsintensität, Dysergie = abnormale Funktionsintensität.

28. Die verbale Exploration und Therapie gilt vielfach, auch bei Ärzten, als überflüssiger Zeitvertreib. „Es muß etwas (Technisches) gemacht werden“, mag es auch nur ein videatur sein. Welch ein Irrtum! Freilich mit suggestivem Geschwätz kann man keinem Patienten dienen.

29. Röntgenomanie: Eigentlich müßten alle Menschen so oft wie möglich und noch öfter, am besten alle Tage „durchleuchtet“ werden, die Aufnahmen werden gesammelt und in riesigen Museen gespeichert. So hat man von jedem Einzelnen von der Geburt (besser noch von der Zeugung) an eine vollständige Gesundheitsübersicht und kann jede beginnende Krankheit „im Keime ersticken“, somit die Krankheit ausrotten — und die Ärzte dazu. „Erleuchtung“ des seligen NS.-Reichsgesundheitsführers Dr. Leonardo Conti.

30. Selbstdiagnose. Krankheit ist Infantilismus, es besteht eine Entwicklungsdifferenz. Die reiferen (bestenfalls fastgesunden) Funktionen heben sich von den infantilgebliebenen und ausgewucherten ab: so ist es verständlich, daß der Kranke das an ihm Kranke als Beschwerde = bewußtes Symptom diagnostiziert und zum Arzte geht, der die differenzierte Diagnose stellen und ihr gemäß helfen soll.

31. Der Assistent bei der klinischen Visite: „Die Anamnese ergibt, daß Pat. (Asthmatiker) schon als Kleinkind an asthmatischen Zuständen gelitten hat.“ Der Herr Professor: „Es interessiert nicht, was war, sondern, was ist.“

---

*) Ein Beispiel. Prof. Dr. Meurers, Leiter der Univ.-Sternwarte Bonn, bekannte nach den Salzburger Nachrichten v. 14. 8. 1955 auf den Salzburger Hochschulwochen: „Was ein Kraftfeld ist, weiß kein Mensch; was Energie ist, weiß kein Mensch; was Elektrizität ist, weiß kein Mensch. Ich kann nur noch die mathematische Formel anschreiben, sonst aber muß ich stammeln.“ Ich erlaubte mir, dem Herrn Professor mitzuteilen, daß er die Antwort auf seine Wesensfragen in meinen Werken, spez. im 2. Bde. meines Lehrbuchs finden könne, erhielt aber natürlich keine Antwort. Vgl. I S. 144 usw.

32. Die meisten Ärzte unterstellen den Kranken eine viel größere diagnostische Kenntnis, als sie selber sie haben. Sie fragen: Eltern gesund (gewesen)? waren Sie mal krank? — und sind mit einem Ja bzw. Nein zufrieden (vgl. 6. Bd. S. 57). „Darmfunktion, Genitalfunktion in Ordnung?" Pat. antwortet in voller Unkenntnis Ja, er hat aber vielleicht allerhand Unregelmäßigkeiten, die er nicht als pathologisch ansieht. Bei der psychobiologischen Exploration zeigen sich allemal Vorstufen der klar manifesten Krankheit, die Pat. noch nicht als Beschwerden, die Angehörigen noch nicht als Symptome erkannt hatten, so daß auch kein Arzt gefragt wurde. Die Eltern teilen wohl auch den Kindern eine Krankheit nicht mit, oder die Kinder vergessen solche Mitteilungen, sie selber können auch manifeste Symptome der Eltern und Geschwister nicht diagnostizieren, sie alle leben ja in der Atmosphäre der Familie, sind an die familiären Absonderlichkeiten gewöhnt, es ist oft erstaunlich zu sehen, wie wenig die Familienangehörigen von einander wissen. Ein Professor, Stotterer, war höchst überrascht, als ich ihn darauf aufmerksam machte, daß seine fünf Kinder (die Älteste, Studentin, 18 Jahre) alle stotterten. Qui bene interrogat, bene diagnoscit.

33. Der Gesunde ist unter allen Umständen gesund, der Kranke unter allen Umständen krank. Die Umstände ändern nichts an der biologischen Beschaffenheit des Menschen, der sie ja eben erlebt, dessen Bewußtes sie sind, nicht aber die Ursachen seines Bewußten. S. auch S. 38 f.

34. „Enträtselung des Unbewußten" = Überlistung des Neurotikers mittels Traumdeutung-deuterei, Döszustands, Hypnose, Evipan-Narkose usw. lehnen wir als unnötig und unzuverlässig ab. „So erkannte Prof. Dr. v. St. bei einer 26jährigen Patientin erst nach einer Evipan-Na-Injektion an dem auftretenden hysterischen Anfall die psychogene Ursache der für organisch gehaltenen paretischen Störung." Wir lehnen auch die „Wahrheitsspritze" ab. Man lerne besser diagnostizieren!

35. Gibt es Menschen, die nie in ihrem Leben krank waren? Gewiß, die Mehrzahl. Entwicklungskrisen sind keine Krankheiten, und ein „normaler Schnupfen" usw. rechnet so wenig wie ein Hühnerauge usw.

36. Die Mehrzahl der Volksgenossen ist immer gesund, auch die größte Epidemie umfaßt niemals die Mehrzahl der Volksgenossen. Seit den letzten Jahrzehnten „herrscht" die Neurosenseuche, d. h. die Minorität: sowohl in dem Sinne, daß sie, z. B. als „Nationalsozialismus", mit fanatischen, radikalistischen usw. Methoden die Führung usurpiert hatte (s. § 2 Nr. 152), wie in dem Sinne, daß die Gesunden unter den Fehlern der Neurotiker, bes. derer in gehobenen (privaten wie

öffentlichen) Stellungen, leiden und sich mit der Bekämpfung des neurotischen Wahns in- und extensiv beschäftigen müssen. Diese „Therapie“ ist im großen die praktische Abwehr der neurotischen Mittel und Methoden, sodann die produktive Kritik hieran in Versammlungen, Parlamenten, Zeitungen u. a. Schriften, sodann die bescheidenen Bemühungen der sog. Psychotherapeuten in Einzelbehandlungen ohne dauernden Erfolg; die Sozialtherapie und -hygiene im Sinne der Psychobiologie ist von den maßgebenden Instanzen, die ja eben mit vielen Neurotikern besetzt sind, noch nicht zugelassen, geschweige gar gefördert. S. auch I § 26.

37. „Kann nicht einmal die Mehrheit krank sein? Leiden wir z. B. nicht alle an Neurose?“ Antwort: Man muß die Neurose von normalen Nervenerregungen unterscheiden, die an die Nervosität anklingen können, z. B. jem. sagt über ein Ereignis ein „kräftig Wörtlein“ oder verliert neurotischen Quengeleien gegenüber mal die Geduld. Die Neurosenkunde ist eine differenzierte und difficile Wissenschaft, der Laie — auch als Arzt — kennt sie nicht und urteilt aus der Unkenntnis. Die Meinung, jeder sei krank, ist ebenso falsch wie die, jeder sei gesund. Ferner die Neurotiker können in ihrer kranken WA Gesund und Krank nicht so erleben, also die Differentialdiagnose nicht so stellen wie der Gesunde. Sie sind geneigt, alle Menschen für neurotisch zu halten, wie sie überhaupt chaotisch-magisch verallgemeinern, und auf diese Weise bemüht, die eigne Neurose als die Neurose, die sie somit für alle „tragen“, zu rechtfertigen. Indes: die Norm ist das unter Analogem Häufigste, sie kann also niemals Abnorm werden (6. Bd. § 1, $_1$) — oder man müßte alle Logik abschaffen. Abnorm ist immer das Verbleiben von Normen niederer Kulturstufen in höheren und hohen Kulturstufen.

38. „Die Mehrheit des Volkes ist immer gesund — wie kann dann ein Volk irregeführt, verführt werden?“ Antwort: Irregehen kann nur der kranke Anteil des Volkes, er kann aber auch die normnahe Richtung innehalten — je nach der Erlebnisachse. Der kranke Anteil kann gemäß der Expansionstendenz alles Pathologischen zur Seuche auswuchern — soweit, daß es den Anschein gewinnt, als ob er (z. B. eine Sekte von Fanatikern) die Richtung des ganzen Volkes bestimme. In Wahrheit geht die Mehrheit des Volkes den richtigen-rechten Weg, der auch über krisische Stadien führt (wie jede Entwicklung), sie hat unter der Seuche zu leiden und bekämpft nach Möglichkeit sie und die von ihr angerichteten Schäden, sie kann niemals irre- oder verführt werden. „Der Mensch in seines Lebens dunklem Drange ist sich des rechten Weges wohlbewußt“ (Goethe) — auch: geht auf dem rechten Wege unbewußt.

39. „Die Leichenöffnungen haben gezeigt, daß wohl alle

Menschen, wenigstens in Westeuropa, einmal eine Lungentuberkulose durchmachen, ohne daß es bemerkt wird." So schreibt die Redaktion des „Deutschen Gesundheitswesens" in Nr. 22/1946. Es ist nicht angegeben, was für Leichen seziert worden sind, doch sicher an einer Krankheit Verstorbene. Leichen gesunder Menschen werden im allgemeinen nicht seziert; jene Behauptung schwebt also völlig in der Luft, sie wird auch von den Testergebnissen widerlegt.

40. Man sagt, die Krankheit mache die Symptome. Da wird „die Krankheit" als die dämonische Macht fingiert, die sich in den von ihr verursachten Symptomen und Symptomenkomplexen offenbare (vgl. Hahnemanns Psora usw.). Realiter ist die Krankheit eben der Symptomenkomplex und wird sie nicht verursacht (von der Krankheit oder „Faktoren" usw.), sondern ist Infantilismus und wuchert aus der ererbten Anlage aus.

41. Eine „Haftpsychose" bekommt, wer sie bekommt, nicht durch die Haft, sondern in der Haft, und zwar bekommt sie nur der So-spezifisch-Disponierte. Auch bei langer Betthaft kann eine Art „Haftpsychose" — wir sagen Haftphrenose — aufkommen. Ein Beispiel: Patientin wurde 1932 als Grenzfall Neurose : Phrenose erkenntnistherapeutisch behandelt, heftige Angst- und Schmerzsymptome schwanden, aber ein voller Erfolg wurde nicht erzielt; ca. 10 Jahre später rechtsseitige Nephrektomie bei schwerstem, dem Tode nahem Krankheitszustande, einige Jahre später beiderseitige Coxitis mit jahrelanger Betthaft, dabei in einer Nacht Manifestanz eines phrenotischen Dämmerzustandes mit Größenideen („ich bin die Herrin der Welt" usw.); Abklingen nach Anwendung eines Gardeminschen Gehapparates (Befreiung aus der Haft).

42. Auch eine Krankenhauskrankheit (1. Bd. S. 110f.), z. B. die Thrombose, „akquiriert" nur der So-spezifisch-Disponierte im Krankenhaus, nicht „durch" „Miasmen" u. a. „Faktoren" des Krankenhausmilieus. Es bestehen in solchen neurotischen Fällen schon vor und bei der Einlieferung übersteigerte Angst- und Schmerzreflexe mit Ausdruck an venösen Gebieten, also Gefäßspasmen, an die sich Venenentzündung, Veränderung des Prothrombinspiegels, Fibringerinnung usw. anschließen können, nicht aber eine Embolie, es sei denn, an die neurotischen Verkrampfungen schließt sich spezifitätgemäß die Hadrose an. Embolie ist immer hadrotisch; hierbei kommen auch vasale usw. Funktionsstörungen vor, die sich nach Qualität, Intensität usw. von den analogen neurotischen unterscheiden. Manche Krankenhauskrankheiten, die als solche noch nicht erkannt sind, entstehen bei der Narkose (Exzitationsstadium!) und

Operation als Angst- und Schmerzspasmen mit Ausdruck an den zugeordneten Organen (z. B. Appendix, Galle usw.), so daß sich neurotische Verschlimmerungen der Symptome, gegen die sich die Operation richtet, erst bei der Operation einstellen.

43. „Sie sagen, ‚alle Seuchen laufen sich tot', also auch die Neurosenseuche, brauchen wir da überhaupt eine Therapie?" Antwort: Auch die Seuchen werden nicht verursacht, auch nicht wegverursacht, sondern sie kommen und gehen je nach der Spezifität der Beteiligten. Die Seuche beginnt aus der Disposition, erreicht ihren Höhepunkt und flaut ab, altert und stirbt, natürlich unter gewissen Umständen, zu denen auch prophylaktischen und therapeutischen Bemühungen der Gesunden gehören. Hierbei gehen manche Krankheiten nur in andere (zeitgemäße) Formen über, und diese können wiederum zu Seuchen werden (z. B. Influenza → Grippe). Auch die gegenwärtige Neurosenseuche wird unter den genannten Umständen, zu denen insbesondere die psychobiologische Sozialprophylaxe und -therapie gehören werden, an In- und Extensität verlieren: die Disposition bleibt unentwickelt, die kranken Funktionen sinken in die Latenz ab, sie nähern sich der Norm, sie normalisieren sich — je nach der Spezifität des Menschen. Indes bis dahin wird noch viel Zeit vergehen und wird die Neurose noch viel Unheil anrichten. S. „Psychobiol. d. Volksseuche Neurose".

44. Jede Krankheit ist so alt wie der Mensch, der sie hat, — und er hat sie von den Eltern und Voreltern geerbt.

§ 2. Aus der Kartei

Vorbemerkung. Pat. überzeugt sich in der Erkenntnistherapie alsbald, daß seine Beschwerden-Symptome ausgewucherte Reste frühinfantiler Reflexe, also chaotisch-magischer Erlebnisformen sind, daß also für sie die primitiven weltanschaulichen Deutungen zutreffen, die in der Frühzeit Sinn hatten, in späteren Entwicklungsstufen zum Unsinn wurden. Es gilt, diesen Sinn-Unsinn einzusehen, somit von den Deutungen loszukommen, ins realische Denken auszureifen. Über seine ehemaligen Deutungen kann der Genesende und Genesene berichten — so wie ja auch der Gesunde sich seiner früheren weltanschaulichen Entwicklungsstufen erinnern kann. In allen Beispielen sind außer szenarischen Erinnerungen Ergebnisse der weltanschaulichen Ermittelung - Aufklärung mitgeteilt; dies gilt auch für alle in den vorangehenden Bänden angeführten Beispiele.' Selbstverständlich kann ich nur Ausschnitte geben; jede Krankengeschichte würde ein Buch füllen.

1. Die Keimzelle ist das biologische Symbol der Erzeuger und des Individuums, das sich aus ihr entwickelt. Wie du gezeugt, ausgetragen und geboren wirst, so bleibst du dein ganzes Leben lang. Gesunde Eltern zeugen gesunde Kinder, kranke Eltern zeugen kranke Kinder. Die Sturzgeburt „stürzt-überstürzt (sich)" immer. Die Zangengeburt muß ihr Lebtag „mit der Zange geholt" werden. Die Steißgeburt kehrt dem „Draußen" immer den Hintern zu. Die Querlage legt sich immer quer vor die Schwelle. Der Cunctator in Zeugung und Geburt ist Cunctator sein Leben lang, er wartet auf „den Stoß von hinten" (die vis a tergo, mütterliche Krampfwehe, „willst du gleich vorwärts!", „mach, daß du rauskommst!"). Wer sich vom Mutterleib nur schwer trennen mag, nimmt immer zu lange Abschied. Usw. usw. Im Trophischen wie im Genischen (7. Bd. § 1, 2). Die Art der Zeugung, der Gestation, der Geburt kennzeichnet Eltern wie Kind. Der Neurotiker kann aber therapeutisch genesen.

„Ich war immer ein wilder Draufgänger, Wagehals, für mich gab es keine Hindernisse., Meine Mutter wollte mich zu rasch loswerden, sie verlor mich auf der Fahrt in die Klinik, ich konnte es sozusagen nicht erwarten, ich kann überhaupt nicht warten, bin immer ungeduldig, alles geht mir zu langsam. Ich habe nirgends eine Heimat, bin immer unterwegs, immer ausgestoßen und stoße mich selber aus, ein Gast auf dieser Welt und gar noch ein ungern gesehener usw."

„Meine Mutter hat mir oft gesagt, ich sei ihr unwillkommen gewesen, aber Vater hat Mutter Gewalt angetan — und so geschah das Unglück: das bin ich die Tochter. Immer und überall unwillkommen, vom Unglück verfolgt, das Unglück selber."

„Ich bin ein Karnevalist, d. h. Kind des Karnevals, mein Vater war-ist meiner Mutter und mir eine unbekannte Größe, ich verabscheue die Männer, mein ganzes Leben ist ein Karneval, ein Rausch und Taumel ohne Halt, aber komisch: ich habe immer Geld, und ich habe viel Glück bei den Weibern. Beruf: Schieber, Spieler. Soll ich das Leben ernst nehmen? Ich nehme nur ernst, es nicht ernst zu nehmen, — so beherrsche ich es."

„Mein Vater war ein alter Mann, 25 Jahre älter als meine Mutter: ich war und bin ein altes Kind, ein Kind-Greis, ein Laotse. Beruf: Journalist, richtiger: Journaillist. Vorliebe für kleine Mädchen, die ich mir ohne Schamhaar vorstellen muß. Alles und Nichts."

„Mutter bekam das erste Kind mit 38 Jahren von ihrem Ehemanne von 50 Jahren, — das war ich. Alles zu spät, mein Lebensgrundsatz."

„Meine Mutter starb bei meiner Geburt. Ich habe erst Ende des 3. Jahres ein paar Worte sprechen gelernt, ich war ja tot, stumm, ein Kind des Todes (einer Toten) — was sollte ich da unter den Lebenden!? sie waren ja nur darauf aus, mich dahin zu schicken, woher ich gekommen war: ins Nichts. Immer rief mich die tote Mutter. Vater war sehr streng, prügelte mich oft schwer: ‚Warte nur, du Bengel, ich will dich schon kriegen!', d. h. totschlagen, ich forderte ihn oft heraus mit kleinen Diebereien, Lügen, stillen Frechheiten, die Striemen zeigte ich stolz meinen Schulkameraden, meine Stiefmutter war mir immer fremd, ja unheimlich: war sie am Tode meiner Mutter schuld? um ihre Nachfolgerin zu werden? sie hieß auch ‚Mutter' — war sie die verwandelte (auferstandene) Mutter, warum hat sie sich dann verwandelt und warum in ein so böses Wesen, das mich als Lebewesen nicht anerkannte, mich vor den eignen Kindern zurücksetzte, also zu Tode zauberte, auch mit Schlägen? Ich bin oft, schon als dreijähriger, davongelaufen — der toten Mutter nach — irgendwohin, aber man verfolgte mich, fand mich, schleppte mich zurück — und wieder wurde ich vom Vater hingerichtet — aber ich war seinem Zauber dennoch überlegen: ich blieb ‚da' — wie konnte man auch einen Toten töten! Die Schule oft geschwänzt, widersetzlich gegen die Dämonie der Lehrer wie aller Großen, die mich ja nur (magisch) vernichten wollten, mir nachweisen, daß ich nicht unter die Lebenden gehöre. Warum, wozu sprechen — die Sprache der Toten, warum, wozu Worte an die andern Wesen verschwenden, die ich im Grunde alle für meine Feinde hielt, warum, wozu lernen — als Toter, der das Leben und den das Leben haßt?! Daß meine Mutter bei meiner Geburt gestorben war, erfuhr ich erst mit zehn Jahren — und da war mir plötzlich alles klar. Mutter, Mutter, warum hast du mich verlassen? wer ist schuld? aber ich lebe ja nur scheinbar, in mir ist alles tot — und so bin ich doch mit der Mutter nach wie vor vereint." Zu „prügeln" vgl. I § 8 Nr. 1 (S. 176), § 12 Nr. 5 (S. 226), Koroll. Nr. 21 (S. 242), II § 2 Nr. 25, in 37 A u. C, § 3 Nr. 17.

„Ich bin eine Frühgeburt, soll bloß 3½ Pfund gewogen haben, eine halbe Portion, und das bin ich geblieben, eigentlich bin ich noch gar nicht geboren — und ich bin es doch! wer löst das Rätsel? So habe ich keinen Konnex mit der Welt, nur eine namenlose Angst, mich sehen zu lassen: wenn ich als halbe Portion, als Gespenst, das winzig ist und sich groß machen kann, entdeckt werden würde, wäre es um mich geschehen, daher muß ich die Welt täuschen, so tun, als ob ich ein grand seigneur wäre, mich aufspielen, ein Snob, ein Weltverächter, Schriftsteller, impotent, 20 Jahre alt."

„Ich habe meinen Vater nicht gekannt. Als ich 3 Jahre alt war, erfuhr ich, daß er im Kriege gefallen sei, ich verstand das nicht, ahnte nur, daß er uns verlassen hatte — warum?

Mutter umhegte mich völlig — ihr einziges Kind, ihr Ein-und-alles. Das Draußen erschien mir unheimlich, todgefährlich, ich weinte viel um alles, andere hatten einen Vater, ich nicht, den Großen, den Lehrern, Lehrmeistern fühlte ich mich schutzlos preisgegeben, da Mutter nicht bei mir sein konnte. So bin ich, Mitchef einer ganz ansehnlichen Firma, immer auf der Flucht, rette mich z. B. vor dem Kompagnon bei irgend einer Unstimmigkeit auf den Abort, wo ich sicher bin, und weine, weine — dem toten Vater nach, der mich zu sich ruft, 40 Jahre alt, mit einer ‚Mutti' verheiratet, die man doch nicht anrühren darf: ‚der Vater' muß sterben."

„Ich bin ein Spätling. Der nächstältere Bruder ist neun Jahre älter als ich, es waren sechs Brüder, ich die Kleine, das Krümelchen war unter die Großen geraten, sie hänselten mich, bis ich weinte, die Tränen waren meine Rettung, das Opfer, mit dem ich mich loskaufte, die große Welt war mir feindlich, ich sah sie weg: Sehkrampf, neurotische Myopie, also Welt verschleiert, ich verschleiert, unsichtbar — gerettet!"

„Ich kann mich zu nichts entschließen, lebe unter einer Glocke, hinterm Zaun, ich möchte gern hinaus, das Gefängnistor aufschließen, mich aufschließen, ent-schließen, aber die Angst warnt mich vor jedem Schritt ins Freie, jedem Fortschritt, alle Wesen draußen sind mir überlegen, fordern mich heraus-hinaus, um mich auf die Probe auf Leben oder Tod zu stellen, und die Angst sagt mir, daß ich die Probe ja doch nicht bestehe, also besser im Käfig bleibe, höchstens daß ich mal einen Ausflug, einen Ausfall mache, aber schleunigst zurückkehre — wie ein Ritter, der aus seiner Burg ausbricht und die Zugbrücke unten läßt, damit er gleich retirieren kann. Kaiserschnittkind, Mutter wollte mich offenbar nicht hergeben; dann im Laufställchen lange geblieben, fühlte mich da sicher, auch war Mutter in der Nähe, dann wurde ich in die Schule gezwungen, furchtbare Angst, lernte eigentlich nichts, lernte aber doch allerlei, überstand sogar mit 19 das Abitur — es war wie ein Traum, ich weiß, daß ich nichts gewußt habe. Nun soll ich mich zu einem Beruf entschließen, aber ich zerpflücke in Gedanken alle beruflichen Möglichkeiten, bis keine mehr übrig bleibt, — ohne Kaiserschnitt geht's nicht."

Usw. usw.

Das Kleinkind „weiß" natürlich nichts und kann in Worten nichts berichten von seiner Zeugung, seiner Entwicklung im Mutterleibe, seiner Geburt, aber falls und wie diese primären Vorgänge abartig sind, sind es auch Konstitution, Weltanschauung, Charakter, Temperament, Erleben und Verhalten. Die Geburt ist also kein „psychisches Trauma" als „Ursache einer seelischen Fehlentwicklung", wie das die Psychoanalyse (Otto

Rank) annimmt, sondern sie ist das Kennzeichen der pathobiologischen Beschaffenheit des Kindes und seiner Eltern-Vorfahren. Diese ist beim Embryo-Foetus zumeist noch nicht manifest ausgeprägt, sondern nur bei den Eltern. Der Geburtshelfer aber, der da sagt, er habe ein gesundes Kind mit der Zange „entwickelt“, urteilt nur als Techniker, nicht als Anthropologe im psychobiologischen Sinne.

2. „Das Licht der Welt“, so sagt man, „erblickt der Mensch beim Verlassen des Dunkels, der Nacht des Mutterschoßes“. Nun, zunächst lebt das Kind da noch im Chaos, in dem auch Licht und Finsternis noch ungeschieden sind, aber allmählich sich zu scheiden beginnen. Der Neurotiker, soweit neurotisch, verbleibt im primären Dunkel, in der Dämmerung, der Traumwelt, und auch seine an sich helleren Differenzierungsstufen werden vom zentralen Dunkel her abschattiert. Das Licht gilt als Kennzeichen der Größe, Erhabenheit, des Hohen, Himmlischen, Göttlichen (vgl. deus — dies, djuspitar Jupiter = Vater des Lichtes, Sonne als Gottheit, als Auge Gottes, Erleuchtung-Erlaucht-Durchlaucht usw., I S. 130, 414), die Dunkelheit Kennzeichen des Niederen, Unteren, Kleinen, der Mächte der Finsternis, der Schatten, des Teuflischen. Das normale Kind wächst nach und nach harmonisch in das Licht der Größe hinein (wird ein „heller Kopf“ usw.), und lernt es vom Dunkel, der Nacht unterscheiden, beides Licht und Finsternis anerkennend. Der Neurotiker dagegen „will das Strahlende schwärzen und das Erhabene in den Staub ziehen“, er will das Licht auslöschen, vernicht(s)en (Hneurose) — oder er ängstigt sich vor dem „Empor zum Licht“, der Empörung gegen die Inhaber des Lichts, die ihn ins Dunkel zurückstoßen würden, vor und in dem er sich wiederum ängstigt, (Aneurose, Lichtscheu, Angst vor und in dem Dunkel) — oder er ringt schmerzlich mit den großen Dämonen, die ihm das Licht nicht gönnen und ihn den Mächten der Finsternis, gegen die er sich wiederum wehrt, ausliefern wollen (Sneurose) — oder er trauert über den mißglückten Vorstoß ins Licht und sieht alles schwarz — oder er wähnt das Licht schon im Dunkel erobert zu haben und triumphiert über die Mächte des Lichts und der Finsternis und sieht alles rosig (Fneurotiker) — und alle Neurotiker chaotisieren auch diese Gegensätze und leben-schweben im diffusen Dämmerzustand, in dem auch die reiferen Unterscheidungen verschwimmen: „Sicher im Dämmerschein wandelt die Kindheit dahin“ (Schiller in dem Gedicht: Einem jungen Freunde, als er sich der Weltweisheit widmete). Es ergeht ihm so, wie es dem Prometheus erging, der zwar den Göttern das Feuer raubte, aber zur Strafe dafür auf die dunkle Erde geschmiedet wurde, oder wie dem Jeschuach, der sich „das Licht, die Wahrheit und das Leben“ nannte, aber ins

Fleisch gebannt war und das Erden-Höllendasein leben mußte, oder wie dem Lucifer, dem Lichtbringer, der zum gefallenen Engel, zum Teufel wurde, oder dem Loki und allen andern Ikariden, die den urtümlichen Ansturm auf die Sonne wagten, aber die Weltordnung nicht aufheben konnten. Die 4jährige Maria war ein Engel, mußte also fliegen können; sie nahm Anlauf und sprang, aber die Höhe drückte sie hernieder und die Tiefe zog sie hinab: sie landete tiefbetrübt auf dem Boden, eine verdammte Heilige, eine heilige Verdammte. Dämonisierung der Naturtatsache, daß wir gemäß der Funktionsperiodik der optischen RSe Tag und Nacht, Licht und Schatten unterscheiden, somit auch Auf- und Untergang der Sonne erleben.

3. Geheimnis des vierten Stockes (vgl. Nr. 58). Pat. hat als Kleinkind die Häuser angestaunt: sie waren ihm gewaltige gespenstische Wesen, die unten Menschen verschluckten und gefangen hielten, so daß sie oft aus den Augen des Ungetüms (den Fenstern) herausschauten. Ein Haus hatte oben ein ovales Rund, durch das die Sonne schien: das war das Gottesauge. Grauslich, in so ein Ungeheuer hineinzugehen: wer weiß, ob man wieder herauskäme, besser, außen hochzuklettern dahin, wo das Rund, der Eingang zum Himmel war, aber es gelang nicht emporzukommen: das Ungeheuer wehrte sich, das Licht war nicht zu er-obern. Der aneurot. Pat. ist sein Lebtag nicht „hochgekommen“, immer sank er wieder zurück — wie jene Libelle, die am runden Fenster eines Flugzeugs hochkrabbelte und immer wieder abstürzte und unentwegt den Aufstieg wieder versuchte, wie jener Kaufmann, der sein Unternehmen fleißig aufbaute und jedesmal — es war wie verhext — das Ziel aus den Augen verlor, als er es gerade erreichen wollte, wie jener Bergsteiger, der wacker emporstrebte, dem sich aber der Gipfel jedesmal einnebelte, so daß er ihn nie erreichen konnte. Indes wer unten bleibt (in untergeordneter Stellung usw.), hat den unheimlich lockenden-drohenden Geist der Höhe überwunden, man verlangt von ihm keine Spitzenleistungen, er trägt keine Verantwortung, er ist nur ausführendes Organ, die Angst rät dem Hunger nach oben, sich zu bescheiden.

4. Pat., 28 Jahre, bekommt beim Aufstieg in ein Haus vom 2. Stock an zunehmend Beklemmung, oben lockt-droht das Fenster: stürz dich hinunter, sonst stürze ich dich hinunter, du hast da oben im Licht (bei den Göttern) nichts zu suchen (Zwangsidee), aber er widersteht der Versuchung, die Angst hat sie schon entmachtet, er ist oben und unten zugleich, so kann er weder steigen noch fallen (magische Identifizierung). Was ist denn überhaupt Oben und Unten, wo doch ein Stockwerk von unten her oben und von oben her unten ist? Schon als Kleinkind hatte er Angst vor der Treppe, die unheimlich hinauflockt, um

den „Empörer“ zu „Grunde“ zu „richten“. Rätseln um das Geheimnis „Fenster“, das bald finster (ahd. finstar, mhd. vinster), „unsichtbar“ und doch „da“ ist und bald glänzt, in dem oder hinter dem (Schaufenster) viele „Dinge“ liegen, auch große Wesen hin und her schweben, so daß er den ungestümen Wunsch, sich hineinzustürzen, es zu zertrümmern, „dahinterzukommen“, dann aber die Angst vor der Lüftung des Geheimnisses und ihren verhängnisvollen Folgen verspürt. Vgl. Spiegelzauber 5. Bd. S. 258 f.

5. „Ich schlief als Kind mit meinem Bruder zusammen in einem Zimmer des 4. Stockes des elterlichen Hauses. Wir mußten um die Ecke des Korridors gehen, um ins Zimmer zu kommen. Diese Ecke war mir fürchterlich (vgl. jem. ist um die Ecke gegangen svw. gestorben): ich schlich mich sachte hin und schnellte mit einem Satze vorbei. Eines Abends sah ich, daß man die Ecke verhängt hatte (dahinter vermutlich Besen usw.), und nun schlug ich tapfer dem ‚Verhängnis‘ ins Gesicht, puffte mit der Faust gegen den Vorhang, besiegte so die Zaubermacht. Noch jetzt (54 Jahre alt) kann ich nicht ohne Befangenheit in den 4. Stock steigen — in Erwartung jenes Verhängnisses, das oben in der Ecke droht.“ Asthmoid.

6. Ohrensausen. „Angst vorm Winde, es ging noch an, so lange ich unten bei den Eltern schlief, dann aber bezog ich eine Kammer im 4. Stock, da sauste der Wind viel stärker, der Gespensterzug, Wotans Heer ‚griff an‘, ‚nahm mit‘ (du siehst angegriffen, mitgenommen aus) — huh huh, Kopf unter die Decke, mitsausen, d. h. sich als zugehörig zur Geisterschar aufspielen (mit den Wölfen heulen), — ich höre noch heute (45 Jahre) das Sausen in meinen Ohren.“

7. „Das Ohrensausen schützte und schützt mich vor dem Hören der Worte der Großen, bes. des Vaters, sie wurden sozusagen filtriert, gingen im Chaos unter, so brauche ich ihnen nicht zu gehorchen (hören — horchen).“ Das frühkindliche Akustische ist zunächst das Chaos, also ein sausendes Geräusch (vgl. Waldeswehen, Meeressausen u. a. einschläfernde Geräusche).

8. „Ich mußte als kleiner Junge mit meiner etwas älteren Schwester Friedel in einer Kammer im 4. Stock schlafen. Es war grauslich: die Tür klapperte, das Fenster klirrte bei Wind, es war dunkel mit helleren Streifen usw., alles gespenstisch, ich allein schutzlos, da half nur ein Zauberwort: Friedel kommt gleich. Ich kann noch jetzt (52 Jahre) nicht allein schlafen. Ich glaube, ich habe nur geheiratet, um ein neues Friedel als Schutzgeist bei mir zu haben.

9. Die kindliche Weltkatastrophe ist nicht die genitale, sondern die zerebrale Geburt: die Entstehung des Ich und des Du aus der chaotischen Allheit-Alleinheit-Absolutheit-

Gottheit. Die genitale Geburt ist hierzu das hochkrisische Vorstadium, aber die Trennung von der Mutter erlebt das Kind im wesentlichen als noch kaum bewußte Gefühlserregung, nicht als Ich-werdung, es bleibt dabei noch mit der Mutter eins, die Mutter umhegt es nach wie vor, wenn auch der Lebensraum des Kindes sich erweitert hat und fernerhin erweitert. In diesem chaotischen Lebensraum beginnen sich allmählich ganz vage Gestaltungen zu formen, bis dann im 2., 3. oder 4. Jahre — je nach dem individuellen Entwicklungstempo — das Ich vom Du sich abhebt, die Welt sich ent-zweit, ent-zwei geht, der Zwei-fel erwacht, die Gestaltungen zu Gestalten werden, das „Seelische", d. i. eben das Chaos (s. I § 1,$_1$, auch im 5. Bde. S. 82) in ein gespenstisches Leibliches (Leib svw. das Abgegrenzte, B-leibende, Lebende) übergeht; dabei bleibt aber das „Seelische", also das Chaos nicht etwa in oder hinter dem Leiblichen (eben als „Seele" in oder hinter dem Leibe) erhalten, wie das die Dämonisten annehmen; daß das Chaos physisch war, wurde schon l. c. dargetan, wie ja auch „Seele", „Geist" ursprünglich Physisches, nämlich Hauch, Odem, Nebel bezeichnet: es existiert eben nur das Physische. Diese Weltkatastrophe hat der Neurotiker, soweit krank, nicht durchlebt: er ist im Chaotisch-Animistisch-Magischen verblieben, wähnt sich Gespenst unter Gespenstern, die sich beliebig verwandeln können (Märchenalter), Dämonisches unter anderm Dämonischen. Im Übrigen wächst er heran, erlebt als einzigbleibendes Ich die großen und die kleinen Dus in zunehmender Zahl und mit zunehmend dämonischer Kraft, der es seine eigne Dämonie entgegensetzen muß — eben zur Wahrung seiner Alleinheit-Alldämonie, zur Wahrung seiner „Existenz"; so kommt es ihm nur darauf an, die Entwicklungsstufen, die er im Heranwachsen durchlebt, zu annullieren, die Tatsachen zu ent-tatsachen, zu chaotisieren und so ihre dämonische Macht zu bannen. Sein „Standfuß" („Standpunkt") ist das Kinderfüßchen, das allmählich erheblich in die Breite wächst und den Steigfuß, der die Lebensleiter emporklettert, immer eindringlicher über die dämonische Gefährlichkeit seines „Empörens" belehrt: bleib unten, so kannst du nicht fallen! würde ich der Standfuß (die Neurose) dich verlassen, so wäre es um dich geschehen! So erlebt und verhält sich der Neurotiker, aber den Sinn-Unsinn seiner Beschwerden, die er klagt, kennt er nicht, er weiß nicht, woran er ist — mit sich und der Welt, und nichts kann ihm echt helfen außer eben der Aufklärung über den Sinn-Unsinn, so daß sich der „Standfuß" allmählich hebt und in die Höhe des Steigfußes einrückt.

10. „Ich lebe ständig in W e l t u n t e r g a n g s s t i m m u n g, ich kann es nicht fassen, daß ich ein Ich sein soll unter andern Ichen, die Du heißen und die doch eins mit mir sind, — man

sagt sogar „Sie“ (Mehrzahl) zu mir. Ich bin Direktor eines Großunternehmens, aber eigentlich bin ich Kommunist. Soll ich eine Ansprache halten, so kommen mir vor Rührung über die sich offenbarenden sozialen Unterschiede die Tränen: meine ein-einzige Welt ist untergegangen und geht immer von neuem unter, und so lebe ich zwischen Sein und Nichtsein. Ich habe als Kind nie begriffen, daß ich ein Ich sein soll, — und wollen Sie mir sagen, was „das Ich“ eigentlich ist? Ich war neugierig nach „allem“, aber sobald sich mir an mir und an anderen ein Etwas, eine Einzelheit zeigte, ging es oder sie alsbald in die Verschwommenheit, ins All-sein ein (Angst), und ich sah mit schmerzlichen Empfindungen dieses allgemeine Sterben, die Vergänglichkeit, die mich selbst auch auflöste, das Wirken des Todes bei mir, bei andern, zweifelnd, ob es von mir ausging oder von den andern, voll Trauer über all das Vergebliche, Zukunft-, Ziellose alles Irdischen... Freude habe ich nie gekannt — worüber sollte man sich auch freuen?! Kam Mutter zu mir, so ging sie auch wieder weg; brachte mir Mutter etwas, so sah ich die begehrlichen Blicke meiner 5 Jahre älteren Schwester, die sich das Meine aneigneten, die mir nichts, nicht einmal das Dasein gönnten, — und Vater war ein großer Schweiger und war nie daheim, auch wann er daheim war, nie habe ich ihn lachen gesehen.“ Also mit dem Ich- und Du-werden ging-geht die alleine Welt unter.

11. „Ich hatte-habe immer Angst, daß die Leute mich entdecken, — „mich“ das klingt komisch, sie wissen ja und ich weiß es auch, daß ich ich bin, aber warum verkleidet man sich da? Darüber habe ich mich schon immer, schon als Kleinkind gewundert, ich sagte zur Mutter, die mich anzog: Mutti teckn, d. h. verstecken, ich war dann nicht mehr da, war verschwunden, nur der Anzug war noch da bei mir und bei den andern, auch bei denen, die statt Hosen Tonnen trugen: Kleider machen Leute. Die Welt war im ganzen verschleiert (vgl. verschleierte Maja usw.), und unter dem Schleier waren alle Wesen ver- und geborgen, sobald sie aber ent-deckt wurden, wurden sie entdeckt, die wesenlose Welt war untergegangen, die Welt der Wesen entstanden, die doch nun eben dem Untergange geweiht waren und sich nur hinter den Schleier, die Hülle retten konnten (vgl. Nonnen-, Brautschleier, Mönchstracht). Das „Fleisch“ ist überdies teuflisch, muß abgetötet werden, ich darf mich nicht entblößen, mir keine Blöße geben, besonders die unteren Regionen sind verpönt: da treiben die unteren Dämonen ihr Wesen-Unwesen. Entdeckt also jem., daß in meinem Anzug ein Ich steckt, so ist es verloren, ich muß also so tun, als ob ich nur mein Anzug wäre, aber immer den andern mit magischen Augen hinter die Hülle spähen, ob und falls ja, was für ein Wesen — eines

„mit" (Penis) oder eines „ohne" — sich versteckt, um die Ichs-Dus (die sich ja seltsamerweise auch „ich" nennen) zu bannen, doch bin ich immer unsicher, ob ich nicht von den andern gebannt werde-bin, also gar nicht mehr bin. Wesenlose Wesen ringsum — und ich bin eines unter ihnen und so eins mit ihnen, alles eins, alles keins, so ist die Welt erlöst."

12. „Als ich mich, meine Vorderfläche genannt Haut entdeckte, war's um mich geschehen, ich war ein Ich geworden, hatte die Allheit verloren, die Muttergestalt als das erste Du erlebt — da war ich 4 Jahre alt: ich sah ein dunkles Wesen neben mir, das hieß Mutter. Warum hatte sie sich von mir getrennt? War ich aus-, verstoßen worden — wofür? für eine Schuld — oder hatte sie schuld? Tiefdunkles Rätsel, an dem ich bis vor kurzem (Eintritt in die Erkenntnistherapie) herumrätselte. Ich hörte von der Erbsünde — ist sie meine Schuld (mea maxima culpa) — oder die Schuld derer, die sie mir vererbt haben? Ist mein Ichwerden das Schuldigwerden und bin ich der Einzige als Ich, so trage ich die Schuld aller, die Allschuld, bin sie selbst, alles, was ich denke und tue, ist Schuld, in die das Leben mich verstrickt hat, ich esse Getötetes, töte es selber noch mit meinem Biß (dazu sind mir die seltsamen Waffen, genannt Zähne gewachsen), ich töte die Luft mit meinem Atmen, trinke-töte das Wasser, jeden Wassertropfen mit seinen Mikrobien, trage Totes in meinem Leibe, aus dem es in die Hölle sinkt, ich trete die Erde, die Steine und höre ihr Knirschen (Schmerz, Zorn), ich hege Wünsche nach Großwerden, d. h. nach Befreiung von der Schuld (Absolution), aber meine Angst sagt mir, daß dies frevle Wünsche sind: ich darf mich von der Allschuld nicht befreien, ich muß auf alles, auf mein Da-sein, mein Ich-sein verzichten, meiner Mission treu bleiben, die Schuld überall, auch in den feinsten Dosen zu entdecken und damit schon zu übernehmen, zurückzunehmen, mich unablässig und prinzipiell zu opfern-aufzuopfern, mit meinem Untergange die Welt vorm Untergange zu bewahren. Auch Gott muß ja das Böse, das Übel, das Schuldigwerden, den Teufel in die Welt gesetzt haben, um es und ihn überall zu finden und zu entmachten, — wenn ich nur wüßte, warum das alles! Nun, ich habe begriffen, was das alles für Blödsinn ist, daß ich mich mit Mächten herumschlage, die gar nicht existieren."

13. „Wer bin ich? Ein Geheimnis — unergründlich. Ich muß das Geheimnis hüten vor mir, vor den andern. Sich selbst erkennen, heißt: sich selbst vernichten. Erkannt werden, heißt: vernichtet werden. Wie gefährlich der Rat: Erkenne dich selbst! Aber das ist ja unmöglich: das Geheimnis ist unlösbar, sonst wäre es ja kein Geheimnis, ich bin immer und niemals ich, ich bin und bin nicht, nichts, ich bin immer das Gegenteil vom

Gegenteil, immer ein anderer als der, der ich bin, nur eine Erscheinung, eigentlich gar nicht da, und es wäre mein Ende, wenn ich oder ein anderer mein Schein-Dasein fest-stellen könnte." Menschenscheu, diffuses Schwitzen, Impotenz usw.

14. „Bis zu meinem 5. Jahre hatte ich ein Idol: einen blonden Engel. Das war meine Mutter. Da sah ich eines Tages, als sie sich wusch, die Wölbungen vorn an der Brust — erstmals bewußt. Ich war aufs äußerste überrascht, der Gedanke tauchte auf: Da stimmt was nicht, da muß was dahinter sein — und er hat mich das ganze bisherige Leben lang gequält. Da war mal ein Junge aus Berlin bei uns, der sagte mir, die Mädchen hätten ein Brötchen (Schrippe sagte er) zwischen den Beinen, und es gelang mir auch mal, das Brötchen zu sehen. Also wieder: da stimmt was nicht, da muß was dahinter sein. Es folgten viele geheime Studien an den Menschen, bes. den weiblichen Wesen (mich als männliches Wesen konnte ich ja sehen). Ich habe alle erdenkliche Zucht und noch mehr Unzucht mit Weibern getrieben in der Hoffnung, endlich mal „dahinter" zu kommen, also den geheimen Zauber zu entdecken, ich habe sogar dreimal geheiratet, aber das letzte Ende habe ich noch nicht gefunden. Daß die Menschen bloß Menschen, die Frauen auch bloß aus Fleisch und Blut bestehen, mein Suchen also vergeblich bleiben mußte wie das des Doktor Faustus, das habe ich erst in der Erkenntnistherapie gelernt und in der Praxis angewendet."

15. „Als Kind dachte ich, die Rockwesen hätten keine Beine, d. h. sie wären bis unten zusammengewachsen (wie die Alraune im Roman von Hans Heinz Ewers). Ich war 24 Jahre alt und einmal zu Besuch bei meinem jüngeren Bruder in Berlin, dem erzählte ich das, obwohl ich natürlich schon die Frauen hatte gehen sehen, aber im Grunde genommen wähnte ich, sie seien doch zusammengewachsen. Der Bruder führte mich in eine Kaschemme, und da zeigte mir ein Mädchen ihr Geschlechtsorgan mit den Haaren: ich war entsetzt, rannte weg und aus dem Lokal hinaus und war lange nicht zu beruhigen."

16. „Ich dachte als Knabe, die Mädchen wären gebaut wie ein Klosett bei uns zu Hause: Öffnung, gebogenes Rohr, Einmündung in das senkrechte Rohr. Als ich mit 42 heiratete, habe ich immer versucht, am Oberschenkel entlang in die Öffnung usw. hineinzukommen; es gelang nicht, wir begnügten uns mit der Onanie."

17. „Ich dachte, die Frauen müßten beim Koitus die Beine zusammennehmen und der Mann die seinigen spreizen. Ich mußte 42 Jahre alt werden, um bei Ihnen zu erfahren, daß wir es falsch gemacht haben." Beruf: Ingenieur!

18. „Ich war mit 4 Jahren schon Ministrant bei meinem Onkel Erzbischof. Ich war wie er Papst, also Vater aller Väter, also

Gott. Vor Gott sind alle Menschen gleich; ich sah die Wesen genannt Menschen dahingehen und sagte bei mir mit einer wegschiebenden Handbewegung: auch nur ein Mensch. So hatte ich sie entzaubert, das Böse, den Tod-Teufel ausgetrieben. Ich wurde später Medizinstudent und Praktikant mit der Heiland-Mission, den Tod-Teufel, das Übel mit meiner Handbewegung aus den Kranken zu verjagen. Um das genau zu studieren, ging ich zu den Leichen (ins pathologische Institut), nachher mußte ich ins Krankenhaus — und da warnte mich die Angst vor der Probe, ob ich wirklich der Heiland, der Wundertäter (vgl. Jesu Angst, I S. 385) sei, ich war also, bis ich zu Ihnen gekommen bin, nicht in der Lage, mein praktisches Jahr fertig zu machen, lief im Zimmer hin und her und heilte von da aus heimlich alle Kranken mit meiner Handbewegung." Pat. wurde später Psychiater. Er hatte viel in der Erkenntnistherapie gelernt, aber der Erzbischof war mein Konkurrent, und so blieb der Neffe Seelenheiler.

19. „Meine Eltern hatten einen Gasthof an der Landstraße. Ich war 4 Jahre alt, einziges Kind, fühlte mich als Prinzessin, zu deren Hof alle Welt kam: die Landstraße von dorther fuhren die gewaltigen Karossen mit den Zauberpferden und den großen Herren, sie kamen zu mir zu Gast (daher „Gasthof"), ich bewillkommnete sie an der Pforte, bewirtete sie und ihre Rosse, dann verabschiedete ich sie, und sie fuhren dahin — die unendliche Straße, und ich fragte mich schon früh: was wollen die Leute von mir? — und das frage ich mich heute noch unablässig (43 Jahre alt), während ich auf der Straße gehe oder am Fenster sitzend in den Straßenspiegel (Spion) sehe — überall Schemen, die an mir vorüberziehen, eine rätselhafte Welt um mich, ihren Mittelpunkt." (Vgl. „alles dreht sich ums Kind".)

20. „Ich war, 4 Jahre alt, die Königin des Dorfes, die andern Kinder waren meine Untertanen, aber vom Spiel lief ich alle paar Minuten zur Mutter ins Haus und fragte: Mutter, was fehlt mir? Was sie geantwortet hat, davon weiß ich nur noch das Wort ‚Dresch', d. h. eine Tracht Prügel. Es war Frage- und Antwortspiel, aber doch auch mehr als das: es war die immer wiederholte Rückkehr zur Mutter, in ihren Schutzzauber, aus dem ich immer wieder in die weite Welt lief, mit neuer Zauberkraft beseelt. Die Mutter fehlte mir da, die Quelle meines Lebens und meiner Lebenskraft (vgl. den Riesen Antaios, Sohn der Mutter Erde, unüberwindlich, so lange er sie berührte, auch Echternacher Prozession Nr. 28). Ich spielte auch in der Küche und „half" der Mutter, aber sie nahm mir alsbald die Dinge aus der Hand und sagte: laß nur, das mach' ich schon!, ich gab somit als Herrin an, was zu geschehen hätte, und

Mutter stand in meinem Dienste. Diese Herrin bin ich geblieben (33 Jahre alt), noch immer frage ich in Gedanken die (verstorbene) Mutter, was mir fehle, noch immer kann ich keine Arbeit fertig machen, noch immer sind mein Chef (im Büro) und die andern Angestellten in meinem Zauber tätig. Einen Mann habe ich noch nicht geküßt, davor habe ich viel zu viel Angst." Nunmehr längst verheiratet und Mutter dreier Kinder.

21. „Ich entdeckte, 4 Jahre alt, meine Mutter als schwarze Maschine, bis dahin war ich so mit ihr eins, daß sie als Du noch gar nicht existierte — nun sah ich sie plötzlich vor mir. Ich geriet in Angst und Schrecken: das schwarze Gespenst war ein unheimliches Rätsel... und solch unheimliche Rätsel waren späterhin, als ich schon Assessor war, alle Mädchen, die mir gefielen: sie wurden in meinen Augen schwarz, ich sah sie und sah sie doch auch nicht, hatte heftige Angst vor den Sphinxen, die sich verwandeln konnten, kam nicht an sie heran, onanierte fleißig, um vor ihnen sicher zu sein (Beutel leer), dagegen sah ich alle andern Frauen, nur nicht die, die mir hätten ‚gefährlich' werden können." Nunmehr längst verheiratet, Vater von vier Kindern.

22. „Als 4jähriger ging ich mit der Mutter im Pöllnitztal spazieren, als ich plötzlich bemerkte, daß ich neben einem großen weißen Engel dahinging: die Mutter war aus meinem All ausgetreten, ein selbständiges Wesen geworden, und ich staunte es mit verhaltenem Atem an, merkte aber alsbald, daß dieser Engel lieb und gut zu mir war, alle meine Wünsche erfüllte, mir diente und mich schützte. So bin ich der gütigen Fee treu geblieben mein Leben lang (46 J.). Ich wurde Apotheker wie Vater und glaube meine Arbeit mustergültig zu leisten, aber in der Liebe bin ich von Muttern nicht losgekommen. Ja, es gab mal hin und wieder ein Liebesabenteuer, sozusagen probehalber, mit Hängen und Würgen, aber das waren ja alle Weibsteufel und keine Engel, sie wollten mich in ihre Höhle-Hölle locken, um mich zu verderben, aber sie kriegten mich nicht: ehe sie sich's versahen, war ich entwischt (Ejaculatio praecox bei halbsteifem Penis) und gerettet. Ich war sogar mal ein Jahr ‚verheiratet': der Apotheker, bei dem ich Dienst tat, starb, und die Witwe brauchte, um sich die Apotheke zu erhalten, einen Geschäftsnachfolger des Verstorbenen; ich ließ mich dazu mißbrauchen, aber in der Hochzeitsnacht kam die Hexe, die mich schon vorher beliebäugelt hatte, und wollte... na ja! Aber da war bei mir nichts zu machen (Potiphar und Josef). Gleich am nächsten Tag zog ich in mein altes möbliertes Zimmer und leitete alsdann die Scheidung ein. Das ist schon lange her. Ich müßte ja wohl heiraten. Ein Freund von mir hat eine Braut, die würde ich heiraten, aber sie ist ja gebunden, und wäre sie noch frei, so

würde sie doch schließlich den Geschlechtsverkehr verlangen — und den verabscheue ich" (der Heilige).

23. „Ich habe mir als kleines Mädchen beim Spielen im elterlichen Hotel immer die Höschen naßgemacht, das kam so: beim Zauberspiel darf man nicht gestört werden, da sonst der Zauber aus ist, ich verspürte aber so ein komisches Machen im Bauche (Harndrang), das mich auf den Abort nötigen wollte, und um den Quälgeist loszuwerden, habe ich ihm gleich an Ort und Stelle mein Opfer dargebracht mit dem Erfolg, daß er mich eine Weile in Ruhe ließ. Auch des nachts suchte mich der Teufel heim und verlangte sein Opfer. Die Kindermädchen, die Eltern, die Ärzte verstanden mich nicht: sie wollten mir mein Zauberspiel nehmen, aber ich blieb standhaft — bis zum heutigen Tage (39 J.): für die Nacht nehme ich ein Schlafmittel, meine Angst, mich vor meinem Manne zu blamieren, ist größer als der Harnzauber, aber am Tage muß ich alle Augenblicke dem Abortteufel opfern, und beim Ausgange nehme ich ein Dutzend Läppchen mit und wechsele sie unterwegs (in Konditoreien usw.) aus, denn sie sind immer pitschnaß. Liebe? Ja auch da habe ich mich geopfert, oft, zu oft, jetzt führe ich die dritte Ehe und zwar mit einem Zahnarzt, der die gefälligen Kundinnen gleich auf der Schreibtischkante „verlötet", wie er sich ausdrückt, (ich finde dann die Überzieher herumliegen). Wollust? nein, so etwas kenne ich nicht, ich lasse mit mir machen, um die Adams loszuwerden: so habe ich sie entmachtet."

24. „Ich spielte als Kind mit meiner Freundin gute und böse Fee: erst mußte sie die Hexe sein, daher fuhr ich ihr in die Haare und zerwuschelte sie, ich dagegen strich mir eine engelhafte Frisur zurecht, dann wurden die Rollen getauscht. Heute bin ich 16 Jahre, ich sitze von früh bis spät vorm Spiegel und spiele Haarzauber: erst peinlichst glatt streichen, dann zerwuscheln, dann wieder glatt streichen usf.: Heilige und Hexe. Mutter will mich früh zum Kaffeetrinken bewegen, mir sogar den Kaffee ins Zimmer bringen, dann soll ich etwas Vernünftiges tun, dann soll ich zum Mittagessen kommen usw., aber ich wehre mich mit heftigen Schimpfworten, auch schlage und puffe ich die böse Mutter, die mich im Zaubern stören, meinen Zauber zerstören will, hinaus — die Mutter, sie ist doch so gut zu mir. Vor der Straße schwere Angst: ein Häärchen könnte sich im Winde lockern, dann wäre ich als Hexe erkannt und verbrannt, und sonst wäre ich als Engel erkannt und auch verbrannt, denn ich sollte Wunder tun — und ob ich das kann??"

25. „Ich habe mich von klein auf nach Liebe und Zärtlichkeit gesehnt und statt ihrer nur immer Schelte und Prügel bezogen. Vater war überstreng und prügelte mich hart im Auftrage der Mutter, und als er starb, prügelte die Mutter selber

weiter, dazu auch die Tante und die ältere Schwester... und dann auch die Frauen: meine acht Jahre ältere Frau und ihre Schwester — alle hacken auf mir herum, ich bin als Prügelknabe des Schicksals 55 Jahre alt geworden. War ich gut und mußte das Böse für alle an-von mir weggegeißelt werden (Märtyrer) — oder war ich so schlecht, ohne es zu wissen? wer kann sagen, was gut und was böse? nur Gott weiß es und sagt es uns nicht. Bußgeißelungen, epidemisch als Flagellantismus. Masochismus. S. S. 63 usw.

26. Nomen est omen (I S. 20). „Fritz sagt nicht, wie er heißt", 4 J. alt: er wird doch seinen Namen nicht verraten, denn wer ihn kennt, hat ihn in seiner Gewalt (vgl. Lohengrin: „Nie sollst du mich befragen,... wie mein Nam' und Art" und „Erkennt ihr ihn, so muß er von euch zieh'n" — der Zauber ist erloschen, es bleibt ein junger Leutnant übrig, ja ein Zwerglein, das sich zum Recken emporgezaubert hat). Mit Namensnennung kann man die Geister, auch Gott und den Teufel „beschwören", „zitieren", sie müssen erscheinen, sind also in der dämonischen Macht des Beschwörers. Obige Formel ist in 3. Person gehalten, „ich" als Fritz bin daran gar nicht beteiligt. Vgl.: „Wie froh bin ich, daß niemand weiß, daß ich Rumpelstilzchen heiß'!" Der Knabe wurde später Rechtsanwalt, Stotterer, Junggeselle, erregte allgemeines Aufsehen, als er nach der Erkenntnistherapie fließend sprach und auch heiratete.

27. „Mein verstorbener Bruder hieß August wie ich, ich habe nie gewußt, ob ich ich oder mein Bruder sei — als Revenu." — „Mein Name ist Schauer, ich weiß nicht, ob ich ein Seher bin oder ein Angst-Schauer oder Regen-Schauer, ein schauriges Wesen." — „Ich bin mein Name. Ich heiße und bin Vogel, die Mutter ist eine Katze, die den Vogel frißt, und so wie sich der Vogel vom Ast abstößt, muß ich die Mutter-Katze mit den Beinen von mir stoßen, damit sie mich nicht frißt" — so „erklärte" sich der kleine H. den Krampfstoß, er war auch später ein „abstoßender" Mensch, rotbärtig, stur, eisern (Metallkundler), Methodiker. Als er 27 J. alt war, entdeckte er, daß er doch wohl heiraten müsse. Wie zu einer Frau kommen? Papier und Bleistift her, notieren: 1. Ich gehe zum Universitätsball, 2. ich borge mir dazu einen Frack, 3. ich trete in den Saal, 4. ich sehe mich unter den jungen Damen um, 5. ich entdeckte dort hinten die Familie Prof. X mit Tochter, 6. ich steuere drauf zu, 7. ruck zuck Verbeugung: darf ich mir erlauben? usw., 8. ich tanze mit dem Fräulein und frage sie: wollen Sie meine Frau werden? 9. sie sagt ja usw.; aber es kam anders: sie blieb stehen, guckte den komischen Kauz an und sagte: „Sind Sie verrückt geworden?" Programm, Werbungstechnik zerbrochen, Pat. gebrochen, verließ den Ball, spannte einem Freunde die Liebste aus, heiratete sie,

„stieß“ sie mechanisch (Kolben ins Rohr, Frau Gebärmaschine) usw.

Wer Löwe heißt, ist ein Löwe; wer Fuchs heißt, ist ein Fuchs — usw. nach kindlichem Zauberglauben. „Ich bin eine geborene Schimmel, ich bin ein Schimmel, alle nannten mich Schimmelchen, ich liebte die Pferde, ich war ein Pferdekind, Vater und Mutter hießen-waren Schimmel“ (vgl. altgerm. Kult des Totem-Pferdes, Hengist und Horsa, die Führer der Angeln nach Angelland-England, Pferdeköpfe an den Giebelspitzen der Hütten-Häuser; weiße Pferde Himmelstiere, z. B. Roß Grane, Walkürenrosse, weiße Wolken, und dunkelfarbige Pferde Höllentiere, der Teufel hat einen Pferdefuß usw.). Als ich mit elf Jahren erfuhr, daß ich nicht ein Pferde-Gottes-, sondern ein Menschenkind war, erlebte ich eine schwere Katastrophe: ich kam mir verworfen vor, d. h. es wurde mir mein Zweifel, wer ich eigentlich sei, im Sinne der Inkarnation bestätigt: also einst geflügeltes Roß, nun bloß Mensch. So mußte ich die Verworfenheit auf Erden auf mich nehmen und mich darin vollenden — wie Jesus auf Erden und in der Hölle alle Verworfenheit — als Heilige-Hexe — auf mich nehmen, demnach begehen, alle Männer anlocken, die Venus selber sein, dreimal heiraten, ungezählte Liebhaber ‚befriedigen-befreien‘, ‚süße Sau‘ sein und in all der Schmach eben doch die Heilige.“ Die Heilige als Hure treibt den Teufel aus (Tempelprostitution usw.): oben Heilige, unten Hexe.

„Vater war Landwirt und Schmiedemeister, also Gott = Lebens(mittel)schöpfer und Teufel in der Schmiede-Hölle, ich die kleine Tochter war zugleich ein Gottes- und ein Teufelskind, eine — nein, die Heilige und Hexe, hatte immer Angst, entdeckt zu werden, war verschlossen, hochmütig, stolz aus lauter Angst, wurde dafür Schmieds Schwarze (schwarzes Haar) beschimpft — ein Todesurteil —, und noch heute habe ich (verheiratet, 2 Kinder) in unserm Lebensmittelgeschäft heftige Angst, als Schmieds Schwarze, also Hexe, die Todesmittel verkauft, erkannt zu werden: mein Gesicht verkrampft sich zur Maske, die mein eigentliches Wesen verbirgt, aber mir doch vielleicht vom Gesicht gerissen werden könnte.“

„Ich heiße = bin Elfriede = eine Elfe in-aus dem Ried.“ Entdeckt man mich, ist’s um mich geschehen. Usw.

U n t e r s c h r i f t e n müssen unleserlich sein: der Name steht für den, der so heißt, niemand darf den verpflichtenden Namen entziffern, sonst hat er seinen Träger in der Gewalt. Man darf somit auch seinen Namen nicht deutlich aussprechen. Gegenstück: man schreibt den Namen kalligraphisch, spricht ihn überdeutlich aus: dann ist er neutralisiert, das klare Bekenntnis ist das beste Versteck: niemand kommt auf den Gedanken, daß da etwas dahinter wäre, was tatsächlich dahinter ist (der Deutung nach).

28. Verbleiben in Mutters Zauberschutz. „Ich sehe mich im Tagtraum oft in einer kleinen Hütte und schaue in eine unendliche Wüste, das beruhigt mich, auch im Bett kann ich dabei ruhig einschlafen. Die Hütte (usw.) ist die mütterliche Sphäre, jenseits deren ‚das Draußen', die todgefährliche weite Welt liegt." — „Ich muß aus dem Nuckelchen eines Limonadenfläschchens, in das meine Frau ein wenig Rotwein gegossen hat, einen Hauch einsaugen, dann bin ich Säugling, in Mutters Obhut, empfange ihren Segen und kann nun — ich bin Kontrollbeamter an der Reichsbank — die Schwelle zu dem Zimmer, in dem ich meines Amtes walten muß, überschreiten; ohne den Segen aus der Mutterbrust ist mir das unmöglich, ich würde mich tödlich blamieren." (Suggestive Milderung der Angst vor der Prüfung als dämonischer Gefahr.) — Auch der Säufer, der Säufling ist ein Säugling im Großformat, die „Kneipe" ist die Zufluchtsstätte wie die Kirche, daselbst findet quasi die Pubertätsprobe (Zechprobe), eine fanatisch ausgedehnte Abendmahlsfeier statt.

Echternacher Prozession (I S. 237): drei Schritte vor, einen zurück, d. h. die ganzen drei Schritte, die mich vom Ursprung, vom Chaos, in matriarchalischer Andacht von der Mutter-Gottheit, der heiligen Mutter Kirche entfernen, werden magisch rück-gängig gemacht mit dem einen Schritt (vgl. religio — religare zurückbinden, verbunden bleiben mit dem Ursprung). Analogie zur Geburt, die in Wehenschüben verläuft, wobei auf das Vorwärts immer ein geringes Rückwärts folgt. — „Paulchen, geh nicht so weit! Nur drei Schritte!" rät Mutter dem 4jährigen Sohne, dessen Angst vor dem Jenseits der Schwelle, dem Draußen, der Ferne bestätigend. Später ständiger Kampf mit der Dämonie der Schwelle, Zwang zu mehrfacher Rückkehr, Zweifel, ob die Schwelle zu überschreiten oder zu treten sei, Rätseln um Namen der Straßenschilder: Ver-, Irreführung? also nochmals zurück, Zauber brechen! Dazu Impotenz: Angst vor der Überschreitung der Weibesschwelle. — „Mutter sagte mir warnend: geh nur drei Schritte vor die Haustür! Soweit reichte also Mutters Schutzzauber. Ich tat die drei Schritte, wiederholte sie dann, es waren dieselben drei Schritte und dennoch diese zweimal, dann dreimal usw., schließlich war ich weit weg — und war doch nur die drei Schritte gegangen, also in Mutters Schutzzauber geblieben. Mutter schalt mich, aber sie war im Unrecht: ich hatte ja ihren Befehl, indem ich ihn quasi übertrat, quasi befolgt — wie dumm sind doch die Großen! Noch heute (31 J., verheiratet) gehe ich allein auf diese Art im Schutz der Mutter, so kann mir nichts passieren, ich habe den großen Zauber in meinen Dienst gestellt. Mein Mann ist mir kein rechter Ersatz für die Mutter, Vater kümmerte sich wenig um mich." Vgl. Münchhausen, der sich vom Monde zur Erde herunterließ, indem er einen Hanfstrick an das eine Mondhorn band und ihn dann immer wieder oben abschnitt und unten anknüpfte, — das ist ein Märchen!

Der, die Heilige (Mönch, Nonne, deren viele nicht im Kloster, wohl aber in der Klause, im magischen Kreise leben): „Ich bleibe mit der Mutter, dem Vater vereint, bleibe sie selbst, die Gottheit, meide die Welt, das Ich-Du-sein, das Da-sein, und gehe ich hinaus, so gehe ich doch nur zum Schein hinaus: ich nehme die Gottheit in Form meiner Tracht, meiner Frisur, meiner Gangart usw. mit, bin so vor allen dämonischen Gefahren des Weltlichen geschützt. Verleugnet euch, verlaßt die Welt!"

„Ich kann nichts und niemand über mir ertragen, es drückt mich zu Boden, also trage ich keine erwachsene Mütze oder einen Männerhut bzw. Frauenhut, sondern eine Haube, eine Tarnkappe als Zeichen dafür, daß ich noch klein und reines Herzens und dem Mutterleib und der Säuglingszeit noch ganz nahe bin (Mutterleib-hartes Becken erster Hut, erste Ob-hut, Säuglingsmützchen etwas vergrößert).

„Ich bin 20 Jahre, aber ich bin eigentlich 2 Jahre. Man kann doch — das habe ich oft überlegt — 20 Jahre lang 2 Jahre bleiben." 1000 Jahre sind vor Gott wie ein Tag oder eine Nachtwache. Im Chaos gibt es (auch) noch keine Zeitmaße. Man kann zeitlebens klein bleiben und dabei auswachsen, so daß man groß „erscheint" (Scheingröße: wird sie entdeckt, ist sie vernichtet). Man kann Großwerden, Lernen, Arbeiten, Lieben spielen. So jeder Neurotiker: aufgebläht (wie eine Seifenblase), nicht aufgeblüht. S. I S. 236.

29. Pat. versichert mir spöttisch, sie habe nie an Gespenster geglaubt, glaube auch jetzt nicht daran. In diesem Augenblick schreit sie durchdringend auf und hält die Hände vor die Augen: Nachbars Katze ist draußen auf den Fensterstock des Zimmers zum Dachgarten (parterre) gesprungen und guckte herein (sie machte uns täglich ihren Besuch). Vgl. Bremer Stadtmusikanten. Analog: eine Maus ist im Zimmer — tatsächlich oder vermeintlich: alle oder doch viele Frauen springen hoch, klettern wohl gar auf die Stühle und halten die Röcke zu: die Maus weiß ja, daß sie ins Loch gehört! Gespenster-, Aberglaube. Aber wer wird ihn zugeben!

„Wenn Mutter uns Kindern Märchen erzählte, habe ich gefragt: ist das ein Märchen oder die Wahrheit? Sagte dann Mutter, es sei ein Märchen, antwortete ich: dann will ich's nicht hören. Ich war immer ganz terrestrisch eingestellt, alles Märchenhafte war mir ein Greuel." Aber Pat., 36 J., konnte im Park, also in der Öffentlichkeit nicht von einer Bank aufstehen, bevor nicht ein anderer aufstand, und falls niemand da saß, mußte er warten, bis jem. kam, sich hinsetzte und dann wieder aufstand. So mußte er nicht selten stundenlang sitzen: hinten Pech dran, Bankzauber ließ ihn nicht hoch, verhütete Aufstand-Empörung (empor!)-Aufsehen — wenn das kein Zauber ist — und kein Märchen! Früh mußte er sich ganz pünktlich rasieren: brachte das Stubenmädchen das warme Wasser nicht Schlag 8 Uhr, so konnte er sich bis zum nächsten Morgen nicht rasieren, also auch nicht ausgehen; jeden Morgen bange Sorge, ob's wohl klappen werde. Alles Märchen. Er hatte als Kind eben ein Grauen vor dem Zauber, der ihm im Märchen vorgeführt wurde, also lehnte er die Märchen ab und tat „ganz terrestrisch", ganz „naturwissenschaftlich". Angst vorm Aufstehen: wenn mich einer sieht, ist es um mich geschehen; nur kein Aufstand, hübsch bescheiden sitzen bleiben (auch Junggeselle), hinter einem andern darf man ungesehen aufstehen, wie man hinter einem kleinen Kinde ungesehen über die rätselhafte Straße gehen kann. Schlag 8 Uhr (Frage: welcher von den 8 Schlägen?) war eben die Schicksalsfügung, der Schicksalsschlag, der entschied, ob Pat. sich rasieren, also ausgehen konnte oder nicht. Usw.

30. „Ich habe mich immer über ‚d a s G e s i c h t' gewundert. Daß ich selbst eines hatte, konnte ich ja zunächst nicht wissen, aber die andern hatten welche — Gesichte wohlverstanden, nicht Gesichter. Ich habe dann mit dem Finger, auch im Spiegel mein Gesicht entdeckt, d. h. eines, das meines sein sollte, und geriet in zunehmende Neugier, aber auch Angst, was das eigentlich sei: es war an mir und (im Spiegel) dort drin, also hatte ich zwei Gesichter, vielleicht waren alle Gesichte(r) mein, eine magische Verwandlung: sie waren ja alle (zunächst) gleich, aber dann doch rätselhafterweise verschieden, ein Wunder. Ich ‚machte Gesichte(r)', ‚schnitt Gesichte(r)', übte mich im Schielen, um ‚alles' zugleich zu sehen, und Mutter warnte mich: ein verzerrtes Gesicht, eine Fratze könne durch den Uhrzauber stehen bleiben und mich zeitlebens schänden (‚Fratz' nannte mich Vater oft). Ich hatte also ganz verschiedene Gesichte(r), Larven, Masken, ich konnte lachen und weinen, grinsen und ernste Miene ‚machen' — was war mein eigentliches Gesicht? Vater hatte auch manchmal ein gutes, manchmal ein böses Gesicht, übrigens schielte er ganz hübsch, es war manchmal grauslich, und wir versteckten uns, wenn Mutter sagte: seid ruhig, Vater hat Ärger gehabt, man sah es ihm am Gesicht an. Welches war das wahre Gesicht? Vater sagte öfter: man muß das Gesicht wahren, — wie macht man das? wird es einem sonst abgeguckt, und läuft man dann ohne Gesicht herum? Das Gesicht sieht (daher der Name) mit den Augen, die andern haben auch Augen, mit

denen sie mein Gesicht ansehen wie ich das ihrige: so bannen sich wohl die Gesichte und können das wahre Gesicht hinter der Maske nicht sehen, man ist dann nicht entlarvt (§ 1 Nr. 19). Durch die Augen guckt die Seele heraus, und so sieht meine Seele die andern Seelen und hält sie fest, daher besser die Augen schließen, weggucken, den magischen Blick der andern meiden, den eignen retten: man weiß ja nicht, was passiert, wenn die Seele, das Gesicht entdeckt wird; man muß das Gesicht zusammenziehen, dann hat man nicht das eigne Gesicht, sondern ein fremdes aus Leder und kann nicht erkannt werden" (Lid-, Seh-, Hautkrampf, Hautjucken, Kribbeln, Angstspasmen der Haarbälge, -drüsen, -blutgefäße mit Haarausfall, der Gesichtsmuskeln usw.). Gesicht als Tarnkappe, „ich lasse die ‚Jalousie' herunter, bleibe unsichtbar, mein wahres Gesicht — habe ich überhaupt eins? — bleibt unentdeckt, vielleicht ist es ein böses, vielleicht ein gutes — wer weiß? es kann ‚mitgenommen' werden, besser man verhüllt, verschleiert es — auch ohne stofflichen Schleier (den sähe ja jeder)". — „Ich traue keinem Gesicht: hinter der harmlosen, heiligen, scheinheiligen Miene lauert vielleicht die Teufelsfratze, hinter der Teufelfratze verbirgt sich vielleicht die Reinheit des Engels — ich weiß ja, wie das bei mir steht, ich halte daher immer die Hand vor das Gesicht und gucke durch die Fingerspalten hindurch, und wenn ich das draußen in der Öffentlichkeit nicht tun kann, denke ich wenigstens, ich hätte die Hand vorm Gesicht, halte sie auch immer bereit, sie fährt oft hoch, und der Zauber bewährt sich: ich bringe es wieder nach Hause. Ist dieses Versteckspiel ein guter Zauber, der mich warnt-schützt (vor der bannenden Entdeckung), oder ein böser Zauber, der mir den Kontakt-Konnex mit den Menschen verwehrt?" Man bedenke: auch Gott kann-darf sich nicht sehen lassen, er wäre sonst die Gottheit los — oder würde die Welt vernichten, — und der Teufel nicht anders. Aller Zauber erlischt, sobald er entdeckt wird, — aber wie kann Zauber erlöschen, wie gebannt werden?

31. „Nachts ist mein G e s i c h t weg, ich bin weg, dennoch kann ich sehen, die Nachtgeister bannen: ich liege mit offenen Augen im Bett und stiere, manchmal sehe ich auch Schatten vorbeihuschen, aber sie können mir nichts tun. So bin ich schon als kleiner Junge schlaflos gewesen, d. h. ich bin ja schließlich doch eingeschlafen, aber der vorhergehende Blickzauber genügte eben, die Nachtgespenster zu bannen. Nachher habe ich es gewagt, die Augen lose zu schließen, — und es passierte auch nichts. Dann habe ich mir erlaubt, sogar einzuschlafen, und auch da haben mich die Dämonen des Todes nicht entführt: sie haben sich täuschen lassen, sie haben gedacht: ach, der ist doch wach, also gefeit! „Immer aber ist mein Schlaf unruhig, nur

so ein Hinduseln, und zeitweise liege ich doch stundenlang, oft auch fast die ganze Nacht wach, Schlafmittel sind Mumpitz." Vgl. S. 83 f.

32. Woher bin ich gekommen? Mit der Ent-zweiung der alleinen Welt beginnen sich die Gegensatzpaare herauszustellen, so Oben und Unten, Licht und Finsternis, Sonne und Mond, Himmel und Hölle usw., also obere und untere Dämonie, in der animistischen Denkweise noch in einander verfließend, in der magischen Denkweise schon gegnerisch. Wie die Welt, so bin auch ich das Kind ein Oben und Unten, bin von Oben und Unten, so lauten grundsätzlich die Märchen um die Herkunft.

Pat., 27 J., starke Myopie, Strabismus irregularis, Astigmatismus, Netzhautablösung links, „kindkopfgroßes" Skotom usw., alle augenärztliche Behandlung nutzlos, reine Augenneurose mit Angst- und Schmerzverkrampfung der okularen Gefäße usw. und vielen anderen Beschwerden. „Ich wähnte mich als Kind ein Engel, engelschön, mit großen lichten Augen, ein Sonnenkind, wurde vom Vater maßlos verwöhnt, von der Mutter um so schlechter behandelt, sonst bewundert, angebetet, kokettierte schon früh mit der Sonne, die ich liebte wie den Vater und die mich liebte, lieben mußte, ging z. B. auf dem Schulweg von der Sonnenseite zur Schattenseite, vom Leben zum Tode und schielte nach der Sonne, wünschend-befehlend, sie möge mir folgen, tat sie es nicht, so ging ich eben wieder auf die Sonnenseite (vgl. „Kommt der Berg nicht zum Propheten, so er zum Berge"), ich starrte oft in die Sonne, so lange, bis sie mir viele hundert bunte Sonnenkinder ins Auge gezaubert hatte, aber die Sonne hatte mir — ein Segen oder Fluch? — das linke Auge geblendet, der schwarze Tod war eingezogen, so hatte ich ein Lebens- und ein Todesauge, beide mußten übereinander schielen, um die ganze Welt mit einemmale zu überschauen, „alles" — wie die Gottheit — zu sehen, ohne selbst gesehen-fixiert zu werden, Leben und Tod in den Blick zu bannen, auch in den geheimsten Verstecken" (Krampf der okularen HAS-Reflexe mit Verlängerung des Augapfels, serösem Exsudat in die Netzhaut, Gerinnungen im Glaskörper usw.). Ein gleicher Fall 7. Bd. S. 391. „Die Mutter war mir feindlich, von meiner Weiblichkeit wollte ich nichts wissen, das Unten war ausgelöscht, Onanie als heilige Handlung zur Austreibung des Teufels, der später in vielfältiger Gestalt, auch als Christus und Gott mich nachts heimsuchte, Frigidität in der Ehe". Voller Erfolg in 8 Wochen Erkenntnistherapie. Pat. berichtete hierüber dem Univ.-prof. Dr. X., dem ich sie vor der Behandlung zur Überprüfung der Diagnose zugeschickt und der die Diagnose Netzhautablösung der andern Ärzte mit therapeutischer Resignation bestätigt hatte, er sagte indigniert über den Erfolg: „So, na schön, adieu!“ und die diversen Wiener Ärzte, die Pat. ebenfalls zum Bericht aufsuchte, meinten: „Na ja, so was heilt auch mal von selber.“ Nur nicht die Neurose und die Erkenntnistherapie anerkennen! Nur nicht den eignen Irrtum, das eigne Unvermögen zugeben!

Die Sonne überstrahlt alles Dunkel, verschönt es: so bin ich das Sonnenkind dazu bestimmt, alles Dunkel-Häßliche-Teuflische aufzusuchen und schön zu machen, das eben ist meine Lebensaufgabe, meine Mission. Tochter eines Malers und einer Schauspielerin, als Kind stets bemüht, sich und alles ringsum zu schmücken, dann Friseuse, dann Maskenbildnerin, dann Schauspielerin, dann Schmuckhändlerin und Kosmetikerin (Kosmos s. I S. 18), immer auf Reisen wie „meine himmlische Mutter die Sonne“, überallhin die Schönheit bringend, das Häßliche wegzaubernd, in Schönes verwandelnd — und dabei tief unglücklich, dazu verdammt, immer nur das Häßliche entdecken und bannen zu müssen, auch in der Liebe — was habe ich da alles für Häßliches erlebt! Aber niemandem darf ich mich offenbaren: muß immer als „die Schönheit“ erscheinen, mein Leid in mich verschließen.

Pat., 60 J., hatte als Kind den Spitznamen „Wassertrude“, wähnte ein Wasserkind, eine Undine zu sein (vgl. Moses usw.), war „dicht ans Wasser gebaut“ (weinerlich), ließ Wasser aus dem Schlitz unten (dazu war er also da, zu nichts anderem), später lief auch Blut heraus = rotes Wasser, auch Schleim (weißer Fluß). Das Kind war „immer“ am Fluß zu finden, ist aber immer nur bis zu den Hüften ins Wasser gegangen, denn oben war Sonne-Wärme-Feuer, unten Dunkel-Kälte-Wasser, und das Feuer wollte das Wasser verzehren oder das Wasser das Feuer, das Oben das Unten und umgekehrt: sie mußte die Wage halten, bis zur Mitte des Leibes reichte von oben das Feuer, von unten das Wasser, so war sie Feuer und Wasser in einem, so erlebte sie ständig den Kampf der Feuer- gegen die Wasserdämonen, litt also an Hitze, Brennen, Schmerzen von oben bis zur „Grenze“, unten war sie eisig kaltes Wasser (frigide). Nachts kam der kalte Tod, wollte sie „kaltmachen“, aber er entfachte nur das Feuer, es brannte heftig, sie schrie laut vor Schmerz, der sich in ihr abtobte, ohne daß die eine oder die andere Macht den Sieg errang. Klar, daß auch da nur Aufklärung über ihre Magie helfen konnte.

Pat., 54 J., leidet von klein auf an Gesichtstic und Gliederzucken, zunächst nur zeitweise (bei Aufregungen, an denen es in der Familie nicht fehlte), dann immer häufiger und heftiger. Gewitter-, Blitzangst: erschrak und zuckte, war Blitzableiter, der Blitz selbst, sein Kind, daher nannte sie der Vater „Blitz“ (vgl. Blitzmädel usw.). Als Gottgesandte (Zeus, Wotan usw. als Blitzschleuderer), kenntlich an ihrem Gezucke und doch unkenntlich für die blinden Menschen, mußte sie alles Übel auf sich nehmen, wurde Krankenschwester und exerzierte abends alle Krankheiten, die sie am Tage erlebt hatte, weg: legte sich hin und war „die Kranke", das Übel wurde weggeblitzt. Blitz ist Himmelslicht (Lucifer usw.), das in ihr Fleisch geworden war, der Tic war ihre Mission, der Zauber gegen alles Teufelswerk.

Als kleines Kind habe ich stundenlang die Wolken beobachtet: sie waren mir Wunder und Rätsel, gespenstische Wesen, die bald weiß, bald schwarz usw. am Himmel dahinzogen, ihre Gestalten veränderten, alle Gestalten annahmen, wie ich sie auch auf Erden sah — und von denen die Irdischen abstammten, also auch ich, ein Kind der Wolke, also des Himmels, eine Wolke selbst, bald hell, bald dunkel, das Schicksal, haltlos dahinschwebend, ohne Rast und Ruhe, in Beruf und Liebe „Reisende" — wie Mutter, die auch immer unterwegs war (Vater unbekannt).

Die 70jährige Lehrerin „ist der Engel mit vielen, vielen Kindern", kann von klein auf nur krampfig gehen (Engel schweben ja, wie ja die Kleinkinder alle schweben-gleiten-rollen, zu ca. 80% aus Flüssigem bestehend), und schon in jungen Jahren wurde sie gehunfähig, konnte nur in Begleitung dahinschwanken. Alte Jungfer, hat nie sinnlich geliebt. Wähnte sich zur Erde gesandt, um das Wort Gottes zu verkünden (in Form der Schulweisheit). „Lasset die Kindlein zu mir kommen!"

„Schon als Kleinkind habe ich den Mond neugierig-erstaunt betrachtet. Er war mir die verwandelte Sonne, die Nachtsonne. In ihm wohnt, wie mir Oma sagte, ein Mann, das war, obwohl ich ihn nicht sehen konnte, der Opa: der guckte nachts über die ganze Welt und paßte auf, auch zu mir sah er freundlich herab, ich bewunderte ihn sehr, wie er so sanft dahinschwebte. Ich war, wie Oma sagte, ein Mondkalb, also ein Kind des Mondes, und so lockte mich der Mond-Opa zu stillem Zwiegespräch, am liebsten wäre ich hinaufgeflogen. Vater war auch da, aber er spielte keine Rolle, ich sah ihn selten, er war immer abwesend in Geschäften. Mutter war die kleine Ma, die richtige Ma war die große Ma, die Oma. Später Schlafwandeln bei Mondlicht, Schlaflosigkeit, Unruhe usw. Abschirmen des magischen Lichts zwecklos: ich wußte ja, daß dennoch der Mond-Opa schien und mich rief. So ein richtiger Mensch bin ich eigentlich nie gewesen, ich gehörte ja nach oben hin, nicht auf die Erde."

„Ich bin ein Kind der Nacht, ein Kind des Todes: sinkt die Nacht hernieder, so bin ich in ihrem Schutz, die furchtbare Tagesmühe mit ihren unablässigen Prüfungen ist abends vorüber, sobald die Lampen brennen, fühle ich mich ruhiger, am ruhigsten im Bett, in dem ich (Decke überm Kopf) tief und traumlos schlummere, im Grabe der ewigen Ruhe, so daß mich so leicht keiner wachkriegt." Narkolepsie.

„Vom Himmel hoch da komm' ich her, hab' mir oft den Kopf zerbrochen, warum ich in die Welt gesandt wurde, ob freiwillig oder gezwungen, gesegnet oder verworfen. Der Abend, die Nacht war mir grauslich: Weltuntergang, nox = nex. Bett = Grab-Gruft-Sterbestätte, aber ich überwand die Mächte der Finsternis: ich starrte die Nacht mit offenen Augen an, sie konnte mir nichts tun, und so konnte-durfte ich nach einer Weile einschlafen (d. h. eben Pat. schlief ein), die Nachtgeister hatten von mir als ‚aussichtslosem Fall' abgelassen. Nach und nach habe ich gewagt, die Augen leise zu schließen, — und es passierte auch nichts, der Tod hatte gar nicht bemerkt, daß ich die Augen geschlossen hatte, oder er dachte: der ist ja schon tot, also kann ich ihn nicht nochmals holen, aber ich war hinter den Lidern wach. Später wagte ich sogar, leise einzuschlafen, und siehe da: es passierte auch nichts, ich war und bin eben hinter dem dünnen Schlafschleier wachsam, beim geringsten Geräusch hellwach, ‚auf dem Posten'. Wachet und betet, daß ihr nicht in Anfechtung fallet!" Vgl. Nr. 31.

„Ich bin ein Kind des Lichtes, ich bin das Licht, die Wahrheit und das Leben. Der Tod ist um mich mitten im Leben, er will mir die Augen zudrücken, aber ich bin ständig auf der Hut: schließe die Augen von selbst — und lebe." Tonischer und klonischer Blepharospasmus.

„Die Kinder kommen aus dem hohlen Baum, so wähnten wir Kinder. Ich erkletterte früh schon eine oben hohle Erle, war Erlkönig, saß majestätisch da oben ungeboren oder eben geboren, regierte die Welt (vgl. Mithra u. a. Baumkinder, Buddha Kind der Lotosblüte, Weltesche Yggdrasil, Baum des Lebens usw.). Ich weiß natürlich, 40 J. alt, daß das Unsinn ist, aber damals war es mir voller Ernst, und heute sitze ich in meiner Großmannssucht und Angst, von den Menschen erkannt und damit schon von meinem Thron heruntergeholt zu werden, quasi immer noch auf der Erle, in und auf dem Schoße der heiligen Mutter (wie andere ‚auf dem hohen Pferde sitzen') und ‚lasse mich herab', die Notleidenden, vorab ‚die Hofdamen' zu begnaden, ein Heiland, der den Morbus, bes. den Liebesteufel auf alle möglichen Methoden (Perversitäten) austreibt." Facharzt für Geschlechtskrankheiten.

Alle Wesen können sich in einander verwandeln (I S. 20), dabei bleibt Oben und Unten erhalten. So bringt der Storch die Seele vom Himmel in ein Wesen, das aus dem Sumpfe stammt (vgl. Befruchtungsmärchen Uranos-Gaia usw., das Mütterliche als Feuchte, der Regen-Segen befruchtet die Erde usw.), dieses so belebte-beseelte Sumpfwesen hat Menschengestalt, der

Mensch kann aber auch von Tieren oder Pflanzen abstammen, also „früher“ Tier oder Pflanze gewesen sein (Totemismus, Darwinismus) und sich auch wieder in jene Ahnen zurückverwandeln, z. B. indem man auf allen Vieren kriecht und wauwau macht oder als Katze miaut oder als Pferdchen wiehert und stampft oder Röschen heißt oder tannenschlank ist usf. Wer genetisch in diesen Märchen verharrt, wird — insoweit — zeitlebens (bzw. bis zur Heilung) sich als quasi-Hund oder -Katze oder -Pferd usw. vorkommen und verhalten, auf diese Art hin sind auch die reiferen Entwicklungsstadien nuanciert. „Ich bin zeitlebens ein verprügelter Hund gewesen, dazu bestimmt, für die andern zu büßen, ich bin ein Hiobide, ein Christus, ein Wehwalt, ein Auserwählter-Verfluchter, ich muß jeden Morgen zittern vor Angst, an die Arbeit unter die Menschen zu gehen, die mich doch bloß verachten und mindestens mit Worten, Gesten, Mienen verprügeln. Liebe? Ja, einen echten Hund kann man streicheln und liebkosen, aber einen Menschenhund, einen Hund, der vorgibt, Mensch zu sein, einen ‚falschen Hund‘ kann man nur mißhandeln.“ — „Meine Mutter hat mich immer sehr kurz gehalten — wie unseren kleinen Spitz, den sie auf Schritt und Tritt beaufsichtigte und an dem sie andauernd herumzerrte. Vater sagte öfter zu ihr: ‚Laß doch den Jungen! Du behandelst ihn, als ob er Spitz Nr. 2 wäre.‘ Mir war das sehr unangenehm, aber doch auch wieder unentbehrlich: ich hing eben noch an der Nabelschnur, ich genoß den mütterlichen Schutz, ja ich war sogar eifersüchtig auf den Spitz. So heiratete ich auch eine Frau, die mich an der Leine hält: sie ist meine Herrin, aber indem ich an der Leine ziehe, Leine ziehe, zwinge ich sie mitzugehen, bin also ihr Herr, so sind wir uns unentbehrlich.“ — „Ich verglich meinen Pipimacher mit dem der Hunde, ich sah, wie sie sich beschnupperten, ich ‚war‘ auch ein Hund, hatte später hündische Begierden, beschnupperte und beleckte die Mädchen an den Genitalien (Cunnilingus) und tue das heute noch, zum Koitus bin ich nicht recht gekommen, ein paar Versuche habe ich gemacht, aber ich hatte dabei das Gefühl, daß ich es falsch mache, hatte zunehmend Angst vor der Sphinx, die Erektion blieb alsbald aus: so konnte mir der Weibszauber nichts anhaben, meine Hundemanier ist meine Rettung.“ — „Ich war immer ein verschlagener Bursche und notfalls mit Ausreden, Lügen, heimtückischen Verfahren rasch bei der Hand, um meinen Feinden zuvorzukommen und sie so zu entmachten. Ich habe mich oft vor mir selber geschämt, aber der ‚innere Schweinehund‘ war mein treuer Freund und immer, wann es galt, wachsam und hilfreich. So bin ich eben ein Schweinehund in Menschengestalt oder ein Wolf im Schafspelz, und die Heuchelei ist meine Lebensmethode, ohne die ich nicht — leben kann, wenn doch alle Menschen ‚Heuchler und Otterngezücht‘ sind. Sie, Herr Doktor, meinen, es gäbe ehrliche Leute, ja sogar die Mehrzahl sei ehrlich? — da muß ich freilich gewaltig umlernen.“ — „Ich weiß, daß ich eine falsche Katze bin, aber was bleibt mir anderes übrig, wenn ich mich der Verfolger — die erste Verfolgerin war die Mutter, selber eine falsche Katze — erwehren will, als ‚falsch‘ zu sein, — und dabei bin ich doch eigentlich ehrlich: eben als Katze.“ Usw. — „Ich war immer im Pferdestall der elterlichen Burg zu finden, war als Edelfräulein selber ein Pferd, ein Pferdekind, ein göttliches Wesen, aber es frißt und kotet und furzt auch — genau wie ich, es kriegt auch Junge, ich habe auch welche im Bauche, der mein Pferdestall ist, ich höre die Ketten klirren usf., später habe ich die untere Pforte entdeckt, durch die das Futter eingebracht wird — von Futterknechten, und ich habe im Laufe der Jahre (jetzt 40 J. alt) viele Futterknechte engagiert, habe auch fünf Pferdekinder von drei sog. Ehemännern, das waren selber qualifizierte Pferdenaturen, die aber eben doch Stellung wechselten usw. Geschlechtlichkeit kenne ich nur vom Hörensagen, ich mag damit nichts zu tun haben; ich erfuhr eines Tages als kleines Mädchen, daß ich von Menscheneltern gezeugt sei, aber ich habe es nicht geglaubt und glaube es eigentlich auch heute noch nicht so recht.“ — „Ich bin ein Kartoffelkeim“, „ich bin eine Rübe“, „ich bin eine Kichererbse (Vater nannte mich so, weil ich immer so lustig war und kicherte)“ usw. — „Mein Vater war Lokomotivführer, ich begleitete ihn oft zur Bahn, bestaunte das schwarze Ungeheuer, das der Vater, selbst ein ‚Lok‘, beherrschte, und das so fauchte wie ich nach raschem Laufen und oft auch in der schwarzen Nacht, so war ich auch ein ‚Lok‘, ein Kind des ‚Lok‘ usw. So kam allmählich das Asthma zur Entfaltung.“ Usw. usw. Wenige Beispiele für viele, viele.

33. Männlich oder weiblich? Der Neurotiker ist, soweit krank, in der chaotisch-magischen WA stecken geblieben, das bedeutet aber nicht, daß alle Neurotiker geschlechtlich „neutral“ wären, sondern dies trifft nur für die Genotiker zu: kein Genotiker weiß, soweit krank, also Infantilist, ob er männlich oder weiblich ist, und diese Neutralität (ne utrum svw. weder das eine noch das andere, aber beides in einem) mischt sich auch in die reiferen Entwicklungsstufen der Geschlechtlichkeit ein, so daß trotz besseren Wissens um die Geschlechtszugehörigkeit der Zweifelei kein Ende. Ein paar Beispiele für viele.

„Ich habe früh mein Schnittchen entdeckt, dann auch das meiner Freundin, wir haben daran herumgespielt, ohne zu ahnen, daß das unser Geschlechtsorgan sei, es war eben einfach da, aber wir hatten doch so etwas wie ein schlechtes Gewissen, doch war alles „ganz unschuldig“, so als ob das Versucherische ausgetrieben würde (Onania mutua innocens s. sacra). Später erfuhr ich von den Männern, aber ich lehnte ab, auch in der Ehe: besucht mich mein Mann, so träume ich mich in die Kindheit zurück und zaubere den Mann mit seinem Gehabe weg — und bin glücklich, freilich ohne Wollust, vielleicht bin ich doch eine Lesbierin?“

„Ich weiß natürlich mit meinen 28 Jahren, daß ich ein Mann bin, aber oft taucht mal leiser, mal stärker ein Zweifel auf, ob das auch wirklich stimme, der Zweifel, ob wirklich die Form der ‚sogenannten‘ Genitalien das Geschlecht anzeige, ob sie nicht doch bloß differente, aber neutrale Körperformen seien, so daß ich ‚im Grunde genommen‘ doch weiblich und männlich in einem, ein Zwie-Zwitter sei, — und ich habe mehr oder minder heftige Angst davor, mich zu entscheiden: ich müßte ja dann entsprechend handeln. Als ob die Entscheidung, ob männlich oder weiblich, von ‚mir‘ abhinge, ‚ich‘ also die Geschlechtszugehörigkeit bestimmen könnte, die doch eben eine biologische Tatsache ist! Ich ertappe mich oft bei einem Stimmtimbre, der mir weiblich vorkommt, bei ‚zierlichen‘ Bewegungen usw., ich fasse mich gern an den ‚Busen‘: ich der Mann mich das Weib, ich liebe es, meiner Frau kleine Kennzeichen, die ich für weiblich halte, abzugucken, ihr Spitzentaschentuch zu benutzen, in meine äußere Jackettasche als Schmuck einzustecken, im Scherz-Ernst ihren Hut aufzuprobieren, mich ein wenig zu parfümieren, etwas höhere Absätze zu tragen usf. Aber ich gebe zu, daß ich eben männlich und weiblich nicht sicher unterscheiden kann.“

„Ich heiße Fischer, stamme also von den Fischen ab, bin ein Fisch mit Fischblut, so dachte ich als Kind. Demgemäß ließ ich abends im Bett den Penis zwischen die Beine nach dem After zu hängen, dabei befruchtete ich mich (magisch) und entleerte am nächsten Morgen eine Anzahl kleiner Fische, geformt wie Kaulquappen, mit großem Kopf und anhängendem Schwänzchen (entspr. Kontraktionen des Afterschließmuskels): sie schwammen im Wasser des Klosettbeckens, und ich betrachtete sie liebevoll als meine Kinder, entließ sie dann mit dem Spülwasser in das weite Meer. Kinderspiel, aber ich betreibe es heute noch (28 J., Referendar) und finde darüber hinaus kein rechtes Verhältnis zu Vater und Mutter und Geschwistern (die so scheu sind wie ich) und zu andern Männern und Frauen: die ‚Geschlechter‘ sind mir ein dunkles Rätsel, ich mache ja alles in mir selbst ab (Hermaphroditismus neuroticus) und begreife nicht, was um mich vorgeht, und auch das Studium der ‚Rechte‘ hat mir die erwünschte Klarheit nicht gebracht.“

„Ich hatte als Kind schöne schwarze Locken, die bis zum Halse herabwallten. So sah ich wie ein Mädchen aus, aber ich fühlte doch als Knabe, und als mir z. B. Mutter einen hochgeschlossenen Jumper anzog, war ich sehr entrüstet und zog ihn mit dem Finger vom Halsrand möglichst tief herab in der Meinung, ihn so zu einem Knabenjumper gemacht zu haben. Knabe oder Mädchen? Ich habe mich bald entschlossen, Knabe zu sein, ohne freilich zunächst etwas von Geschlechtsmerkmalen zu wissen, auch als ich das Schnittchen entdeckte (es muß im 5. Jahre gewesen sein, bei einer Gespielin, die Pipi machte, Schwester hatte ich keine), war ich über den Unterschied von mir überrascht und beunruhigt, ahnte aber noch nichts von dem Geschlechtscharakter dieser Körperteile. Ich war dann sehr befriedigt, daß mir von Schulkameraden meine Männlichkeit bestätigt wurde, auch hat die Entdeckung, daß Vater als Hosenträger auch ein Mann und Mutter als Rock-trägerin eine Frau war, dann daß die Kinder von den Eltern abstammen, wenn ich auch noch nicht wußte, wie, mich beglückt, meine Angst vor dem Vater und den anderen Großen bezog sich auf die Größe überhaupt, auf die Unheimlichkeit ihrer bedrohlichen Nähe, in der ich kaum zu atmen wagte" usw. Angina pectoris genotica.

„Vater Schauspieler, begütert, hielt meine Mutter als Geliebte aus, ich ihr einziges Kind, also unehelich, wuchs — eine Art Achilles — unter Weibern (Mutter und weibliches Dienstpersonal) auf. Mutter völlig ungeniert, zeigte sich nackt, benutzte in meinem Beisein ein Zimmerklosett (Angst vor Ab-ort als Teufelstempel) usw. Vater kam nur hin und wieder zu Besuch. Ich fühlte mich trotz der Knabenkleidung als weibliches Wesen, entdeckte aber mit elf Jahren bei einer Fahrt in der Elektrischen den steif gewordenen Penis — nanu, was ist denn das??!! Mein Röhrchen kannte ich natürlich schon vorher, wußte auch, daß Mutter so etwas nicht hatte, statt dessen Haare über einem sonderbaren Schnitt, von Scheide usw. keine Ahnung, es war eben ein Schnitt, wie ihn die Menschen beim Heranwachsen bekommen, — und nun war es wohl bei mir so weit, es war mir nicht unwillkommen, das Ding loszuwerden: ich würde dann Mädchenkleider anziehen, wie ich das schon öfter probiert hatte, usw. Später eifrig geschlechtstätig (‚Rammler‘) mit allerlei Perversitäten, aber auch dabei fühlte ich mich ml. und wbl. in einem, Penis und Scheide waren mir Spielzeuge, mit denen man allerhand dummes Zeug machen konnte, Zauberspiele, bei denen man die Partnerin (z. B. gleich an der Wohnungstür) be- und zugleich entzauberte, usf. ‚Neutral‘ blieb ich auch in der Ehe, in die ich auf Betreiben einer ‚Geliebten‘ mit drei unehelichen Kindern hineinschlidderte (‚Unglück, nimm deinen Lauf!‘)." Schau-spieler, Faiseur, Poseur, Charmeur usw., Fettleibigkeit, Obstipation (täglich 2 Stunden Teufelsdienst im Abort, aber „mich kriegt er nicht", „ich lasse ihn warten", Abführmittel: „ich war es nicht, das Mittel war's“ usw.), Impotenz, Transvestitismus, ständig Angst vor der Entdeckung seines Geheimnisses, das ihm selber auch Geheimnis ist, vor jeder Entscheidung, immer auf der Flucht, einigermaßen sicher nur in seinem (kaufmännischen) Büro, seinem „Fuchsbau“, der Fortführung der mütterlichen Wohnung, kein Privatleben, immer nur „offiziell“ (spielt eine Rolle), auch zu Frau und Kindern, die ihm so fremd waren wie er ihnen, usw.

„Ich habe mich von klein auf oft gefragt, warum und wozu es Hosen- und Rockwesen, genannt Vater und Mutter usw., gibt. Wäre es nicht besser, alle wären einheitlich? Warum hier ein Röhrchen zum bequemen Wasserlassen — und da ein Schnittchen auch, aber zum unbequemen Wasserlassen? Ich galt als wilder Junge — und hatte doch Röckchen an. Als aus dem Schnittchen plötzlich anstelle des gelben rotes Wasser genannt Blut floß — woher, warum, wozu? —, war ich immerhin stolz auf meine ‚Mannbarkeit‘, setzte mich aufs Rad und fuhr im Eiltempo 60 km spazieren: seht, ich blute, ich bin ein Mann! — wie? oder? wer weiß! Später ließ ich mir die ‚Feueresse‘ von diesen und jenen Schornsteinfegern (fegen-fegeln) ‚säubern‘, ich hatte nichts davon und wunderte mich, warum die das wollten — und ich eigentlich auch, es kam mir gar nicht darauf an (meiner Mutter übrigens auch nicht), ich wußte ja gar nicht, daß das ‚geschlechtlich‘ war, das alles war mir ein dunkles Geheimnis, vor dessen Lüftung ich bei aller Neugier doch eine unbändige Angst hatte: nur nicht anrühren das Geheimnis, wie mir Mutter anriet, unschuldig bleiben! Auch meine Ehe war — wie die elterliche — ein ständiger Streit um — nichts und alles — ich weiß nicht — er schrie oft: ‚Du bist die Lebenslüge!‘ — war ich das? ich glaube, er wußte auch nicht, was Wahrheit und was Lüge, und als ich mich das letzte Mal für ein Brot — es war damals kostbar, und er hatte nichts zu essen — von dem Spender ‚fegen‘ ließ und dafür eine Anerkennung erwartete, schlug er mich halbtot — das war der Dank für mein Opfer!“ Usw.

34. Der Organismus. Das primitive Ich und das primitive Du sind zunächst ganz unpräzis, je eine gespenstische Fassade mit dämonischem „Dahinter“ (μετα ...), dann entdeckt das Kind allmählich einzelne Teile, so den Kopf, die Arme, die Beine, den Rumpf usw., sie sind zunächst in rätselhafter Weise selbstbeweglich, in dieser Art „selbständig“ im Rahmen eines unbestimmten Zusammenhanges. Auch Inneres wird dem Kinde als Gefühle bewußt, z. B. Magenhunger, Kot-, Harndrang, Leibschneiden, Zahnschmerz usw. Der Organismus setzt sich da also aus Organen als Einzelwesen zusammen, deren jedes eine geheimnisvolle Eigenlebigkeit zu haben scheint.

Fritzchen auf die Frage der Mutter: „Tut der Zahn noch

weh?“ sagt: „Das weiß ich doch nicht, der Zahnarzt hat ihn dort behalten.“ Man sagt auch: „Der Zahn tut mir weh“, da ist also der Zahn ein böses Wesen, das „mir“ Schmerz zufügt; die Zähne beißen, schneiden, mahlen, also „töten“, sind also die ersten Waffen des (ontisch wie phylisch) Primitiven, vgl. lat. mordere beißen = morden usw., „ich“ mache so etwas nicht, nur eben die gefährlichen Zähne (mancher hat gute, mancher schlechte Zähne, „ich“ habe einzelne schlechte, sonst gute Zähne, Mutter und der Magier Zahnarzt kann sie unterscheiden und demnach „behandeln“), gut, daß sie (die Milchzähne) ausfallen, ausgerissen werden (was „ich“ auch selbst mit einem Zwirnsfaden machen kann), „aber was tue ich ohne Zähne, ohne Waffen? zum Glück oder Unglück wachsen neue — warum? nun beißen-töten sie wieder — und wann werde ich gebissen-getötet — vom Vater mit den großen Zähnen im gewaltigen Maule, mit dem unheimlichen Messer und der unheimlichen Gabel (Märchen vom Menschenfresser), die aber auch Mutter in der Küche und bei Tisch handhabt?“ — „Mir taten die Zähne immer weh“, erzählt der junge Theologe, „auch meine Eltern hatten andauernd Zahnschmerzen, ließen sich die Zähne alle nacheinander ausziehen, ebenso Verwandte von uns, die gesunden Zähne, wie die Zahnärzte sagten (sie ließen sich den Auftrag, die gesunden, aber schmerzenden Zähne auszuziehen, schriftlich geben); nun so habe ich mir auch die linken Zähne oben und unten entfernen lassen, die linken sind doch wohl die bösen, die rechten die guten — oder doch die schlechten? das geht (magisch) von einem Zahn zum andern, die Guten-Reinen-Unschuldigen laufen ohne Zähne herum (Säuglingskiefer) und leben von Süppchen und Breichen, die man nicht zu kauen braucht“ (Säuglingskost). Neuralgia dolorosa dentalis neurotica, dentale Schmerzneurose, verbunden mit Eßangst.

„Mutter sagte, ich hätte als Kind Zahnkrämpfe gehabt, also Krämpfe beim Durchbruch der Zähne, ich sei ein guter Trinker, aber ein schlechter Esser gewesen, sie habe mich nur mit List zum ‚Beißen‘ bringen können, z. B. buk sie kleine Pferdchen, nahm mich auf den Schoß und erzählte: ‚Jetzt kommt ein Pferdchen, mach dein Ställchen auf!‘, das tat ich, und schwupp sauste das Pferdchen in den Mund und — wurde nicht etwa gefressen, sondern löste sich im Speichel auf. Später wurde ich mit sanftem oder heftigem Zureden, Befehlen, auch Drohungen (die Rute lag auf dem Tisch griffbereit) gezwungen zu essen: ‚Iß, damit du groß und stark wirst!‘, aber ich hatte Angst vor dem Essen und dem Groß- und Starkwerden, zu dem mich die Zähne bringen wollten, ich würgte hinunter, ohne zuzubeißen oder mit halbem Zubeißen, das die Zähne gegen meinen Willen ausführten. Viel lieber, ja überhaupt nur gern trank und trinke ich ‚Milch der frommen Denkungsart‘ = ‚Muttermilch‘. Oft habe ich mir gewünscht, daß die Mordwaffen, die Mutter mir täglich blank putzte und die ich dann selber putzen mußte, von mir genommen würden: sie vollendeten die Tötung anderer Wesen, die bereits in der Küche, ja schon vorher (Ernte, Schlächterladen usw.) ihren Anfang nahm, und dann kam ein Würgen im Halse, und die Bissen rutschten in die Tiefe oder — in die Backentasche und von da ins Taschentuch. Die Tischszene war furchtbar: Vater und Mutter, ihre bedrohliche Aufsicht, die Rute, die Geschwister — alle schlechte Esser (Vater kaute auch nicht, schlang hinunter, war rasch fertig, Mutter kaute lange an einem Bröckchen herum und trank dazu Milch)! Warum mußten wir essen? Warum die Zähne? Sie sind böse Dämonen, sie wurden immer mächtiger, die zerfleischten, was sie erwischen konnten, und meine Angst vor diesem Todeswirken wurde immer größer, bis ich mich allmählich an das ewige Morden gewöhnte — mit allem Vorbehalt, versteht sich. Ja und dann wurden die Zähne locker und länger und wollen mich verlassen, und der Zahnarzt versucht, sie mir zu erhalten, und ich habe Angst, sie zu verlieren, obwohl ich sie eigentlich lieber los wäre, aber man muß ja leben und dazu leider essen.‘“ Angstverkrampfung der Gefäße-Gewebe des Zahnfleisches, der Periodontiums, des Pulpenkanalsystems, also Retraktion des Zahnfleisches, des Alveolarperiostes (der Haltehaut des Zahnes), oft mit Blutungen usw.: Paradentose (Zahnärztl. Rundschau 1954 H. 21). Es gilt, die Eßangst, die Angstspasmen zu beheben mittels der Erkenntnistherapie.

„Ich habe mir als Kleinkind gewünscht, dünne, zarte Haare zu behalten, sie taten mir aber nicht den Gefallen, sondern mehrten sich und wuchsen — warum? wozu? zum Ausraufen, Zerren, Zausen, Abscheren, dann Brennen, Frisieren, zum ‚Haarelassen‘ als Zeichen des Größer- und Großwerdens, vor dem mich doch die Angst zunehmend warnte. Und dann wuchs gar das Achsel- und das Schamhaar (signum diaboli)! Jetzt bin ich 20 J. alt, und das Haar geht mir büschelweise aus, und ich weiß nicht, ob ich darüber traurig sein soll — denn ich kann ja schließlich nicht als infantiler oder seniler Kahlkopf herumlaufen —, oder ob ich mich freuen soll, die gefährlichen Haardämonen loszuwerden und ein Kind-Greis zu sein, enthoben allen Versuchungen der großen Welt in Beruf und Liebe...“ usw. Angstspasmen der Gefäß-Drüsen der Haarbälge mit Ernährungsstörungen, Sprödigkeit, auch vorzeitigem (oft plötzlichem) Ergrauen der Haare usw. Haarschmuck als Zeichen der Reife, vgl. Tonsur, Skalplocke, Haarschur als Pubertätsprobe usw., vgl. Otto Stoll, Das Geschlechtsleben in der Völkerpsychologie, 9. Vorlesung.

Analog die neurotischen Nägelkrankheiten: Angst vor

den Nägeln, die selbsttätig kratzen und schneiden, also beherrscht werden müssen, auch mit Abschneiden, Abknabbern — „Waffen“ analog den Zähnen. Somit Angstspasmen im Nagelbett, Blässe, Brüchigkeit der Nägel, auch neurot. Entzündungen usw. Bekanntlich ist die Genese der Nägel analog der der Haare und der Zähne und des Embryo, s. 1. Bd. Lb. S. 321.

„Eines Tages entdeckte ich den Kopf: ein Wunder war geschehen, ‚ich‘ hatte einen Kopf bekommen, der Kopf war ich, er war eigenmächtig, er saß da oben wie der Herrscher auf seinem Thron, der Thron war der Leib, eine Art Unterbau mit Stangen genannt ‚Beine‘, er diente dazu, den Kopf zu tragen, oben zu halten, wie das Gemäuer des Leuchtturms dazu dient, die Leuchtkuppel zu tragen: und so wie die Kuppel sich dreht, und ihr Licht über die weite Welt hinstrahlt, so auch der Kopf, der sich bewegt, sieht, hört usw. Der Kopf war mir ein dämonisches Wesen oder in ihm wohnte es, es hieß ‚der Geist‘, ‚der erhabene (göttliche) Geist‘. Vater sagte: ‚Man muß sich behaupten, man darf den Kopf nicht verlieren, Kopf hoch!‘, auch ‚Der Herr Müller hat den Kopf verloren, er ist pleite, zugrundegegangen‘ usw. Die unteren Mächte wollen offenbar den Kopf herunterholen: man nennt das ‚bücken‘ oder ‚beugen‘, da muß man gut aufpassen, einen harten Nacken machen (hart-näckig sein), der nur ganz wenig nachgibt (wie ein Gummizug), auch den Rücken anspannen, steif machen — eben zu einer Art Gemäuer (‚Lineal verschlucken‘), man kann auch den Kopf zwischen die Schultern einziehen, so daß kein Hals mehr da ist, usw. Mir war der Kopf alles, den Zusammenhang mit dem Organismus habe ich erst viel später begriffen, aber die schmerzhafte Steifigkeit des Nackens-Rückens beweist doch, daß ich mir noch wie als Kind alle Mühe gebe, den Kopf oben zu behalten. Röntgenbild: Bandscheibenvorfall, Massage, gewisse Milderung, soll einen Apparat anschaffen, der den Kopf oben hält, aber was soll die Mechanik! ich sehe jetzt ein, daß die Angst vor dem Verlust des Kopfes und der schmerzliche Kampf mit den Mächten der Tiefe behoben werden muß, dann wird auch die Wirbelsäule locker, dann wird auch mein Herz-Gefäßleiden in Ordnung kommen.“ Solches geschah: Erkenntnistherapie. — Bandscheibenvorfall Modediagnose — wieder mal eine neue, variatio delectat (Nr. 61). Prof. Dr. Gutzeit (Bayreuth) sagte auf dem Internistenkongreß Juli 1953 in Kiel: „Beängstigend oft werden heute die berüchtigten Bandscheibenvorfälle und andere Veränderungen der Wirbelsäule als Schuldige an vielen Krankheiten ermittelt. Die meisten Menschen haben einen Schaden der Wirbelsäule, ohne es zu wissen, vom 60. Lebensjahre an ist ein gesundes Rückgrat fast eine Ausnahme.“ Nun, der Herr Professor irrt zwiefach: 1. sind „die berüchtigten Bandscheibenvorfälle" nicht „schuldig" an „vielen Krankheiten", sondern Begleitsymptome dieser Krankheiten, die allemal Angst- und Schmerzneurosen sind (von denen der Herr Professor nichts weiß und nichts wissen will) — und 2. schwebt der letzte Satz mangels Statistik völlig in der Luft und ist irrig insofern, als „die meisten Menschen" allemal gesund sind, also auch keinen Rückgratschaden haben (oder alle Logik müßte aus der Krankheitslehre verschwinden, vgl. § 1 Nr. 36). Tatsächlich kann es bei Angst- und Schmerzneurosen aller Art auch (strukturgemäß) zu Spasmen der Wirbelsäulenmuskulatur und zwar der Angst- und Schmerzausdrucksfasern (Verengerer und Dreher, 1. Bd. S. 338 ff.), somit zu Quetschung, Auffaserung, Verlagerung von Zwischenwirbelscheiben als rein funktionellen Störungen mit Druck auf die austretenden Nerven kommen. Die mechanische Behandlung der Wirbelsäule (Massage, Chiropraktik, neuerdings „hoffähig" geworden, usw.) kann das Grundleiden nicht beheben, dazu bedarf es eben der Erkenntnistherapie. S. auch § 1 Nr. 8.

Mariechen entdeckt die Zunge, sie zetert: „Mutti, ich hab' was im Munde!" Die Mutter: „Zeig mal her, mach den Mund auf!", sieht nach, sagt: „Unsinn, da ist doch nichts." Mariechen: „Doch, da bewegt sich was, geht aber nicht raus" — ein Tier, angekettet wie der Hund in der Hütte, es kann sich herausstrecken (man darf das nicht, sagt Mutti), aber es kommt nicht los usw. — Vgl. lingua Zunge und Sprache, also „die Zunge spricht", nicht „ich spreche", daher „spitze, lockere, lose Zunge, Zungenschlag, in Zungen reden" usw., „du hast gelogen, da wird dir die Zunge abgeschnitten", „man muß sich (habituell) auf die Zunge beißen, damit sie schweigt". — „Ich hatte eine Schlange in der Mundhöhle, die konnte sich ganz nach hinten schlängeln, am weichen Gaumen vorbei bis zu den Nasenmuscheln, deren Schwellkörper sie kitzelte, so daß sie anschwollen und den Nasengang verlegten; so sprach ich „durch die Nase" — ein höchst geheimnisvoller Vorgang. Das Kitzeln war angenehm, lüstig, ich übte es fleißig in der Schule, d. h. die Schlange machte das von allein. Ich habe viele Nasenärzte konsultiert: sie wollten die Muscheln kappen, sie wußten alle nicht, was eigentlich vorlag, ich stellte sie bloß auf die Probe, ob sie hinter mein Geheimnis kämen." Dazu viele andere neurotische Beschwerden. Paronanie, der Pat. unbekannt. Erkenntnistherapie half rasch.

„Ich habe nicht genascht, das war der böse Finger, ich wollte gar nicht, aber er hat es doch gemacht."

„Ich weiß mit meinen Fingern nichts anzufangen, sie kommen mir vor wie selbständige Wesen, die machen, was sie wollen und deren Zauber ‚ich' beherrschen müßte. Ich werde meinen Beruf als Stenotypistin aufgeben müssen: je mehr ich beim

Schreiben die Finger beobachte, desto mehr werden sie gelähmt, als sträubten sie sich gegen die Aufsicht, ich muß denken: jetzt dieser, dann dieser Finger usw. Früher schrieb ich mit allen zehn Fingern, aber das war in der Handelsschule, da übte ich bloß, seit ich aber in Stellung bin, ist es ernst, werde ich fortwährend geprüft, ist meine Angst ganz groß geworden, ich könnte vorbeitippen, und so ist von den zehn Fingern nur einer übrig geblieben, der rechte Zeigefinger, den kann ich beaufsichtigen, zehn aber nicht. Ich komme mir vor wie ein Tausendfüßer, der seine tausend Füße kontrollieren muß: erst Nr. 152, dann Nr. 395, dann Nr. 783 usw., der wird nicht weit kommen. Als Kind habe ich auch schon die Not mit den Fingern gehabt: ich wußte nicht, warum sie da sind, wohin damit, sie bewegten sich von alleine, sie machten allerhand Dummheiten, für die ich einstehen mußte, Mutter gab mir oft Klapse auf die bösen Finger usw. Ich konnte nicht Händchen geben: hatte Angst, es könnte mir weggenommen werden, — und heute noch gebe ich höchst ungern die Hand (als ob ich sie weg-gäbe), schwitze in der Handfläche und zaubere so eine Isolierschicht hin, an der die fremde Hand, die die meinige berühren, festhalten wollen könnte, vorbeigleitet. Sagt man doch auch: ‚Paul hat um Gretes Hand angehalten‘, da hat sie ihm die Hand und damit sich selbst, ihren Zauber gegeben, hat ihre Hand — oder auch ihr Herz an Paul verloren. Das sind gewiß ‚Redensarten‘, aber sie stammen aus Zeiten, in denen sie magische Wahrheiten verkündeten.“ Pars magisch totum.

„Ich habe mich mit den Fingern nie verständigen können, sie waren mir rätselhafte Wesen, die machten, was sie wollten, und die ich doch beherrschen sollte. Und mit diesen selbsttätigen Stäbchen sollte ich u. v. a. schreiben und klavierspielen lernen! Immer Angst, die Finger könnten eigenmächtig vorbeitippen, mich necken, und oft war es ja auch verhext: ich konnte üben, so viel ich wollte, immer lenkte der Teufel gerade an der Stelle, auf die es ankam, die Finger ab — und die sollte ich vorspielen, vor fremden Leuten! unmöglich, meine Angst (Lampenfieber) warnte-schützte mich davor, ich hätte mich tödlich blamiert. Dabei bin ich gut begabt, will Klavierkünstlerin werden (Musikhochschule), aber wie soll ich mit dem Fingerzauber, dann dem Klavierzauber (schwarzes Ungetüm, Grabkammer der Klänge, die ich zum Leben erwecken soll, usw.), dann dem Publikumszauber (keine Menschen, sondern eine dunkle Masse, bereit, mich zu verschlingen) fertig werden!“ Nun, es hat geklappt: in der Erkenntnistherapie verloren die Finger ihre dämonische Selbständigkeit, wurden Teile des Organismus, wurde das Klavier ein Musikinstrument usw.

„Laßt die L i n k e nicht wissen, was die R e c h t e tut! Das trifft für mich wahrhaftig zu. Ich bin Linkser: links ist die böse, teuflische Seite (vgl. I S. 375), ich war also ‚gezeichnet', und vor den Gezeichneten soll man sich hüten. Schon als ich ein kleiner Junge war, haben Vater und Großvater, der kleine und der große Vater-Gott-Teufel (?), versucht, mich auf Rechtser umzuschulen — mit Aufforderungen, Mahnungen, Vorwürfen, Beschimpfungen, Drohungen, Schlägen auf die linke, aber auch auf die rechte Hand, wenn sie nicht taten, was die Alten wollten. Große Angst vor ihnen, aber ‚ich' war ja ganz unbeteiligt: die Arme-Finger waren eigenlebig, sie taten auf eigne Faust, ‚ich' wollte sie gern richtig tun lassen, wie die Alten verlangten, aber sie gehorchten nicht, sie waren trotzig wie ungezogene Kinder, sie kämpfen noch heute mit einander: die Linke stört die Rechte, wenn sie das Befohlene tun will, sie will sich ihre Macht nicht nehmen lassen, — und die Rechte stört die Linke, will sie ausschalten: zwei feindliche Dämonen — und ‚ich' sah-sehe ihrem Treiben ohnmächtig zu und verspürte ihre Schmerzen (Schläge). Allmählich überwog die Macht der Rechten, aber stets lag-liegt die Linke auf der Lauer und macht die Rechte bei allen Bewegungen, bes. beim Schreiben, Heben des Löffels mit Suppe, des gefüllten Glases zum Munde, beim Hinlangen usw., bes. wann die Bewegungen beobachtet werden (von mir, von anderen), heftig zittern, wackeln, nach rechts ausschlagen — ein wahres Teufelsspiel, aber von groteskem Ernste."

Klein-Uschi hat ein paar Würstchen vor das Bett gesetzt. Mutter zankt: „Pfui, du Schweinchen, schämst du dich nicht?" Uschi: „Das war ich nicht, das war mein P o p o." — Die Dame, 42 J. alt, 3 Kinder, setzt sich auf das Abortbecken und wartet der Dinge, die da — nicht kommen. „Bauchpresse? was ist das? — Ach, da muß man drücken? Na so was, das hab' ich noch nie gehört und bin doch bei vielen Ärzten gewesen. Ich dachte, das käme von selbst, das macht der unaussprechliche Körperteil automatisch, na ja, und wenn der Teufel sein Kotopfer haben will, mag er es sich doch holen, ‚ich' will nichts damit zu tun haben." Bei den Geburten uterine Angstspasmen, kaum Wehen, Zange usw.

„Ich war in Fortführung der Windelfreiheit Bettnässer. Eines Tages entdeckte ich den P e n i s, d. h. der Schlauch da unten, der das Wasser ließ, auch während ich schlief, trat in mein Bewußtsein. Das Beutelchen darunter hielt ich für den Wasserbehälter. Offenbar machten die beiden die Sache falsch, denn Mutter schimpfte, aber mit ‚mir', der ich doch gar nichts dafür konnte, Vater verprügelte ‚mich' — welch ein Unrecht! der Wasserlasser war ja schuld und ich habe ihn öfters verhauen (Wasser-abschlagen), aber ohne jeden Erfolg. Ich habe zunächst auch nicht begriffen, warum der Wasserhahn nicht laufen sollte, wo ich doch so viel Ängste vor den Nachtgeistern hatte, die mich holen wollten und mich doch dann, zufrieden mit meinem Opfer, freiließen, so daß ich wieder ‚zu mir kam', d. h. aufwachte. Aber die Alten mußten ja wohl recht haben; ich betete ja auch beim Schlafengehen die Nachtgeister weg, aber warum hing da die Wasserleitung unten und hatte Nachtdienst? Mit 12 Jahren kam ich in ein Internat (einer der letztkonsultierten Ärzte — sie konnten mir alle nicht helfen — hatte Veränderung der Umgebung angeraten, und das war auch richtig, wenn auch ganz anders, als der gute Doktor gemeint hatte). Große Angst, daß ich wieder bettnässen würde. Aber am ersten Abend zeigten mir die Schlafgenossen, wie sie mit dem Penis spielten und wie er — o Wunder! — steif wurde, und sagten mir, ich solle das auch tun, das sei sehr schön. Und ich tat's: der Penis wurde steif — und blieb es bis zum nächsten Morgen — und siehe da: die erste Nacht ohne Bettpissen! Nun war das Rätsel gelöst: das steife Röhrchen war die Vorrichtung, das Wasser zurückzuhalten, eine Art Blasenriegel! Ich atmete auf: Gott sein Dank! Und machte alle Abende die Wasserleitung fest. Erst mit 18 Jahren erlebte ich die Onanie — große Überraschung, was alles so ein kleines Ding da unten zaubern kann! Und dann lernte ich die Frauen mit ihrem Eingang ins Becken kennen, mit ihrem Wunsch, gefüllt zu werden, seltsamerweise aus dem steifen Röhrchen, das nun ein stattliches Rohr geworden war. Wieder große Überraschung! Aber der Penis blieb vorsichtig: es wurde nicht recht steif, bes. die vordere Hälfte hing herab, so blieb es draußen, der Weibszauber verfing nicht, die Erektion und damit die Möglichkeit des Eindringens in die verhängnisvolle Spalte, den Eingang zur Hölle mit den von meiner Angst geweissagten Todesgefahren war verhütet — es ging ja auch mit dem Finger!" Vgl. Nr. 22.

„Ich, 54 J. alt, habe gestern meine B e i n e ‚entdeckt': ich bekam plötzlich auf der Straße Angst, sie könnten mir davonlaufen und ‚ich', d. h. der Rumpf könnte zurückbleiben. Also mußte ich die Beine sozusagen zügeln wie der Kutscher die Pferde. Aber ich erinnere mich, daß mir die Beine schon immer problematisch gewesen sind: sie waren unten dran als eine Art Diener, Stelzen, die ‚mich' trugen, aber eben immer beaufsichtigt werden mußten, damit sie keine Dummheiten machten (Vater kommandierte beim Spaziergange von hinten her unsere Kinderbeine), nicht irre gingen, sie taten mir auch weh, sie wurden müde, stolperten, rannten weg usw., und es war eine schwere Aufgabe, die Eigenwilligkeit der Beine, die doch auch immer länger wurden, zu zähmen, daß man nicht zu Boden fiel, zu Grunde ging, es ging auf ‚Leben oder Tod'. Am besten, man brauchte erst gar nicht aufzustehen." Angst vorm Stehen, Gehen, Fallen (Fallen = magisch Sterben), Muskel- und Gefäßspasmen.

„Sobald ich das Haus verlasse, um in mein Geschäft zu gehen, merke ich, daß ich keinen Unterleib mehr habe, zwischen Oberkörper und Beinen ist nichts, da muß ich auf die Beine verdammt aufpassen, daß sie richtig gehen, aber es ist dennoch ein Rätsel, wie die Beine das Nichts und darüber ‚mich' tragen." Koordinative Dysfunktion: Ausfall der ventralen Lage-, Kraft- und Richtungspunkte bei hypertrophierter koordinativer Angst vor dem Verlassen des Hauses ohne mütterlichen Schutz, zerebellare Angstneurose.

„Ich habe niemals richtige Beine gehabt, sondern Stelzen mit Scharnieren, ich halte sie ganz steif aus Angst, zusammenzuknicken und zu fallen, ich bohre sie mit den Schuhabsätzen in den Boden, ich muß sie, d. h. sie nötigen ‚mich' dazu, da und dort hin setzen, wo eine Gefahr zu fallen droht (Unebenheiten, Furchen, Löcher, etwas Schwarzes usw.), sie nahmen mich einfach mit, die Leute lachten über meine ‚Marotte', sie ahnen gar nicht, daß ich mich ständig im Lebens-Todeskampf (für alle) befinde: sind die sog. Beine tückische Feinde, die mich zu Grunde richten wollen, oder versetzen sie wundertätig den irdisch-unterirdischen Mächten den wohlverdienten Fußtritt, so daß sie mich nicht zu Falle bringen?"

„Die Beine waren mir immer Stützen, die mich aus der Niederung nach und nach emporhoben. Ich habe schon früh laufen gelernt, Mutter sagt: mit 3/4 Jahr, aber dann bin ich mal gefallen und habe Monate hindurch nicht mehr gewagt, mich aufzusetzen oder gar aufzustehen-aufzuerstehen, mich zu empören (empor): die Stützen könnten ja versagen, die Höhe stieß mich nieder, die Tiefe zog mich hinab: überall die Fallstricke des Bösen — so habe ich immer mit aller Gewalt (krampfig) die Beine, auch das Rückgrat steifgehalten, und die unablässigen Schmerzen (Dorsalneuralgien, Ischias), die bisher keiner Behandlung gewichen sind, bezeugen, daß die himmlischen und die höllischen Mächte ständig an mir herumzerren, sich ständig um mich streiten — wie um Jesus Christus. In der Messe, die ich täglich besuche, hole ich mir die Gewißheit, daß ich von Gott auserwählt bin, im Kampfe mit dem Teufel alle Schmerzen der Menschheit auf mich zu nehmen und sie so zu erlösen, aber — nun ja, die Schmerzen tun doch verdammt weh! — Vater, Friseur, also ‚Halsabschneider', hinkt, Mutter leidet auch an Ischias. Liebe? Ich muß mich ja ständig mit den Beinen beschäftigen, habe keine Zeit und Lust, mich auch noch der Teufelei der Geschlechtlichkeit auszusetzen, die doch nur neue Versuchung wäre und mich von meiner Mission ablenken möchte." Vgl. S. 92.

Usw. usw. Alle Neurotiker leben, soweit krank, in der infantilen Zeit, da der Organismus erst ein loses Ensemble eigenmagischer Wesen ist, und zwar gewinnen die neurotisch funktionierenden Organe bewußtseinsmäßig bei der funktionellen Auswucherung mehr und mehr an zentraldämonischem Range, vor dem also die übrigen Organe zurücktreten. Normaliter bildet sich mit der Differenzierung der Kleinhirnrinde, also des koordinativen Sinnes mehr und mehr das Bewußtsein der organismischen Verbundenheit-Ganzheit heraus.

35. Das Chaos, die Alleinheit kann weder aufnehmen noch abgeben (Nr. 100). Die geringste Aufnahme wäre der Beweis, daß es außerhalb der Alleinheit noch etwas, noch einen Raum gäbe, also die Alleinheit nicht mehr bestünde; analog würde die geringste Abgabe (wohin??) der Alleinheit das Ende machen. Im animistisch-magischen Erleben ist alles, was aufgenommen und abgegeben wird, zunächst einheitlich, bis sich Unterscheidungen, z. B. Nahrung und Kot, Trink- und Harnwasser usw. einstellen. „Für mich“, sagt der Patient, „ist die Nahrung an sich eine heikle Sache: daß ich essen muß, zeigt mir, daß an meiner Allvollkommenheit etwas fehlt und daß sie nur retten kann dadurch, daß ich mir ‚das Andere‘, ‚das Fremde‘ magisch aneigne, also der Fremdheit beraube, die Aufnahme ent-aufnahme. Ebenso bleibt das Abgegebene in meinem Allbesitz, in meinem Allzauber, so daß es ‚eigentlich‘ gar nicht abgegeben, die Abgabe ent-abgabt wird. Zu beidem dient mein Zwangszeremoniell bei Tisch, auf dem Abort, beim Geldannehmen und -abgeben usw. Dazu kommt, daß die Speisen doch so etwas wie Kot, nämlich Totes-Verwestes ist, besonders habe ich einen Abscheu vor Fleisch und Käse, die ja auch stinken, am liebsten würde ich das Essen ganz abschaffen (Gott ißt ja auch nichts), dann bliebe mir auch die Kotabgabe erspart (im Himmel gibt es ja auch keine Klosetts), nur geht es nicht ganz, man würde verhungern, also muß man abstinent sein, das Essen soweit einschränken, daß man noch leben bleibt, um das Essen einzuschränken, quasi nichts zu essen. Der Mensch ist als Fleisch die Teufelsküche: der Teufel frißt keine rohen Kartoffeln usw., keine lebendigen Tiere, seine Speise wird letztens in meiner Bauch-Hölle zubereitet zu Kot, Harn, Gasen, die der Satan haben will. Man spricht von Scheiß-, Furzteufel. Ich habe gern mit Kot und Harn gespielt und mir Hände und Gesicht beschmiert, war auch heimlich ein Kotfresser (Koprophagie), natürlich kostenderweise, ich mußte eben alles in einem, in meinem Bereich machen.“

„Ich habe immer Angst gehabt, etwas herzugeben, ob Worte oder Kot oder Harn oder Spielsachen oder Geld. Ich mußte immer komplett sein. Aber nun mußte ich doch sprechen und Harn und Kot ausscheiden: es waren eben Gewalten um mich, die meine Alleinheit-Alldämonie stören-zerstören-vernichten wollten, z. B. wurde ich andauernd nach dem oder jenem gefragt, der Abortgeist rief nach mir (Kot-, Harndrang) und zwang mich zur Hergabe — oder die Worte, der Kot, der Harn usw. drängten von innen her hinaus, das Geld wollte aus dem Beutel, der Hand oder es wurde ‚verlangt‘ usw. — nun ich machte den Zwang zur Freiwilligkeit, ich ‚ließ‘ mich zwingen, ich genehmigte die Abgabe, ich beaufsichtigte das Davongehende und behielt es so in meiner dämonischen Gewalt, z. B. ich antwortete nur, wann und was ich wollte, die Worte blieben magisch mein, der Zwang der Frage wurde ausgelöscht, ich sprach sogar ungefragt viel und fließend (Wortgeiz, Verstocktheit — Wortverschwendung, Rededrang, Redefluß), ich verfügte über meine Worte, analog auch über alle sonstigen Abgaben, so entmachtete ich den, der sie verlangte, behielt sie in meinem Allbesitz, das ‚Substantielle‘ war ja unwesentlich. Ich kam mir vor wie ein Ritter in seiner Burg: der Wächter am Tore kontrolliert unter Aufsicht des Ritters alles Aus- und Eingehende, der Wächter erweist sich als zuverlässig, der Ritter braucht gar nicht mehr immer aufzupassen: es ‚passiert‘ nichts. So habe ich mich auch auf meine Methode, meine Alleinheit, meinen Allbesitz gegenüber allen An-sprüchen zu erhalten, eintrainiert, der Zwang gegen den Zwang läuft automatisch, ich bleibe total unversehrt. Das Zeremoniell bei der Geldausgabe: dreimal den Groschen umdrehen oder ‚teu, teu, teu!‘ sagen oder denken oder jede Ausgabe so abzurunden, daß der Betrag durch 8 teilbar ist (‚gib immer acht!‘ sagte Mutter), dazu mit großer Fingerfertigkeit ein Quadrat und schräg darüber einen Rhombus tippen, usw. sichert mir den Geldzauber, die Substanz kann dann ruhig weggehen, es kommt ja nur auf den Zauber an; ebenso bei der Verschwendung: der Allbesitzer-Nichtbesitzer kann-muß über ‚alles‘ frei verfügen, ‚alles‘ verschenken, darleihen, verschieben (Schieber): es bleibt immer alles in seiner Allmacht-Gottheit (Mammon ist der Gott des Goldes-Geldes, er kann machen, was er will: immer bleibt seine Gottheit unangetastet; dem Mammonisten kommt es also nicht auf den ‚irdischen‘ Besitz an, sondern auf die Erhaltung des Geldzaubers in seiner Alldämonie).“ — „Der Abort — wir sagten: das Kloster — war mir ein Teufelstempel: der Teufel wollte mir im Kote meine Alleinheit rauben, aber es gelang ihm nicht“. Variationen: „ich ging mit einer brennenden Kerze (Weihkerze) hinein, ich ließ meinen Kot von der Mutter begut-achten, ich spuckte dreimal zum Segen hinterher, ich ging nur auf den oberen Abort (im 1. Stock des Pfarrhauses), niemals auf den unteren (im Erdgeschoß), ich heiligte das ‚Klo‘ mit einem Zauberspruch, den ich täglich wechselte, ich schmückte das Klo mit Blumen, Vater hielt seine Bibelstunde im Abort ab: er hatte auf einem Brett an der Wand eine Bibel zu liegen und übertönte mit pastoraler Vorlesung die höllischen

Geräusche der Darmentleerung, die somit ausgelöscht wurde, magisch nicht stattfand, ich setzte mich auf den Abortdeckel und entmachtete so die Unterwelt, mein Häufchen setzte ich in einem nahen Waldstück: da blieb es in meiner Schau, ‚bei‘ mir, ich vergesse meinen Unterleib: so ist er nicht da und kann meine Allein- und Allreinheit nicht angreifen, ich muß regelmäßig Abführmittel nehmen: ‚ich‘ war es nicht, das Mittel hat gekackt“, usw. usw. — „Der Wasserteufel lauerte mir schon als kleinem Mädchen auf der Straße auf, ich mußte ihm opfern, dann ließ er mich in Ruhe, aber ich opferte ihm nur eben das Wasser, damit täuschte ich den Teufel: ich verunreinigte mich, um rein zu bleiben, den Allzauber zu behalten (so wie Gott regnen läßt, aber den Regen in seiner Allmacht behält). Die Nonne-Lehrerin wollte mich ohne Verständnis für meine heilige Verrichtung zur ‚Sauberkeit‘ (so sagte sie!) erziehen, ließ mich z. B. auf der scharfen Kante eines Holzscheits knien, aber allen Martern trotzte ich wie Jesus und blieb die Heilige (vgl. Nr. 23). Später wandelte sich das gelbe Wasser zeitweise in rotes Wasser, genannt Blut: der Teufel wollte ‚periodisch‘ sein Blutopfer haben, die Leute sagen, das sei geschlechtlich, ich weiß davon nichts, der Teufel will eben statt Weißweines hin und wieder Rotwein trinken, ich stillte ihn wie die Mutter das Kind, reichlich (Menorrhagie) oder mit spielerischer Zurückhaltung, bis er Gewalt anwendete und ‚mich riß‘ (Dysmenorrhoe), er kam zu mir, wann er wollte, manchmal kriegte er nur ein paar Tropfen (Mikromenie): jedenfalls beherrschte ich den Versucher. Er wandelte sich auch in einen Mann: ich neckte ihn, ließ ihn zum Scheine in das Loch eindringen, aber es war so, wie man einen Gummiball eindellt: in mein Inneres kam er nicht, ich blieb die Allreine-Unberührte, unversehrt von der Böslust, die ‚die Menschen‘ Wohl-Lust nennen! Mit vielen Männern trieb ich dieses Spiel.“ (Vgl. Hure zu haran = harnen, μοιχός, lat. moechus Buhler, Ehebrecher zu = ὀμίχειν, mingere harnen, Mist zu got. maihstus, ahd. mist, meigan harnen usw.).

„Es ist mir immer ein peinliches Gefühl, wenn mir jem. etwas schenkt. Es kommt mir vor, als ob mir das, was mir geschenkt wird, fehlte — und die Leute hätten das festgestellt, mir darf aber doch nichts fehlen in meiner Allvollkommenheit. Wie könnte der Gottheit etwas fehlen und geschenkt werden — von den Menschen! Als Kind war ich geradezu beleidigt von den sog. Gaben: mir gehörte ja sowieso alles, und so zauberte ich alle Geschenke in meine Allheit ein. Ich kann mich auch nicht ‚eigentlich‘ bedanken: meine Dankesworte sind nur leere Formeln. — Ja und nun ist der holde — oder vielmehr unholde Wahn zerronnen: wir haben also doch Mein und Dein zu unterscheiden.“

Der Neurotiker ist, soweit krank, Chaotiker-Magier und verteidigt seinen Wahn mit den Mitteln und Methoden seines Wahns gegen die (vermeintlichen) feindlichen Dämonen, die seiner Gottheit - Alldämonie - Zauberallmacht ein Ende zu machen scheiden."

36. Der Neurotiker erlebt in seinem kranken Bezirk Erwachsenes als magisch verwandeltes Kindliches mit entspr. Veränderungen: das Kleine als solches zaubert sich groß, bekommt so einen größeren Leib, größere Beine usw., dann auch Brüste, Schamhaar, Bart, andere Kleider, andere Stimme, andere Spielsachen, die man dann Arbeitsgeräte nennt. Der Laden der Eltern oder der eigne Laden ist der erweiterte Kaufmannsladen des Kindes, das eigne Heim ist die magisch vergrößerte Kinderstube, der Liebespartner ist eine väterliche bzw. mütterliche Erscheinung und insoweit in gleicher Art platonisch geliebt wie die Eltern, die eignen Kinder sind Puppen, die man geschenkt bekommt (von Gott usw.) und mit denen man spielt wie einst („ich weiß nichts von der Zeugung, der Schwangerschaft, der Geburt", beteuert die Mutter dreier Kinder, „ich hatte immer vor dem Manne-Vater schreckliche Angst, ich versank vor dem Gott-Teufel in eine Art Bewußtlosigkeit [Angstkontraktionen der Hirngefäße], ich kann es nur glauben, daß die Kinder meine Kinder sind, wissen tu' ich es nicht usw.). Die kindliche Szenerie hat sich weltanschaulich bei allen Veränderungen erhalten, der „Genius loci" ist geblieben. Die Größe ist hiernach nur Scheingröße, der Neurotiker ein Zwergriese, ein Riesenzwerg, der sein Geheimnis vor den feindlichen Mächten wahren muß, um nicht zu Grunde gehen. „Alles Schwindel, darum ist mir auch immer so schwindelig." „Ich gehöre nicht in die große Welt, ich bin ein Fremdling auf dieser Erde, ein unwillkommener Gast (hostis oder hospes?, I S. 339), überflüssig, ohne Kontakt oder gar Konnex." Die reifere Einsicht, daß die Großen „wirklich" groß sind, tut dem infantilistischen Zweifel keinerlei Abbruch, nur eben die Beschwerden werden mehr und mehr bewußt, „diagnostiziert" (Pat. geht zum Arzte); umgekehrt beeinträchtigt der infantilistische Zweifel die reifere Einsicht um so mehr, je mehr er auswuchert. In dieser Art mißversteht der Neurotiker die „Wirklichkeit" als „Unwirklichkeit", das Sein als Schein und den Schein als Sein. Und die physisch : metaphysischen Deutungen der Gesunden sind ihm Bestätigungen seines dämonistischen Wahns.

37. Das neurotische Kind wächst heran. Nicht wird das gesunde Kind „durch die Einflüsse der Umgebung, durch falsche Erziehung" usw. neurotisch, sondern die Neurose entwickelt sich aus der angezeugten Anlage heraus mehr und mehr in die Manifestanz, natürlich unter gewissen Umständen (wir

leben ja nicht im Nichts), die aber nicht Ursachen sind. Soweit krank, bleibt der Neurotiker funktionell im frühkindlichen Entwicklungsraum, also in der chaotisch-aniministisch-magischen WA, durchlebt also die kindliche Weltkatastrophe: die (zerebrale) Geburt des Ich und des Du nicht. Man kann sagen: die Neurose ist das Kind im Erwachsenden-Erwachsenen, das Kind im Großen (er ist Säugling im Großformat), und es gewinnt wucherisch um so mehr an Raum, je mehr der übrige Teil des Organismus heranwächst, seine Stimme übertönt mehr und mehr die Stimme der reiferen Denkstufen, streitet mit seiner eignen (pathologischen) Erfahrung wider die reifere Erfahrung, hat in seinem Unrecht immer Recht, verkündet zuverlässig die Gefahren des Reifens im Erleben und Beschreiben, im Denken und Tun. So wähnt der Neurotiker, in einer Welt von feindlichen Dämonen zu leben, denen er seine eigne feindliche Dämonie zur Wahrung seiner Alleinheit, Alldämonie, seiner Gottheitlichkeit, seines Nimbus, Tabu usw. entgegensetzen müsse. Hier noch zusätzlich ein paar Beispiele aus den Typen der Neurotiker.

A. Hungerneurose.

„Ich war schon als Kind so etwas wie ein Fanatiker: die Großen, vorab Mutter und Vater, erkannte ich nicht an, sie waren mir gegenüber hilflos, ich tat immer, was ich wollte, auch wann ich scheinbar gehorchte (dann hatten die Alten Glück: mein Sollen stimmte da eben zu meinem Wollen), was und wer mich hindern wollte, wurde mit Nichtachtung-Verachtung bestraft und so entmachtet. So auch die Lehrer usw. Bei leidlicher Begabung kam ich ganz gut voran, als der vom Himmel gefallene Meister wußte-konnte ich alles — wer hätte mich etwas lehren können! Die Welt sagte mir nichts, und ich sagte der Welt nichts. Die Menschen, wie immer sie mir ‚erschienen', waren dazu da, von mir vernichtset zu werden: sie waren ja die Verstecke, Werkzeuge der Feind-Dämonie, des feindlichen Schicksals, gegen das ich mich behaupten mußte — und behauptete: was immer mir passierte, mir passierte nichts, ich habe mich allen Gewalten zum Trotze erhalten. Vater war mein besonders geliebter Feind: ich provozierte ihn eifrig, umschlich ihn, stellte seine Größe auf die Probe, konkurrierte mit seiner Göttlichkeit, bes. seiner Allwissenheit, er fiel oft auf meine Schliche herein (war also doch nicht allwissend wie ich!), er nahm für meine sog. Unarten Rache, indem er mich schwer verprügelte, aber damit konnte er seine Niederlage nicht wettmachen, es war ja kein Kunststück, mich Kleinen zu verhauen, er blamierte sich doch bloß, ich zwang ihn, mich der großen Prügelprobe für würdig zu halten (S. 63 usw.), den Gefallen, zu schreien oder mich zu wehren, tat ich ihm nicht, ich habe ihn immer überwunden. — Ich war immer der Erste-Einzige, auch wann ich der Letzte war; wo ich war, war immer oben. Wunsch und Erfüllung, Anfang und Ende waren eins. — Als 3jähriger kletterte ich, der Gernegroß, auf eine Bank und trompetete (ich hatte überhaupt eine laute Stimme, die Stimme Gottes) ins Zimmer: ‚Mutter, hier bin ich!‘, das hieß: ‚Sieh, was für ein Held ich bin!‘, aber dabei fiel ich herunter, Mutter ‚mußte‘ mich aufheben — meine Dienerin. Mein Wille geschehe! Ich brauche nur zu wollen, dann ist alles schon getan. Gewollt = getan! Ich habe ein großes Geschäft geerbt, ich arbeite fanatisch, d. h. ich bin immer unterwegs im Auto, im Büro, daheim, wo ‚Mutter mich aufhebt‘, ich bei Muttern aufgehoben bin, aber auch daheim bin ich nur Gast — unstet und flüchtig. Liebe? — nun auch da immer unterwegs, nur keine Bindung! Nichts kann mich aufhalten auf meiner Weltfahrt.“

„Uschi groß, Mutti klein“, belehrt die 4jährige die heimkehrende Mutter, die sie fragt: „Na, was hat denn die kleine Uschi gemacht?“ „Es war mein Stolz, von der Mutter gedemütigt zu werden, ‚widerliches Frauenzimmer‘ beschimpfte sie mich, nun mir war es recht: mochte sie mich erniedrigen, wie sie wollte: sie erniedrigte sich selbst in mir, ich war groß im Hinnehmen, in meiner Verworfenheit lag mein Auserwähltsein, ich machte alles gleich, mir war — vor mir war alles gleich, die Welt konnte mir nichts anhaben, ich war gefeit, ein Engel ins Fleisch gebannt, ein weiblicher Jesus Christus, der alle Schmach erdulden mußte-wollte, der schuldlose Allschuldige-Allsühner, der nichts hatte und nichts war und damit alles, ich gab-gebe alles weg, opfere mich, ließ-lasse mich ausnutzen in allem, auch in der Liebe und wehe, wenn jem. mich nicht ausnutzen will! Ich leide von Kindesbeinen an an Hautjucken mit Pickeln usw., seit langem an Hautekzem im Gesicht, am Blusenausschnitt, an den Armen und Oberschenkeln und Schamlippen, einer Art ‚Aussatz‘, der aller Therapie mit Spritzen, Salben usw. trotzt, bin also aussätzig, ‚gezeichnet‘, darf mich nicht sehen lassen, dazu leide ich an Schlaflosigkeit (die Juckteufel kommen bes. nachts zu mir, und ich muß sie aus-kratzen, damit sie auskratzen, so das Fleisch abtöten, bis es blutet), an Periodenstörung (zu viel Blutverlust, ‚Ausbluten‘), weißem Fluß (chronische Selbstliquidation: bald weiß, bald rot, ‚weg mit den Genitalien!‘), Impotenz, Asthma, arbeite nur, um den Arbeitsdämon zu vernichten, usw. — und gebe um alles in der Welt meine Neurose nicht her: sie ist mein Ein-und-Alles, die einzige mir mögliche Lebensmethode, es ist mein einziges Glück, unglücklich zu sein: das Unglück auf „mich zu nehmen und so die Welt zu erlösen“. Und sie hat die Neurose doch „hergegeben“.

„Ich habe mich als Kleinkind groß gemacht, war klein und doch groß, klein und groß zugleich in Verwandlung. Meine Eltern hatten oft Besuch, ich schleppte (5 oder 6 J. alt) eine Küchenleiter ins Zimmer zu den Großen, stieg ein paar Stufen hinauf, ‚war' 30 Jahre alt und predigte, die Großen freuten sich. Noch jetzt (33 J. alt) stelle ich mir gern (zwanghaft) wie einst vor, wie ich wohl als 30jähriger aussehen würde: als Kind von 30 Jahren." Usw. Epileptoide Megalomanie.

„Ich sah mich als Kind überlebensgroß: als Priester in schwarzem Talar, mit einer riesigen Tiara, die aufgeschlagene Bibel in den Händen, würdevoll dahinschreiten — hinter mir die Menschheit. Ich bin bloß ein kleiner Handwerker, dazu arbeitsunfähig, da mir beim Zufassen sofort die Arme gelähmt werden, aber darin liegt mein höherer Auftrag: ich soll mich nicht mit irdischem Tand beschäftigen, ich bin der Prophet wie Jesus Christus und habe das mir oft bewiesen, nur die Menschen verstehen das nicht." Erzählt hierzu allerlei Unsinn.

„Ich war ein eigenwilliges Kind, habe nie warten können, lebte in ständiger Unruhe-Ungeduld: wann endlich würde ich groß sein!? Die Ungeduld zauberte mir das Ziel herbei: so war ich eben groß, alle Wünsche sind erfüllt. Ich setzte mich z. B. auf den Stuhl, auf dem Mutter bei Tisch zu sitzen pflegte, und sprach das Zauberwort: Muddeduhl! — so war ich Mutter. Ich stand am Fenster und flog davon: ein Engel aus der Hölle in den Himmel. Ich ging gern zu unsern Portierleuten: sie wohnten parterre, ich sagte: im Keller (in der Hölle), ich ließ mich herab, und sich herablassen kann nur, wer oben lebt, sich erniedrigen nur, wer hochsteht (vgl. wer sich selbst erniedrigt, wird erhöht werden). Als ich 7 J. alt ein Brüderchen bekam, war meine Alleinheit schwer gefährdet; ich mußte das Kind spazieren fahren und ließ eines Tages den Wagen mit dem Kinde einen steilen Berg hinuntersausen, um die Konkurrenz loszuwerden; der Wagen kippte um, dem Kinde ist nichts passiert, aber ich war sehr enttäuscht, für mich existierte eben der Bruder nicht, ich sagte stets: mein Vater, meine Mutter, niemals unsere, usw. Später fing ich mir einen Jüngling ein, er mußte parieren, ich saugte ihn aus, so oft es mir paßte, dazu hatte ich ja den unteren Mund, ich verleibte ihn mir ein, ‚tötete' ihn, seine Mannheit, meine Liebe war Selbstliebe — jetzt schäme ich mich, das sagen zu müssen."

„Ich war als Kind bes. klein und zierlich. Vater nannte mich Pünktchen. Ich wollte zu gern ein Punkt werden, z. B. Vater kam nach Hause und gab Mutter einen Kuß, ich stand schmollend dabei, da hob Vater mich hoch und sagte: ‚Ach Pünktchen will auch ein Küßchen haben' und gab mir eines, ich war also groß wie Mutter, vom Vater hochgehoben, aber daß er mir nicht den ganzen Kuß gegeben hatte und gab, konnte ich nicht so leicht verwinden, ich konnte-kann nicht teilen, ich allein bin die Herrin, die Weltherrin, um mich ‚dreht sich die Welt', das Pünktchen ist der Mittelpunkt, Zauber kann sich klein und groß machen. Nach Vaters Tode mußte ich jahrelang die kranke Mutter pflegen — ich allein. Als junges Mädchen hatte ich eine Ritterschar um mich, eines Tages habe ich sie verlassen und einen andern Ritter zum Minnedienst bestellt, aber ich war dann doch nicht mit ihm zufrieden (keine Wollust). Nachher kam ein fliegender Holländer, der mich heiraten wollte, ich riß kurz vor der Hochzeit aus, kam dann aber zurück und akzeptierte sein Angebot: ich war die Herrin. Er besucht geschäftlich viele Kunden, ist immer unterwegs, ich kontrolliere ihn, rufe bei den einzelnen Kunden an: war mein Mann da, wann, wie lange, wohin ist er gefahren usw.? die Kunden lachen, mein Mann tobt, aber er braucht eben die Aufsicht, um gegen sie zu revoltieren, manchmal gibt's auch eine Schlägerei."

B. Angstneurose.

„Das Heranwachsen ist das Erklettern einer steilen Leiter, deren oberes Ende im Höhennebel verschwindet. Je höher man steigt, desto tiefer kann man fallen, die Oberen sind nur darauf aus, den Emporsteigenden als Empörer unversehens in die Tiefe zu stürzen (Prometheus), aus der er stammt und die ihn hinunterziehen möchte, sie wollen ihre Geheimnisse nicht preisgeben, sich nicht hinter die Koulissen sehen lassen, also die Gefahr des Sturzes wird immer größer. Die Oberen ‚ziehen mich groß', nur um mich bei passender Gelegenheit in den Abgrund zu stoßen. Obwohl ich Gott oft gebeten habe, mich nicht in Versuchung zu führen, tat er es dennoch fortgesetzt. Warum soll ich mich der Gefahr aussetzen? Hätte ich die Spitze der Leiter erklommen, so müßte ich doch auf der andern Seite wieder hinunter. Ersparen wir uns die Mühe, die doch nicht lohnt! Bleiben wir gleich unten, dann kann man nicht fallen. Bleibe ich Kind, kann mir nichts geschehen (vgl. Laotse, Jesus usw.). Man kann Kind bleiben und dabei alt werden. Der liebe Gott ist lieb nur zu denen, die sich nicht empören, nicht emporwachsen; gegen die andern ist er grausam." So warnt-schützt die neurotische Angst. Sie ist sozusagen der Standfuß, während der andere Fuß höher- und höhersteigt, so daß die Entwicklungsdifferenz ständig zunimmt. Das Heranwachsen ist eben eine biologische Tatsache, die kein Glaube und Aberglaube abschaffen kann, aber der infantile Standfuß behauptet gegenüber dem Steigfuß im Rechte zu sein, er sagt zu ihm: sobald ich loslasse, fällst du herab; der Steigfuß sagt zum Standfuß: komm nur herauf, dann ist alles in Ordnung! Ein unsicheres

Stehen-Steigen, das leicht zu dem Falle führt, vor dem es sichern möchte.

„Gehe ich auf den Balkon (2. Stock des Hauses), so schiebt mich eine unsichtbare Macht von hinten und zieht mich der Zauber der Tiefe hinab: ich muß einen Schritt vor der Brüstung, dem ‚letzten Schritt' halt machen und die beiden Mächte bannen." — „Die Treppe ist mein Verhängnis: je höher ich steige, desto mehr zieht sich mir das Herz zusammen, ich kann kaum mehr atmen, mir ist, als ob ich im nächsten Moment abstürze, ‚atemlos' komme ich mit größter Mühe oben an. Die Stufen sind nur ein versucherischer Schein: ob sie mich tragen werden, hinter mir nicht wegsinken usw., ich trete sie fest, so halten sie, aber wie lange?" Usw.

„Die Angst ist meine Mutter. Als ich mit ihr eins war, war alles gut, aber dann verließ sie mich, war nicht mehr immer um mich, hatte noch mehr Kinder, ich mußte allein bleiben, allein auf die Straße gehen usw., Mutter, Mutter, warum hast du mich verlassen? Und da kam die Angst auf und ersetzte die Mutter, ihren Schutz: ihr verdanke ich, daß mir nichts passierte weder daheim noch unterwegs, der Angstzauber als magischer Kreis bannte die drohenden dämonischen Gefahren. Freilich mußte ich ihnen manchmal ein Opfer darbringen, z. B. ‚Wasser lassen' (Mutter mußte mir einen Eimer hinstellen, so oft sie ‚mich verließ', das Töpfchen reichte nicht aus) oder Kot (sehr unangenehm unterwegs, wenn die Straßengeister kamen und mir Gewalt antaten)."

„Als ich so 2 oder 3 Jahre alt war, machte das ‚Zischen' Schwierigkeiten: da zwitscherte Mutter, während ich auf dem Töpfchen saß, und dann ging es. Alsbald zwitscherte ich selber, und da ging es auch. Ich hatte also den Mutterzauber übernommen, der mit seinem Zwitschern-Zischen das Zischen bei mir als Echo verursachte und in seinen Schutz nahm. Noch heute benutze ich lieber zum Harnlassen einen Nachttopf und muß zwitschern, auch in Gedanken, es geht dann besser." Es besteht eine Assoziation vom Plätschergeräusch der Wasserleitung zum Geräusch des Harnlassens; kann Pat. beim Arzt die Harnprobe nicht hergeben (Angstverschluß der Blase), so drehe man einen Wasserhahn auf.

„Ich war als kleines Kind nicht zu bewegen, allein auf die Straße zu gehen. Als ich 4 J. alt war, bekam ich ein Brüderchen. Mit ihm im Wagen ging ich gern auf die Straße: es war mein Schutzengel, ich war der seinige (die Mutti), da konnten die bösen Geister uns nichts anhaben. Auch später ging ich möglichst nicht allein auf die Straße, auf der Straße, zur Schule immer mit Kameradinnen, dann mit ‚Freundinnen', das waren Beschützerinnen, an die ich mich angstvoll anschloß. Als

18jährige mußte ich meinen Chef auf einer Autofahrt begleiten, er machte Bruch und war tot, ich schwer verletzt: ich hatte das Unglück geahnt, aber er hatte mich gezwungen, ich hatte Angst um meine Stellung, es war eine klare Bestätigung meiner Angst, daß auf der Straße, überhaupt ‚draußen' der Tod umgeht, mitten im Leben sind wir vom Tode umfangen. Seitdem sind meine Opfergaben (Harn und Kot) auf der Straße sehr reichlich, es ist bloß gut, daß es in Berlin so viele Ruinen zum ‚Verschwinden' gibt, aber die bösen Geister tun mir wenigstens nichts, sie begnügen sich mit meinem Opfer."

„Mutter erzählte mir, daß ich mit 2 Jahren auf der Straße plötzlich (‚magisch tot') umgefallen sei, sie brachte mich in eine nahe Apotheke, dort ‚kam ich wieder zu mir'. Später verspürte ich auf der Straße ständig einen Harndrang, verbunden mit einem Kitzeln an der Scham, es war mir schrecklich peinlich, bes. wenn ich mit andern ging, die ja nicht merken durften, daß und wie mich die Straßenteufel heimsuchten."

„Groß werden heißt: krank, schuldig, sündig werden, heißt: dem ewigen Tode verfallen. ‚Wer nie sein Brot mit Tränen aß...' usw. Also die himmlischen Mächte — man denke! — führen den Armen ins Verderben und überlassen ihn der Pein — und die höllischen Mächte doch wohl nicht minder. Armer Mensch: Spielball der oberen und der unteren Dämonen! Wo bleibt da dein freier Wille, den der liebe Gott dir verliehen hat?! ‚Das Wissen ist der Tod', sagt Schiller und warnt in seinem Gedicht ‚Einem jungen Freunde, als er sich der Weltweisheit widmete' nachdrücklichst vor dem Empor aus dem kindlichen Dämmerschein ins Licht. Meine Angst bewahrte mich davor, daß ich in der Schule etwas Rechtes lernte, alle Mahnungen, Drohungen usw. fruchteten nur insofern, als ich noch ängstlicher wurde, ich war und bin ausgesprochen dumm und faul, nur in den geringen Arbeiten des Haushaltes bin ich fleißig, um ‚die höheren Interessen' abzuwehren, aber das eben ist meine Rettung vor den großen Prüfungen: habe ich die eine überstanden, droht schon die andere schwerere, bis ich schließlich doch unterliege, ‚durch-falle' ins Bodenlose — und darauf warten ja die großen Gewalten bloß, die listigen, tückischen, die mich ‚groß-ziehen' wollen (vgl. Prokrustes), um mich dann zu vernichten, denen mein heiliges Mißtrauen gilt. — Bitte, ich war kaum zur Schule gekommen, da lese ich auf einem Firmenschild: ‚Kind- und Schweineschlächterei', ich erschrak tödlich, ging nie mehr an dem Laden vorbei, wo ich ja die Leichen hängen sah, aber dann doch einmal mit Mutter, da lese ich ‚Rind- und Schweineschlächterei' — so eine Gemeinheit! um die Kinder zu täuschen, hat der Schlächter aus dem K ein R gemacht! Im Religionsunterricht wurde und wird ja auch gemahnt, die Menschen sollen arm im Geiste bleiben, die sollen überhaupt Kind bleiben, dann hätten sie das Himmelreich, und trotzdem unterrichten die Lehrer, und man wird eben doch größer, und Jesus ist doch auch groß geworden und hat sich nach seinem eignen Ausspruch so das Himmelreich verwirkt! Als älteres Kind bin ich viel krank gewesen und bin es bis jetzt geblieben (Spasmen an Magen-Darm-Leber, Herz-Gefäßen usw.): das ist wohl die Rache für meine Schuld — für welche? was habe ich getan? ja, ich habe mal genascht, gelogen, war mal ungehorsam, war faul, ich habe mich mal unten angefaßt, aber ich habe ja nie gewußt, was Gut und Böse ist, und niemand, auch nicht Gott hat es mir gesagt — bis auf Sie, Herr Doktor. So habe ich mein Leben ver-lebt, habe weder Mann noch Kind, möchte so gern gesund werden, habe aber doch eine unheimliche Angst, meine klösterliche Einsamkeit aufzugeben und ins Leben, in die Freiheit einzutreten, wir sollen uns ja verleugnen und die Welt verlassen! Nun ich begreife: die gewucherte Kinderangst gaukelt mir Gefahren vor, die es nicht gibt, und sie die Scheinheilige hat es billig, mich vor diesen fingierten Gefahren zu schützen, ich begreife, daß ich mich vor Feinden ängstige, an die ich als Kind glaubte, die aber tatsächlich gar nicht existieren, — und so werde ich den Weg zur vollen Genesung weitergehen."

„Mutter pflegte mir die Hand auf den Scheitel zu legen, ich faßte das als ihren Segen auf: ‚so klein sollst du bleiben'. Dennoch wuchs ich, also mußte ich mich klein machen, mich für das Größerwerden bestrafen: ich warf mich auf die Knie, daß es schmerzte, — und wuchs dennoch, dann kniete ich auf eine Fußbank und schnellte mich im Knien auf den Boden, dies dann auch von einem Stuhl, ja von einem Tisch — es war eine Tortur, aber ich hatte so schreckliche Angst vorm Großwerden, traute mich auch nicht mehr in die Kirche: Gott würde meine Größe sehen und mich verdammen (darum werfen sich ja auch die Beter auf die Knie). Immer zerschundene, schmerzende Knie. Die Ärzte sagten: ‚Rheumatismus' und kurierten erfolglos. Die Erkenntnistherapie erkannte den wahren Sachverhalt und befreite mich von meinem Wahn."

„Ich bin leider ein kleiner Mann geblieben — von Statur natürlich, sonst bin ich, wie Sie wissen, ein sog. ‚großes Tier': Professor, Präsident usw. Und so habe ich immer Angst, daß man meine Winzigkeit entdeckt und mich bei Vorträgen, auf Kongressen, Konferenzen usw. übersieht oder heimlich auslacht. Kann ein so niedlich-niedriges Wesen ein so hohes Amt würdig vertreten? Als Kind hatte ich stürmischen Hunger darnach, größer und größer und endlich groß zu werden, ich reckte und dehnte mich, ‚machte' mich groß, betete, aß übermäßig, um ‚groß und stark zu werden', aber es half alles nichts: ich blieb ein Zwerg. Aber die Zwerge sind weise, David war klüger als Goliath, ich wollte wie Wagner in Goethes ‚Faust' alles wissen, und meine Begabung führte zu Erfolgen und schließlich zu meinem jetzigen Range, freilich nicht ohne geheime Protektion, die mich für meine Unterwürfigkeit belohnte. Nun peinigt mich der Zweifel, ob ich als so ein Wichtlein auf so hohen Stuhl gehöre, ob ich wirklich ein Großer oder nur ein Großtuer bin, und hemmt mich bei all meinen Amtshandlungen, Vorträgen usw. Bei diesem ängstlichen Schwanken um meine Kleinheit-Größe muß ich mich haargenau nach meinen Kollegen, bes. den ranghöheren, den Vorgesetzten richten, muß meine Meinung mit der ihrigen identifizieren, darf niemals im mindesten aus der Reihe tanzen, muß immer nach ihrer Miene schielen (wie das ängstliche Kind nach der des Vaters, der Lehrer usw.), muß um ihr Wohlwollen unter Verzicht auf ‚mich selber' buhlen — und mich so in ihrer erhabenen Mitte bewähren und bewahren: Diplomatie der triumphierenden Selbstdemütigung und Feigheit. Einmal habe ich eine bedeutende wissenschaftliche Leistung in Kritiken usw. anerkannt — ohne Erlaubnis des Areopags, aber das ist mir schlecht bekommen: ich wurde sofort an- und zurückgepfiffen und mußte dem Gelehrten, der leider nicht Professor war, also nicht zur Kaste gehörte, abschwören. Ich komme mir vor wie ein Hausdiener im Olymp, also unentbehrlich und so selber Olympier — oder als Hund an der Leine — in allen Ehren ehrlos."

„Die Elternehe war die Hölle: ewig Zank, Streit, auch Prügelszenen, Vater untreu, hatte Mutter infiziert, sie war verkümmert vor Kummer, weinte viel, warnte mich als ihre kleine Vertraute vor der Ehe. Vater war der Höllenfürst, hatte die arme Mutti unterjocht. Ich war untröstlich darüber, daß ich in die Hölle geraten war — als Engel, der zum Troste der Mutter ausersehen war, — und dabei ist es verblieben: Mutter sagt oft, ich sei ihr einziger Trost, und es ist wahr: so oft ich, 40 J. alt, an die Ehe gedacht habe und denke, überläuft mich ein kalter Schauer, ich bin ganz eins mit Mutter, nur glücklicher, daß mir die Hölle erspart blieb, die Männer sind alle Teufel, der Vater der Teufel oberster, man muß ihnen aus dem Wege gehen. Mir ist das Leben immer eine Last und ein Laster gewesen: ich habe es überwunden, bin aber in diesem meinem Glück recht unglücklich." Schwere Angst- und Schmerzspasmen im Unterleib usw.

„Als Kind hat man keine Verantwortung. Je mehr man heranwächst, desto mehr wächst man in die Verantwortung hinein, muß die größeren und großen Rechte und Pflichten übernehmen und dafür gerade stehen. Die Verantwortung ist eine Erfindung des Teufels: man kann nie etwas von sich aus denken und tun, sondern immer unter Kontrolle der andern, die einem dauernd Fehler nachweisen wollen, ohne daß es sicher ist, ob die angekreideten Fehler wirklich Fehler sind. Ich habe Angst vor jeder Entscheidung, die ja eben mit Verantwortung verbunden ist, und entscheide mich immer dafür, mich nicht zu entscheiden: die andern mögen entscheiden. Feigling? Nun ja, das bin ich nun eben, die Feigheit ist mein einziger Mut, ich lebe in und von ihr."

„Mir schwebten immer hohe und höchste Ziele vor, aber sobald ich ihnen nahekam, vernebelten sie sich, und ich fiel zurück wie der Käfer, der einen Sandberg erklimmen will. Wollen habe ich wohl, aber vollbringen finde ich nicht — aus Angst. So habe ich es zu nichts Rechtem gebracht, ja eigentlich zu nichts: das Verhängnis hat mir die Ziele verhängt, der Olymp ist wie jeder Götterberg umwölkt, die Götter und Gott sind unnahbar."

„Meine Eltern hatten eine Großgärtnerei. Als ich 5 Jahre alt war, schenkte mir Vater eine Gartenecke mit einer Bretterbude zu eigen, ich und ein etwas älterer Junge spielten da, in der Bude auch unten herum, es war sehr lustig. Dann kam mein Spielgefährte weg, das Spiel war zu Ende, bis in meinem 8. Jahre ein 10jähriger Schulkamerad das Spiel wieder aufnahm. Als ich 14 war, hatte uns ein 16jähriger entdeckt und sagte mir: ‚Was ihr da macht, ist geschlechtlich, laßt die Finger davon!' Ich erschrak aufs heftigste. ‚Geschlechtlich ist das? Um Gottes willen usw.' stammelte ich und ließ sofort ‚die Finger davon'. Aber ich hatte die Rechnung ohne den Teufel gemacht: er suchte mich oft am Tage, bes. bei der Arbeit oder wann der Hosenbund oder die hintere Hosentasche (mit Notizbuch) drückte, in Form einer wollüstigen Welle heim, die über mich hinzog: ich hatte ja eben mich, ohne es zu wissen, dem Teufel verschrieben, und nun ließ er mich nicht mehr los, aber die zunehmende Angst vor dem verführerischen Weibe schützte mich vor dem letzten Schritt ins Verderben."

„Ich bin ein Schwarzer (Vater Jude, Mutter katholisch) und habe mich zeitlebens nach dem blonden Engel gesehnt. Ich fand auch viele, ich suchte mich denen, die mir gefielen, zu nähern, in der Gesellschaft (ich bin Brauereidirektor, 40 J. alt) war das leicht, aber ich ging mit allem Vorbehalt heran: die blonden Engel konnten mir ja gefährlich werden, glücklicher-unglücklicherweise fand ich dann immer bei näherem Zusehen irgend ein Fehlerchen, so atmete ich erleichtert auf: ich war nun von der Werbung entbunden — und ging dahin, wohin ich gehörte: zu den Schwarzen, die ich als Huren, Ehebrecherinnen, Hexen behandelte und die ich nicht heiraten konnte, da ich mich ja nach dem blonden Engel sehnte, den ich nun eben nicht fand, also auch nicht heiraten konnte. So bin ich Junggeselle geblieben, der schwarzen Mutter treu."

C. Schmerzneurose.

„Mit Schmerzen wird man geboren, mit Wehen und Wehgeschrei erblickt man das Licht der Welt, und das ganze Heranwachsen ist ein sich ständig wiederholender Abschied vom Bisherigen, zunächst von der Mutter, mit der man einst ‚eins' war und die dann zum Du wurde, dann von der jeweils gewöhnten Umgebung. Es ist bestimmt in Gottes Rat, daß man vom Liebsten, was man hat, muß scheiden. Weinet über euch und eure Kinder! Vater ging weg, Mutter ging weg, sie ‚erschien' eher wieder als Vater, aber doch nur, um wieder wegzugehen, zu ‚verschwinden'. Oft Streit, Vater zweimal, Mutter einmal geschieden. Ich war schon als Kleinkind überaus empfindlich, wehleidig, weinte über jede Kleinigkeit, man brauchte mich nur anzusehen, schon kamen die Tränen, jedes Wort eine offene oder versteckte Kränkung. Ich fiel oft hin und habe heftig geheult. Mit Beginn der Schule migräneartige Kopfschmerzen (Mutter Migräne: stöhnte oft ‚o mein Gott, mein Gott!', also suchte sie Gott mit Schmerzen heim, alles Leiden von Gott verfügt, wen Gott lieb hat, den züchtigt er). Lernen von Anfang an ‚Kopfzerbrechen', die Lehrer Quälgeister, die Kameradinnen stechensticheln, die Buchstaben usw. stechen ins Auge (Sehschmerzen). Druck auf Kopfplatte, als ob ich oben anstieße, Haarweh usw. Das Großwerden ist also zunehmender Schmerz, die große Welt wehrt sich gegen mein Emporwachsen, ich muß es mir erk(r)ämpfen, dazu auf jede Kleinigkeit, in und aus der ja doch der ganze feindliche Zauber wirkt, peinlichst achten." Usw.

„Ich bin eine Nadel. Vater war Tapezierer, hantierte mit der großen krummen Nadel, Mutter Näherin, so habe ich von klein auf die Nadel als Zauberstäbchen in der Hand der Großen bestaunt: ob ich wohl auch den Nadelzauber würde beherrschen lernen. Schrecklich anzusehen, wie die Mutter eine ganze Reihe von Nadeln zwischen die Lippen nahm, usw. Oft versucht, mich des Nadelzaubers zu bemächtigen: sie stach mich unversehens, auch Mutter sagte oft ‚au', dann hatte die Nadel-Schlange sie gestochen. Viel Kopf-, Rücken-, Beinschmerzen gehabt, ging krumm, wie Vaters Nadel gekrümmt war; ‚geh gerade!' befahl Mutter, die selber ‚vom Schicksal gebeugt' ging, aber das Aufrichten tat weh (Spasmen der Rückenmuskeln), Mutter warnte mich oft vor der tückischen Nadel (‚sie kann leicht ins Auge gehen' usw.), aber mit 9 Jahren wurde ich eingeweiht und durfte nähen, aber immer mußte ich krampfig auf die Bewegungen der Nadel aufpassen. Mit 13 fuhr mir eine große Stopfnadel ins rechte Auge und verletzte Hornhaut und Linse; 1½ Jahre Behandlung, das

Auge ging mehr und mehr nach außen (wir haben uns als Kinder oft im Schielen geübt, um ‚alles zu sehen', und ich war eine bessere Schielerin als Schülerin), zuletzt sollte nochmal die Trübung der Hornhaut und Linse beseitigt werden, der Arzt sagte: ‚Jetzt machen wir das fertig, was die Nadel gemacht hat', ich erschrak tödlich, das Auge krampfte sich nach außen weg — und blieb definitiv in der Schielstellung. Angst auch vor spitzen Gegenständen aller Art, auch Knochen, an denen ich beim Essen herumknabberte in Angst, sie könnten hinunterrutschen. Mit 18 Jahren angeblich Nadel verschluckt. Wochenlange Untersuchung im Krankenhaus — ergebnislos. Usw. Ich bin eine Nadel auch in dem Sinne, daß ich gern steche und stichele, meine Leute haben keine Freude an mir. Ich habe seit vielen Jahren (jetzt 42 J. alt) die alten Schmerzen in Kopf, Rücken, Kreuz; Rheuma, Ischias usw. sagen die Ärzte und spritzen, vergeblich. Ich gehe gern krumm als Vaters Nadel, da sind die Schmerzen erträglich. Viel Schmerzliches in der eignen Familie, in der Ehe, da auch Prügelszenen." Usw.

„Ich habe schon als Kind viel Schmerzen in den Beinen gehabt. Mutter mußte den Dämon ausreiben-treiben, er hüpfte in das andere Bein, dann in die Schulter usw. Nachts im Bett Streckschmerzen in den Beinen: Bett = Sterbebett - Grab - Hölle mit Höllenqualen, Brennen, Ziehen, Reißen, Hitze, Schweißausbrüchen, ich lag auf dem Feuerrost, böse Geister zogen mich an Kopf und Beinen ‚groß'. Ich stolperte oft und fiel, das tat furchtbar weh, viel mehr als es eigentlich weh tat, mein Schmerz war eben der All-Schmerz, der ganze Schmerz, der Schmerz überhaupt, keiner konnte da mit mir wetteifern, ich litt für alle alles. Nach dem Essen oft Magenschmerzen, Leibschneiden, dann auch Zahnschmerzen, biß die Geschwister und Kameradinnen gern in die Finger, bekam ‚schlechte' Zähne, daher ‚taten sie mir weh', Beißen-Essen war eben Sünde, Schlechtes, am besten, die Mordinstrumente würden herausgezogen (später neurotische Paradentose), ich war eben ein verworfenes, schlechtes Wesen, das zur Strafe allenthalben gepeinigt wurde, im ständigen Kampf mit den Schmerzdämonen, den Teufeln, die mir die Schmerzen zufügten. Später öfter Klinikaufenthalt, dann auch Magen-Gallenkoliken, die nicht als neurotisch erkannt wurden, zwei Operationen, Diät, Arzneien vergeblich. Steh- und Gehschmerzen bis zu wochen- und monatelanger Bettlägerigkeit. In der Ehe viel Schmerzliches."

„Mutter bigott, war überaus streng zu mir, viele Prügel, viele Tränen. Einmal, als ich mit 14 J. aus der Schule nach Hause kam, befahl mir Mutter vom Fenster aus, ich solle die Milch aus dem Laden mitbringen. Ich nickte und holte die Milch und stellte sie in der Küche ab, trat dann ins Wohnzimmer — und bekam schwere Ohrfeigen und Schimpfworte dafür, daß ich angeblich nicht gehörig guten Tag gesagt hätte (ich hatte das schon von der Straße aus getan). Dann ran ans Klavier, üben, Mutter saß daneben, und wieder regnete es Ohrfeigen. Abends im Bett betete ich weinend: ‚Lieber Gott, so kann es nicht weitergehen. Nimm mich zu dir oder die Mutter!' Drei Tage später war Mutter tot. Ich wähnte mich schuld an ihrem Tode. Völlige Zerknirschung, — obwohl es doch eigentlich Gottes Angelegenheit war, mein Gebet zu erhören oder nicht, er hätte ja auch mich zu sich nehmen können, aber vielleicht war ich nicht würdig dazu, aber vielleicht war doch die Mutter so böse, daß sie sterben mußte, der Tod also nicht Erlösung, sondern Strafe war, usw. usw. Ich wurde aber doch bestraft an meiner Gebär-Mutter: die Periode verlief so, daß ich jeden Nachmittag ½5 Uhr einen Stich in den Unterleib verspürte und dann einige Tropfen Blut austraten. So blieb es all die Jahre. Ich war bei manchen Ärzten. Ein Professor, Direktor einer Universitätsfrauenklinik, riet zur Operation, er schnitt auf und nähte wieder zu, ‚gemacht' hatte er nichts; ebenso ein zweiter Professor, Direktor einer Universitätsfrauenklinik. Und unentwegt: nachmittags ½5 Uhr Stich → Blut. Endlich — ich war schon 40 J. alt, übrigens unverheiratet, Angst vor aller Sinnlichkeit usw. — fand ich einen Chirurgen, der mir die Gebärmutter herausschnitt, und damit war der ‚Denkzettel' Stich → Blut zerrissen: ich hatte meine Mütterlichkeit als Sühne für Mutters ‚Tötung' geopfert und durfte aufatmen, dennoch nie ganz vergessen." Aber im Laufe der Erkenntnistherapie „vergaß" Pat. den „Denkzettel" ganz (I. Teil S. 376).

„Ich war der Prügeljunge für meine Geschwister; was immer sie anrichteten, ich wurde für schuldig befunden und mit Worten, Schlägen, Hungern usw. bestraft. Das also war die göttliche oder teuflische Gerechtigkeit, die vom großen Vater mit Zustimmung der Mutter verübt wurde — nach dem Dogma: Kinder können gar nicht genug Prügel bekommen und der Bequemlichkeit halber das eine für alle (S. 102). Aber ich hielt eisern stand und entmachtete so die Großen: sie konnten machen, was sie wollten, mich kriegten sie nicht klein, kein Schmerzensschrei kam über meine Lippen, keine Träne aus den Augen. Ich wollte geradezu verprügelt werden, ich wurde zunehmend aggressiv, nahm die Großen unter die Lupe und wies ihnen frech die vermeintlichen oder tatsächlichen Fehler nach, ‚den Herrn Staatsanwalt' nannte mich den 10jährigen der Vater ironisch. Vom Prügeljungen zum Staatsanwalt — kein schlechtes Avancement, aber sehr, sehr schmerzlich und traurig: immer und immer die großen und kleinen Bosheiten zu finden, ewig im Kampfe mit den feindlichen Mächten zu stehen, ewig der Angeklagte und Ankläger des Schicksals zu sein! — indessen sollte ich nicht stolz auf diese Rolle sein?! Mit der Zeit habe ich ein dickes Fell bekommen, aber das ist nur Routine der Feinheit, und ich leide leidselig an der Leidenschaft, der All-Leider zu sein.“ Vgl. S. 63, 74.

„Für alles, was die jüngeren Geschwister ausgefressen hatten oder haben sollten, wurde ich vom Vater zur Rede gestellt. Ich sagte wahrheitsgemäß: ‚Ich war's nicht‘, aber da hatte ich schon die Backpfeifen weg: ‚Was‘, schrie Vater, ‚du lügst auch noch!‘ Ich wiederholte, ich sei es nicht gewesen, aber da gab es eine neue Tracht. So lernte ich, den Vater zu belügen: sagte ich ‚Ja, ich war's‘, obwohl ich es nicht gewesen war, so war Vater zufrieden, er glaubte, er hätte mir das Lügen ausgetrieben! Aha, auf die Missetat, wer immer sie begangen hatte, kam es nicht an, sondern nur auf das Jasagen. So überlistete-entmachtete ich den Alten-Gott-Teufel.“

„Auch zum Prügeljungen muß man geboren sein. Nicht jeder kann Prügel beziehen und ertragen, sich im Ertragen üben, die Standhaftigkeitsprobe ablegen. Ich habe es immer als Vorzug betrachtet, vom Vater im sog. blauen Zimmer — das war die Marterstätte — verhauen zu werden, also reizte ich den Vater absichtlich mit allerlei Unarten, provozierendem Gebaren usw. ‚Komm ins blaue Zimmer!‘ sagte er, und dann ging die Aushalteprobe los. Sie zu bestehen, war mir wichtiger, als in der Schule etwas Ordentliches zu lernen, und so ist aus mir nichts Rechtes geworden, obwohl ich einem ererbten Unternehmen vorstehe und es wohl auch gedeihlich führe — oder von meinen Angestellten, der Konjunktur usw. geführt werde und auch oft ‚Prügel‘ beziehe.“ Vgl. die Pubertätsmartern der Primitiven. Die Prügel sind da auch nicht Strafe, sondern Anerkennung seitens des Prügelmeisters. Die prügelnden Eltern und Schulmeister wähnen, sie könnten den Kindern die Unarten-Teufeleien ausgeißeln! Auch kann sich der Sünder selber den Teufel ausgeißeln! Ganz mittelalterlich-urzeitlich. S. S. 63.

D. Trauerneurose.

„O selig, o selig, ein Kind noch zu sein! Eines Tages fand ich (4 J. alt) mich vor als Ich, als Einzelwesen, von der Mutter, ihrer Obhut entlassen, verstoßen — warum eigentlich? was hatte ich verschuldet? Mutter ging immer schwarz, war immer wehleidig-traurig, weinte oft, verlassen vom Vater, der kaum sichtbar war und wann, uns keines Blickes würdigte, ein Fremder unter Fremden. Je mehr ich heranwuchs, desto mehr mußte ich erfahren, daß es für mich keine Freude, kein Glück gab, daß all mein Wünschen und Sehnen, all mein Bemühen nur zu Zielen führte, die nicht die erhofften waren, daß ich immer wieder absackte, mit Mißerfolgen mich bescheiden mußte, vom Mißgeschick verfolgt, ein Pechvogel war in Beruf und Liebe, und so oft die andern mich lobten, so war das doch nur ein heimliches Bedauern, und ihr Glückwünschen war nur ein Glück wünschen, das ich also gar nicht hatte und das sich mir versagte. Gleich beim Erwachen fiel und fällt mein Depri (so nenne ich meine Depressionen) über mich her: nun geht's wieder los, ein neuer Tag des Unheils, des ergebnislosen Ringens, der Fehlschläge, deren mancher sich mir als Erfolg vorgaukelt und sich dann doch nur als ein Erfolg in der Kette der Mißerfolge erweist, — mein einziger Erfolg ist, daß ich aus dem Ring der Mißerfolge nicht hinauskomme, aber damit eben die Vollendung des Unheils auf halbem Wege banne. Ich sehe überall nur Trümmer, Verwesung, Untergang — und das eben ist meine Mission: die Mächte des weltfeindlichen Geschickes eben noch rechtzeitig, noch vor der völligen Zerstörung der Welt zu entdecken und so aufzuhalten." Vgl. „Hölle, wo ist dein Sieg, Tod, wo ist dein Stachel!?" Usw. Vgl. § 2 Nr. 10.

„Mein Unglück, mein Unglück, mein Unglück! ... Mir ist schon immer alles schief gegangen, fragen Sie mich nicht. Ich hab's verdient. Mein Elternhaus war die Hölle, und ich sündigte mit. Großvater lebte bei uns, ich war kaum 4 Jahre alt, da holte er mich in sein Zimmer und nötigte mich, seine Schlange herauszuholen und daran herumzuspielen, so daß sie ganz groß und steif wurde, — und ich Verfluchte tat's, ich wußte ja nicht, was ich tat, aber Sünde war's doch, und einige Zeit später rieb der Alte mir mein Schnittchen, und ich ließ es zu, hielt es auch vor den Eltern geheim, das ging so Jahre hindurch, fast alle Tage. Als ich älter wurde, erfuhr ich, daß ich die Geschlechtssünde begangen hatte die ganze Zeit — da gibt es keine Rettung (vgl. Tannhäuser usw.), ich habe das auch nie gebeichtet, so sind alle Beichten hinfällig, und ich muß ewig in der Hölle bleiben, mea maxima culpa wird gerächt dadurch, daß ich sie immer wieder begehen muß — muß, ja muß, es bleibt mir nichts anderes übrig, der Satan will sein Opfer haben — und ich bin eben das Opfer, darum mußte ich auch die Ehe begehen."

„Ich liebte als Kleinkind das Dunkel, die Nacht. Suchte mich Mutter, so hockte ich still zusammengeduckt in einem Kellerwinkel: Kind im Mutterleibe. Nachts saß ich im Bett und starrte in die Finsternis. Das war mein Daheim. Ich wagte mich kaum ans Licht, als Nachtwesen mußte ich ja im Lichte vergehen, die Sonne würde es an den Tag bringen, wer eigentlich ich war. Mühsam schleppte ich mich in unsere Dorfschule: ein Nachtwesen darf nichts lernen, darf überhaupt nicht ins Leben treten, ich mußte verzichten, war auserwählt-verflucht, auf alles zu verzichten. Meine ältere Schwester heiratete ins Nachbardorf, bekam drei Kinder, ich besuchte sie einmal: sofort wurden die drei Kinder krank, das war mein Todeszauber, meine Hexerei, ich reiste schleunigst in meine Hölle zurück (ich hatte den kleinen Hof meiner Eltern geerbt, er wurde-wird vom Nachbar mit versorgt, für mich brauche ich nichts). Ich bringe Tod, wohin ich komme. Ich darf nur in der Dämmerung auf die Straße gehen, d. h. dahinschleichen wie ein, nein als Todesgespenst. Ich darf mein Gesicht niemals zeigen: immer die Hand davor, durch die Spalten zwischen den Fingern hindurchluchsen usw. Einmal wollte ein junger Bauer den Hof haben und mich dazunehmen, er wollte mich, wie er sagte, lieben, aber kann man eine Hexe lieben, ich offenbarte mich ihm, dem Einzigen, er ging, für mich gibt es nur Verzicht, Verzicht. Verleugnet euch, verlaßt die Welt! — das einzige Heldentum auf Erden. So bin ich eine Heilige in der Hölle."

„Ich habe Mutters Tod verschuldet, sie sagte manchmal: ‚Du bist ein Nagel zu meinem Sarge'. Ich war immer schwermütig, unzugänglich, habe mich nie freuen können, wenn ich auch manchmal das Lachen der andern imitierte. Mutter konnte mit mir nichts anfangen. Die ältere Schwester wurde bevorzugt, sie ging in die höhere Schule, ich war Aschenputtel, da habe ich im stillen gemeutert, und dann starb Mutter. Nun ruft sie mich immer zu sich, ich muß immer an sie denken, an meine Schuld, die ich nur mit meinem Tode sühnen kann, aber mehrere Selbstmordversuche mißglückten, obwohl mir Mutter erschien und winkte, nicht einmal die Hölle wollte mich haben, ich war dazu verdammt weiterzuleben und zu büßen, büßen. Nur einmal war so etwas wie eine Erlösung zu mir gekommen, das war, als mein Karl um mich warb und wir heirateten, aber ich weiß, seine Liebe war nur Mitleid — und aus Mitleid mit ihm ergebe ich mich ihm ohne Lust, ich helfe mit im Geschäft, so gut ich kann. Meine zwei Töchter sind meine Ebenbilder, die armen Mädchen!"

„Ich bin Zuhälter. Aus lauter Verzweiflung, daß ich weder in Beruf noch Liebe auf einen grünen Zweig kommen konnte, habe ich mich der Unterwelt verschrieben und betreibe ihre Geschäfte — so bin ich wenigstens zu etwas nutze. Traurig, aber wahr. Auch mein Vater war ein Trauerkloß, saß daheim und kluckte vor sich hin. Mutter ging auf Arbeit..."

E. Freudeneurose.

„Im Elternhause ging es immer sehr heiter zu, es wurde nichts ernst genommen, nur das eine: eben das Nichts-ernst-nehmen wurde sehr ernst genommen. Die Eltern waren noch selber Kinder, sie tobten mit uns herum, sprachen kindisch und albern in unserer Kindersprache, bes. wenn Vater betrunken war, was sehr oft vorkam: er weckte uns dann nachts und balgte sich mit uns herum, es war ein großes Gekreische, manchmal recht arg, aber wenn Mutter Einspruch erhob, wurde sie ausgelacht. Wir waren auch als ältere Kinder noch läppisch, tanzten den Lehrern auf dem Kopfe herum, machten uns nichts aus schlechten Zensuren, sie waren uns nur Beweise für die Dummheit der Lehrer, die mit unserm ‚holden Leichtsinn' nichts anzufangen wußten und den Unterricht viel zu tragisch nahmen: man geht doch nicht in die Schule, um etwas zu lernen, sondern die Aufgaben und die, die sie stellten, lächerlich zu machen. Man weiß ja schon alles: wozu die Einzelheiten, die doch nur Neckereien waren, aber bösartige, die man weglachen mußte — sozusagen ernsthaft weg- und aus-lachen, somit entmachten — wie später alle Ansprüche des Lebens. Ich habe nie verstanden, wie sich jem. Mühe geben kann; ich war und bin am Anfang schon fertig, wer zuerst lacht, lacht am besten. Vater war in seinen Geschäften nicht immer glücklich, aber das Schicksal hat es dann doch immer zum Guten gewendet, Fortuna war ihm hold, so gelang ihm alles, denn was ihm nicht gelang, war ihm auf weitere Sicht doch gelungen, er war wie ich ein Glückspilz, aber ich habe ihn doch des öfteren seufzen gehört darüber, daß seine Angestellten alles machten und er im Betriebe nur störte. Auch die Weiber lagen ihm zu Füßen. Ich bin sein Erbe — ich und der Vater sind eins, ich erledige alles spielend, und was ich unerledigt lasse, ist eben damit erledigt, erledigt sich von selbst. Aber ich muß schon sagen: so recht glücklich fühle auch ich mich nicht in meinem Glücke, es ist mir unheimlich, daß alles ohne mein Zutun klappt — zu klappen scheint, und was nicht klappt, klappt eben in dieser Weise und geht gut aus (so wähne ich, ich weiß ja gar nichts von ernsthafter Tätigkeit, Planen, Erwägen, Anordnen usw., was eigentlich doch ein Chef tun muß-müßte). Es ist wie eine Versuchung des Teufels, der mir alles Weltliche, Geld und Gut und Liebe in den Schoß wirft, um mich Gott zu entfremden, am Ende ist alles ein großer Schwindel, an dem ich eines Tages zugrundegehen werde. Wenn mir Fortuna davonrollt, werde ich hilflos sein, denn ich habe ja nichts Ordentliches gelernt. Es ist eben kein reines Glück, Glückspilz zu sein. Oft packt mich ein heimlich Grauen." Vgl. Student von Prag, Peter Schlemihl, „Noch keinen sah ich fröhlich enden, auf den mit immer vollen Händen die Götter ihre Gaben streu'n", „Mit des Geschickes Mächten ist kein ew'ger Bund zu flechten, und das Unglück schreitet schnell".

38. Welterlöser (I §§ 31, 32). Jedes Kind ist ein Christus (χριστός), d.h. ein in der genitalen, dann zerebralen Geburt Geprüfter. Das gesunde Kind wächst aus dem Christus ins Christentum, d. h. es besteht die weiteren Prüfungen in zu-

nehmend menschlicher, d. h. hier physizierter Weise. Der Neurotiker dagegen lebt (zumeist unwissentlich) als ein Christus im Sinne von Welterlöser: soweit krank, bleibt er Kleinkind, also vor dem Heranwachsen ins Menschliche-Weltliche bis in die Humanik und ist feindlich gegen die als feindlich mißdeutete Entwicklung, die sich in seinen gesünderen und fast-gesunden Anteilen vollzieht, — „feindlich" im dämonistischen Sinne. Das Heranwachsen ist ihm eine dauernde Versuchung (und man bittet ja Gott, uns nicht in Versuchung zu führen, aber vergeblich: man wächst doch heran), eine Last und ein Laster, eine zunehmend lockende-drohende Gefahr, schuldig, sündig zu werden, eine Empörung gegen die Oberen-Großen-Götter, den einigen Gott, dessen Liebe und Gnade man sich nur versichern kann mit dem Kind-bleiben, der blinden Unterwerfung, die aber eben doch die Entmachtung der „höheren Gewalten", die Wahrung der eignen Alleinheit-Gottheit, die unio chaotica-magica ist. Also auch das neurotische Kind wächst heran, das ist biologisch unvermeidlich, es gilt nur eben als Wirkung des Teufels, des Tiufels, der seine Kinder (sind sie aber nicht Gottes Geschöpfe??) aus der Tiefe in die Höhe, in die olympischen Gefilde kämpferisch emporführt und auf diese Weise die Götter und den Gott an ihrer Spitze überwindet (Götterdämmerung). Von seinem kranken Anteil aus möchte der Neurotiker im Ursprung, in der Alleinheit mit der mater natura, in ihrem Schoße-Schutze verbleiben und rät sozusagen den reifenden Anteilen von ihrem Empor um so dringender ab, je mehr der infantile Anteil auswuchert, aber das Verbleiben im Ursprung ist nicht durchführbar: die biologischen Gesetze sind „mächtiger" als der Ursprung, der ja eben Vergangenheit ist, und das „Verleugnet euch, verlaßt die Welt!" ist ein leerer Rat, den niemand, auch nicht der, der ihn gibt, befolgen kann. Die Neurose widerlegt sich also selbst: auch der Neurotiker wird größer-älter, partiell reifer, kommt insofern nach oben, mag er auch wähnen, er sei oben immer noch unten, auch er ist „bloß" ein Mensch, mag er auch wähnen, die Gottheit zu sein, er ist bloß ein kranker Mensch, und nur ein kranker Mensch kann wähnen, „Welterlöser", ja „der Welterlöser" zu sein. Jeder Neurotiker huldigt diesem Wahn, aber er hat unzählige Konkurrenten, und noch keinem ist die „Welterlösung" gelungen, auch Gott selber nicht: er ist ja noch immer mit der Bannung des Teufels (der aber doch mit seiner Zulassung oder Veranlassung wirkt!) beschäftigt (wie umgekehrt der Teufel mit der Bannung Gottes), und noch immer droht allen Menschen das Jüngste Gericht und allen Sündern das Fegefeuer oder die ewige Verdammnis. Wovon auch sollte die Welt erlöst werden? Die Welt ist Gottes Werk, und dennoch ist sie des Teufels Werkstätte — und Gott, der Allmächtige, kann ihn offenbar nicht exmittieren, muß also die Welt vernicht(s)en, also die Welt von der Welt erlösen — aber dann soll ja eben das Jüngste Gericht stattfinden, also Himmel und Hölle weiterbestehen in alle Ewigkeit! Es geht eben nicht ohne Oben und Unten ab seit der kindlichen Weltkatastrophe (s. Nr. 9), bei der aus dem Chaos, aus der Alleinheit die Gegensatzpaare entstanden und entstehen. Es bleibt uns nichts anderes übrig, als nolens-volens die Pyramide des Lebens hinauf- und von der Spitze auf der andern Seite abwärtszusteigen, und die Frage, warum das so ist, richtet sich an das Metaphysische (Vorsehung, Allmacht, Schicksal, Gott, Teufel usw.), das ja eine physische Antwort nicht geben kann, und obendrein nur fingiert ist, also realiter nicht existiert, also wiederum nicht antworten kann. „Wir wissen nicht, warum wir leben, aber wir müssen es wissen, um zu leben", deklamiert ein philosophischer Leerstuhl, der noch nicht einmal weiß, daß sich die Kategorien nicht auf das Sein als solches anwenden lassen (I S. 50 usw.).

Den Wunsch, Kind, am besten ungezeugt-ungeboren zu werden, kann nur hegen, wer es nicht mehr ist. Was soll der unsinnige Wunsch nützen! Auch Jesus mußte groß werden, um einzusehen, daß „der Kindlein das Himmelreich ist", und auch er konnte nicht wieder Kindlein werden, sprach sich also selber das Himmelreich ab. Niemand kann wiederum in seiner Mutter Leib kriechen, man kann sich nur des Ursprungs aus dem Mutterleibe, aus dem Schoße der Mutter Kirche erinnern (Andacht-Andenken), die Kirche ist zwar das Haus des Herrn, aber geboren werden die Kinder nun eben von der Mutter.

39. Die WA des Neurotikers *systemisiert* und *fixiert* sich im Laufe der Entwicklung wie die Assoziationen der Denkzellen (serienmäßige Abläufe, die man in ihrer Abartigkeit als Zwang, Dressur, Training, Angewohnheit usw. bezeichnet), und kein Neurotiker duldet den Einbruch in sein erstarrtes System: er muß, will er genesen, aus diesem System herauswachsen, und dies ist nur mittels weltanschaulicher Aufklärung bis zur realischen Erkenntnis möglich; man muß also *am Prinzip operieren*, die Axt an die Wurzel legen. Der Neurotiker wähnt, seine Lebensmethode sei die einzig mögliche, und ihr geringstes Verlassen wäre sein Untergang, sein Sturz ins Bodenlose. Er lebt sozusagen unter Wasser und wähnt, er könne nur unter Wasser leben, und findet gemäß seinem System fortwährend Bestätigungen für die Allrichtigkeit seiner Lebensweise und kann sich gar nicht denken, daß es ein Leben über Wasser gibt, — und dabei atmet er in Luft und Licht. Er wähnt, er könne-müsse — das eben sei seine Mission, seine Weltaufgabe — die Last der Welt ent-lasten, indem er sie stöhnend und zusammenbrechend trägt. Er wähnt, er könne-müsse die Laster

der Welt ent-lastern, indem er sie meidet (Abstinenz) oder begeht (Abusus). Er glaubt an die absolute Richtigkeit seines Denkens und Tuns, obwohl oder indem er in prinzipieller Zweifelei schwelgt. Er lebt in Verwirrung und wähnt, wer ihm seine Verwirrung aufzeigt, bringe ihn in Verwirrung. Aber wie soll die Verwirrung entwirrt werden, ehe man sich ihrer bewußt wird!

40. „Armes Männi!" bedauerte sich der 5jährige Michael: vom Himmel auf die schaurige Erde-Hölle herabgezaubert-gesandt-verworfen (warum? wofür?), Märchenprinz zum Diener erniedrigt, aber doch der hohen Abkunft sich bewußt: nur das Erhabene kann sich erniedrigen-erniedrigt werden und eben damit seine Erhabenheit beweisen; so muß er sich auch und gerade in der Hölle der Hölle fernhalten, freilich mit den Wölfen heulen, um eben nicht erkannt-gebannt zu werden und dereinst wieder auffahren zu können — der ewige Christus.

41. Der Neurotiker hat es in seinem Wahn, Gott-Mensch zu sein, schwer: erkennen ihn die andern als Menschen, so ist es aus mit seiner Gottheit, und erkennen sie ihn als Gott, so ist es ebenfalls aus mit seiner Gottheit: einmal Gott erkennen heißt ihm überlegen, der Übergott sein, ihn entmachten — und ferner man würde „Zeichen und Wunder" von ihm erwarten-verlangen (Gott kann doch nur Wunder tun!) — und er kann doch nur Menschliches leisten, er kann nur sich und die Gläubigen glauben machen, sein menschliches Tun wäre göttlich-wunderhaft, aber geht das auf die Dauer? werden die andern nicht dahinterkommen, aus der Suggestion erwachen, den Nimbus zerstören, den Wundertäter als nur wunderlich auslachen, als Schwindler und Charlatan entlarven? Und wie ist es, falls der Gott-Mensch selbst sein eignes Geheimnis erkennt: ist dann sein Zauber nicht auch erloschen, von „ihm" selbst an oder in „sich" selbst zerstört? aber wie soll das möglich sein? wie kann Zauber erlöschen? Also man hüte sich vor sich selber und vor der Welt! Aber auch in die Einsamkeit dringen die Versuchungen ein: die eignen Zweifel und die Prüfungen, die jeweils als sog. Aufgaben, Lebensansprüche, als Rechte und Pflichten in Beruf und Liebe zu „erledigen" sind, — wie zu erledigen? nun natürlich mittels Zaubers, der den Zauber der Aufgaben und derer, die sie stellen, bannt: es gilt ja nicht, menschliche Aufgaben menschlich zu erfüllen — das mag für die gewöhnlichen Sterblichen zutreffen —, es gilt ihre Dämonie (in der je spezifischen Art der Neurose) zu entmachten.

42. Der Neurotiker besteht niemals eine Prüfung (und das Leben ist eine ununterbrochene Reihe von Prüfungen: HASTF-Reihen, Sstadium = Prüfung), er übersteht sie bloß: er geht nicht hin oder flüchtet oder streitet-mogelt-schwindelt sie weg

oder sich drumherum und scheinbar durch oder vergleichgültigt sie oder lacht sie aus — wer könnte auch einen Gott auf die Probe stellen, wer den All-wissenden auf Einzelwissen befragen, nach lächerlichen menschlich-irdischen Maßstäben beurteilen! „Ich habe schon mit 4 Jahren einer Versammlung vorgegeigt und viel Beifall gefunden — soll ich geigen lernen? Nun, ich habe Unterricht genommen, aber ich habe den Lehrer unterrichtet, daß ich (man) ohne Noten viel besser und überhaupt erst richtig spielen kann, und das hat er nicht begriffen." — „Großvater spielte Baßgeige, Vater Kniegeige (Cello), ich habe schon mit 3 Jahren die Geige aus dem schwarzen ‚Sarg' herausgeholt und gefiedelt, d. h. die in der Geige geheimnisvoll schlummernden Töne zum Leben erweckt. Großvater war ein Baß, Vater ein Cello, ich eine Geige (Kameraden nannten mich Geigenfurz). Vater war Friseur, schnitt Köpfe ab — das waren dann die Noten-Toten, ich mußte lernen, sie (magisch) zu beherrschen, sie narrten mich, tanzten auf und ab, spielten mit mir und ich spielte mit ihnen, das war eben das Geigenspiel, die Vielfältigkeit der Noten war die immer gefährlicher werdende Probe, ob es mir gelingen würde, die Totenköpfe richtig zu treffen und so in meine Zaubergeige einzufangen. Die offenen Noten waren für mich tote Augen, deren starrem Blick ich (mit Überspielen) angstvoll auswich und die ich damit wegzauberte. Mein ganzes Studium war darauf abgestellt, daß ich ein perfekter Spielmann im Totenreich werden würde: ein Christus oder ein Teufel? Nur darf niemand mein wahres Wesen erkennen, und so habe ich schreckliches Lampenfieber, das mich wie ein unsichtbarer Schleier einhüllt." — „Ich habe nie etwas gelernt, sondern mich mit den unzähligen Einzelheiten und denen, die sie mir vorführten, herumgeschlagen als mit bösen Dämonen, aber um diese zu treffen, mußte ich sie ja eben kennen lernen, dazu ging ich in die Schule, in die Lehre, die Prüfungen waren mir unheimlich, es ist mir aber gelungen, die Prüfer zu überlisten, und so mogele ich mich durchs Leben." — „Ich gelte als großer Gelehrter, aber ich habe nur eine Unmenge totes Wissen in mir, besser um mich aufgestapelt, mich also in der Technik der Entzauberung der Wissenseinzelheiten in mein Allwissen und in der Vorführung dieser Technik vor meinen Kollegen und Studenten geübt, nur gut, daß mich keiner bei diesem Schwindel erwischt; meine Methode ist, alles zu bestreiten, was meine Allwissenheit stören-zerstören könnte, dazu steht mir eine starre, aber für alle Fälle ausreichende Rabulistik zur Verfügung."

43. Jeder Neurotiker ist — als Infantilist — der vom Himmel gefallene Meister, also der Meister aller Meister, der Meister der Entmeisterung aller Meister, „der Meister an

sich“, der nichts zu lernen braucht, der Alles- und Nichtskenner und -könner, der Alles- und Nichtswisser usw., die Alleinheit-Alldämonie. Wie sollte der Meister aller Meister von einem Meister etwas lernen können, vor ihm eine Prüfung, gar die Meisterprüfung ablegen! Wie könnte die Gottheit von den Menschen etwas lernen, wer könnte die Gottheit prüfen, sie sei Gott oder Teufel (Gott der Tiefe)! Kann man die Gottheit auf die Schulbank oder in die Werkstätte befehlen? Wie könnte die Allheit sich für die Einzelheiten interessieren, — die sie auflösen würden! „Wenn einer zu lehren und zu befehlen hat, bin ICH es, der Welt Meister, der Weltmeister. Mein Beruf, mein Liebesleben, meine Freundschaften sind — nun ja, biologische Eigentümlichkeiten meines Organismus, aber doch eben Gelegenheiten, mein Weltmeistertum im Sinne der Entmachtung der feindlichen Dämonie, also mein Welterlösertum zu betätigenbestätigen, meine Mission durchzuführen. So war ja Jesus Arzt-Heiland, Philosoph, vielleicht auch Politiker: Weltlehrer; eine Prüfung hat er nie bestanden: wer hätte ihn auch prüfen können! Gott prüfen, heißt: Gott versuchen, und das nimmt er schwer übel. Nun ja freilich, ICH der Neurotiker ‚bin‘ ein ‚großer Mann‘ mit hohen Titeln und Ehren, aber wer bin ich eigentlich? ein armer Teufel und Taugenichts? Wenn die Leute in mein Inneres sehen, den ständig nagenden Generalzweifel entdecken könnten, das wäre mein Ende.“

44. Über die Imitation. Es sind zu unterscheiden die normale und die abnormale Imitation. S. 5. Bd. S. 279 ff., auch I § 33 Nr. 149.

A. Im Chaos existieren noch nicht Ich und Du, alles ist eins. Mit dem Beginn der Individuierung, also der kindlichen Weltkatastrophe (Nr. 9) setzt die Gegensätzlichkeit ein, somit auch die Imitation (Nachahmung) und zwar im Rahmen der biologischen Beschaffenheit des Kindes (4. Bd. § 6,$_{11}$, § 7,$_{1}$, B). Zunächst erfolgt da die Imitation im Sinne der metaphysischen und zwar animistisch-magischen Einheitlichkeit (vgl. „psychisches Kontinuum“ usw., 1. Bd. S. 119 usw.). Das Kind, das in diesem Frühalter Mutters und anderer „Vorbilder“ Worte und Bewegungen „nachmacht“, unterscheidet also zwar beginnend Ich- und Du-Vorgänge, aber sie alle geschehen zunächst in der Alldämonie, im Allzauber des Ich, sodann im Sinne der Übernahme des (beginnend individuierten) Fremdzaubers in den Eigenzauber. Dies gilt auch für die Ausführung von Bitten, Befehlen usw., wobei die Handlung die des Partners imitiert, dessen Zauber sich somit in der Regie des Imitierenden vollzieht, ja es gilt ganz allgemein, z. B. den Blitz hat das Kind mit seinem Zucken usw. magisch übernommen, es ist magisch selbst der Blitz (S. 82), den Pferdezauber übernimmt das Kind, indem es das Stampfen und Wiehern nachmacht und sich so selbst zum Pferde macht (S. 77 f.), rennt das Kind hinter einem andern und holt es ein und gibt ihm gar noch einen Schlag, so ist das (imitativ) verfolgte Kind im Zauber des Siegers (vgl. Handauflegen, Feind schlagen usw.) usf. Mit der fortschreitenden Individuierung-Physizierung differenzieren sich auch die metaphysischen Mächte, die ja in die physischen Individuen hineinfingiert werden, so daß auch die Imitation, z. B. die lernmäßige, mehr und mehr physischen Charakter gewinnt und nicht mehr eine metaphysische Identifikation bedeutet. Im mystischen Zeitalter fällt es keinem Gesunden ein, Gott oder Teufel, die ja im Himmel bzw. in der Hölle wohnen, zu imitieren und sich so mit ihnen zu identifizieren, und erst recht im humanischen Zeitalter imitiert der Gesunde manchmal andere Individuen, eignet sich aber dabei niemals deutungsmäßig ihre Seele oder ihren Geist an. Der „Mime" X spielt z. B. „die Rolle des Königs Lear", d. h. er hat als Künstler RSe, deren Funktionen den vermutlichen (von Shakespeare berichteten) Funktionen Lears weitgehend ähnlich sind; X ahmt also Lear einfach als Menschen nach. Herr Y berichtet „dramatisch" Worte mit Mienen und Gesten des Z aus einer Unterhaltung. Ein „Simili"-Edelstein ist die Imitation eines ähnlichen echten Edelsteins, vom Laien oft schwer, vom Kenner leichter bis leicht zu erkennen, nur ein Betrüger sucht die Imitation als Echtheit vorzutäuschen, er ist eben ein Betrüger. Die normale Imitation ist als solche kenntlich. Wir pflegen denn auch den Gesunden nicht als Imitator zu bezeichnen — abgesehen von gewissen Virtuosen, z. B. den Tierstimmenimitatoren usw.; den Schauspieler wird man nicht Imitator nennen, wenn auch „Mimen, dem die Nachwelt keine Kränze flicht".

B. Dagegen ist jeder Neurotiker ein Imitator, genauer ein Imitierer, ein Imitationist. Er ist ja, soweit krank, in der kindlichen Weltkatastrophe stecken geblieben, also in der WA, in der er das gespenstisch auftauchende Du als Rätselwesen, das der Alleinheit-Alldämonie ein Ende machte, auffaßte und in seinem dämonischen Wirken durch die kindliche Eigendämonie entmachtet werden konnte-mußte, in der Zeit des „Sein oder Nichtsein — das ist hier die Frage". Diese Entmachtung der Dus, deren Zahl, Größe, Gefährlichkeit immer mehr zunahm, geschah eben im Vollzug der Imitation. Ihr Sinn ist also: ahme ich das Du 100%ig nach, so ist sein Zauber der meinige und kann mir auch das größte Du nichts anhaben, — und probatum est: ich bleibe ja am Leben, der Zauber der Großen ist gebannt, mein Zauber ist ihm überlegen. Die Imitation geschieht je nach der biologischen Struktur und Funktion des Kindes, also je nach der Spezies der ererbten Neurose, z. B.

in Form der Unterwürfigkeit-Aufsässigkeit (Gegenstücke). Vgl. die Verfahrensweise der Primitiven gegenüber ihrem Häuptling-Gott-Tyrannen, dessen dämonische Macht mittels Nachahmung = Übernahme aller seiner Worte und Taten, wie immer sie geartet sind, auf die Sklaven-Untertanen übergeht, bes. im Pubertätskampf, in dem ja eben die Nachahmekunst als Fähigkeit zur Nachfolge vom Herrn-Gott geprüft wird. Also der blinde Gehorsam wie die blinde Empörung sind Methoden der Imitation der Großen-Herren und somit ihre Entmachtung. Vgl. z. B. das Latah der Malaien, das Mali-Mali der Tagalen usw., und „Zu Dionys dem Tyrannen schlich Damon, den Dolch im Gewande".

In dieser primitiven WA und Verfahrensweise ist also der Neurotiker, soweit krank, verblieben, und seine reifenden Funktionen sind um so mehr krankheitlich nuanciert, je mehr der infantile Rest zum Über-rest auswuchert. Der Neurotiker imitiert also „prinzipiell" (e principio) die Dus, und daran ändert sich auch bei seinem Heranwachsen nichts: seine (partielle) Reifung ist „grund-sätzlich" auch nur Imitation der Größeren und Großen als das einzig mögliche Verfahren, das Dämonische der Großen in die eigne Gottheitlichkeit-Alldämonie hineinzuentmachten, alle Differenzierung ins Chaos einzuschmelzen und so mit „der Welt", dem „Weltlichen" fertig zu werden; dazu allein dient ihm sein Heranwachsen, also das Lernen in der Schule bis zur Universität und darüber oder in der Lehrstelle bis zur Meisterprüfung und darüber, das Heranwachsen in Platonik und Sinnlichkeit, also bis zur Meisterprüfung in Beruf und Liebe, die er bestenfalls übersteht (Nr. 42), und weiterhin in allen seinen Leistungen bis an sein Lebensende (falls er nicht genest!). Das Imitieren, sei es als Abstinenz, sei es als Abusus in jeder Art der Neurose, ist die kindliche, genauer kindische (infantilistische) Manier, die (fingierte) feindliche Dämonie, mag sie als Mücke oder Elefant auftreten, auszulöschen und so zu übernehmen, der Alleine zu bleiben. Er kann gar nichts weiter als imitieren: er ist kein echtes Kind und kein echter Erwachsener, er imitiert die Größe — und ist doch „eigentlich" ein Wichtlein, und er imitiert die Kleinheit — und ist doch „eigentlich" 30 oder 40 Jahre alt, sein Tun ist Kinderspiel im großen Stil, er ist ein Riesenzwerg, ein Zwergriese, ein Kleinkind in Großformat, eine Scheingröße, ein Scheinmensch, ein Gespenst, das sich groß und klein zaubern kann, er imitiert den Menschen, als ob er von Gott und Teufel besessen wäre, und den Gott und Teufel, als ob sie den Menschen besessen hielten, er mimt den Tyrannen — und ist doch der Sklave seiner Sklaven, und er mimt den Sklaven — und ist doch der Tyrann seiner Sklaven, er mimt den Allmächtigen — und ist doch „eigentlich" ohnmächtig, er mimt den Ohnmächtigen — und ist doch „eigentlich" allmächtig, er mimt den Allwissenden-Allweisen-Allbesitzer-Allwürdigen usw. — und ist doch „eigentlich“ das Gegenteil, er ist ja immer das Gegenteil vom Gegenteil, ein Pseudo, ein Chamäleon, er weiß nicht, woran er ist mit sich und den andern, es bleibt ihm nur übrig, „zu tun als ob...“, er mimt das Auserwählt-Verfluchtsein (vgl. „des Menschen Sohn“ und zugleich „Gottes Sohn“), den Allverantwortlichen, der für nichts verantwortlich ist (die Verantwortung „schiebt“ er dem Imitierten zu: wie schlau!), er imitiert den 100%igen Freund der Menschen, deren 100%iger Feind er ist, den Altruisten, der nur das egoistische „ad maximam meam gloriam“ kennt, den Welterlöser, der schuldlos alle Sünde, alles Leiden auf sich nimmt und so der Allsünder-Allsühner ist, — den es nicht gibt, er mimt den Ehrenmann und hat doch immer ein schlechtes Gewissen, und mancher ist ja auch tatsächlich ein Verbrecher, er imitiert den Fleißigen in der Art des Überfleißes, der „alles in einem“ leistet (Leerlauf), oder der Faulheit, die mit allem Fleiße den Arbeitsdämon bannt, wo er sich auch zeigen möge, kurz alle seine Funktionen geschehen in der Art, als ob sie den andern ab-geguckt, also magisch übernommen seien, wobei es immer zweifelhaft ist, ob sie seine eignen oder die der andern oder alle einheitlich, alleinheitlich sind. Dazu muß er freilich zwanghaft die Worte, die er zwanghaft nachplappert, die Bewegungen, die er zwanghaft imitiert, mit 100, ja 150%iger Genauigkeit beachten, beobachten, auch sich selbst (gegenständlich oder begrifflich) ebenso genau kontrollieren, dazu auch die vermeintliche oder tatsächliche Kontrolle der Imitierten, kurz es darf nicht die allergeringste Differenz zwischen der imitierten und der imitierenden Bewegung „herauskommen“, — die doch tatsächlich immer vorhanden ist. Jede Selbstbestätigung ist eine Selbstwiderlegung.

Der Neurotiker lebt in der Imitative, nicht in der Initiative, er imitiert aber auch die Initiative des jeweiligen Partners. Dabei ist er in ständiger Angst, als Imitierer entlarvt und damit „aus der Liste der Lebenden gestrichen“ zu werden, — so wie die menschgewordene Gottheit ständig in Angst sein muß, als Gott oder als Mensch entdeckt und so entmachtet zu werden. Er ist nun freilich auf Imitation trainiert, aber auch die auf Echtheit trainierte Imitation verrät die Unechtheit sogar der Imitation: es handelt sich ja um fixierte kranke Reflex-Assoziationen, aus denen es kein Entrinnen gibt — außer im Wege der Erkenntnistherapie.

45. Der allmächtige Bettler lebt „den Menschen“ ein „gottseliges Leben“ vor, er hütet sich streng davor, den Menschen die Arbeit wegzunehmen, er bannt den Arbeitsdämon, der Allherr, der Herr des All, der Welt arbeitet auch nicht — was sollte er auch tun? wie sollte er entlohnt werden? Gott

erweist höchstens Gefälligkeiten, Gnaden, „sehet die Vögel unter dem Himmel an, sie tun auch nichts, und der himmlische Vater ernährt sie doch" (Unsinn: sie müssen sich ihr Futter fangen, ihr Nest bauen usw.). „So ist die Menschheit verpflichtet, Mich zu erhalten, damit ich sie und die Welt erhalten kann (man muß ja schließlich essen und trinken und sich kleiden usw.), mir zu dienen, der Vater Staat hat mir Rente zu zahlen (ich bin arrogant-bescheiden), alle müssen mir opfern." Säugling im Großformat: die Eltern sind zur sozialen Gemeinschaft ausgewachsen und haben ihm als solche weiterzudienen. Rentenneurose, Bettlertum im Geruch der Heiligkeit (Typus: Franz von Assisi).

46. Timeo Danaos et dona ferentes. „Den Großen gegenüber ist jedes Mißtrauen berechtigt, ja notwendig, um ihren Zauber unwirksam zu machen. Ich habe nur Vertrauen zu meinem Mißtrauen, hoffentlich täuscht es mich nicht! Es gibt keine Freunde, es gibt aber maskierte Feinde. Jedes Du ist mein (magischer) Todfeind, auch darin, daß es mich zwingt, es für meinen Todfeind zu halten, also meine Sehnsucht, unbehelligt zu leben, abzutöten. Die Neurose läßt mich nicht leben und nicht sterben, sie ist mein Glück und mein Unglück, mein Schutz und mein Verhängnis — meine Ewigkeit." — „Ich habe mir oft vorgenommen, den Menschen, die sich Freunde nannten, zu vertrauen, ja blind zu vertrauen, aber ich bin jedesmal enttäuscht worden." Nun gewiß: das „blinde Vertrauen" ist ja nur ein Experiment des Mißtrauers, es stellt den Partner so lange auf die Probe, provoziert ihn so lange, bis er vermeintlich oder tatsächlich versagt — „also da haben wir's: auch ein Gauner". Blindes Vertrauen ist lediglich das Gegenstück zum blinden Mißtrauen (sowie Dickfelligkeit das Gegenstück zur Feinstfühligkeit usw.). Blindes Vertrauen wie blindes Mißtrauen (wie blinder Glaube, blinde Liebe usw.) annulliert magisch die Tatsache, daß es gute und böse, gesunde und kranke Menschen gibt — und scheitert an dieser Tatsache, wie alle Neurose an den Tatsachen scheitert. Vgl. Nr. 142, auch I. Teil § 12 Nr. 14.

Ode an den Mißtrauer

„Wie sollt' ich denn Vertrauen haben,
Da mich die ganze Welt betrügt!
Wo fände ich den weißen Raben,
Der mich vielleicht mal nicht belügt?"

So sagst du, läßt nicht mit dir rechten.
Du hast ja andres nie erlebt
Als wie das Schlechteste vom Schlechten,
So sehr du Gutes hast erstrebt.

Doch wie? liegt's nicht an deinem Wesen,
An dir, wie du beschaffen bist,
Daß du am Leben ausgelesen
Nur immer Trug und Hinterlist?

Und dann: auch du mußt dich bequemen,
Dich in die Menschen einzureih'n.
Es geht nicht an, dich auszunehmen:
Sind alle schlecht, mußt du's auch sein.

Schlecht ist es, alles schlecht zu wähnen
Und allem Guten zu mißtrau'n,
Im Lächeln die verborgnen Tränen,
Im Freunde nur Verrat zu schau'n.

Die Menschheit ist mehr gut als böse,
Und ob das Böse oft regiert,
Zu der Erkenntnis dich erlöse,
Daß doch das Gute triumphiert.

47. „Die Aufgaben in der Schule und zu Hause habe ich immer als Probleme, d. h. gefährliche Ungeheuer aufgefaßt, die man abschießen = bannen, aber nicht lösen muß. Ich habe mich auf den Rummel nur mit äußerster Vorsicht eingelassen, und die Tadel der großen Dämonen waren mir Beweise meiner Schwarzkunst, also Belobigungen: wenn mich die Feinde beschimpfen oder gar prügeln, weiß ich, daß ich auf dem rechten Wege bin. Die Aufgaben waren in magischer Verwandlung erst Mücken, dann Flöhe, dann Wanzen, dann Käfer usw., zuletzt Elefanten, und ich mußte alle Diplomatie anwenden, um ihrer Dämonie zu widerstehen, sie zu bannen-brechen, — das eben lernte ich in der Schule, und so konnten diese feindlichen Mächte, die es ja eben auf mich allein abgesehen hatten, auch den andern nichts anhaben: sie lernten in meinem Schutze, aber sie ahnten es nicht, und ich habe es ihnen auch nicht verraten, sie hätten mich doch bloß aus-gelacht." = magisch vernichtet („es ist aus mit mir").

48. „Mir kam das Heranwachsen vor wie das Erklimmen eines ungeheueren Berges, dessen Gipfel in schwindelnder Himmelshöhe lag, also habe ich gar nicht erst angefangen, die Himmelsleiter zu erklettern. Es ist die Klugheit der Dummheit, auf die Klugheit zu verzichten. Das wurde ja auch im Religionsunterricht gelehrt, z. B. ‚Selig sind, die da geistlich arm sind, denn das Himmelreich ist ihr', und ‚Lasset die Kindlein zu mir kommen' usw. Überhaupt ist das biblische Dogma, wie es in den Schulen gelehrt wird, eine völlige Bestätigung der Neurose, also eine Widerlegung der Ansprüche der

Lehrer, der ganzen Schuleinrichtung. Man hat nur zu lernen, daß es nichts zu lernen gibt. Ich hatte also als Kind das Himmelreich, warum sollte ich mich abmühen, das Himmelreich zu erreichen, das ich doch ‚unten' schon hatte! Der Anfang ist das Ende: das Chaos, die Gottheit. So bin ich zwar ‚verkommen', habe weder Geld noch Gut, weder Weib noch Kind, man nennt mich arbeitsscheu, aber Gott ist in mir und ich bin in Gott, mir gehört das Weltall, ich bin das Weltall" (das Chaos). „Auch unser Herr Jesus Christus hatte nicht, wo er sein Haupt hinlege, und ihm war doch gegeben alle Gewalt im Himmel und auf Erden." Vgl. Nr. 37.

49. Die böse Tat ist das G r ö ß e r - und G r o ß w e r d e n, es ist der Fluch der bösen Tat, daß sie fortzeugend Böses muß gebären. Sicher im Dämmerschein wandelt die Kindheit dahin. Nur nicht denken, nicht denken lernen, nicht denken, daß man denken muß, nur sich versenken, das Bewußtsein und damit die Welt auslöschen, eins mit der Gottheit werden" (Döszustand, Trance, Absence, Außer-sich-sein usw., Absinken der Bewußtseinshelligkeit bis zu hypnotoiden und hypnotischen Tiefgraden u. a. pathologische Zustände). „Siehe die Pflanzen an: sie denken nicht, und gerade deshalb erhält sie Gott der Alldenker. Wer steht und steigt, wird fallen, zugrundegehen; wer unten bleibt, kann natürlich nicht fallen. Ich habe den Fluch des Großwerdens an meinen Eltern erlebt: ihre Ehe war die Hölle."

50. „Die Kleinen stützen-halten die Großen. Mein Vater war Organist; saß er an der Orgel und ließ die Stimme Gottes ertönen, so stieß ihn der Teufel ins Kreuz und wollte ihn zu Falle bringen, da hockte ich hinter ihm und stützte ihn, so rettete ich ihn und Gott vorm Untergang — und war doch erst 5 Jahre alt. Ich hasse jede Autorität — außer der meinigen." — „Ich habe als Kind nie gewußt, ob ich die Mutter an der Hand halte oder sie mich hält."

51. „Die Freudsche Lehre von der V e r d r ä n g u n g hat mir lange Zeit imponiert, jetzt sehe ich, daß sie ein dämonistisches Mißverständnis ist. Die Erlebnisse verlaufen als HASTF-Reihen, auf den Hunger (Trieb, Wunsch, Wille usw.) folgt das Angststadium, aber dieses verdrängt jenes nicht, auch nicht in den Fällen, in denen die Erlebnisachse vom erstrebten Ziele abweicht, der Hunger sich also nicht durchsetzt. Ferner die Sitten und Gebräuche haben auch ihre Entwicklungsgeschichte: was die Kleinen füglich denken und tun, ist den Großen nicht mehr recht und billig. Die Entwicklung geht unter den Umständen der Erziehung vor sich, — die aber nicht ihre Ursache ist. Die Säuglinge ‚machen' in die Windeln, dann gehen die Kleinen aufs Töpfchen, später gehen die Kinder auf den Abort wie die

Großen, aber da ist keine Verdrängung der Triebe, weiter in die Windeln oder ins Töpfchen zu ‚machen', wirksam. Die Kinder ‚nehmen sich' Äpfel aus der Bodenkammer oder aus Nachbars Garten, die Großen verbieten das, und nun verdrängen die Kinder diesen libidinösen (!!) Stehltrieb? — ach wo, sie lernen bloß rein genetisch Mein und Dein mehr und mehr unterscheiden und „stehlen" dann eben nicht mehr — bis auf die Neurotiker, die Mein und Dein noch nicht sicher unterscheiden gelernt haben. Nach Freud sind ja alle Kinder ‚universell pervers' und nach Stekel ‚universell kriminell'; da müssen sie doch feste ihre bösen Triebe verdrängen, um ein normales Leben zu führen, aber die Verdrängung verursacht doch eben die Neurose!! Die Onanie soll durch Verbot verdrängt werden? Nein, der Gesunde wächst aus dem Onaniealter heraus; wer aber vor der Onanie eine neurotische Angst hat, für den ist das Verbot, die Warnung nur eine Bestätigung seiner Angst, der Gesunde läßt sich durch Verbote, noch dazu krankhafte nicht irremachen. Die ganze Erziehung stellt Freud als eine ununterbrochene Kette von Verdrängungen dar! Welch ein Mißverständnis! Und dann soll die Psychoanalyse die von ihr fingierten ‚verdrängenden Kräfte aufheben', also müßten die verdrängten (bösen) Triebe, die sich noch dazu mit ‚psychischer', lies: ‚libidinöser Energie' geladen haben, nunmehr frei werden und sich austoben! Wehe, wenn sie losgelassen! Schöne Bescherung! Und das soll Therapie sein! Der Impotente hat seine Libido verdrängt, nun wird sie ihm erlaubt — und die Impotenz ist geheilt? Leider nicht. Der Arbeitsscheue hat seinen (natürlich libidinösen!) Arbeitstrieb verdrängt; wird die Verdrängung aufgehoben, also die Arbeit gestattet, wird der Faulenzer ein fleißiger Mensch? Denkste, sagt der Berliner. Die ganze Psychoanalyse ist ein wissenschaftliches Märchen (S. 19, 24, auch § 3 Nr. 23). Es gibt viele wissenschaftliche Märchen, und allzu viele Gläubige nehmen sie für bare Münze. Es ist bequem, an Märchen zu glauben, und unbequem, die Tatsachen zu erkennen. Alle Neurotiker sind Märchenerzähler und Märchengläubige, mögen sie auch für große Gelehrte gelten und Weltruhm genießen. Es ist viel leichter, die Menge für Märchen zu gewinnen als für die Wahrheit, immerhin viel leichter, die Menge für die Wahrheit zu gewinnen als die Gelehrten, die ‚ausgelernt' haben."

52. Infantilismus. Von seinem infantilistischen Anteil aus erlebt der Neurotiker seine reiferen Aufgaben in Beruf und Liebe trotz besserer, d. h. reiferer Einsicht so wie das Kleinkind, das sich vor diese großen Aufgaben gestellt sähe: als primitiv-problematisch, als voll magischer Heimlichkeit-Unheimlichkeit, die er mit eigner Dämonie überwinden, d. h. bannen müsse, um sich vor dem

eignen (magischen) Untergang zu retten. Daß dieser Untergang (und damit der Weltuntergang, das Kleinkind ist ja in seinem Erleben mit der, d. h. seiner Welt eins) nicht eintritt, faßt der Neurotiker als Beweis für die Wirksamkeit seines Zaubers auf, der den Feindzauber unschädlich macht, nicht etwa als Beweis dafür, daß die dämonische Gefahr ja gar nicht vorhanden ist, sich also auch nicht „auswirken" kann. So ist ihm — je nach Struktur seiner Neurose — z. B. die Höhle (Keller, Nacht, Dunkel, Bett usw.) immer noch die Hölle, die ihn zu verschlucken-töten sucht, und in die er sich anderseits vor und aus dem Tage als dem Jüngsten Gericht (Aufgaben, Prüfungen) flüchten kann, als wäre er noch im Mutterleibe, das Draußen mit dem Verkehr usw. das drohende Verhängnis (darum „verhängen" ja die Leute auch die Fenster), die Straße ein tückisches Spinngewebe über dem Bodenlosen, der Tummelplatz feindlicher Dämonen, die Arbeit ein unheimlicher Zwang, die sinnliche Liebe ein Fluch, dessen er sich je nachdem mit Abstinenz oder Abusus erwehren müsse, die Ehe (wie die Elternehe) ein unerklärliches Beieinander zweier Wesen, die Geschlechtlichkeit, von der das Kleinkind noch nichts weiß, eine Mehrung-Intensivierung der Rätselhaftigkeit der Welt, ein seltsames Kinderspiel, das sich in das erwachsene Leben einmischt und es sogar beherrscht, usw. — kurz alles ist gespenstisch oder doch gespensterhaft. Leerlauf in Beruf und Liebe.

53. „Als Kind habe ich doch kein Morphium gespritzt, wie soll also das Spritzen infantilistisch sein?" Antwort: Das Kleinkind nimmt per os in der Milch Stillstoffe zu sich, aus denen sich bei den so-spezifisch Kranken genetisch (nicht chemisch) der Stillstoff Morphium (usw.) entwickelt, die Spritze stammt von der Mutterbrust-Flasche, diese wurde freilich in den Mund gesteckt, aber für das Kleinkind ist Öffnung = Öffnung (Mund, Nase, Ohr, Poren, Vulva, After usw.). Das Morphiumspritzen — Funktion der Morphium-RSe — ist also ein pathologischer Fortbestand des Gestilltwerdens, des Verweilens im Schutze der Mutter, die alle Schmerzen „stillte", des Lebens-segens der Mutter, die alles Ungemach — und es gibt ja im Wahn nur magisch-tödliches Ungemach — fernhielt. Morphium ist das Lebenselixier — oder das Todeselixier: es befreit wunderbar von allen Gefahren, schafft vor ihnen Ruhe, so daß Patient „leben" kann, auch in der Art des seligen Rausches, der ihn ins Jenseits, ins Nirwana, in den „Tod" zaubern kann (Morphium zu μορφή, mors usw.), so daß Leben und Tod, beide ewig, eins, Chaos werden. Die Nadel ist das Spitze an sich, die Spritze ist die Spitze, alle Kinder stechen sich, viele stechen sich habituell, diese haben auch später „mit der Nadel zu tun", die den „Stechzauber" in sich hat (z. B. viele Schneider und Schneiderinnen,

die sich fortgesetzt verletzen, S. 111); natürlich besteht in allen Fällen von habituellem Stechen, Fallen usw. eine Disposition, die sich auch familienanamnestisch nachweisen läßt. So kombiniert sich der Stillzauber mit dem Nadelzauber zum Morphinismus, der obendrein an die archaische Pubertätsprobe auf Giftfestigkeit, Standhaftigkeit im Rausch und die so gewonnene „Approbation" zum Vollzug der Arbeit und der Liebe anklingt (nach Applikation der Mo.-Spritze ist die neurotische Angst, der neurotische Schmerz betäubt). Genotische Einschläge können sich hinzugesellen: sie stellen beim Weibe die Spritze in die Nähe des Fingers (Paronanie) oder des Penis, die Pore in die der Vagina, den Mo.-Rausch in die des Liebesrausches, beim Manne können sich solche Einschläge als einer Art Hermaphroditismus vorfinden, und diese Einschläge können (je nach Spezifität des Patienten) soweit auswuchern, daß sie Onanie und Koitus partiell oder ganz ersetzen. Vgl. Nr. 149.

Analog: das Kleinkind trinkt keinen Alkohol, aber eben Milch aus der Mutterbrust, dann aus der Flasche, an die sich genetisch die Flasche mit Alkohol anschließt, und jeder Säufling ist ein Säugling im Großformat. Das Kleinkind raucht nicht, aber es saugt an der Mutterbrust, lutscht am Finger, am Zuckerstengel usw., der Jugendliche lutscht an der Zigarette, Zigarre, Pfeife, und auch hier finden sich beim Süchtigen die Analogien zu den archaischen Pubertätsproben auf Fähigkeit, den großen (Alkohol-, Gift-, Feuer-Rauch-) Zauber zu beherrschen (6. Bd. S. 123 ff., vgl. auch meine Monographie „Tabak und Neurose"). Für den Gesunden sind Alkohol und Tabak Genußmittel, die er als nicht lebenswichtig auch entbehren kann, und Arzneien nimmt er überhaupt nicht ein; für den Süchtigen sind die Stoffe, auf die seine Sucht sich richtet, magische Gifte, die er sich, in kleinen oder großen Dosen, zwanghaft einverleibt, um sich ihren Zauber zu eigen zu machen. Und der Abstinente überwindet-bannt den großen Zauber mit seinem somit größeren Zauber.

54. Das neurotische Erlebnis ist im ganzen infantilistisch, nicht bloß das hypertrophe Stadium. Oft sind mehrere Stadien hypertroph (haupt- und nebenhypertroph), die andern hypotroph. Oft wird die Hypertrophie des einen Stadiums genetisch oder episodisch von der eines andern abgelöst — je nach der Funktionsperiodik der kranken RSe, z. B. der Hunger von der Angst, die Trauer von der Angst usw., die Abstinenz vom Abusus.

55. „Wozu erst lernen, wenn man das Gelernte doch wieder vergißt? Oder können Sie mit Ihren 50 Jahren das Abitur wieder machen?" Antwort: Sie übersehen, daß das

Lernen ein biologischer Entwicklungsprozeß ist, der durch zahllose Einzelheiten zum Überblick führt. Man muß sich eben durch den Reisberg hindurchessen, d. h. so ist der normale Entwicklungsgang, „zwingen" zum Lernen kann man niemand. — „Ich bin so vergeßlich, daß ich es sicher vergessen werde, zu meinem Begräbnis zu erscheinen." Nun, die andern werden Sie daran erinnern.

57. „Ich habe mich nicht hinaufgedient, sondern h i n a u f - g e d i e n e r t : die einzige Methode, mit der man in der Bonzokratie (I. Teil § 26) befördert werden kann. Ich habe es einmal versucht, zu meinem Vorgesetzten einen eignen Gedanken zu äußern, da bin ich übel abgefahren und hab's künftig unterlassen: der Alte ‚glaubt an mich', so bin ich oben und doch unten, Sklave als Tyrann, Unterwürfling als Herr, Radfahrer: nach unten treten, nach oben katzbuckeln. Gesinnungslump? — ja, aber das wird ja verlangt. § 611 BGB."

58. Die T r e p p e ist Sinnbild des Aufstiegs (vgl. Nr. 3 und 4). „Ich habe als Kind oft die Treppe angestaunt, habe mich gefragt, warum es Treppen gibt. Die Großen, die hinauf- und hinuntersteigen, haben sie wohl erfunden, damit die Kleinen fallen? Die Stufen sind voll tückischen Zaubers, in den dunkeln Ecken lauert der Tod, die Vorsprünge der Stufen machen das Kind stolpern und fallen = zugrundegehen = (magisch) sterben. Darum bin ich schon als Kind die Treppe ‚hinaufgeflogen', ‚-geschwebt', habe so ihren Zauber überwunden. Hinter mir sanken die Stufen in den Abgrund, ins Nichts, ich raste gezogen-getrieben hinauf, über den drohenden Sturz hinweg, entrann so dem Tode, entstufte die Stufen. Auch abwärts bin ich über sie hinweggeglitten, und wo ich es nicht konnte, habe ich sie vorsichtig ‚festgetreten', habe immer erst probiert, ob sie stand-hielten — und sie taten es. Mutter sagte oft: sieh dich vor, daß du nicht fällst! So halte ich es noch heute. Zwar bin ich, oben angelangt, ganz atemlos, das Herz jagt, aber das ist eben das Zeichen, daß mich Hunger und Angst emporjagt und den unsichtbaren Jäger-Dämon hinter mir, den Verfolger, der mich zu Falle bringen will, unschädlich gemacht haben. Die andern wissen gar nicht, welche Gefahr auf der Treppe lauert, sie können ja auch ruhig hinauf- und hinuntergehen, weil i c h den Treppenzauber banne, der es ja nur auf mich abgesehen hat, eben weil ich ihn kenne. Als Kind hat mich Mutter geführt: sie beherrschte den Treppenzauber, sie trat die Stufen fest, so daß sie hielten; von ihr hab' ich gelernt, wie man das macht. Ja warum gibt es Treppen, wohin führen-verführen sie? Das habe ich als Kind ergründen wollen, raste in den Häusern hinauf, und dann war es zu Ende, ich mußte wieder hinunter, nirgends ging es weiter — zu komisch sind doch die Großen, die solchen Unsinn erfinden und immer wieder be-

gehen, sie sollten doch gelernt haben, daß das vergebliche Mühe ist."

58. „Segenssprüche" der Eltern. „Sieh dich vor, daß du nicht fällst!", also ist die Gefahr zu fallen, zugrundezugehen, (magisch) zu sterben, doch wohl sehr groß, also ist meine Angst berechtigt. — „Bleib im Hause! Geh nicht auf-über die Straße!", also ist das Draußen, die Straße (magisch) todgefährlich. — „Nur drei Schritte darfst du von der Haustür weg", also muß man immer gleich wieder in die elterliche Burg zurückschlüpfen können; man kann aber die drei Schritte wiederholen, also drei Schritte zwei- und mehrmal tun, dann kommt man ganz weit und hat doch nur die erlaubten drei Schritte getan (Nr. 28). — „Die Welt ist eine Lasterhöhle, vergiß das nie!" — „Mach die Knie nicht so steif, setz die Füße richtig!", also muß man die Beine (Gehwerkzeuge) gerade steif machen, die Füße hin- und hersetzen (krakseln): entweder kennt Mutter die Gefahr des Fallens nicht, die ich eben mit den steifen Stelzen banne und mit den ausfahrenden Füßen tottrete, oder sie will mich zu Falle bringen, die böse Hexe. — „Du gehst jetzt in die Fremde, mein (16jähr.) Sohn, küsse nie ein Mädchen!" Bestätigung seiner Mädchenscheu: der Zauber der Liebe ist verführerisch, der Kuß verderblich, also hat der Jüngling es leicht, den mütterlichen „Wahrspruch" zu befolgen, er hat nicht daran gedacht, daß die Mutter doch auch einmal Mädchen war und geküßt wurde, aber Mutter ist ja kein Weib, sondern eben Mutter, die „so was" nicht macht. Siegfried vor der schlafenden Brünnhilde: „So saug' ich mir Leben aus süßesten Lippen, sollt' ich auch sterbend vergeh'n." Und vorher: „Mutter, Mutter, gedenke mein!" — „Bleib immer unabhängig!" — „Achte immer auf das, was die anderen von dir sagen!" — „Kümmere dich nicht darum, was die anderen von dir sagen!" — „Nie die Besinnung verlieren!" — „Der Mensch muß sich stets beherrschen" (wie soll er das machen?). — „Gib nie einen Pfennig umsonst aus!" — „Laß dich nie mit den Nachbarn ein!" — „Laß niemand in dein Inneres schauen!" — „Sei immer hübsch freundlich und höflich, auch wenn du es nicht möchtest!" — „Laß alles auf dich zukommen!" — „Ernst ist das Leben" (der Bräutigam meiner Schwester hieß Ernst: er war das Leben). — „Immer sind die andern schuld." Usw. usw. Alle solche Sprüche sind „wirkungslos", d. h. sie sind, falls sie befolgt werden, lediglich Bestätigungen der Auffassung dessen, an den sie gerichtet sind, der sie also gar nicht bräuchte, oder sie sind Berichtigungen, die der, an der sie gerichtet sind, je nach seiner biologischen Beschaffenheit, also eo ipso befolgt oder nicht, die er also wiederum nicht bräuchte. Sie kennzeichnen die familiäre Denkweise. Der Gesunde bedarf der Ratschläge nicht, sie seien gesund oder krank, richtig oder falsch. Dem Kranken aber ist weder mit gesunden

noch gar kranken Ratschlägen gedient, man kann ihm raten, gesund zu sein, aber das nützt nichts.

59. Begabung. „Nicht die Begabung macht's, sondern die Liebe und Hingabe an eine Sache gibt immer neue Kraft, die zum Ziele führt, während die gute Begabung sich nur allzuleicht verzettelt.“ So der dämonistische Pädagoge. Realiter kann sich die gute Begabung gar nicht verzetteln, sonst ist sie eben keine gute, d. h. gesunde Begabung; es ist das Zeichen der guten Begabung, daß sie zum guten Ziele führt. Auch der Neurotiker kann in seinen gesünderen Bezirken zu hohen Graden der Differenzierung aufsteigen, aber der Aufstieg steht im Schatten der Neurose, die auf infantiler Ebene ausgewuchert, somit eine unechte Begabung (Pseudointelligenz, Pseudogelehrtheit usw. mit Pseudoerfolgen) ist. Die Hypertrophie wird oft mit „guter Begabung“, die Abnorm mit Enorm verwechselt, auch der Kranke selbst beruft sich auf seine „gute Begabung“ und wähnt, ihr, d. h. seiner Neurose verdanke er seinen Aufstieg, seinen Ruhm usw. — und möchte so seine Neurose retten. „Ohne meine Neurose wäre ich nie Professor geworden“ — nun, das mag freilich stimmen! „Um Professor zu werden, muß man Neurotiker sein“, sagte mir einer von ihnen. Den Unbegabten kann keine Liebe und Hingabe zum gesunden Ziele führen.. Jeder gesunde Begabte ist aber fleißig, auch das gesunde Genie.

60. Unechte Einzelheiten. Die Einzelheiten des Neurotikers sind im kranken Bezirk die des Kleinkindes, die eben aus dem Chaos hervor-treten und noch ganz vage erlebt werden (I. Teil S. 230, 7. Bd. I. Teil S. 123). Sie sind dann gewuchert und ausgealtert, und demgemäß kann er über sie weitschweifig sprechen, er beschreibt sozusagen die chaotischen Einzelheiten, nicht die echten, die er gar nicht kennt, sie sind ihm gespenstische Irrlichter im Alleinen, und auch die differenzierten Einzelheiten sind nicht echte (gesunde), sondern scheinechte und insofern enteinzelt, einchaotisiert, als die „Todfeinde“ des Alleinen entmachtet, magisch getötet, immer wieder „da“ und immer wieder „abgeschafft“. Dies gilt im allgemeinen wie für das Erleben bei herabgesetzter Bewußtseinshelligkeit (Angst-Schmerzspasmen der Hirngefäße) im besonderen (Verschwommenheit, Schwindel usw. bis zur Ohnmacht).

61. Unechte Arbeit. Die Neurose ist der Fortbestand des kindlichen Spiels, seine Übertragung in die Arbeit, der Neurotiker spielt Arbeiten und Arbeit, die Arbeitsgeräte sind magisch verwandelte Spielsachen, also (wie diese) Zauberinstrumente, die es magisch zu beherrschen gilt wie die Finger-Hände-Arme usw., die im Dienste der All-Ich-Dämonie stehen. So auch die unechte Liebestätigkeit: sie wird so vollführt, als ob sich das Kleinkind vor Leistungen der Großen gestellt sähe, diese

Leistungen haben also spielerischen Charakter, und der Neurotiker nimmt seine Spielereien genau so ernst wie das Kind seine Spiele, die allesamt auf Leben oder Tod (im magischen Sinne) abgestellt sind. Alle trophotischen und genotischen Erlebnisse und Verhaltungen sind Fortführungen des kindlichen Spiels, und auch die reiferen Funktionen werden in das Spielerische eingeschmolzen. So ist der Neurotiker verspielt und hat verspielt, verspielt sein Leben: Kinderspiel im großen Stil. Vgl. Nr. 44.

Der Neurotiker hat „immer etwas anderes" zu tun — wie das spielende Kind. „Die täglichen Aufgaben fallen von früh an — deshalb möchte ich am liebsten liegen bleiben — über mich her wie Heuschreckenschwärme, eine Arbeit drängt die andere, ich komme nicht dazu, erst die eine, dann die andere zu erledigen, ich bin fahrig, zerfahren, ein Flatterhans, ich kann mich nicht konzentrieren: würde mich eine Aufgabe fixieren, wäre es mit meiner Allmacht, die alles in einem macht, vorbei, ich wäre meine Dämonie, mit der ich die unzähligen Aufgaben vereinheitliche, los und dem Banne des Vielerlei verfallen." Die großen Aufgaben sind ihm aufgeblähte Probleme des Kindes. Die l e i c h t e s t e n A u f g a b e n sind ihm die s c h w e r s t e n: sie verführen listig zur Unachtsamkeit und enthalten doch den ganzen feindlichen Zauber (Zauber kann sich ja groß und klein machen und ist dabei immer 100%ig). Demnach sind die schwersten Aufgaben die leichtesten: man merkt gleich den großen Zauber und kann sich auf ihn einrichten, eine Gefahr erkennen, heißt sie überwinden. Die kleinste-feinste Gefahr ist gefährlicher als die große-grobe: man könnte jene allzu leicht übersehen, und dann wäre das Unheil geschehen. So der Pedant, Kleinigkeitskrämer, Fehlersichtige-süchtige, Skrupulant — und welcher Neurotiker wäre das nicht, mehr oder minder, besonders wann er den Großzügigen mimt!

„Ich bin v o n B e r u f b e r u f s l o s, ich habe alle beruflichen Möglichkeiten bedacht, d. h. zerpflückt, so daß keine übrig geblieben ist. So bin ich der Allberufene, der sich natürlich nicht auf einen bestimmten Beruf festlegen kann — so wenig wie Gott und seine Stellvertreter. Ich bin Hans Dampf in allen Gassen, Fachmann auf allen Gebieten, Universalmeister, Alles-Nichtskenner und -könner, ich kann in einer märchenhaften Weise über alle Berufe sprechen, auch Rat geben — wieder wie Gott, der die Berufe verteilt. Jede berufliche Bindung macht mich grausen: ich würde auf meiner Weltfahrt festgehalten, also entmachtet werden, meine absolute Freizügigkeit wäre dahin, ich muß als Lumpaci vagabundus, frei und ungebunden, unverpflichtet zu Fuß oder zu Wagen usw. durch die Welt ziehen, ein ewiger Wanderer — wie wiederum Gott, der überall zugleich nach dem Rechten und Linken sehen muß. Die Arbeit ist ein

Fluch, den Gott über die sündigen Menschen (Adam und Eva) verhängt hat („Im Schweiße deines Angesichts sollst du dein Brot essen und Staubsaugen dein Leben lang“, deklamiert die kleine Maria), und damit, daß ich mich der Arbeit, des Berufs enthalte, bin ich aller menschlichen Schuld ledig, es wäre ja auch nicht recht, wollte ich den Menschen, auch nur einem einzigen, den Beruf streitig machen, sollen sie zum Danke dafür für mich sorgen!“ — „Ich sehe jetzt, daß ich meinen Beruf als Arzt nicht als eine menschliche Tätigkeit, sondern als meine Mission aufgefaßt habe, als die für mich gottgegebene Gelegenheit, meine Mission zu vollführen: die feindlichen Mächte, die sich gerade auf ‚meinem Gebiete‘ tummeln, zu bannen. Ich habe bisher Beruf gespielt: es kam mir nicht darauf an, menschliche Arbeit zu leisten, sondern das da und da drohende Verhängnis wegzuzaubern. Ich bin nicht Arzt, nicht Heiler, sondern Heiland: ich erkenne die Krankheitsgeister, die Vorboten des Todesdämons (morbus-mors) und banne sie schon mit der Nennung ihres Namens, beschwöre aber dazu auf meinem Rezept (unleserlich, damit der Laie nicht blind wird, Geheimsprache usw.) aus der Apotheke die Heilgeister und treibe so Tod und Teufel aus, falls die Krankheitsdämonen nicht doch übermächtig sind. Der Morbus fällt an, schleicht sich ein, nistet in den Mandeln, in den Zähnen (Fokuspokus), in der Schilddrüse, im Dienzephalon, in den Bandscheiben der Wirbelsäule (S. 92), im Wurmfortsatz usw., man muß eben den Menschen erforschen, um die sedes morbi zu ergründen, und einmal sitzt der Morbus da, dann wieder dort, er will sich eben nicht austreiben lassen, er will den ‚Befallenen‘ ‚mitnehmen‘ — ja man hat's nicht leicht als Magier!“

62. Dem Neurotiker ist alles Vermeintliche Tatsächliches und umgekehrt, er lebt, von der Norm aus gesehen, überhaupt nur im Vermeintlichen, die Welt der normalen Tatsachen ist ihm verschlossen, sozusagen: er enttatsacht die Tatsachen, aber sie machen sich nichts daraus. Die Neurose scheitert an den Tatsachen allemal: darin ist der Unfehlbare tatsächlich unfehlbar.

63. Auch der gesunde Dämonist lebt in den metaphysischen Paradoxien, beim Neurotiker haben diese infantilen Charakter und sind hypertrophiert: der Neurotiker schwelgt in solchen Paradoxien, er ahnt es wohl auch, aber er weiß es nicht. Die Aufklärung bis zur realischen Erkenntnis ist die echte Heilung.

64. Das Erkennen des Neurotikers ist prinzipiell Verkennen, sein Verstehen ist Mißverstehen, sein Verstand Mißverstand, seine Vernunft Unvernunft, seine Wahrheit Zweifel, sein Glaube Aberglaube.

65. Differenz des Verständnisses. Jeder versteht-

mißversteht die Sätze nach seiner Denkweise, oft ganz anders wie der Sprecher, aber das merkt man nicht oder erst später und oft zu spät. Auch haben Wörter und Sätze oft mehrfachen Sinn, der auch Unsinn sein kann, z. B. der Satz: „Der Mensch ist etwas, das überwunden werden muß" kann eine poetische Beschreibung der stetigen Entwicklung sein, aber auch ein nihilistischer Ausspruch (wie bei Fr. Nietzsche), ein Ausspruch des Größenwahns, der Theorie vom Übermenschen: der Mensch soll alles Menschliche hinter-unter sich lassen, nicht mehr Mensch sein, sondern Gott. „Verleugnet euch, verlaßt die Welt!", „tötet das Fleisch ab!" u. a. Unsinn.

66. Man muß den Neurotiker (seine Sprache, sein Tun als Ausdruck seiner WA) verstehen lernen: man findet dann, daß er der Meister im Mißverstehen, der prinzipielle Mißversteher ist, er lebt ja in einer kranken WA, die bestenfalls an die Grenze zur normalen Var.-Br. heranreicht, wie also sollte er zu einem normalen Verstehen fähig sein! Sein Mißverständnis besteht auch darin, daß er wie das Kleinkind verallgemeinert: in jedem Einzelfalle sieht er sich dem „Verhangenen", dem „Verhängnis" gegenüber, es wandelt nur seine „Erscheinung". Mit dem Mißversteher kannst du verständig nicht sprechen, er versteht überhaupt nicht, was du von ihm willst, nimmt nur an, was sich in sein Mißverstehen übersetzen läßt, und antwortet aus seinem Mißverstand. Dabei verwendet er die gleichen Wörter wie der Gesunde, so daß allzu oft beim Gesunden das Mißverständnis entsteht, der Kranke rede ganz verständig, ja vernünftig. Und natürlich zeiht der Kranke aus seinem Mißverstand den Gesunden, den andern überhaupt des Mißverstehens. Immerhin kann manchem in seinem reiferen Denken die Diagnose aufkeimen, daß er in diesem oder jenem Falle und somit (verallgemeinernd) überhaupt mißversteht, und er sagt dann wohl: ich verstehe mich selbst nicht mehr. Aber diese Einsicht ist eben nur Diagnose, nicht Therapie. Nur die erkenntnistherapeutische Aufklärung, die am Prinzip des Mißverstehens ansetzt, kann den Kranken aus dem Mißverstehen heraus zum normalen Verstehen und so auch zur echten Verständigung führen. Den Politikern besonders ins Stammbuch!

67. Das „Warum?" des Kindes und des Neurotikers klingt anders wie das des gesunden Kausalisten: roher, primitiver, unsachlicher, ratloser, unreifer, es richtet sich an die Zaubermächte, während das normale Warum? sich an die genetisch verdünnte Dämonie richtet. Immer aber will das Warum? das Geheimnis des Metaphysischen ergründen, das es fingiert, erhält also niemals eine Antwort, die über das Warum? hinausführt, — und das ist sehr willkommen: man kann ja dann weiter Warum? fragen; vgl. I § 7. Das realische Warum? ist svw. „unter welchen

Umständen?", fragt also nach genetischen oder episodischen zeiträumlichen Zusammenhängen, nicht nach Ursachen, sondern nach Ur-sachen, Ausgangspunkten einer rein biologischen Reihe. Besser, man überläßt das Warum? der dämonistischen Terminologie und fragt „wieso?", „weshalb?", „weswegen?" (etwa svw. auf welchem Wege?), „wie kommt es, daß...?", speziell in der wissenschaftlichen Sprache.

68. Verrückt, d. h. aus der normalen Welt hinausgerückt, fehlgerückt, entrückt. Wir unterscheiden die neurotische und die phrenotische Verrücktheit: letztere ist normferner, weiter von der Norm weggerückt. Ursprünglich bedeutet verrückt svw. weggerückt (ein Möbelstück wird ver-rückt, also wo anders hingestellt, das Kind kommt zum Schlafen von der Mutter weg in ein Zimmer nebenan usw.), und diesen Sinn, verschmolzen mit dem phreniatrischen, hat der Zwangsgedanke „ich werde verrückt", an dem manche Neurotiker leiden.

69. Der Neurotiker lebt, soweit krank, in seiner Märchenwelt und erzählt uns aus ihr, ohne zu wissen, daß er Märchen erlebt und erzählt.

70. Kleinhirn-Großhirn. Das Kleinkind spielt, dann kommt das Kind in die Schule, d. h. die Differenzierung des Großhirns beginnt die des Kleinhirns zu übertreffen (vgl. erst Sprechtechnik, dann Sprache usw.). Aus dem frühkindlichen Spiel wird dann Arbeit und Sport. Manche Kinder exzellieren aber auf dem Sportplatz und versagen mehr oder weniger auf der Schulbank. Es sind das neurotische Kinder, bes. solche, die bei allem Wissenshunger zunehmend hypertrophierende Angst vor dem ungeheuren Berg der Einzelheiten, den Lehrern, den Prüfungen haben, eine „Großhirnangst", die auf dem Spiel-Sportplatz unaktuell ist. Solche Kinder flüchten sich auf den Spiel-Sportplatz. Dabei kann eine erhebliche Begabung für das Schulwissen vorliegen; diese bleibt je nach dem in der Angst stecken (das Kind schleppt sich durch oder bleibt sitzen oder geht ab, „schade um den Jungen: er ist begabt, es könnte etwas aus ihm werden, aber er ist faul") — oder die entspr. Differenzierung des Großhirns setzt sich trotz der zunehmenden Angst fort, es kann sich später auch das Hochschulstudium anschließen, Patient sogar „ein großes Tier" in der Kaste der „Olympier" werden, freilich dominiert je nach Auswucherung der infantilen Anteile das Märchen, die Phrase im gelehrten Jargon, der theoretische Unsinn, die Pseudointelligenz, die Alles(besser)wisserei, der Dünkel usw., das Spielmäßige, das Training, die Dressur — mit der Angst vor der Entdeckung der Seifenblasenexistenz. „Ich wollte gar nicht studieren, ich wollte lieber Sportlehrer werden, die Schule war mir eine Quälerei, obwohl mir alles leicht fiel und ich eigentlich nicht zu arbeiten brauchte." — „Ich wollte

bloß meinen Eltern oder den Lehrern oder der kleinen Frieda imponieren, es war eine Schinderei, glücklich war ich nur auf dem Spielplatz." — „Ich lernte nur meinem Vater zum Trotze, der mich immer herunterriß: aus dir wird ja doch nichts! Es war eben mein Sport, den Vater zu besiegen, dazu mußte ich sportlich lernen." — „Die Schulbank war mein Sportplatz: ich spielte den eifrigen Schüler, und die Lehrer fielen drauf rein. Die Aufgaben waren Herausforderungen zum Boxen, und ich boxte sie nieder: dazu mußte ich sie natürlich kennen lernen, und vieles ist haften geblieben — sozusagen aus Versehen. Auch heute noch ist meine Arbeit (Industrieller, 50 J.) ein Ringkampf mit der Konkurrenz, ohne jedes weitere Interesse." Neurose ist als Mechanistik Kleinhirnkultur (I S. 125).

71. Persönlichkeit. Der Neurotiker erlebt sich als erste Nummer unter Nummern, als Individualist unter Individualisten, die mit einander Kollektivisten sind, von denen jeder „der Einzige" ist. Sein Irrtum ist, daß es nur Mitneurotiker gäbe, zu denen bes. die sog. gesunden Menschen rechneten. Gesunde Jugendliche-Erwachsene hoher Kulturen sind niemals Individualisten-Kollektivisten. Der Neurotiker ist nur im unpersönlichen Sinne „Persönlichkeit", also Scheinpersönlichkeit, Imitierer, Schau-spieler, betrogener Betrüger. In seiner starren (unausweichlichen, vgl. necessitas) Methodik ist er Maschinen-, Massenmensch, also unpersönlich, eins unter-mit allen, der Alleine. Er ist eine unpersönliche Persönlichkeit, die personifizierte Unpersönlichkeit. Seine Routine in Beruf und Liebe ist eine Art neutrales (allgemeines) Tun, das Persönlichkeit nicht beansprucht, ja nicht einmal duldet, und auch seine inneren und begrifflichen Funktionen sind autogen trainiert, also zwanghaft und in dieser Art unpersönlich: das „kollektive Unbewußte" (C. G. Jung), das „Es" (Freud) ist am dämonischen Werke.

72. Kritik. Der Neurotiker wähnt sich außer-über-unter aller Kritik zu stehen, er ist eben immer tabu. Dabei fordert er mit all seinem kranken Denken und Tun fortgesetzt zur Kritik heraus. Gewiß ist Kritik vielfach unzutreffend, und die vom Neurotiker verübte Kritik ist es allemal, ist mehr minder üble Kritikasterei (S. 45 f.), aber er mißversteht auch die richtige-gerechte Kritik, auch die leiseste, als Vorwurf, den er übelnimmt, als Beleidigung seiner „vollkommenen Vollkommenheit", er hält sich für „kritikfest". Wer dürfte-könnte die Gottheit kritisieren, loben oder tadeln! Nur die Gottheit hat das Recht und die Pflicht zu kritisieren — die andern wie sich selbst („die Kritik ist mein", spricht der Allgerechte), dabei aber bleibt die Gottheit an sich außer Kritik, diese Selbstkritik vollzieht sich innerhalb der unkritisierbaren Gottheit und ist somit unecht, kritiklose Kritik, mag sie noch so zugespitzt, verächtlich, hart,

leidenschaftlich, quälerisch sein oder mag sie von einem beauftragten Hofnarren vorgeführt werden. Indes finden gerade solche Wörter, die im bürgerlichen Leben als Beleidigungen, Beschimpfungen, Herabsetzungen gelten, z. B. blödsinnig, kindisch, albern, verrückt usw., zur populären Charakterisierung der Neurotiker Verwendung; es wird damit das Abartige diagnostiziert, und der Neurotiker dürfte auch eine handfeste Diagnose eigentlich nicht als Kritik auffassen und übelnehmen, sondern müßte daraus lernen, aber dazu ist er eben als Neurotiker nicht fähig, ja viele mißverstehen sogar die ärztliche Diagnose als Vorwurf, der ihre Integrität, ja Integribilität verletze, und wehren sich mit den Mitteln und Methoden der Neurose gegen die „Kränkung", so daß sie mit der Abwehr die Richtigkeit der Diagnose bestätigen. Nenne gar einen Redakteur oder einen „führenden Mann" oder eine „führende Frau", denen die Neurose aus allen Poren spritzt, beim rechten Namen, und sie werden in ihrem Tabu dich nicht hören oder beleidigt sein und den gefährlichen Menschenkenner mundtot zu machen suchen. Angst vor der Diagnose. Indes ist die Diagnose doch keine Kritik — oder ist die Diagnose „Lungenentzündung oder Gicht oder Krebs" eine Kritik, die übelzunehmen wäre? Die gesunde Kritik ist — im Rahmen der normalen Var.-Br. — richtig und gerecht, sie ist produktiv, und der Gesunde ist dankbar dafür, er kann daraus nur lernen, er wird sich aber gegen die Kritikasterei zur Wehr setzen und ist dazu auch verpflichtet.

73. Wer immer alles absolut richtig zu machen wähnt, ist Neurotiker genau so wie der, der immer alles absolut falsch zu machen wähnt. Beide schaffen die Gegensätzlichlichkeit Richtig und Falsch — wie die Gegensatzpaare überhaupt — ab, und beide lehnen jegliche Kritik „entschieden" ab, und beide kennen-anerkennen die normale und die abnormale Var.-Br. nicht, leben in der Chaotik, in der es Richtig und Falsch noch nicht gibt, und in der Magik, der sich Richtig in Falsch und Falsch in Richtig verwandeln kann, und diese Unsicherheit, die das Einzig-Sichere ist, verschattet auch die reiferen Denkweisen, findet übrigens auch Bestätigungen von seiten der religiösen Dogmatik, wonach kein Sterblicher wissen kann, was Richtig und was Falsch ist, da Gott es ihnen nicht mitgeteilt hat und mitteilt. Realiter: der Gesunde denkt und tut immer richtig, gut und schön, aber eben in der normalen Var.-Br. (mehr oder weniger richtig, aber nicht falsch), der Kranke denkt und tut immer falsch, böse und häßlich, aber eben in der abnormalen Var.-Br. (mehr oder weniger falsch, aber nicht richtig), so daß er in den gesünderen und fastgesunden Bezirken fastrichtig usw. denkt und tut und speziell im Mechanischen Brauchbares, wenn auch nichts Gutes leisten kann.

74. Die Katechetin (31 J.): „Ich habe immer gewußt, was gut ist, habe aber immer das Schlechte getan. Das Gute-Göttliche versteht sich von selbst, Gott kann nur Gutes tun, davon braucht er und braucht man kein Aufhebens zu machen, vielmehr gilt es, das Böse-Teuflische zu studieren, und das geschieht am besten damit, daß man, d. h. ich die Gottgesandte es begeht, daß man wie Christus sogar in die Hölle, in die Höhle des Löwen fährt. So habe ich von Kindesbeiden an wissentlich allerlei Böses getan (gelogen, gestohlen, onaniert), aber die Eltern haben mein Anliegen verkannt und mich schwer verwarnt-verprügelt, — erstaunlich, wie dumm die Alten sind und wie wenig sie mich, ihr einziges Kind, verstehen. Aber schon sehr, sehr lange quält mich der Zweifel, der Christuszweifel: mein Gott, hast du mich verlassen und warum? bin ich denn noch Gottes, wenn ich doch so viel Teuflisches getan habe und tue und tun muß, so lange ich im Fleisch bin? Darf ich also Religionsunterricht erteilen? Wie, wenn meine Kollegen, meine Schüler mich in meiner heiligen Hexenhaftigkeit erkennen würden?! sie würden mit Fingern auf mich zeigen, mich verlachen, wie Christus verlacht wurde, mich auf diese Art kreuzigen! Also bleibe ich lieber fern vom Unterricht („spiele krank"), fern auch der Welt, die mich verdammen würde, lasse mich nirgends sehen, bleibe im sicheren-unsicheren Schutz meiner Angst, wenn es mir auch noch so schwer fällt, auf alle irdisch-menschlichen Freuden zu verzichten. — Aber wie? wenn ich doch weiß, daß ich Böses tue, ist das Böse dann noch Böses, ist das Böse dann von meinem Geiste nicht hinausgezaubert (Ignaz von Loyola), muß man das Böse nicht auch im Auftrage Gottes tun — als Werkzeug in Gottes Hand? Dann brauchte ich ja gar nicht so unglücklich zu sein — aber gehört nicht eben auch das Unglück zu meiner Mission und damit zu meinem Glück, auserwählt zu sein?" Usw. Des Unsinns kein Ende. Lange erfolglose psychoanalytische Behandlung („schlimmerer Blödsinn als der meine, man wird erst verrückt"), Heilung in kurzer Erkenntnistherapie: berufsfreudig, alsbald Verlobung und Heirat.

75. Der Neurotiker nimmt nur passiv am Leben teil (pati leiden, Patient, Passion), seine Passivität kann aber äußerst aktiv erscheinen. Die Pseudoaktivität ist die Aktivität des Säuglings im Großformat. Alle Neurose ist zwanghaft.

76. Viele Neurotiker sind Symptomschwärmer — wie es Nacht-, Arbeits-, Eß-, Trink-, Kunst-, Liebes-, Religionsschwärmer, Schwarmgeister gibt. Sie erzählen leidenschaftlich von und aus ihrem Leiden, ihrem All-Leiden, berauschen sich an und in ihrem Selbstkult, renommieren wie von übermenschlichen Heldentaten, rühmen sich ihres heimlichen Heilandtums.

77. Verläßlichkeit der Neurose. „Auf meine Neu-

rose kann ich mich vollkommen verlassen, sie läßt mich wie die Mutter ihr Kind nie im Stiche, auch und gerade in meiner Unzuverlässigkeit bin ich zuverlässig, die Unzuverlässigkeit ist ja gerade die Methode, die mich zuverlässig vor allen Gefahren warnt-schützt. Ihr andern könnt sagen, was ihr wollt: mich kriegt ihr nicht (d. h. mich könnt ihr nicht fangen). Ihr habt eben kein Organ für die ständig lauernden dämonischen (Lebens-Todes-) Gefahren, ich aber dank meiner Neurose erkenne sie: sie meldet sich stets und sofort ‚hallo, gib acht, es geht ums Ganze!', sie ist mein zuverlässiger Wächter und Vorposten und Verteidiger, durchaus selbsttätig und selbständig (Training), immer alarmbereit, ihr verdanke ich es, daß ich noch existiere. Freilich ist die Neurose beschwerlich, ich werde ständig heimgesucht von feindlichen Gewalten, aber das Leiden gehört eben zum Lebenskampf, zur einzig möglichen Lebensmethode, Gott hat es so gewollt, des' bin ich Zeuge. Ihr sog. Gesunden mögt beschwerdefrei leben — auf meine Kosten. Ich bin nicht so dumm zu wünschen, daß ich meine Neurose los würde. Wer, was wäre ich dann noch? Ein gewöhnlicher Mensch! Das kann mir, dem Auserwählten, nicht genügen. Indes die Neurose ist ja glücklicherweise unheilbar, wie alle Priester-Ärzte bestätigen: sie wollen-können mir nur mein schweres Los erleichtern, aber ob das dem Willen Gottes, der mir die Neurose verliehen hat, entspricht?" So die Fälle ohne vertikalen Genesungshunger. Sie schwelgen in ihrem Unsinn und halten ihn für göttliche Wahrheit. — „Immer, so oft meine Angst sich meldet, weiß ich, daß Gefahr droht, auch dann, wann ich mit meinen wachen Sinnen gar keine sehen kann; es drohen dann eben magische Gefahren, die mein Bewußtsein nicht wahrnehmen kann, sondern nur mein Unbewußtes. Diese Warnung, dieser Schutz ist mir unentbehrlich." Vgl. „die Neurose ist meine Mutter" (S. 106). — „Sobald meine Migräne kommt, weiß ich, daß ein Anfall, eine Attacke im Gange ist: an der Front wird gekämpft, und von Zeit zu Zeit findet ein unheimlicher Angriff auf meinen Kopf, meinen Magen, mein Herz, meinen Unterleib statt, und der Schmerz ist das Zeichen von Angriff und Abwehr, die Abwehr gelingt: ich bleibe am Leben, der Feind wird abgeschlagen, und ich sehe hernach natürlich ganz angegriffen, mitgenommen aus und fühle mich zerschlagen." Usw. Blühender Unsinn!

78. „Die Neurose ist ein Paradies mit Dornen und Disteln, aber ein Paradies: das (hypertrophierte) Paradies der frühen Kindheit. Die Dornen und Disteln hat das Draußen hereingesät. Ich möchte dieses paradiesische Dasein gern verlassen, aber weiß ich, ob ich draußen nicht erst recht in die Dornen und Disteln gerate?" Angst vor der Genesung.

79. Entwicklungsdifferenz. Der Neurotiker steht mit

dem einen Fuße am Fuße der Entwicklungsleiter, also in der frühen Kindheit, im All-einen, mit dem andern Fuße klettert er genetisch die Leiter empor, so entsteht und vergrößert sich die Differenz und Spannung zwischen Stand- und Steigfuß, die Situation wird immer gefährlicher, der Absturz immer drohender. Der Standfuß, ein ausgewuchertes Kindfüßchen, mahnt den Steigfuß immer dringlicher, zu ihm zurückzukehren, nicht weiterzusteigen; dieser aber ruft jenem zu, er möge sich vom Boden lösen und nachsteigen, aber man weiß ja vom Riesen Antaios, daß er unüberwindlich war, so lange er mit den Füßen die Erde berührte und ihre mütterliche Zauberkraft empfing, also wird der Standfuß sich hüten, sich auch nur im geringsten vom Ursprung zu lösen, — in dem Wahn, der Steigfuß schwebe dann haltlos in der Luft und nur seine, des Standfußes Zaubermacht bewahre das ganze wacklige System vorm Zusammenbruch. Aber der Standfuß hat unrecht, der Steigfuß hat recht, wie sich ja gerade an dem unvermeidlichen Zusammenbruch erweist. Das Steigen an sich ist eine biologische Tatsache, aber beim Neurotiker wird das Steigen zur Verstiegenheit. Vgl. den Bergsteiger, der sich verstiegen hat und nun nicht mehr vor- und rückwärts weiß. Bildliche Beschreibung der Struktur der Neurose. Vgl. Nr. 37, 48, 49.

80. „Die P y r a m i d e sieht von der Basis aus als ein schwindelhaftes, schwindlerhaftes Scheingebilde aus, ich bleibe auf der Basis, auch als Emporkömmling, als Schwindler, der so tut, als ob er oben wäre, während er tatsächlich unten ist, der das Oben zum Unten und das Unten zum Oben macht. Die Basis ist breit und trägt, die oberen Etagen werden immer schmäler und wackeliger." — „Mir wurde schon als Kleinkind schwindelig und übel, sobald ich die Arme hochhob, ja oft bin ich später dabei in Ohnmacht gefallen: ich hob die Arme gen Himmel, zu Gott, ich rief ihn an, und vor ihm wurde mir schwindelig bis zum Vergehen der Sinne und Niederfallen, bis zur Selbstverneigung-vernichtung — oder ließ mich Gott zur Strafe für meine Erhebung fallen? Wobei immer ich die Arme hob (heben mußte), also um etwas hochzustellen oder herunterzuholen, beim Frisieren, bei irgend welcher Arbeit wurde ich schwindelig und wurde ‚mir schlecht'. Die Dinge, geheimen Zaubers voll, waren nur dazu da, mich in Versuchung zu führen: heb' mich doch! kannst du's?' — und wenn ich's dann versuchte, wurden mir die Arme, wurde ich im ganzen wie gelähmt. Ich erinnere mich: Vater hat mich als Baby oft hochgehoben und ein Stück in die Luft geschleudert, er fing mich wieder auf, aber es war furchtbar." — „Das Heranwachsen war mir eine Erhebung gegen die Oberen-Großen: ‚es' zieht-drückt mich zu Boden, und doch muß ich mich frühmorgens erheben — ich mich, also: die Hände von

unten hinter den Kopf schieben, Kopf hochheben, der Oberkörper hängt dran, Leib auf Bettrand drehen, wieder Kopf mit Hand von unten anheben, aufstehen, dann unentwegt laufentrippeln, nur nicht stillstehen, da sonst sogleich die Hände, an denen die Arme hängen, an denen der Leib hängt, niedergezogen werden (ich spüre ja den magischen Zug nach unten) und ich hinfalle wie der Radfahrer, der immer die Pedale treten muß, um nicht umzufallen. Ich darf nicht nach oben oder unten, nach links oder rechts und schon gar nicht nach hinten sehen, sofort überfällt mich der Schwindel. Sobald ich liege — wie der Foetus im Mutterleibe, der Säugling im Bettchen —, wird mir wohl. Als Kind über jeden Strohhalm gestolpert: Fallstricke des Bösen, Steine des Anstoßes; spielte Sterben und Auferstehen, war stolz darauf, wieder hochzukommen, den Tod zu überwinden, aber dann fiel ich doch wieder, stand wieder auf usw."

81. Scheingröße. Die meisten Leute denken, daß jeder Mensch von erwachsener Gestalt auch „wirklich" (als Persönlichkeit) erwachsen sei. Für den Gesunden trifft das zu, was aber die Neurotiker anlangt, so ist diese Metrik ein grober und oft sehr schädlicher Irrtum. Indes wie wenige Leute werden „durch Schaden klug"! Ob der Neurotiker metrisch groß oder klein ist, soweit neurotisch, ist er Baby, nicht aufgeblüht, sondern aufgebläht, Zwergriese, also scheingroß, scheinreif, scheinselbständig usw. — ein „Pseudo", dem man nicht vertrauen darf. „Ich nenne mich Inhaber eines großen Unternehmens, aber ich sehe immer wieder, daß ich von denen abhängig bin, die von mir abhängig sind: meine Angestellten und Arbeiter, meine Vertreter, daß ich sie nur störe, wenn ich als Chef mich in den Gang der Geschäfte einmische. Ich komme mir vor wie ein 3jähriger Kronprinz, der — als Infans — nichts zu sagen hat und doch — über den Regentschaftsrat — ‚regiert', genauer ‚herrscht'. All meine Tätigkeit ist Leerlauf, aber der Betrieb ist von Vatern her eingeführt und läuft von selbst — wie lange? ich habe schwere Angst vor der Zukunft. Ich schwebe über den Wolken wie Gott, der sich auch nicht in das Geschehen einmischen darf." — „Ich begreife nicht, daß ich 29 Jahre alt sein soll. Was ist das: ‚29 Jahre'? Ich habe keinen Sinn für Zeiten und Räume — ich lebe im Chaos. Auch Gott ist weder jung noch alt — und wie alt ist sein Sohn?" — „Ich bin fast 22 Jahre alt, 2 m 5 cm groß, habe beruflich alles Mögliche angefangen, z. Z. bin ich Musikstudent (kurz vorm Abitur abgegangen, daher keine Maturität), werde von der Mutter (vom Vater geschieden) erhalten, steuere aber 75 DM. Monatsstipendium bei, ich glaube nicht, daß ich jemals (mit dem Studium) fertig werde. Frauen völlig unbekannt, ich kenne nur eine Frau: die Mutter. Onanie hin und wieder, zeitweise öfter, häufig Pollutionen. Ich kann nicht einschlafen,

ohne eine Zeitlang die Zungenspitze zwischen die Lippen hin und her bewegt zu haben, ein anderer: ohne aus der Mundschleimhaut kleine Hügelchen (‚Brustwarzen') vorgewölbt und darauf sanft herumgebissen zu haben), es ist eine Saugebewegung, die Zunge bildet einen Löffel, das tue ich, so lange ich mich erinnern kann, d. h. ich kann mich nicht erinnern, jemals nicht gesaugt zu haben, Zwangshandlung, ohne die ich nicht einschlafen kann (wie der Säugling nicht einschläft, bevor er ‚gestillt' worden ist); dazu muß ich aus dem Deckbett kleine Hügel formen und daran herumspielen wie einst an Mutters Brustwarzen. Und mich nennt man ‚Herr Studiosus'! Und ich spiele mich auf, als ob ich einer wäre! In Wahrheit habe ich gewaltige Angst, das Säuglingsverhältnis zur Mutter aufzugeben, die ich anderseits als eine Art Ernährer mit dem geschenkten Stipendium unterstütze, — völlig verdreht."

82. „Ich kann nicht treu sein — außer meiner Untreue. Ich kann keinerlei Verpflichtung ertragen: sie erscheint mir als unerträglicher (Schicksals-)Zwang. Ich muß immer unverbindlich bleiben — natürlich mit verbindlichen Worten und Mienen, alle Verbindlichkeiten müssen freibleibend, also unverbindliche Verbindlichkeiten sein, binden ist bannen, also entzaubern, ehe ich mich binden lasse (in Beruf und Liebe), hänge ich mich lieber auf (Hinweis: Dann sind Sie ja auch gebunden, Kopf in Schlinge). Ich muß mir immer alles vorbehalten, auch z. B. ob ich meine Versprechungen erfülle oder nicht (Hinweis: Was der Himmel verspricht, hält er oder hält er nicht). Meine (absolute) Freiheit geht mir über alles. Ich bin immer unterwegs, einst als Kind, dann als Jugendlicher, als Student, als Weltreisender, in Gedanken, also auch im Claustrum, meiner Junggesellenbude, rastlos auch in Liebesabenteuern (ich konnte jede Frau erobern, sie sind alle gleich, wozu also eine auswählen?). Festgehalten werden wäre das Ende meiner Weltfahrt, wäre der Welt Untergang, der Sieg der feindlichen Dämonie, die mein Überall-und-nirgends, meine Allgegenwart auslöschen würde." — „Ich bin die Ehe nur eingegangen, um Ehebrecher zu werden wie mein Vater." — „Ich bin meiner Frau treu, aber aus Bequemlichkeit, ich möchte keinen Skandal, meine Frau steht mir für alle Frauen, so bin ich der treue Don Juan." — „Ich bin meiner Frau treu, auch wann ich ihr untreu bin, d. h. von Zeit zu Zeit den Raptus kriege, in die Kneipe-Unterwelt hinabzusteigen und dort der Venus und ihren Priesterinnen zu huldigen. Meine Frau kommt mir wie ‚die Mutter' vor, der ich ja auch treu bin, die ich nie verlassen werde, aber ist es schicklich, mit dieser Heiligen geschlechtlich zu verkehren, sie so zu entheiligen? Übrigens haben wir ein Kind. Hab' ich nur deine Liebe, die Treue brauch' ich nicht!" — „Ich kann nur meiner

Pflicht treu sein und bleiben: meine Weiblichkeit allen, die in Not sind, zu opfern, da kann ich doch nicht einem Manne treu sein und bleiben." (Vgl. Tempelprostitution, heilige Dirne.)

83. „Ich begehre nichts außer dem einen: nichts zu begehren."

84. „Mein einziger Ehrgeiz ist es, nicht ehrgeizig zu sein."

85. „Es ist nichts so wichtig, daß es wichtig wäre." — „Es ist nichts so unwichtig, daß es nicht wichtig wäre."

86. „Ich bin weich, aber in meiner Weichheit bin ich unerbittlich starr."

87. „Ich bin gern zärtlich, aber bist du nicht willig, so brauch' ich Gewalt."

88. „Ich bin nicht eifersüchtig, aber ich passe höllisch auf, daß ich keinen Grund zur Eifersucht finde."

89. Auch in der Unterwürfigkeit wache ich über den Unterwerfer und bin ihm so überlegen. In der Nachgiebigkeit bin ich unnachgiebig."

90. „Ich bin nicht aggressiv, nur die andern sind es: sie tun so, als ob sie es nicht wären, aber wenn man lange genug bohrt, stößt man mit Sicherheit auf die Aggressivität." (die in Wahrheit nur Abwehr ist).

91. Der Neurotiker unterschiebt unbelehrbar seine als „die" Gesinnung den andern und spielt dann ihr Opfer. „Was ich selber denk 'und tu', trau' ich auch den andern zu", heißt auf neurotisch: es geht um die Dämonie, ich bin der Alleine, und die andern, die ich entmachten will, wollen mich entmachten. Die menschlichen Charaktere sind nur Variationen des Dämonischen, somit prinzipiell alle gleich.

92. „Aus Eigensinn kann ich sogar (scheinbar) auf meinen Eigensinn verzichten."

93. Aufdringliche Wohltuerei. „Alle Menschen sind irgendwie hilfsbedürftig, sie wissen es bloß manchmal nicht, man muß sie darüber aufklären. Ich muß ihnen helfen, sie müssen sich von mir helfen lassen, ich muß sie befehlerisch bitten, sich von mir helfen zu lassen, es handelt sich um meine Mission. Auch Gott kann nicht dulden, daß sich ein Mensch seinen Wohltaten entzieht. Schon als Kind habe ich alles weggegeben, und so ist es geblieben. Mein Mann, dem ich mit mir selber und mit meinem Vermögen half, macht mir oft Vorhaltungen, aber schließlich ist es ja mein (All-)Besitz, in dem ich schenke."

94. Der Neurotiker entdingt alle Dinge, enttatsacht alle Tatsachen, enteinzelt alle Einzelheiten: er ist eben Chaotiker, genauer Chaotist.

95. Der Ablauf der kranken Funktionen, einrangiert in die gesünderen und fastgesunden Funktionen, kann sich nur gemäß

den fixierten Assoziationen, also in immer gleicher Weise wiederholen. Die pathologische Serie ist die Lebenserfahrung des Neurotikers. Wie der Gesunde aus seiner gesunden, kann der Neurotiker nur aus seiner kranken Erfahrung berichten. Seine Erlebnisse sind ihm allemal Bestätigungen seiner WA, die er sonach für die einzig-mögliche-richtige hält, und die er gegen jede Belehrung, daß es „tatsächlich anders sei", daß er also an der „absoluten Richtigkeit" seiner Erfahrungen, seiner WA irrewerden und umlernen müsse, mit den Mitteln und Methoden der Neurose verteidigt, gleich einem Ritter, der die Angriffe auf seine Zauberburg abwehrt. Vielmehr verallgemeinert er seine kranken Erfahrungen, wie ja auch das Kleinkind verallgemeinert (im Allgemeinen lebt), z. B. seine Ehe ist schlecht (wie die Elternehe), also sind alle Ehen schlecht, und den vermeintlich guten Ehen sehe man nur hinter die Koulissen: vor den Leuten schauspielern sie Zärtlichkeit, daheim sind sie wie Hund und Katze, — oder: er ist immer ausgenutzt worden, und wer ihn nicht ausnutzte, war-ist erst recht ein Gauner, also gibt es nur Ausgenutzte und Ausnutzer, und er selber nutzt die Fähigkeit der Ausnutzer, ihn auszunutzen, aus und zwingt sie, ihn auszunutzen, — oder: er ist „sein Lebtag" betrogen worden, also gibt es nur Betrogene und Betrüger, Hochstapler und ihre Opfer, — oder: er hat immer wieder erfahren, daß die Dinge bei näherem Zusehen wertlos sind, also ist alles wertlos, gleichgültig und lohnt es sich nicht, sich um irgend etwas zu bemühen, an dem eintönigen, langweiligen Leben teilzunehmen, sich in berufliche und Liebesabenteuer zu stürzen, man ist ja allemal notwendig enttäuscht und zieht sich von einem Vorstoß, Ausflug schleunigst in seine Höhle, seine Klosterzelle zurück, alles Streben ist eitel, es ist überhaupt alles eitel, ganz eitel, wie der weise Salomo als Facit seines Lebens verkündete, — oder: „Alle Leute sind unfreundlich zu mir, Sie, Herr Doktor, sind der erste, der mir freundlich begegnet, soll-darf ich das glauben? es ist mir geradezu unheimlich: sind Sie ein Gott oder ein Teufel? beide meinen es gut — ja? Entschuldigen Sie, ich bin etwas mißtrauisch." Usw. Dem Neurotiker kann nicht mit Ratschlägen, Ermahnungen, Disputationen usw. geholfen werden: sie prallen an seiner magischen Mauer ab; helfen kann nur die weltanschauliche Aufklärung, man muß „die Axt an die Wurzel legen", am Prinzip operieren (Nr. 39, 66, 169, § 3 Kor. Nr. 3).

96. Kind-Greis (Laotse, Jesus e tutti quanti). Infantilismus — Senilismus. Noch-nicht- und nicht-mehr-erwachsen. Kind bleiben und unter der todgefährlichen Entwicklungspyramide wie unter einer gewaltigen Woge hinschwimmen: sie rollt über mich weg, ohne mich naßzumachen (wie die Ente nicht naß wird), und an ihrem andern Ende tauche ich so auf, wie ich vorher war:

absolut unberührt-unversehrt. Prinzipielle Fortschrittsfeindlichkeit als Lebensmethode.

97. Alle Kompliziertheit ist vervielfältigte Einfältigkeit. Alles Gesunde, auch höchster Differenzierungsstufe ist einfach, alles Kranke einfältig. Für den Nichtkenner ist es oft nicht leicht, die Komplizierung von der Differenzierung zu unterscheiden: beide sind vielfältig, aber jene ist eine Geschwulst von unechten Einzelheiten, Gemeinplätzen, substanzlosen Phrasen, leeren Schwätzereien, Firlefanzereien, mag es sich um neurotische Demagogik, Literatur, Philosophie, Psychologie u. a. „Geisteswissenschaften" handeln oder um medizinische usw. Theoretikasterei oder um religiösen Aberglauben, der sich oft als der „wahre Glaube" vorführt, usw. handeln. Der Grad der Wissenschaftlichkeit ist dabei umgekehrt proportional der Verstehbarkeit der Vorträge, Abhandlungen, Bücher: je wissenschaftlicher, desto unverständlicher — für Verfasser wie für Zuhörer-Leser!

98. „Ich verzweifle an aller Wissenschaft, — wie Faust: ‚Und sehe, daß wir nichts wissen können', und Sokrates: ‚Ich weiß, daß ich nichts weiß', und Dubois-Reymond: ‚Ignoramus — ignorabimus' usw. verzweifelten. Mir graust es längst vorm Schreibtisch und Katheder, auch die Phiole liegt schon längst bereit." Antwort: Aber bitte: was erforscht denn die Wissenschaft? was kann sie denn erforschen? Doch wohl das Physische — und nur das Physische. Das Metaphysische ist in das Physische ja nur hineinfingiert, ist also gar nicht zu verifizieren: wäre es erforschbar, so wäre es nicht mehr metaphysisch, sondern physisch, indes es existiert ja in Wahrheit gar nicht, es ist ja nur Fiktion. Wichtig und wertvoll ist alle echte Wissenschaft und Forschung, gleichgültig ob der Forscher glaubt, mit seiner Forschung im Physischen dem fingierten Metaphysischen, das also realiter gar nicht existiert, näher zu kommen und es schließlich gar zu erreichen. Wir resignieren nicht, sondern erkennen, daß es nichts zu resignieren gibt. Sie sind verzweifelt über die Nichterforschbarkeit des Nichtexistenten — welche Paradoxie! Diese Erkenntnis ist das Ende Ihrer Zweifel und Ihrer Verzweiflung bis zur Selbstmordidee. Pat.: „Aha, dann könnte, nein: kann ich also ruhig weiterarbeiten! Welche Befreiung!"

99. Der Neurotiker wähnt in seiner kranken WA die Alleinheit zu sein, in die alle Gegensätze, Unter- und Verschiedenheiten, die pragmatischen, ethischen und ästhetischen, eingehen. Er hat ja eine Mission, menschliche Aufgaben sind ihm fremd und seiner nicht würdig. Die meisten kennen diesen Sinn-Unsinn ihrer Beschwerden-Symptome nicht oder ahnen nur etwas davon, sie bedürfen eben zur Genesung der weltanschaulichen Auf-

klärung. Auch der Neurotiker ist „nur“ ein Mensch, ein kranker — und gar nichts weiter.

100. Das T a b u des Neurotikers. Er muß ganz (d. h. totalistisch) in und für sich sein, umgeben von einem Schutzfilter, das alles Unangenehme und somit Unannehmbare — und was wäre das nicht? — „draußen“ läßt, anderseits auch nichts hinausläßt, vgl. den Ritter in seiner hermetisch verschlossenen Burg. Alles vermeiden, was den magischen Kreis verletzen, also zerstören könnte: nichts aufnehmen, was er nicht schon hat, nichts abgeben, was er nicht behält (das All duldet weder Zu- noch Abgang, Nr. 35). Alle Aufnahme wird (magisch) entaufnahmt, alle Abgabe entabgabt, z. B. mit pedantischer Kontrolle, mit geringstem Vorbehalt, mit oft nur angedeuteten Zauberzeremoniell, auf das er trainiert ist, das also autogen verläuft, alles bleibt in einem. Elke antwortet auf ein „bitte, gib...!“ sofort „danke“, hat somit das Erbetene gegeben-behalten-erhalten. Ursula: „Ich mache alles, aber nach einem winzigen Aufschub: so tue ich alles ‚freiwillig‘, entmachte den Fremdzauber, bleibe tabu.“ Usw. So ist der Neurotiker unnahbar, unberührbar, unantastbar, unzugänglich — wie der metaphysische Gott. Immerhin können die feindlichen Mächte näher und nahe kommen: dann verstärkt sich der Zauber an der gefährdeten Stelle (eine Art magische Truppenverschiebung), oder sie dellt sich ein wie ein Gummiball, ein Ein-druck findet statt, wird aber alsbald wieder ausgeglichen, ein Eindringen ins Innere kommt nicht vor, der magische Kreis ist eben unzerstörbar (vgl. Samiel muß auf Zitat erscheinen, muß Freikugeln gießen, sein Teufelszauber wird vom Zauberkreis gebannt — im „Freischütz“ v. C. M. v. Weber). Solche „Ein-drücke“ sind alle Einzelheiten der Differenzierung, ein Einbau in die organische Entwicklung, somit die Entstehung einer sich genetisch aufbauenden Struktur, einer organischen Pyramide findet nicht statt, sondern nur die magische Abtötung aller Einzelheiten und derer, die sie versucherisch vorzaubern (die Eltern, Lehrer, Großen). Der Neurotiker lernt nicht eigentlich vertikal, sondern er lernt nur sich orientieren, was alles es zu entzaubern gibt. Auf diese Art geht das primäre Chaos horizontal in das ultimäre Chaos über, und so, wähnt der Neurotiker, ist die Ewigkeit gesichert.

Der Zauberer darf sich beim Zaubern — und er zaubert immer — um keinen Preis stören lassen: wer ihn stören könnte, müßte den größeren Zauber haben, also jenen vernichten. Alle kindlichen Spiele sind Zauberspiele. Auch Gott „darf“ sich beim Zaubern nicht stören lassen, er, obwohl oder gerade als Allmacht, ist gegen den geringsten Versuch einer Einmischung höchst empfindlich, er läßt auch nichts an sich herankommen (Bittgesuche nehmen die nachgeordneten Stellen entgegen), er schiebt alles beiseite. So ist der Neurotiker eine Schnecke in ihrem Hause: sie trägt es immer bei sich und schnellt bei der geringsten Berührung hinein, wobei das Haus zu einer Art Kieselstein wird. Er ist ein Krustentier im magischen Panzer: die Kruste ist die zu „Leder" erstarrte Haut, auch das universelle Ekzem, auch die Akne, die Furunkulose, die Urticaria usw., der „Aussatz", der Schweißausbruch, die Seborrhoe usf. Die Neurose ist der Rettungsring im wogenden Meere, ist die Tarnkappe gegen den feinddämonischen Blick, der „das Dahinter" ent-decken möchte, ist der Schleier des Geheimnisses: Maja, die Mutter Natur, ist verschleiert, die Götter wohnen hinter den Wolken, die Seele wohnt im Leibe, die Nonne wird geschleiert, der Mönch verkuttet, die Braut verhüllt, und wer es wagt, den Schleier zu lüften, riskiert sein Leben (wie der Jüngling zu Sais usw. usw.) — und dennoch ist das Streben immer auf die Lüftung des Schleiers gerichtet.

Indes das Tabu zu verletzen, ist schlechterdings unmöglich: sonst wäre es ja kein Tabu. Die Angst des Tabuwesens um sein Tabu ist genau so überflüssig wie die Angst Gottes um die Allmacht — und recht eigentlich unsinnig. „Schlag mich ruhig!" sagt die ältere Schwester zur jüngeren, „du kannst mich nicht treffen, nicht verletzen", d. h. ich bin gefeit gegen jede Berührung, die somit gar keine ist (berührt die „Tangente" die Kreislinie oder streicht sie ganz dicht daran vorbei?). Integer vitae scelerisque purus. Jesus opferte sich seinen Schlächtern und blieb doch Gott (wie? aber als er am Kreuze hing, hatte Gott ihn doch verlassen — und warum das?). Und Jesus fuhr in die Hölle und blieb doch Gott, wurde nicht Teufel. Der Gott bräuchte sich gegen den Teufel, der Teufel gegen den Gott nicht zu wehren: sie sind beide tabu, also unversehrbar und könnten den ewigen Kampf eigentlich aufstecken und sich versöhnen, aber dann hätten sie ja auf ihr Tabu verzichtet, von und in dem sie leben, und obendrein: kann das Tabu auf sich selber verzichten? Paradoxie des Dämonenglaubens — und der Neurose.

Gott und die Neurotiker lassen also nichts an sich herankommen. Die Krankheit ist in der Entfernung unsichtbar. Daher denn die Menge von ihrer Tiefe aus an den „Großen da oben" die Diagnose nicht stellen kann, sondern erst „bei näherem Zusehen", und das eben muß vermieden werden. Nimbus zu nubere verhüllen. Mit dem Mantel fällt der Herzog, und ohne Amtstracht sind sogar die Vertreter Gottes Menschen. Der Mantel der Macht verbirgt alles Menschliche, also auch die Krankheit. Aber vor seinem Kammerdiener ist auch ein Kaiser oder Kanzler ein Mensch und gar nichts weiter.

101. Lob des Chaos. „Ich bin ein Tropfen im Meer: unabgegrenzt, das Ganze, in dem der Tropfen aufgeht-verschwindet.

Oder kann man im Meere die Tropfen zählen? Manchmal denke ich, es muß ja sehr schön sein, ein hohes Kulturniveau zu haben, also auch Ja als Ja und Nein als Nein zu sagen, sich mit Seife zu waschen, eine Uhr zu haben usw.; aber es graust mir doch davor, obwohl ich all den Plunder ja habe-nichthabe: es ist ja doch viel einfacher, chaotisch zu denken und zu tun, zeitlos-raumlos dahinzuschweben, das Vielerlei zum Einerlei zu machen. Der Bedürfnislose ist der Wahrhaft-Glückliche (Johannes der Täufer, Jesus, Sokrates der Heiland, Diogenes der Gottessohn usw. usw. — waren sie glücklich?!). Die Kultur stellt präzise Anforderungen, die Natur ist gütig-nachsichtig, der Kulturmensch darf sich nicht gehen lassen wie der Naturmensch: jener muß sich um das tägliche Brot mühen, dieser nährt sich von den Früchten des Naturgartens, jener wählt mühsam eine Frau, einen Mann, dieser liebt wahllos, jener ist besonnen, dieser berauscht, jener schuldig, dieser unschuldig, jener bewußt, dieser unbewußt usw. Das Erwachen aus dem Rausch ist das Jüngste Gericht, ein ungeheures Schrecknis: Klarheit gegen Dunkelheit, Licht-Finsternis gegen die Dämmerung des Nirwana, Bindung-Verpflichtung gegen Freiheit, alle Gegensätze erscheinen und stürmen auf mich los... jeden Morgen von neuem. — ‚Eure Rede sei ja, ja, nein, nein, was darüber ist, das ist vom Übel', aber ob ja oder nein, ist doch auch gleich-gültig: es handelt sich doch nur um wandelbare Reihen von Buchstaben, die Worte sind auch nur Tropfen im Redefluß, magische Figuren des Odems, wie die Schriftzeichen magisch identische Lineaturen der malenden Hand. Es ist gleichgültig, ob du den Wall des Schweigens oder des Redens (Redeschwall) um dich breitest, in dem auch die scheinbar erwachsenen Worte untergehen. Die Lallsprache ist die Allsprache, die Sprache der Gottheit, der Propheten, der Ekstatiker, der Welterlöser. Die wahre Kultur ist der Verzicht auf die Kultur, ist das Verbleiben im Ursprung, und wer den Ursprung verlassen hat, kehre schleunigst zurück, verleugne sich und die Welt. Das Eingehen in die Gottheit (das Chaos), die unio magica mit dem Gotte, der die Gottheit präsentiert, ist die echte Religion (religare zurückbinden, Nr. 28, 1. Bd. S. 677), alle Differenzierung aber ist — auch religiöse — Entartung."

102. „Pandora hat den Menschen die K u l t u r g ü t e r gebracht und damit den Kampf um diese Gaben, Zwietracht, Neid und Streit in Frieden und in Krieg, alles Übel und alle Krankheit. Kultur ist die Ursache auch der Neurose, ja sie ist eigentlich die Neurose selbst. Der Kulturmensch ist Neurotiker, und die einzige Möglichkeit, falls es sie überhaupt gibt, die Neurose zu heilen, ist die Rückkehr zur Natur, der Verzicht auf alle sog. kulturellen Errungenschaften. Secundum naturam vivere! Ich bin praktischer Kulturphilosoph, und zwar Kulturpolitiker, Pro-

fessor, Chef einer Tageszeitung, ich studiere die sog. kulturellen Fortschritte — und habe sie studiert, ehe ich überhaupt etwas von ‚Kultur' wußte, so, wie der Theologe die Sünden studiert, und so, wie er sie den Menschen mitteilt, so schreibe ich meine Aufsätze: scheinbar neutrale sachliche Berichte über allerhand Altes, Neues und Künftiges, die aber doch eigentlich, d. h. der versteckten Tendenz nach, Warnungen vor den sog. ‚Segnungen der Kultur', lies: Schädigungen der Unnatur, vor ihren verhängnisvollen Einflüssen auf das menschliche Zusammenleben sind. Kulturapostel als heimlicher Kulturfeind, dazu brauche ich einen großen Namen, damit mir das Publikum glaubt. Natürlich darf niemand merken, daß ich eigentlich Kommunist bin; dazu muß ich ja auch ein kultiviertes Dasein heucheln. Eigentlich müßte ich mich wohl schämen, aber was tut man nicht alles im Dienste der Menschheit! Und der Zweck heiligt die Mittel."

103. Der Chaotiker kann natürlich nur chaotisch erleben und beschreiben, die gesünderen Bezirke der WA sind wie Inseln im Meere: sie werden überspült und so chaotifiziert, chaotisiert. So lange er in seiner Chaotistik lebt, kann er natürlich nicht außerhalb ihrer leben, kann sich auch nicht vorstellen, daß es eine andere WA, also auch Lebensmethode gebe als die seine und wie diese andere aussehen solle. Seine einzige Rettung besteht darin, daß er aus der Chaotistik — im Wege der Erkenntnistherapie — heranwächst. Wer unter Wasser lebt, kann nicht zugleich über Wasser leben: er kann sich nur aus seinem Unterwasserleben hinausentwickeln.

104. Im Chaos gibt es weder Anfang noch Ende, so kann der Neurotiker keinen Anfang und kein Ende finden. Alles geht in einem hin. Er hat keine echten Erlebnisse, sondern diffuses Erleben, d. h. die in seinen reiferen Bezirken geschiedenen-verschiedenen HASTF-Reihen werden ins Ungeschiedene einnivelliert. „Wo soll ich anfangen, wo aufhören?" stöhnt er (vgl. Nr. 175). Nun ja, er müßte natürlich am Anfang anfangen und am Ende aufhören, ganz einfach, aber für ihn ist jede Grenze der Vernichtung des Grenzenlosen, also der Weltuntergang. So muß er jeden Anfang ent-anfangen, jedes Ende ent-enden, magisch natürlich, und so die Alleinheit wahren. Auch Gott kann im Kampfe mit dem Teufel kein Ende finden, wie ja der Dämonenkampf auch keinen Anfang gehabt haben kann: er dauert eben ewig an. Auch der Neurotiker hat keine menschlichen Aufgaben zu erfüllen, bei denen es Anfang und Ende gibt, sondern die Mission, die feindliche Dämonie, die in den Aufgaben waltet und wirkt, zu bannen. In dieser Art „geht er immer (auch im Minimum) aufs Ganze"; wer aber glaubt, er leiste ganze menschliche Arbeit, eine menschliche Arbeit ganz, er vollende sie, der mißversteht ihn. So zaubert er — jeder

in der Spezies seiner Neurose — bei Tag und bei Nacht die Geister weg, die ihn auf Anfang, Entscheidung, Ende festlegen wollen. Er fährt unablässig Karussell, dreht sich „endlos" im Kreise, die Welt dreht sich um ihn (den Säugling im Großformat), und es gibt kein Entrinnen aus dem Selbstgefängnis — außer im Wege der Aufklärung über den weltanschaulichen Sinn-Unsinn seiner Not.

105. Das Ziel. „Ich komme mir vor wie ein Käfer, der einen steilen Sandberg erklimmen will und immer wieder abrutscht, — o vanitas vanitatum!" — „Ich sehe das Ziel vor mir, aber je näher ich ihm komme, desto mehr verschwimmt es — und ich bin das Ziel los, ziellos, ratlos wie der Bergsteiger im Nebel. Das war schon immer so, und ich habe immer geglaubt, die andern seien schuld: sie wollten aus Neid, Bosheit usw. mich nicht zum Gipfel kommen lassen. Jetzt weiß ich, daß ich nur einen ungestümen (fanatischen) Hunger nach der Höhe hatte, dann aber Angst vor der eignen Courage bekam — mit Spasmen der Hirngefäße, also Ischämie, also Absinken der Bewußtseinshelligkeit, Angst, als ob es sich nicht um menschliche, sondern um übermenschliche Aufgaben-Probleme, als ob es sich um Leben oder Tod handle. So habe ich mich immer ‚übernommen!', alles war Krampf, nicht bloß Kampf, ich wollte ‚die Welt erobern' ohne Rücksicht auf die Tatsachen und mußte ja an ihnen scheitern, brach zusammen, sank in Erschöpfung (nicht bloß ermüdete ich wie der Gesunde). Nun habe ich in der Erkenntnistherapie den Unsinn eingesehen und lasse das r aus dem Krampf weg, ich kann mich sogar richtig ausruhen!" — „Ich habe seit Kindertagen einen stereotypen Traum: ich sehe vor mir einen goldenen Kanarienvogel und will ihn fassen, habe ihn auch beinahe schon in der Hand, aber im letzten Augenblick fliegt er davon. So ist es mir immer im Leben ergangen. Schicksal! Pechvogel!" — „Ziel? Was heißt Ziel? Da lockt einen etwas: ein böser Spaßvogel, aber mich hat so etwas nie interessiert, mein Ziel war, ziellos zu sein, d. h. den Zauber des Ziels zu brechen, zu bleiben, wer und wo ich war, Anfang und Ende zu vereinen." Aber kann man den Berg vom Gipfel ersteigen, vom Hause zuerst das Dach bauen?

Beharrlichkeit führt zum Ziele, lautet das Sprichwort, — ja, aber „nur" zu physischen, menschenmöglichen und zwar im Rahmen der Individualspezifität liegenden Zielen, niemals zu metaphysischen Zielen, die es ja realiter auch gar nicht gibt, an deren Existenz und Erreichbarkeit aber der Dämonist und besonders der Neurotiker trotz aller Enttäuschungen glaubt. Die Ziele sind gesunde, oder sie sind kranke. Dem Gesunden ist es nicht möglich, seine Ziele zu verfehlen, dem Kranken ist es nicht möglich, ein gesundes Ziel zu erreichen. Der Neurotiker kommt je nach seiner Erlebnisachse zu kranken oder zu scheinnormalen Zielen. Schon der Hunger kann falschgerichtet, auf falsche Ziele gerichtet sein, ohne daß Pat. das weiß, oder im Angststadium schlägt er Fehlwege, Irrwege ein usw., und erreicht er ein „äußerlich gesehen normales" Ziel, so mit zuviel und manchmal auch zu wenig Aufwand, und schon damit ist das Ziel als nur normnahe gekennzeichnet. Der Gesunde kann sich seiner Beschaffenheit nach nicht überanstrengen, er kann auch nicht zusammenbrechen, er kann sich auch nicht unteranstrengen: seine Funktionen sind eben normal. Der Neurotiker kennt oft genug aus Berichten und Vergleichen Ziele des Gesunden und strebt sie auf seine Weise an, und gerade damit erreicht er das, was er vermeiden will: das Fehlziel. Seine falsche Verfahrensweise ist zur Serie (Nr. 95), zur Gewohnheit (Nr. 170) fixiert und in dieser „ne-cessitas" beharrlich, doch versteht man unter Beharrlichkeit speziell die Dauerhaftigkeit (Zähigkeit usw.) des Strebens, und insofern ist der Neurotiker — je nach Spezifität — entweder überbeharrlich, stur, fanatisch, verbissen, überfleißig, oder er ist unter- bis unbeharrlich, schwankend, aufgiebig, verzagt, verzichtlerisch, faul — beides oft im gegenstücklichen Wechsel. Zudem handelt es sich bei ihm seinem Wahn nach immer um Sein oder Nichtsein, d. h. um die Bannung der feindlichen Dämonie, die auch in den „vorschwebenden" und „verschwebenden" Zielen lockt-droht und die „so oder so" überwunden werden muß.

106. „N u r n i c h t a n s t r e n g e n ! Es geht auch so! Man muß sich höchstens anstrengen, sich nicht anzustrengen. Sachkenntnis trübt das Urteil. Das naive Urteil ist unbefangen, unmittelbar. Vox populi, vox Dei. Je mehr Einzelheiten bekannt werden, desto unsicherer wird die Urteilsfindung. Bildung ist verdächtig, Wissen zu bemißtrauen. Die Oberen wollen die Unteren nur irreführen, damit sie sich beruhigen, sie wollen ihnen weismachen, daß sie ihnen echtes Wissen und echte Weisheit mitteilten, — in Wahrheit ist alles, was von oben kommt, Schwindel: die Oberen haben allen Grund, die Hohlheit ihres Denkens, Tuns und Treibens zu tarnen. Laßt mich mit euerm ‚Geist' zufrieden: der Geist ist der Widersacher der Seele, der Feind des Lebens. Die Dümmsten sind in Wahrheit die Klügsten. Die Letzten werden die Ersten sein. Die Philosophen lehren, daß es keine Tatsachen gibt, sondern nur Erscheinungen im ewigen Wandel. Die Tatsächlichkeit der Tatsachen ist nicht zu beweisen — wozu also die Mühe, sich mit ihnen zu beschäftigen, als ob sie Tatsachen wären? Es muß immer alles in der Schwebe bleiben, niemand hat Grund unter den Füßen, er bildet sich das bloß ein. Der wahre Sachverständige ist, wer von der Sache nichts versteht. Der wahre Kritiker ist, wer ein Buch mit dem Fern-

rohr anguckt. Der wahre Weise weiß, daß er nichts weiß." Trauerfaulheit.

107. „Ich habe immer alles bitter ernst genommen — zu ernst, wie ich jetzt sehe, und damit nicht ernst genug." — „Ich habe niemals etwas ernst genommen, aber das Nichternstnehmen — das habe ich sehr ernst genommen. Es ist ja alles gleich-gültig. Die Wertunterschiede sind Lug und Trug der Hölle, und ihre Eingleichung ist die wahre Erlösung von all dem sinnlosen Spuk." — Der Neurotiker nimmt das Leben zu ernst, indem er allenthalben feindliche Mächte wittert, und er nimmt es nicht ernst genug, indem er die biologische Tatsächlichkeit verkennt. Das Kind nimmt sein Spiel ernst, der Neurotiker ergeht sich in ernstgemeinter Spielerei. Die Neurose will absolut ernst genommen werden, aber auch ihr Ernst ist pathologisch und hat mit dem Ernst des Gesunden, der auch humorig sein kann, nichts gemein. Ernst zu nehmen ist aber die Neurose als Krankheit, die viel mehr Schaden gestiftet hat und stiftet als jede andere Krankheit, und leider nehmen weite (auch ärztliche) Kreise die Neurose nicht ernst genug. „Neurose ist Lächerlichkeit", — nun aber diese „Lächerlichkeit" ist gefährlich und muß eben ernst genommen werden.

108. Die Aussage des Neurotikers.

Im Chaos ist (auch) Wahr und Unwahr noch ungeschieden. Mit Beginn der Ich-und-Du-Welt, der Ent-zwei-ung der Alleinheit erwacht auch der Zweifel um Wahr und Unwahr. Der Wesenszweifel demonstriert sich in jedem Einzelzweifel. Das Kind verwandelt sich zum Beispiel in ein Pferdchen (stampft und wiehert usw.) — ist es nun „in Wahrheit" ein Kind oder ein Pferdchen? Die allgemeine animistische-magische Verwandlungsfähigkeit impliziert den Zweifel, ob die „Erscheinungen" Wahrheit oder Täuschung sind, und auch späterhin bleiben die „Dinge" und ihre Beschreibung, mag sie „physisch" wahr oder unwahr sein, als vom unergründlichen „Metaphysischen" bewirkt - erfüllt - gelenkt usw. fragwürdig. Vgl. die Pilatusfrage „Was (wo) ist Wahrheit?" — und G. E. Lessing „Die Wahrheit ist ja doch nur für Gott allein", das gleichlautende Dogma, wonach wir Menschen also, da Gott uns die Wahrheit nicht mitteilt (Gott würde sonst seine Gottheit verlieren — oder wir könnten die Wahrheit nicht ertragen!), auf den Zweifel um Wahr oder Unwahr angewiesen sind, ja „nichts wissen können", usw. Erst in der realischen WA, also mit dem Wegfall der Fiktion findet auch der Zweifel an der Tatsächlichkeit der Tatsachen, der Wesenszweifel sein Ende und bleibt lediglich die rein physische Unterscheidung von Wahr und Unwahr (einschl. Lüge) bestehen. Vgl. I. Teil § 16.

Es physizieren-präzisieren sich also genetisch die Erlebnisse und ihre Beschreibung, die Aussagen, und mehr und mehr verblaßt normaliter der weltanschauliche Zweifel gegenüber dem zunehmenden Interesse an den „irdischen" Tatsachen. Der Heranwachsende lernt mittels Prüfungen - Vergleichen klassifizieren, somit auch die Aussagen, die eignen wie die fremden, mit zunehmender Sicherheit als wahr oder unwahr unterscheiden. Ergebnis: Die Aussagen des Gesunden sind im Niveau der jeweiligen Entwicklungsstufe wahr mit der norm. Var.-Br., also mehr oder weniger wahr (einschl. des normalen Irrtums), aber nicht unwahr, und schon gar nicht Lügen: dem Gesunden fehlen eben die kranken RSe mit ihren Fehlassoziationen. Die erlebten und erzählten Märchen des Kindes sind also tatsächlich kindliche Wahrheiten, mögen sie dem Kinde auch zweifelig erscheinen (es gibt aber verlogene Kinder, die sind neurotisch), und dies gilt auch für die Erlebnisse und Aussagen der mythischen, mystischen und humanischen Denkstufen, die Fiktion ist die Wahrheit des Dämonisten, allerdings die fragwürdige.

Der Neurotiker ist, soweit krank, in der chaotisch-magischen WA verblieben, und dieser Rest ist zum Über-rest ausgewuchert-ausgealtert bis zur Dominanz, so daß auch die reiferen Entwicklungsstufen, die Differenzierung überhaupt chaotisch-magisch imprägniert werden. Somit sind die Erlebnisse und die Aussagen Märchen und märchenhaft, märchenhaltig bis zur chaotistischen Verworrenheit-Verschwommenheit oder Lügen und lügenhaft bis verlogen; also auch die Aussagen, die aus seinen gesünderen bis fastgesunden Denkbezirken stammen, und die mit den vergleichbaren des Gesunden übereinstimmen, also für wahr gelten, z. B. das Wasser ist naß, 3 mal 3 ist gleich 9, ich habe Asthma, Migräne usw., ich war bei Herrn X und habe die Bestellung ausgerichtet usw., sind versetzt mit der infantilistischen Unsicherheit, mögen sie noch so bestimmt, noch so betont vorgetragen werden. Von seinem kranken Standpunkte aus hält der Neurotiker wissentlich oder unwissentlich die reiferen und reifen Aussagen auch nur für Scheinwahrheiten, die man von klein auf nachplappert, die aufgepfropft, eingepaukt, eintrainiert, eindressiert werden, die man auswendig lernt, mit deren Hersagen man Reife-Größe-Wahrhaftigkeit imitiert. So kann er auch die Aussagen der andern nicht sicher als wahr oder unwahr unterscheiden: er ist e principio mißtrauisch gegen sich und die andern: „Die feindlichen Mächte sind am Werke und machen aus Wahr Unwahr und aus Unwahr Wahr — wer kennt sich da aus?"

Jeder Lügner ist Neurotiker, aber nicht jeder Neurotiker ist Lügner, d. h. sagt reflexmäßig eine wissentliche Unwahrheit in der Absicht der ernsthaften Täuschung. Jeder Neurotiker aber zweifelt prinzipiell um Wahrheit-Unwahrheit herum, und dieser

Zweifel prägt sich auch in seinen Aussagen aus, sei er ein abgefeimter Lügner oder Wahrheitsfanatiker.

„Ich habe mich von klein auf mit aller Gewissenhaftigkeit bemüht, ‚die Wahrheit' zu ergründen und zu sagen, genauer: zu bekennen. ‚Du sollst immer die Wahrheit sagen!' predigte mir Mutter mit erhobenem Zeigefinger, aber was Wahrheit ist, was wahr und was unwahr ist, hat sie mir nie verraten. Oft habe ich in meiner Not die Eltern-Alten beobachtet, auf die Probe gestellt, ja in Versuchung geführt und dabei oft gefunden, daß sie nicht ‚bei der Wahrheit' (bei meiner Wahrheit) blieben und sogar handfest logen und betrogen, — aber woher wußte ich, wie konnte ich wissen, ob meine Wahrheit wahrer war als jene, überhaupt die eigentliche, die wahre Wahrheit, ob ich also die wahre Wahrheit kannte, um die Abweichungen von ihr festzustellen? Vielleicht logen die Alten gar nicht, vielleicht war das, was ich Lüge nannte, die Wahrheit der Alten? Vielleicht gibt es so viele Wahrheiten, wie es Menschen gibt? — und Tiere usw.? Vater beschimpfte mich oft, ich sei abgründig verlogen, aber stimmte das? Vielleicht hatte er bloß Angst vor mir, daß ich ihn bei seinen Lügen ertappte? Er brüllte: ‚Ich werde dir das Lügen schon ausprügeln!' und schlug derb zu, aber hatte ich wirklich gelogen oder nicht bloß meine Wahrheit gesagt, die von der seinigen abwich und von ihm verkannt wurde? Ist die Lüge nicht auch ein Weg zur Wahrheit? Ist nicht Lüge die beste Wahrheit? Mutter suchte mich nach solchen Szenen zu beruhigen: ‚Ich weiß ja, du sagst die Wahrheit, das hast du von mir geerbt, und der Gerechte muß viel leiden, Vater ist auch zu mir hart, man muß es ertragen!' Nun also? Oft habe ich an Vaters Stelle mich selbst gegeißelt, gequetscht, gestochen (à la Akupunktur!), um eine etwaige Unwahrheit, die ja vom Teufel stammte, auszutreiben: besser ist besser, man kann nie wissen. So sühnte ich auch ganz winzige Fehlerchen, was ich für solche hielt, mit aller Kraft, und sogar prophylaktisch habe ich mich geschunden, geradezu masochistisch. Oft habe ich mir geholfen mit blindem Nachsprechen des Vorgesprochenen, mit ‚Nach-dem-Munde-reden', ein Verfahren, das ich jetzt auch noch übe, mit dem ich keine Verantwortung übernehme, jeder Erörterung aus dem Wege gehe, aber das war und ist ja alles nur Imitation, imitierte Wahrheit oder Unwahrheit oder Lüge. Kurz ich mühte und mühe mich, den Lügenteufel mit peinlichster Selbst- und Fremdprüfung zu bannen, aber oft verzage ich und rede eben drauflos, was mir gerade einfällt, erzähle Märchen — immer in Angst, man könnte mich erwischen und in die Hölle verdammen." Usw. Wahrheitsfanatiker, Pseudologia phantastica, Skrupulantismus, Skeptizismus, Kritizismus.

109. Der G l a u b e des Neurotikers ist A b e r g l a u b e (I §§28,

29), aber er glaubt an ihn, als ob er der echte, wahre, ja der einzige, der alleinseligmachende Glaube sei, der freilich seinem Wesen nach Zweifel in Reinkultur ist (aber das „ist" eben „der Glaube", credo quia absurdum). Der Neurotiker ist auch quoad Glaube Infantilist-Archaist, d. h. er ist, soweit krank, in der chaotisch-magischen Denkstufe verblieben, und von da aus sind die reiferen Glaubensstufen archaisiert — um so mehr, je mehr die Neurose auswuchert. Er mißbraucht also die normalen Glaubenslehren, die er auch wörtlich nachsprechen kann, zur Scheinlegitimation seines Aberglaubens, er beruft sich auf jene, die ja auch dämonistisch sind, um seine primitivistische Dogmatik als „für die Ewigkeit gültig" zu rechtfertigen, und er ist hierin völlig intolerant: die allergeringste Nachgiebigkeit würde die ganze Dogmatik umstoßen, „wer nicht für mich ist, ist wider mich" und ist allemal ein Ketzer, — dem gegenüber man sogar Toleranz imitieren kann. Das Prinzip der Ausschließlichkeit ist identisch mit dem der Einschließlichkeit, nämlich aller Dogmen überhaupt, und alle hochdifferenzierten weltanschaulichen Zweifel gehen ein in die primitivistischen Deutereien des Aberglaubens, von dessen Tabu das Heil der Menschheit, der Welt abhängt. So der neurotische Wahn. Der Aberglaube bildet gern Sekten, deren starre Methodik Radikalismus, Fanatismus, Heimtücke, Hinterlist, Heuchelei, Verschlagenheit, Lüge, Feindseligkeit (auch eine „Seligkeit"!) gegen jeden Andersgesinnten ist. Die Geschichte, auch die Gegenwart ist voller Beispiele hierfür. S. auch Nr. 116.

110. Der Neurotiker sucht seine Neurose zu rechtfertigen mit „Berufung" auf „U r s a c h e n": er wäre nie neurotisch geworden, wenn nicht die falsche Erziehung gewesen, der Krieg, die Arbeitslosigkeit, die Ehe usw. gekommen wäre. Also, wähnt er, sind die Symptome verursacht durch die Symptome. Denkfehler. Die Art und Weise, wie der Mensch erlebt, ist entweder gesund oder krank. Der Gesunde ist unter allen Umständen gesund, der Kranke unter allen Umständen krank, zunächst latent, dann mehr und mehr manifest gemäß seiner pathobiologischen Beschaffenheit, an der die Umstände (sie sind ja eben seine Erlebnisse!) keinerlei ursächlichen Anteil haben. Gewiß sind die g e w ö h n l i c h e n (ordentlichen) von den a u ß e r g e w ö h n l i c h e n (außerordentlichen) Umständen zu unterscheiden (S. 38). Jene sind die alltäglichen Lebensformen, diese z. B. Wetterkatastrophen, Unfall, Aufruhr, Krieg, aber weder jene noch diese „verursachen" die Neurose, d. h. „machen" den Gesunden krank, es entwickelt sich nur eben bei den So-Disponierten die Neurose unter gewissen Umständen zur Manifestanz (auch im Sinne der Verschlimmerung). Man kann ein Symptom nicht mit der Krankheit rechtfertigen, deren Symptom es ist. Es ist ein

grobes, aber sehr bequemes Mißverständnis des Neurotikers, er sei als Gesunder „durch die Verhältnisse krank gemacht worden“, also sei die Gemeinschaft verpflichtet, ihm zu helfen, gefälligst in der Form, daß seine Schwäche als solche unterstützt, also erhalten werde (Rentenneurose), ja nicht wenige sind empört über die Zumutung, sie sollten doch mal bei sich nachsehen und den Weg zur Genesung einschlagen. Und sie finden bei denen Zustimmung, die selbst Neurotiker sind und-oder vom Wesen der Neurose keine Ahnung haben, die noch immer dem Ursächlichkeitswahn huldigen und so die wahren Zusammenhänge verkennen. Die soziale Hilfe muß therapeutischen Charakter haben, dagegen ist die Wohltuerei, Mitleiderei, Fürsorgerei eine Form der sozialen Neurose, der sie abhelfen will! Vgl. z. B. A. Adlers sozialpolitische „Psychologie“, die in der Gleichmacherei der „Umwelt“ „die Heilmethode“ der Neurose sieht, die durch die Verschiedenheit der Umwelt verursacht werde (so wähnt er). Vgl. auch meine Aufsätze „Neurose“ — das Hauptübel unserer Zeit“ in der Zeitschrift „Soziale Sicherheit“ H. 7/1953 und „Neurose und kein Ende“ im „Berliner Gesundheitsblatt“ Nr. 13/1953.

111. „Die Welt“ ist für den Chaotiker das Chaos (das ungeschiedene Alleine), für den Kulturmenschen die Gesamtheit der Einzelheiten (der Gegensätze, Unter- und Verschiedenheiten), die Gesamtheit der Aktualitäten, die in der Art der Differenzierung immer-anders sind. Der Neurotiker lebt, soweit krank, im Chaotisch-Magischen und löscht von da aus alle Differenzierungen (alle Vergleiche, Maßstäbe, alle Bestimmtheiten) magisch aus, d. h. er erlebt sie als Wandlungen im All-einen von zunehmender Dämonie, die die Alleinheit bedroht. Die in der Entwicklungsdifferenz wie in der Zugehörigkeit zur Gemeinschaft bestehende Symbiose ist ihm Antibiose, er ist nicht ζῶον πολιτικόν, sondern ζῶον ἀντι-, sogar ἀπολιτικόν.

112. Der Neurotiker mißbraucht seine reiferen Einsichten als dämonische Versuchungen, Bedrohungen, Verführungen. sucht sie zu entmachten und stellt sie so in den Dienst seiner Neurose. Und probatum est: es passiert ihm nichts, was immer ihm auch passieren mag, die feindliche Dämonie ist unschädlich gemacht, die Gottheit-Eigendämonie ist erhalten, das ewige Leben hat den ewigen Tod und umgekehrt gebannt: klar, daß der Neurotiker vor nichts mehr Angst hat als davor, seine (vermeintliche) Dämonie zu verlieren, Mensch zu werden. Den Schluß, daß die feinddämonischen Gefahren nur Gaukelspiel des kranken Denkens sind, realiter also gar nicht existieren, also auch weder besiegt werden noch obsiegen können, diesen Schluß vermag der Neurotiker ohne Erkenntnistherapie nicht zu ziehen. Mit seinem Dämonenglauben wähnt er seine Unsterblichkeit zu verlieren, — die er realiter gar nicht besitzt, die er aber zu be-

sitzen wähnt. Er kann nicht begreifen, daß das Menschliche „alles" sei und nicht bloß die Fassade, hinter der das Wesentliche des Wesens, das irgendwie benannte Dämonische wohne und walte. Das Ansinnen der andern, er möge doch einmal etwas Menschliches tun, ist ihm eine entwürdigende Zumutung: apage satanas! Er hat eben keine Aufgaben, sondern eine Mission. Wenn alles menschlich und das Menschliche alles wäre, wäre alles verständlich und begreiflich — und was würde dann aus dem Unverständlichen und Unbegreiflichen, das doch erst im Menschlichen Erscheinung wird?! Nun wohl: der Glaube an das Dämonische beweist nicht die Existenz des Dämonischen, sondern nur, daß es Menschen gibt, die daran glauben — gemäß der Differenzierungsstufe der Hirnrinde als des Organs des Bewußtseins. Und es ist die Eigentümlichkeit vieler Kulturmenschen zu glauben, daß der primitive Dämonenglaube auch für die Gegenwart, ja für alle Ewigkeit gültig sei, aber das ist ja nur der Wahn des Neurotikers, also des kranken Menschen. Der Aberglaube ist allemal anachronistisch. Der Unsinn, der als solcher erkannt wird, der Wahn, der als Wahn erkannt wird, verliert damit seine Gültigkeit.

113. „Ich bin unheilbar". „Alles Leiden stammt von Gott. Wie der Teufel im Auftrage oder doch mit Genehmigung Gottes, des Allbarmherzigen, den Hiob mit allen erdenklichen Quälereien heimsuchte, wie Jesus Christus alles Leiden auf sich nahm-nehmen mußte, so bin ICH Nachfolger Hiobs, Christi u. a. Erwählter, also Christus der Heiland selber. Wer könnte sich unterfangen, den Heiland zu heilen! Gott erlaubt nur, die Leiden zu mildern: mit Medikamenten usw., mit Gebet, Versenkung, Handauflegen, Trostsprüchen, heiligen Waschungen usw." (alles Suggestionen). — „Ich sehe ein, daß Sie, Herr Doktor, der Einzige sind, der mir wirklich helfen könnte, aber ehe ich den Glauben an das Wiedersehen mit meinen Lieben im Jenseits aufgebe, will ich lieber krank bleiben." Die „Lieben" waren der ständig ehebrechende Ehemann sowie zwei Töchter, deren eine sich nach Spanien, deren andere sich nach Argentinien verheiratet hatte und die beide seit Jahren nichts mehr von sich hören ließen. — Viele Neurotiker huldigen in ihrem Wahn auch dem Wahn, unheilbar zu sein, und finden hierin Bestätigungen von dogmatistischen Suggestionstherapeuten (Priestern, Ärzten, Priester-Ärzten). Aber, wende ich ein, welcher Gläubige kann bestreiten, daß Gott auch die echte Heilung der Neurose, nämlich mit der Erkenntnistherapie, verfügen kann? Jedenfalls befreit die exakte Therapie den Neurotiker auch von dem Wahn, unheilbar zu sein.

114. Vom Zwang. Alles Geschehen geht „zwangsläufig" vor sich, d. h. in einer gewissen assoziativ-koordinativen

Reihenfolge (Logik des Geschehens), es ist aber keine metaphysische Instanz (ἀνάγκη, necessitas, Fatum, Schicksal, ordo ordinans usw.) da, die das Geschehen zwingt, den Zwang ausübt, den Menschen zwingt, sich nach dem Zwang zu richten. Man kann niemand zwingen, ein anderer zu sein, als er ist, ein anderer zu werden, als er wird. Man kann den Kranken nicht zwingen, gesund zu sein oder zu werden. Man kann den Gesunden nicht zwingen, krank zu sein oder zu werden. Im rein biologischen Sinne geht auch das kranke Geschehen „zwangsläufig" vor sich (Logik des kranken Geschehens, Patho-logik) und zwar in einer abnormalen Var.-Br., die bei den Neurosen bis zur Gleichmäßigkeit der „Serie" eingeengt ist (Fixierung der Fehlassoziationen-Koordinationen zum starren System, Nr. 45), so daß man hier von Zwangskrankheit spricht. Zu diesem Zwangsverlauf gehören auch die Umstände, unter denen sich die fixierten Assoziationen-Koordinationen vollziehen, z. B. unter sanfter oder harter Anleitung, auf Bitten oder Befehlen partnerischer Persönlichkeiten, z. B. der angstneurotische Schüler wird zum Schulbesuch gezwungen, zum Lernen freilich kann man ihn nicht zwingen, der Arbeitsscheue muß Zwangarbeit verrichten, und der eine fügt sich dem Zwange, der andere nicht (je nach Spezifität), der Verbrecher muß ins Gefängnis gehen usw. Der Neurotiker sieht in der fixierten Assoziation-Koordination die Wirkung eines dämonischen Zwanges, der von feindlichen Gewalten ausgeübt wird, gegen die er sich nun wieder zwanghaft zur Wehr setzt, sei es in der Art der neurotischen Auflehnung, sei es in der Art der Unterwürfigkeit usw. Auf diese Weise zwingt der Zwangskranke — er steckt ja immer in der Zwangsjacke — die andern (auch die Gesunden), ihn zu zwingen, er provoziert zwanghaft den Zwang und triumphiert so über ihn und den Zwinger, er nimmt den Zwang in eigne Regie und verfälscht ihn zur Freiwilligkeit, zum „zwanglosen Zwang". — „Ich zwinge meinen Vater, mich zu verprügeln, die Prügel sind mir ein Vor-zug vor den andern Kindern, eine Auszeichnung (Reifeprüfung), ich bestehe die Aushalteprobe, zu deren Anstellung ich den Vater zwinge, so daß ich ihn damit schon entmachtet habe." (§ 2 Nr. 25 usw.). — „Ich zwinge Gott, meine Wünsche zu erfüllen, indem ich auf Wünsche verzichte, ich zwinge ihn, für mich zu wünschen und seine-meine Wünsche zu erfüllen, dann bin ich mit ihm eins, und es kann mir nichts passieren, auch wann mir das größte Ungemach passiert" (Hiobidenweisheit). Der Sklave zwingt den Tyrannen, ihm sklavisch zu gehorchen, der Tyrann zwingt die Sklaven, ihn zu tyrannisieren. — „Ich war schon als Kind arbeitsscheu im Hause, in der Schule. Wurde ich nicht gezwungen, tat ich nichts; was ich dann tat, war mir gleichgültig, auch ganz unwesentlich: es kam ja nur auf den (dämonischen) Zwang an, der mir jede Verantwortung ersparte, ich war ja nur ‚ausführendes Organ'. Die Mutter und die älteren Schwestern waren — wohl aus Eifersucht, da der Vater mich verhätschelte, — immer hinter mir her und hetzten mich, ich forderte sie aber auch mit meiner Faulheit heraus und machte ihren Zwang zu meinem Eigenzauber, machte den Fremdzwang zum Eigenzwang, natürlich nicht mit Überlegung und Absicht, sondern eben so aus mir heraus. So auch heute noch: die Mutter, obwohl längst verstorben, ist noch immer hinter mir her, ich komme nie zur Ruhe, ich helfe meinem Manne im Geschäft — und dann schufte ich daheim, aber alles im Zwange, der mich eben ständig antreibt und den ich mit meiner Folgsamkeit banne. In dieser Art muß ich ‚alles' machen, auch Gott kann sich nicht ausruhen so wenig wie der Teufel, beide ‚müssen' ununterbrochen tätig sein, sind gehetzte Hetzer. Meine drei Kinder habe ich gezwungen empfangen und geboren, und sie lassen mir keine Ruhe, wie ich ihnen keine Ruhe lasse." — „Mein Vater war General, wir Kinder waren Rekruten. Ich habe nie etwas aus eignem Antriebe getan, nicht einmal gesprochen und gedacht, sondern immer nur auf Befehl, und zwar so weit der Befehl reichte (Stottern usw.). Ich wurde dann selbst Offizier, blieb aber ‚Vaters Rekrut', sprach seine Befehle aus, imitierte ihn." Vis a tergo, Tritt von hinten, Kadavergehorsam, Identifikation mit dem Befehlshaber-Gott-Teufel: Soldat als Gottesstreiter und als Todbringer.

Zwang ist also für den Neurotiker O r d n u n g p l u s D ä m o n i e. Er ist auf die starre Methodik (System, Schema, Schablone, Training, Dressur, Nr. 45 usw.) eingeschworen, er darf sie nicht im mindesten verlassen, „vom rechten Wege abweichen" (ne cedere), sonst — so wähnt er — fällt er in den Abgrund, ins „Bodenlose", die Methode ist ihm alles: die Lebensführung, die Lebensgarantie, das Leben selbst, die Allmacht. Die Substanz ist nichts, nichtig. Er muß therapeutisch umlernen: Alles Geschehen ist assoziiert-koordiniert, d. h. die Aktualitäten enthalten je ihre koordinative Symbolkomponente, diese ist aber nicht eine dämonische Macht in der Aktualität und ihren Reihen, sie lenkt nicht das Geschehen, sie ist nicht die Hauptsache oder gar das Einzig-Wichtige, sie gehört lediglich biologisch zum Geschehen. Also der Weg ist nicht aus dem Bewegten herauszudenken und ihm zu überordnen. Nicht die Ordnung ist die Hauptsache, sondern das Geordnete, nicht die Organisation, sondern das Organisierte, nicht die Methode, sondern das Methodische, nicht die Wäscheleine ist die Hauptsache, sondern die Wäsche, nicht die Sternenbahn, sondern die Sterne, nicht die Richtlinie, sondern die Wesen, von deren Tun die Richtlinie abstrahiert wird, usw. Er muß dazu lernen, daß, wer auf einer gedachten Linie balanciert oder sich anklammert, um nicht zu fallen, gerade erst recht in Gefahr ist zu fallen — wenn auch nicht ins „Bodenlose“, das nur der Wahn fingiert. Balance ist nicht Gleichgewicht, sondern Schwanken um das Gleichgewicht. Der Gesunde klammert sich nicht an, er bedarf keiner Stütze, er geht selbst-ständig seinen Weg. Die Methodiker, Systematiker, Schematiker, Routiniers setzen das „wie es gemacht wird“ über das „was gemacht wird“, das „wie es geschieht“ über das „was geschieht“.

Eine Zwangsidee ist nicht eine Begriffsreihe, die „zwingt“ oder „erzwungen“ wird, sondern die mit pathologischer Beharrlichkeit, in Serien, als „fixe (d. h. fixierte) Idee“ aktuell wird-ist. Der Begriffsneurotiker deutet die Zwangsgedanken als Heimsuchungen guter oder-und böser (?) Geister, deren Zauber er aushält und sogar in seinen Dienst stellt: Offenbarungen, Weissagungen „Stimmen“, gutes und böses Gewissen, „Denkzettel“ usw. Alle Zwangsideen sind Überreste kindlicher Märchen; auch das kleine Kind hält das begriffliche Denken für „geistig“, und alle Erwachsenen, die von der Existenz und Funktion der Polymorphen Denkzellen in der Hirnrinde nichts wissen, glauben an das Geistige, den Geist im Menschen und im Jenseits, wie sie an die Seele glauben, die mit dem Geiste in einem unergründlichen Verhältnis steht, bloß glauben sie nicht mehr an Zaubergeister wie das Kind und der Neurotiker.

„Als kleines Kind habe ich abends im Bett vorm Einschlafen immer noch mit Geistern Zwiesprache gehalten: sie kamen zu mir und spielten mit mir, sie waren unsichtbar und doch eigentlich auch sichtbar, sie waren da, und sie entführten mich in die weite Welt, zeigten mir alle Fernen, alle Erdteile, während ich doch zu Hause im Bett lag, im Hui war ich wie auf dem Zauberteppich da und dort und überall. Noch heute freue ich mich den ganzen langen mühsamen Tag auf mein Märchenland, das sich mir abends im Bett auftut.“ — „Schon als kleines Kind habe ich mir Gedanken über die Gedanken gemacht: was sind das für seltsame Wesen, die tagsüber, aber auch nachts in mir und doch ganz wo anders herumgeisterten. Ich mußte mir immer den nächsten Tag denken: was da wohl alles passieren könnte und wie es zu verhüten wäre usw. Jetzt opfere ich den Schlaf und grüble über das Morgen und Übermorgen und denke die ganze Zukunft voraus, alles Glück und alles Unglück, dies besonders, wie ein Prophet, wie die Kassandra. Für mich ist mein Betrieb die Welt, und wenn ich alles, alle Möglichkeiten, jede kleinste Gefahr vorausdenke, banne ich das Schicksal, so daß es tagsüber nicht wirken kann, meinen Betrieb und damit die Welt in Ruhe läßt. Aber leicht ist die Rolle nicht, die ich da aufgebürdet bekommen habe: die Gedanken sind Heuschreckenschwärme, ich wälze und drehe mich, ich schwitze, das Herz jagt mit den Gedanken um die Wette." — „Alles Schwarze ist der Tod, so konnte ich schon als kleines Kind Schwarzes nicht sehen, ohne an den Tod zu denken. Jetzt kann ich schon lange keine Zeitung mehr lesen: alle Todesanzeigen, alle Berichte über Unglücksfälle — und weiter steht ja in den Zeitungen nichts — sagen mir meine Schuld an, ich muß denken: mea culpa, ich habe nicht aufgepaßt, so konnte der Tod sein Opfer holen, ich bin schuldig an allem Unglück in der Welt." — „Im linken Ohr sitzt mir der Teufel, im rechten der Beelzebub, sie unterhalten sich miteinander, und ‚ich' muß mir den höllischen Spuk mit anhören, aber damit eben bannen, daß nichts geschieht: Gott muß ja auch die Pläne der Teufel hören, ohne daß sie es ahnen, um sie zu schanden zu machen. Ich habe schon immer mit den Teufeln gekämpft, z. B. ging ich mal mit meiner ein Jahr jüngeren Schwester — ich mag so 5 Jahre alt gewesen sein — über eine Wiese, auf der Wäsche hing: sie bauschte sich im Winde, meine Schwester schrie ängstlich auf, ich ging tapfer drauflos und schlug mit der Faust gegen die bösen Geister, die die Wäsche aufplusterten. An solche Abenteuer mußte ich oft denken, besonders abends, und so sind mir die Teufel ganz vertraut und verraten mir alle ihre Absichten. Christus in der Hölle." — „Während ich auf der Kanzel predige, flüstert mir der Teufel fortwährend zu: ‚Jetzt mußt du fluchen! — jetzt! — jetzt!' immer dringlicher — und dabei verkünde ich das Wort Gottes!" Usw. Viele Zwangsideen sind nur kurze „Zauberworte", wie man sie oft auch ausspricht, z. B. Hals- und Beinbruch!, teu teu teu!, Holz! (d. h. Ersatz für dreimal auf Holz klopfen), Stoßgebete usw.

115. Der Neurotiker kann keinerlei Konzessionen machen, er ist immer grundsätzlich, prinzipiell, unbedingt, versessen-besessen, totalitär, radikalistisch, extremistisch. Er ist kompromißlos — auch als Kompromißler (Gegenstück). „Ich lasse wie der Säugling-Gott auf seinem Thron alle Dinge an mich herankommen, aber eben nur bis in meine Nähe, alle Dinge beunruhigen muß mit ihrem unheimlichen-heimlichen Zauber, ich ‚lasse' (veranlasse und dulde) alles um mich geschehen, bin aber unbeteiligt, Zuschauer, Weltbetrachter aus meiner Weltferne, Fernrohrwesen, ein außerweltliches Wesen, in dessen Allmacht-Zauber alle Gestaltungen und Gestalten werden und vergehen, das also nicht im mindesten weltlich werden darf, ohne die Alleinheit zu verlieren." Der Neurotiker ist überhaupt mit der Vorsilbe „Welt ..." zu kennzeichnen: Weltvernichter, Weltverneiner, Weltflüchtling, Weltverächter, Weltzerstörer, Weltschmerzler, Weltzertrümmerer, Welterbauer, Welterlöser usw., d. h. er wähnt, es niemals mit Einzelheiten zu tun zu haben,

sondern mit dem „Großen-Ganzen“, in das die Einzelheiten im magischen Wandel eingehen. Seine Welt ist die der Dämonen, unter denen die urtümlichen Mächte dominieren. Darin besteht ja gerade sein grandioses Mißverständnis der Welt, wie sie normaliter ist: er kann die normale Welt überhaupt nicht erleben, seine abnormale Welt kann höchstens an die normale angrenzen, und so ist es sinnlos, aus der normalen Welt zur abnormalen Welt disputierend-belehrend zu sprechen: man kann und muß therapeutisch-unterrichtlich lediglich die Tatsachen mitteilen, an denen sich der Neurotiker erfahrungsgemäß zur Norm hin orientieren kann, also das grundsätzliche weltanschauliche Mißverständnis angehen. Das Mißverständnis bedarf der Aufklärung, nicht der Medikamente, Suggestionen, Badekuren, auch nicht der Mitleiderei: davon ist noch niemand gesund geworden!

116. Intoleranz. Der Gesunde ist tolerant, d. h. er erkennt jedermann das Recht auf die ihm eigene biologische Beschaffenheit zu. Er weiß, daß niemand aus seiner Haut herauskann. Er ist aber nicht inaktiv, sondern „teilt-mit“ und läßt sich „mitteilen“, er stimmt zu oder bemüht sich aufzuklären, zu berichtigen, zu ergänzen, zu helfen usw., kurz er ist produktiv zum allseitigen Nutzen, ohne aufdringlich zu sein.

Der Neurotiker ist intolerant. Von seinem kranken Standpunkte aus — er ist ja Säugling im Großformat, wähnt also der Alleine-Absolute zu sein, — erlebt er alles „andere“ als feindliche Dämonie, die er entmachten muß. Er ist also prinzipiell intolerant. Es gibt nur eine Meinung: die seine. Tatsachen sind uninteressant. Er ist intolerant auch, wann er sich tolerant gibt, ja die Toleranz empfiehlt: er duldet auch da keinen geringsten Widerspruch. Diese Pseudotoleranz ist nur ein Mittel der Intoleranz, sie ist imitierte Toleranz, die der Intolerante in seinen Dienst stellt. Alle müssen „so oder so“ unter einen, nämlich seinen Hut. Ohne Toleranz gäbe es ja keine Intoleranz, die eben die Tolerierten nolens-volens „bekehrt“. Sekten, d. s. kleinere oder größere Gruppen von Neurotikern, sind intolerant, jede verkündet das alleinseligmachende Dogma, und „willst du nicht mein Bruder sein, so schlag ich dir den Schädel ein“ (vgl. 4. Bd. § 12,$_5$ sowie „Psychobiologie der Volksseuche Neurose“ S. 65 f.). Alle Sekten konstruieren aus primitiven (obsoleten) und differenzierten Auffassungen ein „System“, eine „Theorie“, ein „Dogma“ von Deutungen und Deutereien auf und behaupten die ausschließliche Gültigkeit ihrer Hirngespinste. Alle gesunden Forscher und ihre Vereinigungen verlangen Nachprüfung ihrer Funde und Lehren.

117. Der Weltverbesserer strebt nicht reelle Fortschritte an, wie sie die steigende Kultur mit sich bringt, sondern

er will die Welt von allem Falschen-Bösen-Häßlichen als Teufelswerk befreien, er muß dieses also überall suchen und finden, besonders in den kleinsten Dosen, die leicht übersehen werden, so daß dann das Böse heimlich einsickern, sich einnisten und ausbreiten kann (wie der Stoßtrupp an der Kriegsfront), er muß überall herumnörgeln, um überall das Böse zu bannen, besonders das Böse, das sich als Gutes maskiert und die Menschen verlockt-verführt. Er redet gern im Irrealis: die Sonne müßte nachts scheinen, das Wasser müßte trocken sein, es dürfte keine Krankheiten geben, die Menschen müßten alle Engel sein, Krieg dem Kriege!, das Unrecht müßte abgeschafft werden, die göttliche Gerechtigkeit müßte dafür sorgen, daß es den schlechten Menschen schlecht und den Guten gut gehe, während es doch oft umgekehrt ist, — es ist zum Verzweifeln. So deutet er in alles und jedes das Böse hinein und ist so ein Weltverböserer. Er ist das auch in dem Sinne, daß er (in seiner Krankheit) das Böse verrichten muß, um es „abzubrauchen", in dem kleinsten Böse das Böse überhaupt zu vernichten; denn, so wähnt er, wenn er weiß, daß er etwas Böses denkt, sagt oder tut, so hat dieses sein Wissen das Böse ent-böst, das Teuflische „festgestellt" und somit unschädlich gemacht, das „Irdische" ist ja nur Werkzeug des Bösen. Er kann also ruhig sündigen, das Wissen, daß er sündigt, ent-sündigt die Sünde. Er kann lügen und betrügen usw., kurz alle trophischen und genischen Missetaten ausführen, das Wissen, daß die Missetaten Missetaten sind, macht sie zu sakralen Handlungen. So herumgedreht, ist er Werkzeug in Gottes Hand! Vgl. Jesuitismus (Reservatio mentalis). Der biblische Jahve (Jehova) war Weltverböserer, als er nach 1. Mose Kap. 6 sah, daß alles Dichten und Trachten der Herzen seiner Geschöpfe-Ebenbilder nur böse war immerdar, und beschloß, das Böse mit Bösem, nämlich mit der Ersäufung, also Ermordung aller Menschen und Tiere (bis auf Familie Noah) zu vergelten-auszurotten, — oder war er da Weltverbesserer? Übrigens war das ganze Unternehmen eine Pleite (was der Allwissende eigentlich hätte wissen müssen!), und er mußte sich nach 1. Mose Kap. 8 V. 21 damit abfinden, daß das Dichten des menschlichen Herzens böse von Jugend auf ist, und auch alle späteren Versuche, bes. der seines eingeborenen Sohnes, die Menschen vom Bösen zu erlösen, sind fehlgeschlagen, sonst brauchten wir doch wahrhaftig kein Jüngstes Gericht! — nach welchem aber die Hölle genau so wie der Himmel weiterbestehen wird! Wann werden sich die Menschen von diesem dämonistischen Wirrwarr befreien?!

Nb. Schlechte Menschen sind kranke Menschen, alle Krankheit ist beschwerlich, also geht es keinem schlechten Menschen gut, mag es dem Unkundigen auch so vorkommen, — und es geht keinem guten, also gesunden Menschen schlecht, mag er auch seinem Stande gemäß bescheiden leben.

118. Die Versuchung. „Ich bin ständig der Versuchung des Bösen ausgesetzt, und es ist meine Mission, ihr zu widerstehen; dazu bedarf es der äußersten Strenge und Selbstzucht — und ich weiß nun nicht: bin ich eine Heilige, um die sich der Satan unablässig bemüht, oder eine Hexe, auf die Satan Anrecht hat, oder beides: eine Heilige, die sich nur mit äußerster Mühe davor behüten kann, dem Versucher anheimzufallen, die also schon darin hexisch ist, eine Hexe, die die Heilige nur spielt, um sich mit dem Satan zu necken? Von klein auf war mir alles Unten, alles Dunkel unheimlich, ein tödlich-teuflischer Zauber. Durch unsern Garten führte zum Hause ein schwarzer Weg, ich tappte ihn mit Grauen entlang: wie leicht hätte ich fallen, mich beschmutzen, meine (absolute) Reinheit verlieren können, in den Keller konnte mich niemand bringen, ich putzte mir stundenlang die Hände, um jedes Spürchen Schmutz zu entfernen, usw. Seit langem kann ich mich erst hinsetzen, wenn mir die Zofe hundertmal versichert hat, daß der Rocksaum 20 cm über dem Boden ist, ich kann früh nicht aufstehen aus Angst davor, mir die Sohlen zu beschmutzen, bleibe lieber liegen, ungewaschen — und nun doch erst recht schmutzig (‚Saufickel'), mit Steckbecken usw., ich muß mir die Daumen an eine Schnur binden, die durch eine an die Bluse gesteckte Sicherheitsnadel läuft, so daß ich die Hände nicht nach unten bewegen kann, aber ich bin immer in Versuchung, zerre an der Schnur herum, muß mir auch die Blusenärmel am Blusenrumpf feststecken usw. — kurz Sicherungen über Sicherungen: wie leicht und wie schwer muß es sein, mich zu verführen!" — Nur die Heilige kann die Hexe, nur die Hexe die Heilige spielen: der heilige Geist wohnt im Kopfe, der unheilige Geist (die Seele) im Bauche, und beide stehen im ewigen Kampfe mit einander, der Leib ist das Schlachtfeld.

119. Das Opfer. Der Neurotiker macht aus der Not eine Tugend und aus der Tugend eine Not. Seine Unfähigkeit, am gesunden Leben teilzunehmen, seine Untauglichkeit hält er für Tugend (= Tauglichkeit) und das Leben der Gesunden für die Not, nämlich für das Schmachten im Fleische, im irdischen Gefängnis. Seine Schwäche rühmt er als von Gott verliehene Stärke zum Opfer, als verdienstvolle Überwindung der „weltlichen Freuden" — gleich dem Fuchs, der die Trauben schmäht, die er nicht erreichen kann. Indes ist „Tugend" das ethische Synonym für das pragmatische Wort „Tauglichkeit", und tugendlich-tauglich ist nur der Gesunde, der Neurotiker dagegen, der da wähnt, die Tugend, sogar die Alltugend gepachtet zu haben, ist in Wahrheit untugendlich-untauglich. Analog: züchtig ist svw.

zuchtbar, zeugungsfähig, unzüchtig ist der Kranke, der die Liebe verteufelt und meidet, d. h. auf Umwegen, pervers vollzieht, auch die Abstinenz ist allemal Unzucht: die genitalen RSe funktionieren eben krank.

Opfern kann man nur, was man besitzt. Der Neurotiker besitzt aber gar nicht die normalen Funktionen, die er opfern könnte (falls das möglich wäre!), er ist ja eben krank, und die Krankheit ist niemals ein Opfer der Gesundheit, sondern eine Unfähigkeit zu den normalen trophischen und-oder genischen Funktionen, sei es daß die Unfähigkeit als Abstinenz, sei es daß sie als Abusus auftritt: der Abstinente opfert nicht das, worauf er „verzichtet", der Abutiente opfert nicht das, was er auf seine Weise mißbraucht, sondern beide können eben im Rahmen ihrer pathobiologischen Beschaffenheit die normalen Funktionen nicht verrichten. Der Neurotiker mißversteht aber diesen pathobiologischen Tatbestand so, als ob er freiwillig-gezwungen, im Vollzug seiner „Mission" die Gesundheit opferte, als ob er sich für die Menschen zu ihrer Erlösung opferte. Für ihn handelt es sich ja nicht um die Erfüllung menschlicher Aufgaben, sondern um die Bannung der (vermeintlich) in ihnen waltenden feindlichen Dämonie, — die ja realiter gar nicht existiert. Sein Opfer ist also ein Pseudo-Opfer. Das einzige, was der Neurotiker opfern müßte-könnte, ist sein Wahn, er sei zum Opfer auserwählt-verdammt, ist seine Neurose; er kann seinen Wahn aber nicht in den Papierkorb werfen, sondern nur im Wege der Erkenntnistherapie aufgeben.

„Ich lebe nicht mein eignes Leben, sondern muß mich für meine Mutter und meine Schwester opfern; darum bin ich Junggeselle geblieben." — „Ich war nie ich selbst, ich habe von klein auf alles weggegeben, was mir lieb und wert war, denn ein Opfer muß wehtun, sonst ist es keins, aber man gewöhnt sich an das Wehtun — und dann tut es nicht mehr so weh. Ich galt und gelte als Verschwenderin, aber wie kann ich verschwenden, worauf ich verzichte, was mir also eigentlich gar nicht gehört? Ich sitze am Ufer des Lebensstromes: er zieht an mir vorüber, kaum daß er meine Fußzehen berührt, die Ereignisse sind nur Wellen im Lebensstrom, ich bin nur Zuschauerin. Ich hing sehr am Vater, also opferte ich ihm Liebe und Ehe, pflegte ihn ein Jahrzehnt hindurch bis zu seinem Tode (ich war damals Mitte 30). Einmal hatte ich ein Rendez-vous, da sagte Vater: ‚Was, du willst mich verlassen?', also blieb ich bei ihm. Nach seinem Tode war mein Leben leer: ohne Opfer, ich mußte sogar mein Opfern opfern, aber da kam ein verheirateter Mann und begehrte mich: nun, willkommen, so konnte ich mich ihm opfern, ich hatte nichts davon, d. h. keine Wollust, die opferte ich der Befriedigung, ihm zu dienen. Dann machte ich mal eine

Ferienreise, traf dabei auf einen verheirateten Mann, der mir sein eheliches Unglück klagte: also opferte ich mich auch ihm. Ich weiß, ich war Ehebrecherin, also schuldig, aber ich mußte die Schuld auf mich nehmen, alle Schuld überhaupt, ich ließ mir keine Schuld entreißen, ich war an allem schuld: das eben war mein Opfer. Ich hatte von der Mutter eine Halskette geerbt, eine Arbeitskollegin fand sie sehr schön, ‚so eine möchte ich auch haben‘, sagte sie, ich nahm die Kette ab und gab sie ihr. So war es immer. Ich war mager wie ein Strich: das Essen war mir zuwider, aber ich erkannte früh, daß auch der Asket soviel essen muß, um eben Asket zu sein, und so opferte ich mich auch diesem Zwang und aß ein wenig, um auch die Freude am Wohlleben zu opfern. Ich bin die Ab- und Ausscheiderin, ich verschwende mich selbst, ich liquidiere mich: neurotischer Diabetes (vgl. Nr. 169). Kleider usw.? nun ja im Amt muß ich anständig angezogen sein, das ist alles. Meine einzige Freude ist, auf die Freuden des Daseins zu verzichten. Ich habe nur ein Bedürfnis, auf die Bedürfnisse zu verzichten, ein weltabgewandtes Dasein, eigentlich gar kein Da-sein zu führen: eine Nonne, ein weibliches Non-Nein — mitten im Leben. Ich habe mein Leben lang geopfert, ich habe mein Leben geopfert. Oft habe ich mich gefragt, warum das so sein muß, aber eine Antwort nicht gefunden. Ich bin nicht gottgläubig, aber glaube an die Macht des Schicksals.“

„Ich wurde Krankenschwester, um mich den vom Tode-Teufel Heimgesuchten zu opfern. Mancher meiner Kranken begehrte mich, er war vom Geschlechtsteufel versucht, ich mußte ihm dienstlich helfen, ihn loszuwerden, dazu hatte ich den Frauenleib, also legte ich mich zu ihm ins Bett.“ Die puella publica, die Dirne auf der Straße und im Salon opfert sich den vom Sinnlichkeitsteufel Heimgesuchten: sie treibt mit ihnen den Teufel aus, er entweicht mittels Ausfege(l)ns der Hölle in Form der Wollust — oder auch ohne Wollust, dann hat sie ihn so weit nicht zugelassen. Der Teufel sitzt auch oft woanders, dann muß er eben da ausgerieben-getrieben werden, wo er sitzt: man muß als heilige Venuspriesterin (vgl. Tempelprostitution) auf alle Schliche einstudiert sein, alle Perversitäten kennen und vollziehen. „Käthchen, komm schnell zu Hilfe, der Teufel plagt mich wieder!“ ruft der „Heilige“ seine Agapetin herbei. „Um Gott! schon wieder!?“ seufzt sie lecker. „Rasch, die Kleider herunter! Leg dich hin!“ Und dann findet die Unzucht als sakrale Handlung statt, die Agapetin, die Köchin usw. muß sich opfern — und opfert sich gern. Die „Heiligen“ können den Satan auch mit allen möglichen andern Methoden austreiben und so ihr Opfer darbringen und mit aller Unkeuschheit das Gelübde der Keuschheit erfüllen. — „Opfern kann man nur Angenehmes. Das

Angenehme ist die Sünde, also ist mein Opfer die Überwindung der Sünde. Aber das Schlimme ist, daß die Sünde immer wieder an mich herantritt, also mein Opfer niemals endgültig sein kann. Ich soll-will das Fleisch abtöten, aber das Fleisch ist immer da, so muß ich es immer wieder, unablässig — und doch erfolglos abtöten. Ewiges Märtyrertum."

Mit dem Opfer kann man sich loskaufen, z. B. jem. wird im Walde von einem Räuber angefallen, er gibt ihm sein Geld und rettet so sein Leben. Man kann mit einem Opfer den, der es verlangt, bestechen. „Der Abort ist der Teufelstempel (daher Ab-ort, claustrum-Klosett, eng, stinkig usw.), der Teufel ist der Gott des Kotes, in meinem Bauche, der Teufelsküche, wird die ihm genehme Speise zubereitet, ich bin des Teufels Köchin, er will von mir immer mal sein Opfer haben (Kotdrang: der Abort ruft), also gebe ich ihm Würstchen mit Bouillon, um ihn zu besänftigen: er läßt mich dann auf die Straße zu meinem Geschäft gehen; gebe ich ihm das Opfer nicht oder nicht genug, so läßt er mich nicht in Ruhe — auf der Treppe schon, so daß ich mehrfach umkehren muß, auf der Straße, so daß ich nach einem bestimmten Plane die Opferstätten aufsuchen muß oder — ‚bist du nicht willig, so brauch' ich Gewalt!' — Kot und Harn fahren lassen muß, um den lästigen ‚Liebhaber' loszuwerden." Freilich wer das Opfer darbringt, um sich loszukaufen oder um zu bestechen, dessen Opfer ist eigentlich kein Opfer, keine Hingabe, sondern ein listiger-hinterlistiger modus vivendi mit dem Steuereintreiber. Niemand wird mehr belogen und betrogen als der liebe Gott im Himmel, er legt es aber auch darauf an: er sagt uns ja nicht einmal, was Wahrheit und was Lüge usw. Deus vult decipi, ergo decipiatur. Und betrügt Gott uns nicht auch? Hält er seine Versprechungen, halten seine irdischen Vertreter sie? Bleibt er nicht ewig in Verhüllung — das nennt man „Offenbarung"! — wer weiß etwas Positives von ihm? Usw.

Frau G. geht zur Kirche und will von mir a Markl haben (Geldinflation 1921!), um es in den Klingelbeutel zu tun; auf Vorhalt erklärt sie: „Unser liabs Herrgottl werd nit grad hinschaugn." So tröstet sie sich über den Betrug, den sie mit ihrem Opfer an Gott verübt. — „Lieber Gott", betet Klein-Maria, „hilf mir, daß meine Lüge nicht herauskommt, ich will dir auch eine Tafel Schokolade opfern!"

Alles, was der Neurotiker „abgibt" (Kot, Harn, Blut, Schweiß, Tränen, Worte, Arbeit, Geld, Gut, Liebe, Kind usw.), dient dazu, den dämonischen Forderer, Bedränger, Versucher, Prüfer zufrieden zu stellen (Beweis: er läßt ihn ja eine Zeitlang in Ruhe), ist ein erzwungenes freiwilliges Opfer, das die Unversehrtheit des Opferers garantiert (Beweis: es passiert ihm ja nichts, was auch „passieren" mag), ist ein Scheinopfer, mit dem der Empfänger insgeheim beschwindelt wird. Ebenso ist jede „An- und Aufnahme“ des Neurotikers ein Opfer, mit dem er die bösen Wünsche stillt, ohne sie zu erfüllen (Nr. 35, 100). Ebenso ist der asketische Verzicht ein Opfer, das man für die andern bringt, die zu diesem Opfer an den Versucher nicht fähig sind. „Als ich die ersten Zähne opferte, war ich glücklich: ich hatte nun die unschuldigen Säuglingskiefer wieder, war die Mordinstrumente los, aber es kamen zu meinem Leidwesen neue Zähne, die schmerzten derart, daß ich (wie Vater, Großvater usw.) sie alle ausziehen ließ.“ (S. 89 ff., 112). — „Ich mußte ‚Haare lassen‘ (Ausraufen, Zausen, Schneiden usw.), um meinen kindlichen Kahlkopf zu erhalten“ (s. S. 91 f.), vgl. Tonsur der Mönche usw. — „Ich biß mir die Nägel ab, denn sie dienen zum Kratzen-Töten, und ich beiße sie heute noch ab, ich will unbewaffnet sein, die Waffen opfern.“ Man muß lernen, alle Zeichen der Reifung = Empörung gegen die Großen, Götter-Teufel, also Wissen, Besitz, Beruf, Liebe zu opfern, man muß Kind bleiben, um der Rache der Großen zu entgehen, man muß sein Leben opfern, um das ewige Leben zu gewinnen, man muß alle Leiden auf sich nehmen, auf seine Gesundheit und Genesung verzichten, um die Menschen von allem Leiden, allem Übel zu erlösen, wozu wir ja zu Gott beten, — nur: ist etwa die Gesundheit ein oder gar das Übel? ist nicht die Krankheit das Übel, von dem sie erlösen soll?? — So kann man alle Neurose als „Opfer“ erläutern.

120. Auch der Asket muß leben, um Asket zu sein. Auch der Mönch braucht Essen und Trinken, Kleider und Schuhe usw., mag er das alles auch auf ein Minimum reduzieren; er braucht so viel, wie zur Erhaltung seines Lebens ausreicht: ohne den verfluchten Leib wäre er kein Mönch, und was man negiert, muß man haben-sein, um es zu negieren. So natürlich auch die Nonne. Die Seele muß im Leibe hausen, um den Leib „abzuschaffen“, und der Leib muß da-sein, damit die Seele ihn „abschaffen“ kann. Woraus denn der Sinn-Unsinn des neurotischen Denkens und Tuns erhellt. Aber davon will der Neurotiker (zunächst) nichts wissen. Er ist seine Neurose und würde sich selbst mit ihr verlieren — so wähnt er. Er möchte gern auch leben wie „die andern“ (vgl. Jesus auf dem hohen Berge), aber — apage satanas! Er möchte die Neurose gern los sein, aber die Neurose läßt ihn nicht los, so lange er den Weg der Erkenntnis nicht geht, — und eben auf diesen Weg muß er geführt werden, er wächst dann aus seiner Neurose heraus, ohne es zu wissen, ohne jeden Moment feststellen zu können, wie weit er gediehen ist, — so wächst auch das Kind heran, ohne zu wissen, daß und wie sich der stetige Vorgang des Wachsens vollzieht; nur in Zwischenräumen wird der Fortschritt auffällig.

121. Die „Heiligen“ führen ein weltfremdes, weltflüchtiges Dasein, das eigentlich gar kein Da-sein ist. Sie sind klösterlich (Kloster — claustrum das Abgeschlossene) auch mitten unter den Menschen; das eben ist ihre Besonderheit, ihre Heiligkeit, Unnahbarkeit, Unantastbarkeit, ihre Göttlichkeit: auch Gott ist abgesondert im Himmel (wie jeder Herrscher in seinem „Schlosse“ wohnt), er geht nicht selber zu den Menschen, sondern schickt seine Vertreter, durch die er sich offenbart - nichtoffenbart (orakelt usw.). Der Mönch, die Nonne tragen ihre Klosterzelle auch in Form ihrer Tracht mit sich wie die Schnecke ihr Haus, es leben aber auch sehr viele „weltliche“ Mönche und Nonnen (ohne Tracht usw.), sogar in Amt und Würden, sogar verheiratet (vgl. Luther und Katharina) unter uns. Die Ärzte nennen die Heiligen Neurotiker. „Nun wohl,“ entgegnet der Aberglaube, „sie mögen medizinisch so reden, aber dogmatisch gesehen besteht ja die Heiligkeit gerade in dem Denken und Tun, das die Ärzte Neurose nennen. Das profane Urteil ist anders wie das göttliche: jenes sollte sich an dieses nicht heranwagen. Die Heiligen sind eben nicht bloß Menschen, sie sind Scheinmenschen, und ihre Beseeltheit-Besessenheit von Gott ist eben das Zeichen ihres Auserwähltseins. Sie heilen zu wollen, ist ein törichtes, ja frivoles Unterfangen: wie könnte ein Mensch einen Heiligen von seiner Gottbesessenheit befreien! ‚Morbus?‘ — nun ja, aber ‚sacer‘!“ Vgl. S. 29 f. Die Erkenntnis von all dem Unsinn ist das Ende des Heiligseins-Heiligenscheins-Heiligenschreins, der Ekstase, Verzücktheit, Entrücktheit, Prophetie, Stigmatisation, Wundertaten u. a. neurotischer oder phrenotischer Ver-rücktheiten. Heilig ist das ethische Wort für heil, und heil ist der Gesunde, die Neurotiker aber sind nur scheinheilig und eigentlich unheilig.

Die Heiligen müßten doch eigentlich gefeit sein gegen die Versuchungen „von unten“ aus der „Höhle-Hölle-Unterwelt“, aber nein: sie werden gerade tüchtig heimgesucht — sind sie da nicht verdammt, diesen ewigen aussichtslosen Kampf zu führen? Ist die Besessenheit von Gott nicht auch die Besessenheit vom Teufel? Segen oder Fluch? Sind die Gesunden nicht viel besser daran, die gar nicht in Versuchung geführt werden, die nicht andauernd mit den vermeintlichen Sünden zu tun haben, die überhaupt nicht sündigen können? — eben im Unterschied von den Neurotikern, die schon in Form des ständigen Kampfes mit der Menschlichkeit die Sünder sind! Die Gesunden führen allein einen heilen-heiligen Lebenswandel, sie sind nicht dauernd damit beschäftigt, die Natur, die Menschlichkeit zu schmähen-verschmähen, die menschliche Würde zu entwürdigen, die biologischen Tatsachen zu vergewaltigen.

122. Der Märtyrertod ist nicht etwa ein Beweis für die

göttliche Wahrheit oder auch nur die menschliche Richtigkeit einer Lehre, sondern nur für die Krankheit dessen, der sie verkündet und „mit dem Tode besiegelt", und für die Krankheit der Lehre selbst. Märtyrer gibt es wie Sand am Meer. So viele Erlösungslehren — und noch immer keine Erlösung! Eine Lehre, für die ihr Erfinder das Leben opfern zu müssen wähnt, widerlegt sich eben damit am besten. Und welche Grausamkeit schreibt man dem Allbarmherzigen zu mit dem Glauben, er lasse seine getreuesten Diener ein elendes Leben führen und sie zu Tode martern, — oder hat der Allmächtige nicht die Macht, solches zu verhüten?

123. Versuchung Gottes. „Wenn du bist, Jahve, laß mich sterben!" provoziert der 14jährige Joseph in seinen Pubertätsnöten (I. Teil § 32 Nr. 59). Jahve hat ihn nicht sterben lassen, also mehrte sich der Zweifel an Gottes Existenz um die Zweifel, ob Jahve ihn nicht sterben lasse, weil er es, obwohl existent, nicht wolle oder könne — und warum nicht? — oder weil er sich in seinen unerforschlichen Ratschluß nicht dreinreden lasse, oder weil er die Herausforderung nicht beachte — und warum nicht? — oder weil er sich eben nicht in Versuchung führen lassen wolle — und warum nicht? — oder weil er eben nicht existiere. — „Gott ist allwissend-allmächtig, er muß also meine Wünsche, auch ohne daß ich selber sie kenne, kennen, ich stelle ihn auf die Probe, aber wenn mir nun etwas Unangenehmes zustößt, ist mir doch das unerwünscht, also kennt Gott meine Wünsche doch nicht, ist also nicht allwissend, oder er erfüllt sie nicht: kann er es nicht? ist er nicht allmächtig, oder will er es nicht und warum nicht? — oder das mir Unerwünschte ist gerade das Erwünschte, ich weiß es bloß nicht: Leid auf sich nehmen, Prügeljunge Gottes, Auserwählt-Verdammtsein zur Erlösung der Menschheit?? Hat Gott mich verlassen wie seinen Sohn Christus — und warum? so fragte doch auch Christus, der es ja eigentlich hätte wissen müssen. Ich habe Gott alle meine Wünsche anvertraut: Herr, wie du willst, so schick's mit mir!, aber eben das blinde Vertrauen ist eine Versuchung Gottes, also eine schwere Sünde, eine Sünde wider den Heiligen Geist, die niemals verziehen wird." Usw.

124. Die Beichte. „Um etwas zu beichten zu haben, muß ich sündigen — nur dazu. Weiß ich keine Sünde, so muß ich eine erfinden, den Sünder spielen, aber dann wäre ich ja in Wahrheit sündlos und bräuchte eigentlich nicht zur Beichte zu gehen, aber sündlos ist kein Mensch, nur Gott, also ist die (vermeintliche) Sündlosigkeit des Menschen die größte Sünde, die Absetzung Gottes, denn wenn die Menschen nicht mehr sündigen, ist Gott, der ja eben von Amts wegen die Sünden zu vergeben hat, überflüssig und stellungslos." — „Ich weiß nicht, was ich

beichten soll, bin mir keiner Sünde bewußt, habe aber meiner Mutter auf dem Totenbette versprochen, jeden Sonntag zur Beichte zu gehen. Ich werde mir daher eine kleine Lüge ersinnen, die ich beichten kann. Das ist freilich keine echte Lüge, es ist eine erlogene Lüge, Gott kann mir eine Lüge, die gar nicht stattgefunden hat, sowieso, also auch ohne Beichte nicht anrechnen... aber ist das Ersinnen einer Lüge nicht doch eine echte Lüge, mit der ich Gott und seinen Vertreter anlüge, also muß ich eigentlich diese Lüge beichten — oder soll-darf ich es darauf ankommen lassen, ob Gott diese falsche Selbstbezichtigung merkt oder nicht? — das hieße Gott versuchen — weh mir! Indes: da ich weiß, daß die ersonnene Lüge keine, dagegen das Ersinnen einer Lüge eine Lüge — oder doch eine List, um Gott zu täuschen, ist, bannt eben mein geistiges Wissen das Lügnerische aus der Lüge hinaus, entlügt die Lüge (es bleiben nur die leeren Worte, Schall und Hauch übrig, vgl. S. 166), so daß ich sie doch vorbringen darf? Aber die entlügte Lüge ist doch eben keine Lüge mehr, also brauche ich sie ja auch nicht zu beichten, ich absolviere mich selbst, brauche also die Vergebung, die sich aus der Beichte ergibt, nicht, bin mein eigner Sünder, Ankläger und Richter, die Gottheit selbst, — falls das Ganze nicht eine Versuchung des Teufels ist, der mir das Bewußtsein der Sünde auslöscht???

125. Absetzung Gottes. Jeder Neurotiker ist sein eigner Gott und sein eigner Anbeter. Neurose ist Selbstvergottung (Chaotistik-Magik). Der Neurotiker wähnt, er stehe feindlichen Dämonen gegenüber, und kann nicht entscheiden, ob diese Dämonen göttlich oder teuflisch sind. Das ist für ihn auch gar nicht nötig: es kommt ja nur darauf an, die Dämonen zu bannen, auch die obersten: den Kirchengott und Kirchenteufel. Jeder Neurotiker ist Atheist, auch als Frömmler: er ist ja eins mit der Gottheit, die Gottheit selbst, kann also andere Götter nicht neben sich dulden. Die Bannung gelingt immer; Beweis: es passiert nichts, d. h. nicht das, was geschehen würde, wenn die feindliche Dämonie obsiegen würde, der Weltuntergang. Daran erkennt der Neurotiker nicht etwa den Unsinn seiner Deutereien, sondern gerade ihre Rechtfertigung, ja Notwendigkeit.

Der metaphysische Gott kann sich seiner Gottheit nicht bewußt sein, er hätte denn ein menschliches Gehirn. Nur ein Mensch kann wähnen, Gott zu sein: dieser Wahn ist menschlich, es ist der (wissentliche oder unwissentliche) Wahn des Neurotikers (und Phrenotikers), die infantilistische WA. In seinem Wahn bemüht sich der Neurotiker, sein „Geheimnis“ zu verbergen, aber dieses Als-ob-Verfahren, das ja eben das neurotische, also ein krank-menschliches ist, verrät dieses „Geheimnis“. Der Wahn ist eine in sich geschlossene starr systemisierte WA, bestätigt sich also in sich selbst (Patho-logik) — und widerlegt sich zugleich eben als Wahn, d. h. als WA kranker Menschen. Wird der Wahn als WA kranker Menschen erkannt, so hat er seine Gültigkeit verloren. Das Metaphysische ist nicht erkennbar, erkennbar ist nur das Physische; man deutet in das Physische das Metaphysische hinein, aber das ist eben die Fiktion, im pathologischen Falle der Wahn. Der Neurotiker tut alles, um seinen Wahn mit den Methoden des Wahns zu retten, — und damit eben offenbart er seine kranke Menschlichkeit. Es ist die größte Enttäuschung für den Neurotiker, ohne Vorbereitung zu hören, daß er „bloß" Mensch und zwar denkkranker Mensch ist, er muß nach und nach zu dieser Erkenntnis geführt werden, wobei eben die kranke WA sich normalisiert. „Lohnt es Mensch zu sein, wenn ich doch Gott sein kann?" — ja aber das ist ja eben der Wahn. „Ich bin ein Geistwesen, in den teuflischen Leib gebannt mit der Mission, ihn unablässig zu überwinden." — „Mein Geist ist kalt wie die Welt der Gletscher. Die Welt des Geistes ist in seiner Erhoben-Erhabenheit, in seiner Himmelsnähe eisig gegenüber der Wärme im Tale, wo das versucherische Leben wohnt. So schaue ich hinab in die Menschenwelt, in die grünende, blühende Tiefe, die mich vergeblich lockt, unter mir in wesenlosem Scheine liegt, was euch alle bändigt: das Gemeine (Goethe über Schiller), ich bin kalt in meiner klaren Besinnung, habe alles Menschliche überwunden, triumphiere über den Leib, das Fleisch, die irdischen Freuden, bin unnahbar euern Schritten." — „Ich lebe nur aus der reinen Vernunft, aus dem Geiste, er beherrscht den Leib und alles Geschehen, ich bin ein absichtlicher Mensch, und nichts geschieht, was ich nicht bewußt oder unbewußt beabsichtigt habe" (vgl. göttlichen Heilsplan, Ideokratie). Begriffsneurose.

„Sie sagen, Herr Doktor, ich identifiziere mich mit Gott oder dem Göttlichen. Niemals! So vermessen bin ich armer sündiger Mensch nicht", sagt der priesterliche Junggeselle. Antwort: Aber Sie glauben doch an den Gott, das Göttliche in Ihnen. Sündig ist doch bloß des Fleisch, vom Teufel besessen, also ständig „abzutöten" — wie machen Sie das, das „Abtöten"? mit einem Messer? nein, auf magische Weise, und das eben besorgt die Gottheit in Ihnen, mögen Sie sie nennen wie immer: Gott, Geist, Pneuma, Selbst, Ich, höheres Wesen usw. Sie haben andauernd Magenschmerzen, nehmen Säuglingskost zu sich, sog. Diät (Breichen, Süppchen, Milch), „schonen" den Magen. Sie haben das normale Essen und Trinken noch nicht gelernt, auch nicht die Kotentleerung usw. Was für Unfug treiben Sie mit Ihren Genitalien! Sie stecken in Ängsten bis unters Dach, aber nein: der Heilige Geist, der göttliche, waltet in Ihnen, er warnt und schützt Sie vor den weltlichen Versuchungen-Gefahren, die er

Ihnen erst vorgaukelt, die ja gar nicht existieren. Sie glauben, daß Gott die Menschen geschaffen hat, obwohl Sie von Ihren Eltern gezeugt sind; nun gut: ist es ein gottseliges Leben, die Organe zu mißbrauchen, die Gott Ihnen, den Menschen überhaupt gegeben hat? Für diese Ihre Sünde werden Sie bestimmt beim Jüngsten Gericht schwer bestraft werden: Sie werden in der Hölle alles nachholen müssen, was Sie auf Erden versäumt haben, aber in einem peinlichen Übermaß, eben als Strafe für Ihre Unterlassungssünden. So ein Unsinn! Wollen Sie nicht endlich Mensch werden? — „Ich möchte schon, aber es ist soo schwer. Muß ich nicht mein Amt aufgeben?" Antwort: Aber wo! Gottesdienst ist doch Andacht, Andenken an archaische Sitten und Gebräuche, an den Urvater, den Vater unser aller, der ein Mann war und mit seinen Frauen Nachkommen zeugte, die wieder Nachkommen zeugten usf. — alles ganz natürlich. Ihre Gemeinde wird Ihnen dankbar sein, daß Sie heiraten und ein Vorbild reinen menschlichen Lebens sein werden. Nur der Gesunde ist wahrhaft fromm. Usw. Aufklärungen über Kirche, Kult usw.

126. Ist Zeugung Sünde? Gott ist der Vater unser aller: der Urvater, Sammelbegriff für alle Vorfahren, zeugte auf normale Weise seine Kinder-Ebenbilder usw. Nur die kranke Sinnlichkeit ist Sünde, und kein Gesunder richtet sich nach den dogmatischen Verirrungen, die ja selber Sünde sind. Der neurotische Adam hätte nicht vom Apfel gegessen, sondern ein großes Forschungsinstitut eingerichtet, um das Gift des Apfels ausfindig zu machen. Er hätte unzählige Untersuchungen angestellt, wäre Professor und Nobelpreisträger geworden, aber ein alter Junggeselle geblieben, der den Leichtsinn der Gesunden tadeln würde, die ohne langes Zögern und mit voller Befriedigung essen und arbeiten und lieben. Das „Gift" hätte er und alle seine Nachfolger freilich nicht gefunden: es ist ja ein magisches „Gift", und er und sie alle hätten ja nur Substanzen gefunden. Nur gut, daß der selige Adam gesund war und Eva auch!

127. Die heilige und die unheilige Mutter. „Mutter schlug fortwährend das Kreuz: sie segnete wohl so alle Dinge, bannte das Böse in ihnen, machte das Essen genießbar usw. Ich weiß zwar heute noch nicht, was das Kreuzschlagen eigentlich zu bedeuten hat, es ist mir eine geheimnisvolle Zaubergeste, mit der die Großen — die Kleinen können-dürfen das wohl noch nicht — den bösen Zauber, den Teufel entmachten. Wie habe ich die heilige Mutter bewundert! Sie wurde zur heiligen Maria, von der ich dann in der Schule erfuhr. Ich ihr Kindlein, ein Jesuskindlein. Vater schlug das Kreuz nie — warum nicht? Sind die Väter unheilig, — nebensächlich? Ich bin als Ehemann auch nebensächlich, unser Junge ist Mutters

Liebling, er wird sie wohl anbeten, wie ich die Mutter angebetet habe; das Kreuz schlägt sie nicht, aber ist nicht jede Bewegung der heiligen Mutter zauberkräftig?" — „Meine Mutter erschien mir als eine Art Sonne, umstrahlt von goldenem Licht, ihr reiches blondes Haar war eine Gloriole. Später war sie mir ein unbegreifliches Wesen, das sich geheimnisvoll verwandelte (Kleiderwechsel usw.), davonschwebte und wiederkehrte, mich in die Arme nahm, herzte und küßte. Sie war mir die Himmelskönigin, ich war, wie sie sagte, ihr Engelchen. Als ich mit 14 Jahren erfuhr, daß sie einen Menschenleib, einen Frauenleib, hatte, mochte ich das durchaus nicht glauben, und als ich es doch glauben mußte, kam ich mir als von Gott Verworfene vor und war tiefunglücklich über Mutters Entheiligung — und bin es eigentlich heute noch, obwohl ich längst verheiratet bin und drei Kinder habe: ich möchte doch lieber an die unbefleckte Empfängnis glauben, daran glauben, daß mir meine Kinder von Gott geschenkt seien wie ich meiner Mutter und will von der geschlechtlichen Entstehung nichts wissen" (Frigidität usw.). — „Mit 4 Jahren entdeckte ich die Mutter als großen weißen Engel (Nr. 22). — „Mit 4 Jahren entdeckte ich die Mutter als schwarze Maschine" (Nr. 21). — „Mutter war sehr launisch: mal lieb, mal hart, mal streichelte sie mich, mal schlug sie mich usw. Ich habe mich oft mit meiner älteren Schwester unterhalten darüber, ob wir eine gute oder eine böse Mutter hätten, und wie Vater, der sich wenig um uns kümmerte, einzuschätzen wäre. Dazu hatte Mutter den ‚Knöch', d. h. sie hüstelte unausgesetzt vor sich hin, wir kannten sie gar nicht anders: sie hustete-pustete die bösen Geister weg, die überall lauerten, und schützte so sich und uns vor ihnen — oder war sie selber eine Hustehexe?" Pat. hatte schon als Kind asthmatische „Anfälle" usw. — „Mir war Mutter immer unheimlich, ich sah sie oft weinen, sie hatte immer ein trauriges Gesicht, sie schimpfte oft mit dem Vater in Rätselworten, Vater antwortete grob und warf die Tür hinter sich zu, ich weinte ebenfalls viel — worüber? ja wohl über alles. Mit 7 Jahren überraschte ich die Mutter im Bade, sah ihre Brüste und den schwarzen Fleck unten usw., es war grauslich: das also war Mutters Geheimnis, der schwarze Fleck unten, über den sie wohl so viel weinte, das Teufelszeichen. Und das war also meine Mutter! Ich weinte eigentlich ununterbrochen über mich und meine Eltern, über die Menschen überhaupt, nur manchmal waren die Tränen versiegt und weinte ich ohne Tränen. Erst jetzt, mit 13 Jahren habe ich aufgehört zu weinen, nachdem ich von Ihnen, Herr Doktor, erfahren habe, daß die Eltern weder Götter noch Teufel, sondern einfach Menschen sind — und ich ebenfalls." — „Mutter ist eine schöne, schlanke Frau (früher Tänzerin), sie spazierte jeden Morgen ein paar Stunden splitternackt in der Wohnung umher, und ich und meine ein Jahr jüngere Schwester waren ebenfalls nackt. Natürlich sah ich die Unterschiede: die Brüste, das Achselhaar, das dichte Schamhaar über dem geheimnisvollen Schnitt, den ich auch bei der Schwester sah, bei mir war das anders, ich hatte ein Rüsselchen, — und dazu sah ich die langen schlanken Beine, den schöngeformten Hintern usw. Sie duldete gern, daß ich sie streichelte, auch zwischen ihre Beine faßte usw. Heilige oder Hexe? Heilige-Hexe! Jedenfalls Sphinx. Nun bin ich 13 Jahre alt — und weiß längst alles. Ich habe mit meiner Schwester schon vor Jahren verabredet, daß wir nicht heiraten wollen. Was sollen wir auch noch erfahren? Vater war immer traurig, er war Säufer. Von ihm habe ich die Traurigkeit geerbt, sie wurde mir bestätigt von der frühen Einweihung in die letzten Geheimnisse her: wozu noch leben, wenn ich doch alles weiß? So senkte sich mir erst das rechte Augenlid, das linke folgte. Dann bekam ich mal von einem Spielkameraden mit einem eisernen Stock einen Stich ins rechte Auge; es war nicht weiter schlimm, bloß ein Ritz im oberen Augenlid, mir aber war es der Todesstoß, der mir — zur Strafe? — das rechte Auge schloß, das linke folgte wiederum. ‚Ptosis' sagen die Ärzte. Ich habe gesehen und bin mehr und mehr blind geworden." (vgl. blinder Seher, Godan, Oedipus usw.). — „Meine Mutter erschien mir als Gespenst, das in allen möglichen Farben auftrat. Ich wußte nichts mit ihr anzufangen, Vater war mir ebenfalls fremd, aber nicht so gefährlich. Ich sehe noch vor mir ihr Gesicht, von schwarzem Gewölk umrahmt, es senkte sich über-auf mich wie ein Alp, legte sich mir auch auf die Brust, drückte mich an sich und ‚erdrückte' mich so: sie war die Todesgottheit, wie ich jetzt sagen möchte. Sie beaufsichtigte mich ununterbrochen, sie war unermüdlich in Vorschriften, sie war allwissend, und ihr Allwissen war meines, eins mit ihr wie die ganze Muttergestalt, die mit mir zusammenfloß. ‚Du bist mein Ein und Alles', sagte sie oft, und da sie die Todesgottheit und eins mit mir war, war ich ein Kind des Todes, der Tod selber und mußte alle ‚Lebensansprüche', die sich im Laufe der Jahre einstellten, abweisen-auslöschen, also in imitativmechanischer Weise ‚lebendig' sein, den lebenden Leichnam spielen, wie ja auch der Dämon Tod als Sensenmann usw. Leben mimt, um zu wirken, um das Leben einzufangen und zu töten. So habe ich es immer gehalten — bisher: ich habe mich aus meinem Todsein vom Leben nicht verlocken lassen, habe nur ‚als ob' gelebt, es war ein großer Bluff, ein Schwindel, auf den alle hereingefallen sind: was wäre auch geschehen, wenn sie mich als Tod mitten im Leben erkannt hätten! Die Mutter ist längst gestorben, wenn sie je gelebt hat, aber sie ist in mir unsterblich und ich in ihr: als die Angst vorm Leben mit all seinen unbegreiflichen Anforderungen, die ich mechanisch, also in meinem Zauber ‚erledige', ohne sie ‚eigentlich' zu erledigen: ich hause ja quasi in der Mutter, in einer weltfernen und doch weltnahen Burg, aus der ich höchstens einmal einen Ausfall mache — Zugbrücke unten lassen! —, hinter einer Mauer, zu der meine Haut, meine Muskeln erstarrt sind." — „Ich habe von klein auf meiner Mutter blind gehorcht aus Angst vor ihrer unheimlichen Macht, bin stets brav an ihrer Hand gegangen, habe eine verschrobene Diät geschluckt, mich in allem ihrer Gewalt unterworfen, nur im Stillen manchmal gemeutert. Sie war eben eine Hexe, ständig im Kampfe mit dem armen Vati, der schließlich — ich war noch Knabe — von ihr verwünscht-vertrieben wurde, so daß ich ihr allein überliefert war — wie jetzt meiner Frau, die mich am Gängelbande führt — dies obwohl ich mir geschworen hatte, niemals eine selbstherrliche, besser: selbstherrische Frau zu heiraten!"

128. Prüderie — Exhibitionismus. Man muß das Fleisch abtöten, den Leib entleiben, das Weib entweiben, den Mann entmannen — an sich und den andern, den Menschen entmenschlichen. Man darf weder erkennen noch zu erkennen geben, wie man unterm Hemd aussieht. Der Leib muß verhüllt sein, als ob er nicht da wäre. Man darf auch in der Badewanne nicht nackt sein: der Unterbauch heißt ja „Schamgegend", weil man sich seiner schämen muß, man darf sie nicht einmal waschen, sie muß um Gotteswillen dreckig sein, sie ist Dreck, höllischer Schmutz. Beim Wechseln des Hemdes darf man sich nie entblößen. Man darf beim Harnlassen den nackten Penis nicht anfassen, sondern nur mit dem Hemd, dabei ist der Teufelskerl so tückisch, das Sitzbrett zu bepinkeln, so daß Mutter mich andauernd ‚Schweinchen' geschimpft hat, obwohl ich es gar nicht gewesen war, sondern das böse Glied." Usw. — „Die Nacktheit ist das Gewand der Keuschheit, ich bin ein Denkmal aus Stein, ich habe einen Marmorleib. Ich geniere mich nicht im mindesten, mich vor meinen Kindern völlig nackt zu zeigen, also in aller Unschuld, die nichts zu verbergen hat; ich habe ja die Kinder getragen und geboren und gesäugt, und in meinen Augen sind sie immer noch bei, ja in mir. Alle sind wir nackt geboren, also im Stande der Unschuld. Erst die Verhüllung macht den Leib sündig, sie weckt die Neugierde, reizt zur Enthüllung. Vor ihr bewahre ich meine Kinder, sie sind an die Nacktheit gewöhnt, sie ‚wissen alles' in paradiesischer Unschuld." — Pfarrer Ebel, Königsberg i. P., um 1700: Die Sinnlichkeit wird am besten gezähmt-abgeschafft dadurch, daß man sich mehr und mehr an den Anblick des nackten Körpers gewöhnt (er hatte viel ml. und wbl. Anhänger!). Im Seebade, wo „aus hygienischen Gründen", versteht sich, „Nacktkultur" (Kultur!)

getrieben wird, trifft der nackte Herr Professor mit seiner nackten Frau und nackten erwachsenen Tochter einen seiner Studenten, der noch bekleidet war, und sagt: „Darf ich Ihnen meine Frau und meine Tochter vorstellen?“ usw. Der Liebhaber exerziert mit seiner Liebsten die Sinnlichkeit weg, indem sie sich im stillen Kämmerlein mehr und mehr entkleiden (kaltes Wasser ist zur Hand), bis sie nackt im Bett liegen, ohne sich „unsittlich“ zu berühren; sie schlossen eine keusche Ehe. Er war Dr. rer. pol., sie Lehrerin, katholisch, richtiger: klerikal. Beide waren sehr glücklich, als ich sie aus ihrem Wahn herausgeführt hatte. Im Büro eines Nacktklubs begrüßt „die Dame des Hauses“ zwei Besucher von der Presse, verschwindet dann und kommt splitternackt zurück — ganz selbstverständlich, setzt sich, Beine übereinander und auseinander usw. Die Nacktheit ist die beste Methode, das Fleisch abzutöten, — wie? oder verführt die Nacktheit nicht gerade zur Sünde? Der Erzbischof von Bordeaux wandte sich am 5. 8. 1951 in einem Hirtenbrief gegen das „heidnische Schauspiel“, das ein heutiger Badestrand nur zu oft biete, und gegen jene Begierde, die man nicht einmal mit Namen nennen dürfe, — nun, sagen die „Heiden“, was ist denn dabei: die Heiligen mögen nicht hingucken, damit sie nicht erblinden, und die Sünder sündigen sowieso! — Unsinn über Unsinn.

129. Selbstverteufelung. „Mutter sagte mir, daß ich schon als Säugling verstopft gewesen sei, sie hätte mir alle Tage ein Klistier machen müssen. So bis ins 3. Jahr habe ich auch Erinnerungen: ich war ein sehr schlechter Esser, wollte Milch haben wie einst aus der Mutterbrust (die ich natürlich längst vergessen hatte), mußte zum Essen überlistet werden, und es gelang auch, aber ich hatte schreckliche Angst vor Messern und Gabeln u. a. Mordinstrumenten, und täglich wurde ich klistiert. Eltern streng katholisch, Essen-Beißen-Töten Sünde, die auch ich gezwungen beging (war es dann keine Sünde? ich tat's aber doch, wenn auch mit Anrufung Christi, ich erlag der Versuchung usw.), die Sünde ‚kommt raus‘ beim Kotabsetzen, der Mensch bereitet also dem Teufel die Speise zu, die er in der Hölle (im Abort) in Empfang nimmt, ich bin also des Teufels, aber heimlich, und indem ich ihm nichts hingebe, überwinde ich ihn, trage aber doch die Hölle bei mir, aber die heilige Mutter putzt sie mir aus, wirft den Unrat weg, somit heiligt sie mich, und ich habe es mit einer Art Lust empfunden, daß sie mir das Klistierrohr einschob. Als ich ein großer Junge war, fielen die Klistiere weg, aber ich ließ den Abortteufel warten und entmachtete ihn schon damit (wer jem. warten lassen kann, ist ihm überlegen), auch hielt ich Diät, nahm Abführmittel, die an Stelle der Klistiere mich von dem Teufelsdreck befreiten (‚ich‘ war's nicht!). Der Teufel entwich auch oft als stinkiger Furz, wieder

ein Zeichen, daß ich doch vom Teufel besessen, ein Furz- und Stinkteufel war, — er entwich oder ich trieb ihn aus, auf alle Fälle war ich ihn los, auch in der Schule u. a. Gemeinschaften, in der Kirche, später bei der Arbeit, in Geselligkeiten, bei Tisch usw. — gewiß sehr fatal, aber es waren Streicher, man hörte sie nicht, man roch sie bloß, und ich tat, als ob ich's nicht gewesen wäre, ich war ein heimlicher Teufelsaustreiber, ein Christus, ja Überchristus, da ich die Teufel in mir selber hatte und auszauberte. Essen? Am liebsten garnichts, aber es muß sogar ein Christus verhungern, und er darf sich doch seiner Mission nicht entziehen, also ‚reine Kost': Suppe, Brei, Brot, Obst, Gemüse. Brot, das uns ja Gott gibt, schlinge ich zu Zeiten gierig hinunter, kann gar nicht genug davon bekommen, stehle mir auch Brot, bin also der Heilige, der die Gottesspeise für alle in sich aufnimmt, — oder der Freßteufel, der sie verschlingt und zu Höllenfutter verarbeitet? Zeitweise packt mich sogar eine wilde Lust, Fleisch zu fressen, also wieder das Höllenfutter zuzubereiten, — offenbar im Auftrage des Teufels in mir, — ich bin dann wie von Sinnen. So wie der Kot- und Furzteufel exerziert und exorziert wird, so auch der Geschlechtsteufel: ich onaniere fleißig (22 Jahre alt), allein oder mit Freunden, mit denen ich eine Art priesterliche Kongregation zur Ausreibung-Austreibung der Wollust mittels der somit sakralen Handlung der Onanie bilde. Weib? apage! das Weib ist die Sünde von Anbeginn, man könnte zwar mit ihr gemeinsam die Sünde austreiben, aber die Onanie ist weniger gefährlich, und sie ist ein Schutz gegen die Verführung durch das Weib." Usw. — Analog: „Nonnenfürzlein" (leichtes Gebäck von feinem Butterteige, bes. im Rheinland beliebt) stinken nicht, Nonnen leben von reiner Speise (vgl. Hostie usw.). — Angstschweiß stinkt, bes. bei Hyperhidrose, bei gewissen Hautleiden, die ja überhaupt — wie alle Krankheiten — in der Mehrzahl Neurosen sind; sehr unangenehm: verrät die Teufelsnatur, die Menschen ziehen sich zurück, aber ist das nicht gerade ein Schutz vor ihnen und mein Ruhm, daß ich den Teufel austreiben kann? jedenfalls besser, sich hinter Parfüm zu verstecken. — Foetor ex ore: verrät die Eßsünde usw. — Stänkern: stinkige Worte reden, auch Zoten u. a. Obszönitäten, also den Teufel auf diese Weise austreiben (Koprolalie, Zwangsfluchen usw.). — „Ich hielt mich als Kind mit schauriger Vorliebe in den Bedürfnisanstalten auf, wo ich den Teufelsgestank einatmete und aushielt, also überwand. Ich hatte als Kind einen Freund, der bucklig war und wunderbar stank: man muß es auch mit dem Teufel gut halten. Später spielte ich die Hexe, verhäßlichte mich auf jede Weise, aber darunter war ich doch die Heilige, unnahbar." Usw. — Vgl. auch eucharistische Nüchternheitsgebote, z. B. vor Beginn des heiligen Opfers oder der Kommunion, Fasten und allerlei Eßzeremoniell; biologisch: Ausklänge der archaischen Pubertätstat, wobei Leib und Blut des somit überwundenen Herrn verzehrt wurde und der Überwinder „schuldlos“ die Nachfolge antrat.

130. Die Allschuld. „Ich (die Gottheit) bin an allem schuld, muß an allem schuld sein, mein Da-sein ist meine Schuld (Erbsünde usw.), aber bin ich schuld an meinem Da-sein? Hätte mich Gott vorher gefragt, ob ich „da-sein“ wolle, als Mensch dazu, hätte ich bestens gedankt. Ich habe immer ein schlechtes Gewissen: es geschieht überall so viel Böses (man lese nur mal die Zeitung!), und ich frage mich, ob es überhaupt etwas Gutes in der Welt gibt, ob das sogenannte Gute nicht im Grunde genommen doch Böses ist oder zum Bösen hinführt. Überall sehe ich meine Schuld: ich hätte besser aufpassen müssen, noch besser, als ich es tue, das Böse auch in geringsten Andeutungen zu entdecken und so zu bannen, so daß es gar nicht zu den großen Verbrechen, dem Wirken des Todes-Teufels hätte kommen dürfen. Ich weiß nicht, ob ich selber je etwas Gutes getan habe — wie kann der Allschuldige Gutes tun? —, und falls ja, ob dieses Tun nicht doch böse war insofern, als ich dabei Zeit versäumt habe, das Böse zu verfolgen, also einer Versuchung des Teufels erlegen bin? — und obendrein: das Gute ist ja nebensächlich, es versteht sich von selbst, wichtig allein ist die ständige Aufmerksamkeit auf das Übel, natürlich auch nachts (2—3 Stunden ‚alarmbereit‘ schlafen, im übrigen schläft das Schlafmittel für mich). Habe ich aber nie Gutes getan, so doch das Böse nur als heilige Handlung, die den bösen Zauber im irdischen Geschehen, das ja an sich nur materiell, also unwichtig-unwesentlich ist, entmachtet, — dann wäre ich der Allschuldige also schuldlos? Wie? — ist der ärgste Verbrecher nicht auch ein Werkzeug in Gottes Hand, die eine ganze andere Gerechtigkeit ausübt wie die Menschen, muß oder müßte ich nicht Musterbeispiele des Verbrechens ausführen im Auftrage Gottes und so als gottgefälliges Tun, ist nicht auch der Teufel in Gottes Hand? Sühnt nicht der Verbrecher das Verbrechen seines Opfers und das der Gesellschaft, die es zum Opfer macht und preisgibt — und dann entrüstet tut? Gleicht der Verbrecher in der Zelle nicht dem Heiligen in der Klosterzelle, dem Kinde im Mutterleibe, in der cella Mariae? Ist die irdische Gerechtigkeit nicht ein ungeheueres Mißverständnis? Dann wäre am Ende meine Schuld gar keine Schuld, gemessen an göttlichen Maßstäben? Aber auf Erden sind doch eben maßgebend die menschlichen Maßstäbe, also darf ich mich als der Allschuldige nicht entdecken lassen, muß mich absondern, maskieren, verstellen, im Dienste der Vorsehung heucheln, ich bin umgeben von Spionen, aber noch bin ich ihrer Tücke entgangen (Menschenscheu).

Also: um die Welt von der Schuld, an der ich schuld bin und die ich also übernehme, zu erlösen, muß ich sie erst in die Welt hineinzaubern. Gott muß alle Schuld schaffen, um sie abzuschaffen, — warum das alles? göttliches Geheimnis." — „Ich habe nie einer Fliege ein Haar gekrümmt — pardon! ich meine: etwas zu leide getan. Ich lebe wie mein Vorbild: der heilige Franz von Assisi, der z. B. die Läuse, wenn sie gar zu unartig waren, von seinem Haupte hob und dann wieder draufsetzte. Ich bin Asket im Essen und Trinken, in der Arbeit, in der Liebe — ich fliehe die Welt. So allein bin ich fähig, die Schuld aller Menschen zu übernehmen, selber schuldlos: sonst bedürfte ich ja selber des Erlösers. Schuldig sind nur die andern: die Menschen, die Verhältnisse, sie lassen ihre Bösheit-Bosheit an mir aus, doch wohl im Auftrage des Teufels — wie? oder des Gottes, der mich prüfen will? Ich bin das Produkt meiner Umgebung, sie formt und bildet mich, verformt und verbildet mich, meine gottgegebene reine Seele, macht mich böse, krank, läßt mich Fehler machen, ins Unglück geraten, führt mich irre, in Verwirrung, wirft alles durcheinander (der Teufel als διάβολος zu διαβάλλειν), so daß ich nicht ein noch aus weiß. Bin ich also schuldig, so sind daran nur die andern schuld. Sie haben es auf mich abgesehen, sie sehen in mir ihr Opfer — und ich bin es auch: das Opfer der Verhältnisse — schuldlos schuldig. Es ist die erste Pflicht einer gesunden Politik, alle sozialen Unterschiede zu beseitigen, dann wird es auch keine Verbrecher mehr geben — und keine Neurotiker (A. Adler). Zu meinem Glück oder Unglück merke ich aber alle Anschläge auf meine Unschuld, kann sie also bannen und so alle Schuld auf mich nehmen." Usw. — „Ich habe gemordet, ich gestehe es offen, aber habe ich nicht im Auftrage Gottes die Seele des Gemordeten aus ihrem schmutzigen, verächtlichen Gefängnis befreit, ihm eine Wohltat erwiesen, mir seinen Dank verdient? Mußten nicht auch die Hexen zu ihrem Seelenheil auf dem Scheiterhaufen verbrennen? Indes die schwarzen Männer da vorn, genannt Richter, verstehen mich nicht, also schweige ich und nehme die Strafe auf mich." — „Der Fehler ist schuld daran, daß er ein Fehler ist, die Schuld ist schuld daran, daß sie Schuld ist — wer wagt da zu richten?!"

Der Neurotiker, welchem Typ er auch angehören mag, tut in seiner Verkrampftheit zuviel-zuwenig. Es ist also verständlich, daß er immer ein schlechtes Gewissen hat — so als ob er eine Art Verbrecher sei, der sich auf alle mögliche und unmögliche Weise vor der Entdeckung hüten müsse. Dabei kann er moralischer oder religiöser oder juristischer Pedant sein. Er kennt eben nicht die normale Klassifikation Gut und Böse, er muß sie aber kennen lernen, um von seinem ewig schlechten Gewissen befreit zu werden.

Gemäß ihrer biologischen Beschaffenheit verhalten sich die Neurotiker im allgemeinen außerhalb der Justiz, werden also nicht straffällig. Der Rechtsbrecher im juristischen Sinne ist ein Sonderfall der Neurose oder der Phrenose. Der Gesunde ist eines Verbrechens unfähig. Jeder Verbrecher ist krank. Wird er erwischt, so wird er der juristischen Diagnose und Therapie zugeführt; gegebenenfalls zieht das Gericht den medizinischen Sachverständigen zu Rate, und wiederum gegebenenfalls wird der Rechtsbrecher dem Mediziner überantwortet. Was auch auf diesem Gebiete für eine Verwirrung besteht, zeigt deutlich ein Vortrag des Münchener Psychiaters Professor Dr. Mikorey auf einem Kongreß von Psychiatern und Juristen in Herrenalb im Juli 1953 (ref. in der Frankfurter Allg. Zeitg. v. 25. 7. 53); wir lasen da u. a.:

„Nicht alles Böse psychiatrieren! Das war der Kernsatz, von dem Prof. Mikorey ausging. Für die meisten Menschen zwar liege es nahe, wenn sie etwa von einem scheußlichen Mord hörten, sofort zu folgern: Der Täter muß verrückt gewesen sein. Aber der Teufel sei nicht geisteskrank (sic! L.), und ein völlig gesunder Mensch könne die schwersten Verbrechen begehen (sic! L.). Die optimistische Auffassung, daß der Mensch gut sei, sei so unhaltbar wie die Annahme, das Böse sei sozial bedingt oder schlechthin krankhaft. Jeder Mensch (also auch Mikorey!? L.) habe eine Portion von Bosheit und Niedertracht in sich, ja es sei geradezu das Privileg des mit Willensfreiheit begabten Menschen, sündigen zu können. Die Freiheit sei die Ursache des Verbrechens, nicht die Krankheit, wie man heute, da wir in einer moralischen Eiszeit lebten, lehre." Usw.

Nun, diese abstrusen, geradezu entsetzlichen Ausführungen beweisen, daß der Herr Professor (!) in der Beurteilung von Gesund und Krank tatsächlich „in einer moralischen Eiszeit" lebt. Vgl. meine Aufsätze „Zur Psychobiologie des Verbrechers" im Arch. f. Kriminologie 1927 Bd. 81 H. 4, und „Psychobiologische Erziehung von Strafgefangenen" ib. 1928 Bd. 84 H. 2-3, ferner Hans-Georg Rahn: „Zur forens.-psych. Beurteilung des Verbrechers" in der Psych.-Neurol. Wschr. 1932 H. 30 und „Psychiatrie und Strafvollzug" ib. 1933 H. 44. Vgl. auch S. 26, ferner 5. Bd. S. 554 f., 7. Bd. I. Teil S. 136.

Realiter: der Kranke „kann nicht dafür", daß er krank ist, der Verbrecher nicht dafür, daß er Verbrecher ist (gemäß seiner pathobiologischen Beschaffenheit). Der Schuldige ist also nicht schuld an seiner Schuld, er muß aber dafür einstehen, büßen. Der Gesunde kann nicht schuldig (im ethischen Sinne) werden; er erfüllt seine „Pflicht und Schuldigkeit" (schulden zu sollen, vgl. 3. Bd. Nr. 233 usw., Credit und Debet).

131. Ausreden. Das Bestehende kann nur verstehen, wer seine Entstehung kennt. Das Gegenwärtige hat seine Entwick-

lungsgeschichte (Vor-gang, Her-gang, Reihenfolge, zeiträumlicher Zusammenhang), aus der wir es verstehen, die aber eine Schuld nicht entschuldet, einen Fehler nicht entfehlert, aus Falsch nicht Richtig, aus Krank nicht Gesund macht. Die Ermittelung der Anamnese z. B. eines Verbrechens entschuldet nicht den Verbrecher, der ja für seine Tat (nicht freilich für seine pathobiologische Beschaffenheit) verantwortlich ist, sie ist aber unerläßlich für die juristische Diagnose und Therapie (Strafart, Strafmaß). Allzu viele aber mißverstehen die Entstehungsgeschichte als Gelegenheit, ja Aufforderung zum Ersinnen von Ausreden.

Die Ausrede ist eine Scheinrechtfertigung eines vermeintlich oder tatsächlich schuldhaften Verhaltens. Sie ist der Lüge nahe verwandt, hält sich jedoch mehr als diese an die vorliegenden Tatsachen, ist aber oft mit Lügen versetzt, man spricht dann von „faulen Ausreden". Der Gesunde ist zu Ausreden nicht fähig, er bedarf ihrer auch nicht, er sagt ehrlich, „nach bestem Wissen und Gewissen": so und so war es, so und so ist es gekommen. Die Ausrede ist ein diplomatischer Trick der Neurose, der Neurotiker ist um Ausreden nie verlegen, ist ein Meister der Ausrede. Er sieht sich einem Prüfer gegenüber, der ihn mit Worten festlegen, fixieren, somit magisch entmachten will, und in seiner Angst um seine Unfehlbarkeit entzieht er sich dem „verhängnisvollen Zugriff" mit der Aus-rede, Aus-flucht. Es handelt sich für ihn auch hier um ein dämonisches Spiel auf Leben oder Tod, um Sein oder Nichtsein; die Tatsachen sind nur die Mittel zu diesem Spiel, etwa wie Schachfiguren, die er hinundherschiebt, wie Bälle, mit denen er jongliert. Indem er in die Genese einer Schuld, also in die Umstände, unter denen sie entstanden ist, die magische Ursächlichkeit hineindeutet, versucht er, die Schuld auf diese Umstände, auf die Beteiligten zu schieben und sich so als Opfer der Verhältnisse hinzustellen und unschuldig-schuldig „rein zu waschen". Er hat für alles seine Gründe, in deren Zauber er hat mitmachen müssen („Gründe" sind billig wie tote Fliegen, zahlreich wie Sand am Meere!). Ein Beispiel:

X kommt zu einem verabredeten Termin erheblich zu spät. Auch dem Gesunden kann mal die Straßenbahn vor der Nase wegfahren, er kann plötzlich zum Vorgesetzten gerufen werden usw., also verspätet kommen; er berichtet den Hergang (das „Weswegen") wahrheitsgemäß mit dem Ergebnis, daß ihn keine Schuld trifft, er entschuldigt sich obendrein in Worten für den Fall, daß der Partner ihn offen oder insgeheim beschuldigt; im allgemeinen ist er pünktlich innerhalb der normalen Var.-Br. Der Neurotiker, der sich erheblich verspätet, bringt in seinem Schuldbewußtsein, seinem schlechten Gewissen zu seiner Entschuldigung Ausreden vor: „Gerade als ich gehen wollte, läutete das Telefon, und es wurde ein längeres Gespräch (der andere ließ nicht locker), und so kam ich zu spät zur Elektrischen" oder: „da kam gerade meine Freundin mich besuchen, und ich konnte ja nicht so unhöflich sein, sie abzuweisen" —: „da riß gerade ein Knopf ab, und den mußte ich doch annähen, Sie verstehen, und da suchte ich die Nähseide, die das Mädchen, die dumme Gans, verlegt hatte", usw. usw. All das kann Ausrede sein, es kann auch Lüge sein. Die Ausrede ist oft gar nicht so leicht zu diagnostizieren, es ist ja die Kunst des Ausreders, sich so auszureden, daß die Ausrede glaubhaft erscheint, — und dies gilt auch für den Lügner. Man muß sich die Persönlichkeit ansehen, die Persönlichkeitsdiagnose stellen — intuitiv und-oder differenziert. Wichtig ist, ob die Verspätung habituell erfolgt; in diesem Falle sind auch die Ausreden habituell, die Neurotiker oft auf bestimmte Formeln eindressiert. Meist handelt es sich um Terminangst, aber auch um Eigenwilligkeit, Trotz, Widersetzlichkeit, Pomadigkeit, Liederlichkeit. Zeit- und Raumabschnitte werden magisch abgeschafft, chaotisiert. Der Termin wird als magischer Zwang (Verpflichtung, Bindung) aufgefaßt, den der Partner ausübt, und den der Neurotiker „so oder so", immer mit Wartenlassen auslöscht, mit seinem symptomatischen Zwang überwindet (Zwang gegen Zwang). So hat er erst noch dies oder das zu tun, trödelt fleißig herum, die Dinge rufen: mach erst noch das — und das — und das!, ein zufälliger Besuch ist ihm wichtiger als die Innehaltung der wichtigsten Verabredung und die Höflichkeit, die er dem Partner schuldet, er muß plötzlich an einem Schaufenster stehen bleiben, und da fährt die Bahn ab („wie verhext"), er steigt an einer falschen Stelle aus und irrt umher usw. — und er berichtet über diese Tatsachen, als ob sie an seiner Verspätung schuld wären, ihn hätten unschuldig schuldig werden lassen. „Entschuldigen Sie!" befiehlt er und ist hochgradig beleidigt, falls man seinem „Befehl", mit dem er sich selbst entschuldigt, nicht untertänigst gehorcht („bitte sehr!"). Der Neurotiker gebraucht Ausreden (Vorbehalte) auch prophylaktisch, also für eine künftige Verabredung: „Wenn's irgend möglich ist, wenn nichts dazwischen kommt, ich erwarte eine Nachricht, hm das wird sich wohl machen lassen" usw. Die Hauptsache ist, den gefürchteten Partner warten zu lassen: so hat man ihn und seinen Termin überlegen entzaubert. Auch Gott läßt sich nicht festlegen, binden, und „die Pünktlichkeit ist die Höflichkeit der Könige", — die es eigentlich nicht nötig haben, sich an Verabredungen zu halten (s. auch Nr. 178). Viele Angaben sind bloß An-gaben im Sinne von Angebereien, Vor-wände, Flausen, Heucheleien, Mogeleien, Verschleierungen, Entstellungen, Vorspiegelungen. Wichtig in der Erkenntnistherapie: mancher Patient kommt erst 10, dann 15, dann 30 Minuten zu spät, dann versäumt er die ganze Stunde, dann erscheint er gar nicht mehr — Ausreden: ich mußte plötzlich zu meiner kranken Schwester verreisen usw. usw.; man muß rechtzeitig den Sachverhalt klären, das Symptom erläutern und beheben. S. auch Nr. 168.

132. Kleptomanie. „Ich habe die Eltern nicht gekannt, wuchs bei den Großeltern auf, sie hielten mich äußerst streng, versagten mir alles, auch mal ein Stück Schokolade, einen Naschgroschen usw. Ich war immer vor den andern Kindern zurückgesetzt, wollte mir aber das nicht merken lassen, also nahm ich mir das, was die andern geschenkt kriegten, worauf auch ich rechtens einen Anspruch hatte. Was das jeweils ist, fühle ich, z. B. das Markstück lockt mich: nimm mich mit, gib mich dem Schwager, damit er sich Zigaretten kaufen kann und sich bei dir bedankt, andere schenken ja auch Zigaretten! — und dann muß ich es eben nehmen. Als Kind wurde ich des öfteren erwischt und schwer verprügelt, auch eingesperrt, später bekannte ich meine Missetat, stellte sie als Scherz hin, um der Entdeckung und Strafe zu entgehen, aber ich weiß wohl, daß ich mich wegen der Häufigkeit dieser ‚Scherze' verdächtig mache, indes das Kind in mir nimmt sich rechtens, was ihm unrechtens verweigert wird, mit Geschicklichkeit von denen, die es verweigern, also schuld daran sind, daß ich mir nehmen muß, was mir gebührt." — Der eine stiehlt, um sich zu bereichern: Dieb, Berufsdieb, kriminell; der andere stiehlt, um den andern zu überlisten, wobei der Handelswert gleichgültig ist: Kleptomanie, Sport, Liebhaberei, Geschicklichkeitsprobe, kriminoid. Vgl. Arch. f. Kriminol. 1927 Bd. 81 H. 4.

133. Soweit Chaotist, kann der Neurotiker Recht und Unrecht, Gerecht und Ungerecht nicht unterscheiden (I. Teil § 24). Die Alleinheit ist auch das ethische Chaos, und die göttliche Allgerechtigkeit bedeutet nicht, daß der Allgerechte immer nur Recht-Gerechtigkeit tun müsse-könne, sondern daß er auch alles Unrechte, alle Ungerechtigkeit tun dürfe-müsse: „Was Gott tut, das ist wohlgetan, es bleibt gerecht sein Wille", also ist auch alles Ungerechte gerecht, wie das eben dem archaischen Tyrannen-Gott-Häuptling zugebilligt wurde. Von dieser Basis aus werden alle im magischen Denken aufkommenden und späterhin sich mehr und mehr präzisierenden ethischen Differenzierungen verunklart, verwirrt, nivelliert, d. h. als zunehmend heftige Versuche der feindlichen Dämonie, die Allgerechtigkeit zu zerstören, sie in Gerechtigkeit und Ungerechtigkeit aufzuteilen, ausgelöscht. Der Neurotiker weiß also nicht oder doch nicht sicher, was Gerecht und was Ungerecht ist, ob jenes von Gott und dieses vom Teufel verfügt wird usw., und

verschmelzt in seiner Not beides zum ethischen Chaos. Er ist also der Allgerechte, der auch jede Ungerechtigkeit begehen kann-muß, so wie der Unfehlbare sich auch jeden Fehler leisten können muß, um ihn zu entfehlern und so eben unfehlbar zu sein, so wie der Allmächtige jede Einzelmacht entmachten muß usw. In seiner Allgerechtigkeit ist der Neurotiker der Feind aller menschlichen Rechtsnormen und -formen, somit ein stiller oder lauter, heimlicher oder offener Rechtsverletzer im allgemeinmenschlichen Sinne, mag er auch Rechtsmechaniker, Rechtseiferer, Rechtspedant sein. Realiter lebt der Neurotiker in seiner kranken Welt, er ist prinzipiell ungerecht (unethisch überhaupt) und bestenfalls — in seinen gesünderen und fastgesunden Anteilen — auch ethisch normnahe. Seine Wertsetzungen differieren von denen des Gesunden und sind mit diesen nicht in Einklang zu bringen, es gibt nur unproduktiven Streit, Tennisspiel Ball hin, Ball her. Der Neurotiker hat auch gar nicht einen oder gar den guten Willen; der kranke Wille ist schlecht, auch falls er sich als gut ausgibt, bestenfalls grenzt er an den guten Willen an, der dem Gesunden zu eigen. Seine RSe funktionieren eben falsch bis fastrichtig, er kann nichts dafür, daß es so ist, aber die Tatsache muß erkannt werden, am besten auch vom Neurotiker selbst. Eins ist not: Erkenntnis!

134. Selbstmord (s. auch im 7. Bd. I S. 258 usw.). Dem Neurotiker kommt es nicht auf das Physische-Materielle an, sondern auf das Metaphysische-Immaterielle, nicht auf das Rationale, sondern auf das Irrationale, nicht auf das Realische, sondern auf das Irrealische an. Sein Stichwort ist das Als-ob im chaotisch-magischen Niveau. Die Welt ist ihm erfüllt von feindlichen Zaubermächten, sie bedienen sich des Physischen, der Materie, die somit unwesentlich, Staub ist. Mitten im Leben, so sagt man, sind wir vom Tode umfangen, und man weiß nicht, ob Gott ihn schickt oder der Teufel, — furchtbares Dasein, dessen Sein und Sinn ewig verschleiert ist. Der Selbstmord ist auch nur ein Verfahren, dem ständig drohenden Dämon Tod zu entgehen. Wird die Gefahr gar so gewaltig und dringlich, bleibt dem dämonischen Leben in mir (Eigenzauber, Seele, Geist) immer noch die Flucht aus dem Leibe ins Jenseits, das für den Dämon Tod unerreichbar ist. In diesem Sinne fallen manche Neurotiker in Ohnmacht, k(r)ämpft der Epileptiker, der Ekstatiker „im Anfall" mit den Todesmächten und überwindet sie, d. h. kehrt, nachdem die Gefahr vorüber, aus dem „Außer-sich-sein" (der Absence, dem „Trance") zu sich zurück, „kommt wieder zu sich", das Ganze war nur ein strategischer Rückzug (Angstspasmen der Hirngefäße, Ischämie des Gehirns, Absinken der Funktionsintensität bis zur Ohnmacht usw., dazu anderweite Krämpfe). So gibt der Selbstmörder dem dämonischen Leben in

seinem Leibe eine Möglichkeit, dem Leibe zu entschlüpfen-entschweben, die Feinddämonie hat ja am sterblichen Leibe kein Interesse, sondern eben an der unsterblichen Seele; nur macht er es zu gründlich: die entwichene Seele kann nicht mehr zurückkehren in den zerstörten Leib, und das war ja eigentlich nicht beabsichtigt. Kein Selbstmörder will sich im menschlichen Sinne töten, im Gegenteil: er will sein (ewiges) Leben retten. Der Widersinn ist offenkundig: hat er das ewige Leben in sich, so braucht er doch den ewigen Tod nicht zu fürchten, beide „Mächte-Allmächte" können sich doch einander nicht das mindeste tun, und obendrein existieren ja diese „Mächte" realiter gar nicht (aber das weiß der Selbstmörder nicht), man könnte scherz-ernsthaft sagen: der Selbstmörder, also seine Seele muß „drüben" sehen, daß er dummes Zeug gemacht hat, aber das kann er glücklicherweise nicht, eben als tot! Einen Vorteil hat der Selbstmordkandidat nur, so lange er den Selbstmord nicht ausgeführt hat: er kann wähnen, daß er im Jenseits von all den Quälereien der Feinddämonie, z. B. von seinen vergeblichen Wünschen, von seinen unstillbaren Ängsten, Schmerzen, Depressionen, Kränkungen, von seiner Verzweiflung über einen Examensdurchfall oder über die Aussichtslosigkeit alles menschlichen Bemühens (vgl. Faust), über das Schicksal des Vaterlandes (vgl. Cato), über den Tod der (des) Geliebten, den Verlust des Vermögens usw., von den schalen Freuden des Daseins, die sich zum Lebensüberdruß steigern, usw. — kurz daß er „dort drüben" von alldem erlöst sein würde („die einzige Möglichkeit, das Leben zu ertragen, ist: dem Leben entfliehen zu können") — das alles kann er wähnen, so lange er lebt, bei Bewußtsein ist, dagegen die Erfüllung seines Wahns erlebt er nicht, „drüben" weiß er ja nichts von seinem „Erlöstsein": die Seelen haben ja alle Lethe oder so was Ähnliches getrunken, sind blind und taub, stumm und dumm, duseln umher — und zu alldem existieren diese Seelen ja garnicht. Man kann sich das metaphysische Jenseits mit den extremen Freuden oder Qualen nur eben im fiktionalen Denken, das sich in einem lebendigen Gehirn vollzieht, ausmalen; diese „Malerei" beweist also nicht, daß so ein Jenseits (Himmel und Hölle) existiert, sondern nur, daß Menschen daran glauben.

Jeder Selbstmörder ist Märtyrer (vgl. Nr. 122): er opfert sein Da-sein (ent-leibt sich) im Dämonenkampfe für die andern, die dazu nicht imstande sind, die auch gar nicht ahnen, daß man die feindlichen Mächte letztens nur auf diese Weise entmachten kann. Er ist so der absolute Altruist und zugleich der absolute Egoist: sein Opfertod geschieht ad suam maximam gloriam, ja suam solam gloriam. Die Art des Selbstmordes und die Umstände, unter denen er stattfindet, die vermeintlichen „Motive" und „Ursachen-Gründe“, sind nur Spezialfälle des Wahns gemäß der pathobiologischen Beschaffenheit des Einzelnen. Der eine begeht den stillen Selbstmord: er verschmäht die Öffentlichkeit seines Opfers in dem Bewußtsein, daß der „Gemeinte“ oder die Nächst- und Nahestehenden davon erfahren und auch in der Zeitung darüber berichtet wird. Der andere tötet sich demonstrativ: Er macht die Öffentlichkeit auf „das drohende Unheil“ aufmerksam. Manchmal genügt der Selbstmordversuch, manchmal nicht: dann muß man ihn wiederholen oder vollenden. Mancher nimmt den, um dessentwillen er sich töten wird, in „die Ewigkeit“ mit (Mord und Selbstmord, z. B. aus verschmähter Liebe). Mancher folgt „dem Rufe“ der (des) verstorbenen Geliebten, der toten Mutter, des toten Vaters, des toten Kindes usw. zur Wiedervereinigung in Nirwana. Mancher rächt sich an den verhaßten Eltern, einem verhaßten Lehrer usw. Mancher sühnt den vermeintlich verschuldeten Tod mit dem eignen Tode. Mancher opfert nur den sündigen Teil seines Leibes (talio, z. B. Kastration, die der eine selbst — Selbstverstümmelung — vollzieht oder wegen Krankheit vom Arzte vollziehen läßt, z. B. S. 113): partieller Selbstmord. Mancher geht „zu Gott ein als Soldat und brav“, um „da oben“ Fürbitte für die leidende Menschheit zu leisten, — von deren Leiden der Allbarmherzige-Allwissende offenbar nichts weiß. Mancher Selbstmörder läßt sich töten, d. h. den Selbstmord von andern an sich vollziehen, z. B. Jesus u. v. a. Märtyrer: sie lassen nicht eher Ruhe, als bis die andern den Störenfried hinrichten. Mancher Mord ist Selbstmord am andern, eine Art Amoklaufen: ich und du sind eins, ich kann den drohenden Dämon auch an dir austilgen. Mancher kaschiert den Selbstmord als Heldentod im Felde oder als tödlichen Unfall (stürzt sich vom hohen Berge, fährt mit dem Auto gegen einen Baum usw.). Mancher spielt zwanghaft mit Selbstmordideen, z. B. die Bahn rattert, Patient hört die rhythmische Stimme des Todes: jetzt mußt du raus, jetzt mußt du raus! und hält sich krampfig am Sitz fest, um der Versuchung zu widerstehen, oder mancher kann nicht in die Nähe des Fensters oder einer Brüstung gehen, ohne den dämonischen Zug in die Tiefe zu verspüren, oder: „Mir kann keiner helfen, ich bin unheilbar krank, mir bleibt nur der Tod“ mit allerhand para- und alogischen Begründungen und Ausreden, in denen der Neurotiker Meister ist, usw. Grundsätzlich ist jeder Neurotiker „Selbstmörder“ in dem Sinne, daß er mitten im Leben „das Leben meidet, sich verleugnet, das Fleisch abtötet, die Welt verläßt“, in der Einsamkeit vegetiert, die er mit der Alleinheit (des Kindes, der Gottheit) identifiziert.

Der Selbstmord ist immer pathologisch — wie jeder Mord in Kulturzeiten: an die Leptose schließt sich anlagegemäß die

Hadrose an. Der Gesunde kann aber den Heldentod (im Kriege, im Konzentrationslager, Bergmanns-, Seemannstod usw.) sterben, auch als Freitod: beides nur für Gemeinschaftsgüter wie Freiheit, Ehre, Vaterland. Mancher Selbstmord sieht aus wie Heldentod, Freitod, und man muß die Diagnose stellen. Der Neurotiker ist niemals ein Held, sondern ein Unheld, halber Held, Pseudoheld.

135. Der Unfall. Jeder Unfall ist ein gegenständlicher Zusammenstoß. Auch einem Gesunden kann ein Zusammenstoß passieren, und dieser kann mehr oder minder erhebliche Folgen haben. A fährt in seinem Auto in normaler Geschwindigkeit hinter dem Auto B her, plötzlich hält B, A kann nicht so rasch stoppen und stößt B an, beide Autos haben Schaden, A wird gegen das Steuerrad geworfen und erleidet eine Brustquetschung. Beide Fahrer können gesund sein, wiewohl das rück-sichtslos plötzliche Halten des B verdächtig ist, oder A ist gesund, B neurotisch oder umgekehrt, oder beide sind neurotisch. Entscheidend ist die Persönlichkeitsdiagnose einschl. der Anamnese, ferner der weitere Verlauf: rasche Wiederherstellung ad integrum oder langwierige oder dauernde neurotische oder hadrotische Krankheit als Verschlimmerung bzw. Manifestation einer Disposition zu (je spezifischer) Hadrose. Auch ein Knochenbruch, der „per primam", d. h. rasch und ohne Komplikationen in Ordnung kommt, liegt noch an der Grenze der normalen Var.-Br. Selbst der Unfalltod eines Gesunden kommt vor: er steht dem Heldentod nahe (Verkehr als „Front" usw.). Immerhin ist ein Unfall des Gesunden sehr viel seltener als ein Unfall kranker, besonders neurotischer Menschen, die z. B. tollkühn drauflosfahren, betrunken sind, rekordsüchtig, angst- oder schmerzverkrampft, phlegmatisch, leichtsinnig sind. Mancher Unfall mutet als Selbstmordversuch, mancher Unfalltod als Selbstmord an. Manche Neurotiker erleiden Unfälle am laufenden Band, auch in der milderen Art des habituellen Fallens oder der ständigen Gefahr zu fallen, man kann sie geradezu Unfällige oder auch Umfällige nennen.

„Ich bin schon als Kleinkind immerzu gefallen. Gewiß, alle Kleinkinder fallen oft, ich aber habe sicher einen Rekord geschlagen, ich hieß davon Purzel, Mutter mußte mich noch als 4- und 5jährige fahren, sogar im Wagen festbinden. Sowie ich versuchte, mich auf die Beinchen zu stellen, lag ich auch schon am Boden (Steh- und Gehangst). Das Schicksal hatte es auf mich abgesehen, wollte mich zur Strecke bringen. Später mußte ich immer balancieren, die Knie steifmachen, die Füße krakeligkrampfig da- und dorthin setzen, wo mir die Fallstricke des Bösen drohten, die ich niedertrampelte, also entmachtete. Fallen war mir Zugrundegehen, also Sterben; natürlich stand ich wieder auf (Auferstehung des Fleisches) — und fiel wieder hin. Die Steinchen, die Furchen, die Bäume, Zäune usw. — alle waren voll Tücke: sie wollten mich zu Falle bringen, die Bäume usw. wichen meiner Hand buchstäblich aus usw. — wo es etwas zu fallen gab, sauste ich hin. Schon als älteres Mädchen nahm ich einen Stock: vor dem hatten die bösen Dämonen Angst, ich ging sicherer, aber alle Leute gucken, wenn sie mich so dahinschwanken sehen, und rufen mir allerlei zu und nach. Und ich kann es so gar nicht leiden, wenn die Leute mich ansehen oder gar antippen: ich bekomme schwache Knie und müßte eigentlich fallen. Ich komme mir vor wie ein Kopf auf einer Stange, einer Steh- und Gehmaschine, die von oben, vom Geiste dirigiert wird, meist aber trainingsmäßig, also in unselbständiger Selbständigkeit funktioniert; mein Leib ist also eigentlich kein Leib: ich bin seit der Kindheit verstopft, die Periode mit 30 Jahren (bin jetzt 34), als die Mutter starb, dann als die Russen einzogen, erloschen, ich habe nie Geschlechtsverkehr gehabt, habe unten nur eine Rinne zum Abfließen des Wassers aus dem Innern. Ich habe mir sehr oft weh getan, sonst ist nichts passiert." Mission: den Geist der Tiefe, den Teufel-Tod, die Fallstricke des Bösen entmachten, das (ewige) Leben retten. — „Goethe hat recht: ‚Leicht beieinander wohnen die Gedanken, doch hart im Raume stoßen sich die Sachen.' Ich stoße mich, die Dinge stoßen mich unablässig überall, sie haben es auf mich abgesehen, ich nehme überall Anstoß, alle Dinge einschl. Menschen sind anstößig, sie lauern um mich herum, glotzen mich an, ich darf mich kaum bewegen — schwupp haben sie mir eins versetzt, ich bin immer grün und blau in dieser bösen Zauberwelt. Oft strauchle ich und bin auch oft gefallen. Das alles von Kind auf." — Herr T., 42 J. alt, fällt die Truppe hinunter mit Gehirnerschütterung, kurz darauf fällt ihm eine eiserne Platte auf den rechten Fuß mit erheblicher Verletzung, bald darauf Quetschung des linken Fußes usw. Wagt kaum mehr aufzustehen. Das war schon immer so, von klein auf unzählige Male gestolpert, ausgeglitten, unzählige Unfälle. Neurose kombiniert mit Hadrose. — Ein 20jähriger ist „leidenschaftlicher" Tennisspieler, bei einem ruckartigen Schlag mit dem Rakett splittert der rechte Oberarmknochen. Als Kind rhachitisch gewesen, alle Bewegungen krampfgehemmt. Usw. Alle Erlebnisse liegen im Rahmen der Individualspezifität und sind von da aus zu verstehen. „Ursachen" werden in die Erlebnisse nur hineingedeutet. Auch ein Unfall wird nicht „verursacht", sondern ist ein besonderes Ereignis mit Anfang (Ur-Sache), Fortgang und Ende; wer angefangen hat, ist verantwortlich. S. 6. Bd. S. 66 ff.

Es gibt keine Unfallneurose in dem Sinne, daß der Unfall als sog. „psychisches Trauma" die Neurose verursache, sondern lediglich in dem Sinne, daß die Neurose unter den Umständen des Unfalls, im Anschlusse an ihn in besonderer Intensität manifest wird, sich also verschlimmert (s. S. 37 ff.). Hierzu muß die Disposition vorhanden sein, und in jedem Falle stellt sich bei der psychobiologischen Anamnese heraus, daß schon vor dem Unfall, dem „Trauma“, schon in der Kindheit neurotische Symptome von geringerer, auch wechselnder Intensität, diagnostiziert oder nicht, da gewesen sind, daß auch der Unfall Vorläufer gehabt hat, daß man also auch zum Erleben des Unfalls und zu der Art dieses Erlebens disponiert sein muß. Der Neurotiker lebt also diesem Unfall entgegen, er kann ihn spezifitätgemäß nicht nicht erleben. Und als „Trauma“, d. h. mit besonderen Nervenerregungen, kann der Neurotiker, wiederum spezifitätgemäß, schon ein Ereignis erleben, das für den Gesunden unbedeutend ist (vgl. z. B. 4. Bd. S. 211 f., 6. Bd. S. 38).

Man kann die neurotische Hin-fälligkeit als Umfallneurose bezeichnen. Das Wort „Fallsucht“ ist für die Epilepsie reserviert; diese ist ein spezifisch gearteter meist neurotischer, seltener phrenotischer Krampfzustand von mehr (grand mal) oder weniger (petit mal) heftiger Verlaufsweise: Konvulsionen als Ausdruck pathologisch gestauter Hunger-, Angst- und Schmerz-, bes. Haßreflexe mit entspr. Spasmen der Hirngefäße, also Bewußtseinstrübungen bis -verlust. Leichtere Formen der Epilepsie kann man auch als Epileptoid bezeichnen, z. B. Pat., 18 J., Gymnasiast, muß auf der Straße alle paar Augenblicke kurz stehen bleiben, eine „Krampfwelle zieht rasch über ihn hin“, das Bewußtsein trübt sich (Absence), er sieht rot, quetscht die Zunge, dann ist der „Anfall“ vorüber, Pat. ist von klein auf viel gefallen, hatte-hat Angst vor den roten Straßendämonen, deren er sich erwehren muß, um sein Leben zu retten. Die bei manchen anatomischen Hirnkrankheiten auftretenden Konvulsionen sind vielfach den epileptischen ähnlich, man nennt sie epileptiform. Bewußtseinstrübungen sind bei den Neurotikern überaus häufig, ohne daß man alle diese Kranken zu den Epileptoiden oder gar Epileptikern rechnen darf.

136. Der Sonderling. Der Neurotiker setzt sich immer mit der Welt auseinander, nie zusammen. Er lebt zwar mitten unter uns und kann — auch als finsterster Asket — die Menschen nicht entbehren (er muß z. B. essen, sich kleiden usw.), aber seine „Berührung“ mit der Welt ist distanzmäßig, vorbehaltlich, ist Berührung ohne Berührung (tangentiös, integer). Er lebt quasi in einem undurchdringlichen Dickicht, im Selbstgefängnis, im magischen Kreise, von einer Isolierschicht umgeben, absolut unzugänglich, verschlossen, auch wann er sich als zugänglich, offen vorführt, in unverbundener Verbundenheit, in unverbindlicher Verbindlichkeit, als Zuschauer-Zuhörer

usw. aus metaphysischer Ferne, als Nachmacher (Imitierer, Nr. 44, nie als Selbstmacher), als Säulenheiliger, Mönch und Nonne, als K(r)ämpfer, seine Worte und Taten dienen nicht der (echten) Verständigung, sondern „dem Kampf an sich", d. h. der Entmachtung der Feinddämonie, die — wie eben bei den Primitiven — überall und immer lauert, seine Stärke ist addierte Schwäche, er ist immer radikalistisch, kompromißlos, totalitär, alles aus- und einschließend, er hat (vermeintlich) nur Feinde, unter denen die gefährlichsten die sind, die sich als Freunde gebärden, er bemißtraut, bespitzelt sie, bis er ihnen „die Maske vom Gesicht gerissen hat", — die er selber trägt, er ist immer offiziell, er hat keinen Intimus, sondern nur Bekannte, nur Verkehr, er hat keinen oder nur scheinbar einen Beruf, keine oder nur scheinbar eine Ehe, die er bemüht ist, „nach außen hin" als vorbildlich zu präsentieren, usw. Die Neurose ist der Weltfeind Nummer 1.

„Ich (Gerhard G.) bin als Kind immer still für mich gewesen — daheim, auf der Straße, auf dem Spielplatz, in der Schule. Immer habe ich mir überlegt, wie ich mich völlig zurückziehen könnte. Dieser Gedanke verfolgt mich noch heute (42 J., Konstrukteur). Die Welt hat mich immer gestört, alle Dinge beunruhigten mich. Kameraden im Sinne von Freunden habe ich nie gehabt, nur eine stets wachsame Angst und Scheu vor den Wesen ringsum, die man Menschen nennt. Mutter war mir immer unheimlich gewesen, ein riesiges Fragezeichen, Vater ein Fremdling im Hause. An Knabenkreisen nahm ich niemals teil, fühlte auch, daß sie mich nicht mochten (sie wurden still, sobald ich in ihre Nähe kam, usw.), so erfuhr ich nichts von ihrem inneren Wesen. Alles ein dunkles Geheimnis, sogar am lichten Tage, und ich war mir selber das größte. Mit 16 Jahren begann sich mein Haar zu lichten (Angstkrampf der Haarbälge usw.), auch begannen die Zähne sich zu lockern (Angstkrampf am Organum dentale, bes. des Periodontiums, auch des Zahnfleischs: Paradentose): so bekam ich ‚die Weihe' (vgl. S. 89 ff., S. 171). Still für mich saß ich (wie schon als Kind) am Zeichenbrett und konstruierte Erdteile, Häuser, Menschen, Tiere, Pflanzen, Maschinen, all das bedeutete die Welt, so war ich Weltkonstrukteur, aber niemand durfte das wissen, sie sahen bloß die Figuren und lobten meine Geschicklichkeit, tadelten mich auch manchmal, aber daß ich der Weltkonstrukteur war, blieb mein Geheimnis; auch Gott schafft abgesondert, unerkannt, in aller Stille die Welt, er zerstört sie auch wie ich, der ich die Zeichnungen durchstrich oder zerriß. Ich habe immer als Gottheit erlebt und gehandelt, aber erst als älteres Kind habe ich erfahren, daß der Schöpfer Gott heißt: für mich hieß er eben Gerhard. Noch jetzt gehe ich immer mit einer Art Weltgefühl ans Zeichenbrett, entwerfe gern und vernichte gern — eine Art Kinderspiel, doch schaffe ich auch Brauchbares, wenngleich meine Vorgesetzten, die mich nicht verstehen, an und mit mir herummeckern. Mit 18 Jahren erst entdeckte ich die Onanie — auf dem Umwege über die begriffliche Vorstellung des wbl. Genitales, das sich in die Hand verwandelte, so daß es überflüssig wurde. Mit 18½ imitierte ich Alterskameraden mit einer Art Koitus, die ganze Sache stieß mich ab, ich tat's nie wieder, bis ich meine jetzige Frau kennen lernte: sie war-ist zehn Jahre älter als ich, sie ‚verführte mich und ich aß', aber der Onanie bin ich treu geblieben, das Weib ist mir zuwider, meine Frau ist mir mütterliche Freundin, sie hat auch keine Wollust, man kann das besser allein machen. Ich bin eben noch der Kleine, der nach unerforschlichem Ratschlusse mit dem Zeichenstift die Welt konstruiert und auslöscht, um sie neu zu konstruieren, — das ist wohl meine Mission, von der niemand etwas weiß und wissen darf — ich selber bisher auch nichts wußte, nur eben ich ‚tat so'."

Der Neurotiker ist Einsiedler auch mitten unter den Leuten. Zwei Einsiedler finden sich als „Freunde", aber sie bleiben einsam bei aller Scheinvertrautheit. Heiratet er, so einen andern Einsiedler, die beiden sind zwei Einsiedler, niemals Zweisiedler, sie sind Einer und Eine, nicht aber zwei als Summe, getraut, aber nicht vertraut, Mönch und Nonne, die sich als solche zusammengetan haben. Die neurotische Anhänglichkeit ist die Gewöhnung an das Angehängtsein (à la Nabelschnur, Gängelband, Hundeleine usw.), wobei jeder von beiden den andern annektiert hält.

Alles Fremde ist dem Neurotiker unheimlich. Das Fremde ist das Von-fernher-kommende, das Zukünftige (künftig zu kommen), das Neue, Unbekannte, die Fremde ist das Ausland, ahd. alilant = anderes Land, das E-land, E-lend. Das Kind geht bei der Geburt in „die Welt", die Fremde, und immer wieder geht es heranwachsend in die fremde Umgebung, verläßt zuletzt das Elternhaus, das Heim, die Heimat und wandert in die Fremde (normaler Weitenhunger, Wandertrieb, Mut, Gefahren zu bestehen; Gefahr zu fahren, Gefährt, Gefährte usw.). Der Gesunde lernt im Rahmen seiner Persönlichkeit die Fremde kennen, der Neurotiker erlebt sie im Prinzip als feinddämonische Macht, vor der er sich hüten, die er bannen muß: er bleibt — auch als nomadoïder Weltfahrer — „daheim", „hinterm Zaun", „im Käfig", Einsiedler, Sonderling. „Als ich die Mutter, dann den Vater, die Geschwister entdeckte, erschrak ich immer von neuem, ich sehe mich noch — so etwa 4 Jahre alt — die fremden Gestalten anstaunen, und fremd waren mir jeder Besucher, aber auch alle Dinge ringsum, im Nebenzimmer, im

Treppenflur, im Boden, im Keller, auf der Straße usw., alles, was ‚draußen', jenseits der Schwelle webte und schwebte, was von draußen einzudringen suchte. So wurde ich, was ich immer war: Einsiedler, weltfremd, weltflüchtig, es erschien mir todgefährlich, die Schwelle — ganz allgemein: jede Schwelle hinaus und hinein — zu überschreiten. Jedes Überschreiten „der" Schwelle war ein Fort-schritt vom Ursprung, vom Alleinen, Absoluten (Nr. 28), also eine Gefahr auf Leben oder Tod. Ich habe ein Amt, das mir fremd, also magisch gefährlich ist wie jeder meiner Kollegen, ich habe eine fremde Frau geheiratet, und sie ist mir fremd geblieben mitsamt den Kindern, die sie mir ‚geschenkt' hat (ich wollte sie gar nicht haben, aber sie hat sie mir doch geschenkt). Meine ‚Angehörigen' gehören mir nicht eigentlich an, wie ich ihnen nicht angehöre, sie sind nur um mich, sie bedrücken mich, ich bin Fremdling auch daheim — ja gerade daheim: es ist seltsam: vor wirklich Fremden habe ich nicht so viel Angst wie vor den Wesen, die ‚meine Familie' sind, also Gefühlsansprüche usw. an mich stellen, die die andern nicht stellen. Meine enge und engere Umgebung ist mir besonders grauslich: sie tun so, als ob sie mir nicht mehr fremd wären, und verstecken, so wähne ich, ihre Fremdheit mit all ihrer Gefährlichkeit hinter einer scheinbaren Bekanntheit, eine Art suggestive Beruhigung, die ich aber durchschaue und die mich erst recht beunruhigt (‚man merkt die Absicht und man wird verstimmt', heißt es bei Goethe im Tasso). Es tut mir ja so leid, ich weiß nicht, ob ich mir mehr leid tue, als mir meine Angehörigen leid tun. Vgl. Faust: ‚Ich wußte nie, mich in die Welt zu schicken'. Omne humanum mihi alienum."

„D i e W e l t s a g t m i r n i c h t s, und ich sage der Welt nichts. Ewiges Schweigen. Was sind Worte? Seltsame Wesen, die aus dem Inneren herausschweben und das Innere verraten-preisgeben. Ich bin ein tönerner-tönender Panzer, mein Kopf ist ein leerer Kübel, den die — guten oder bösen? — Gedankengeister verlassen, ich muß sie erst noch hinunterschlucken, ehe sie als geronnener Odem in Bruchstücken, als Geröll, unkenntlich wie kleine Nachen auf dem Atemstrom aus dem Munde entweichen (Stotterer). Ich spreche nicht, es spricht aus mir, durch mich, ich bin nur Sprachrohr — wer, was spricht aus mir? Verstehen mich die andern? wie könnten sie das? sie antworten, aber ich verstehe sie so wenig wie sie mich, ich und sie sprechen fremde Sprachen, wenn auch die Worte sich gleichen, — und das ist gut so, denn wenn sie mich verstünden, könnten sie finden, daß ich winziges Wichtlein bloß große Worte ‚mache', vielleicht einen Fehler an mir, etwas Böses in meinem Odem, in meinen Worten entdecken — und ich wäre als ein Wesen, in dessen Worte sich der Teufel einmischt, erkannt, und niemand würde mir mehr ein Wort glauben. Alles Sprechen ist ja doch Prüfung auf Leben oder Tod. Auch Gott versteht die Menschen so wenig wie sie ihn. Daher spricht er nicht unmittelbar zu ihnen, er bedient sich der Mittler, die seine Worte in Menschenworte übersetzen und umgekehrt die Menschenworte in die Gottessprache. Gott ist das Wort (λόγος, Evgl. Joh. Kap. 1 V. 1). So spricht Gott aus mir, um das Böse zu bannen, aber die Menschen sind nur zu ihrer menschlichen Sprache fähig — und obendrein muß ich ständig auf der Hut sein, daß der Teufel das Gotteswort nicht ins Gegenteil verkehrt." Vgl. Fatum, Orakel in All-Lallsprache, die der Übersetzung-Auslegung bedarf, In-Zungen-reden, Geheimsprachen aller Art bis zu dem Kauderwelsch metaphysischer Spekulationen.

137. Der ehrliche Schwindler (I S. 301 f.), der fromme Betrüger weiß nicht, daß er schwindelt, betrügt, er ist gutgläubig, stellt die Diagnose nicht, er läßt — als Märtyrer — sogar sein Leben für seinen Schwindel. Die unehrlichen Schwindler, die frechen Betrüger wissen, daß sie schwindeln, betrügen. Der fromme Betrüger betrügt unwissentlich sich und die andern, der freche betrügt nur die andern, ist aber mit seiner Methode letztens doch der betrogene Betrüger. Alle unehrlichen Leute sind krank, mindestens neurotisch, und alle Neurotiker einschl. der Ehrlichkeitsfanatiker sind unehrlich bis fast ehrlich. Wer die Diagnose nicht stellen kann, fällt auf den Schwindel und Betrug hinein. So können sich viele Schwindler zu schwindelnder Höhe hinaufschwindeln (Emporkömmlinge) und mit ihren Mitschwindlern die kleinere oder größere Menge der Dummen beschwindeln, bis der ganze Schwindel dahinschwindet und verschwindet. Alle Neurose bricht zusammen, Krampf ist nicht dauerhaft.

„Ich leide an chronischem Schwindel. Als ich Kleinkind war, schwankte ich natürlich und schwankten alle Dinge um mich, man sagt ja mit Recht: alles dreht sich ums Kind. Bei mir erhielt sich das Schwindeln. Ich habe mich unablässig bemüht, etwas Festes, Zuverlässiges, den ruhenden Pol in der Erscheinungen Flucht zu finden, aber kaum glaubte ich, hier oder da sei dieser Pol, setzte sogleich das Schwanken wieder ein, und ich war wieder mal belehrt: es gibt nichts Sicheres in der Welt, alles ist immer in der Schwebe, alles ist Schwindel, Lug und Trug der Hölle, — dies, obwohl doch die Welt Gottes Werk ist, aber Gott selbst wohnt ja in schwindelnder Höhe, und vor seinen Augen muß ja die ganze Schöpfung immer in der Schwebe sein (man denke an die Gestirne) und schwanken und schwindeln. Als ich heranwuchs, wurde mir oft schon schwindlig beim Sehen auf den Boden, aber auch beim Sehen in die Höhe, — um so häufiger, je größer ich wurde, je mehr ich mich vom Boden entfernte; ich konnte und kann nicht ohne Schwindel ans Fenster eines höheren Stockwerkes, auf einen Balkon gehen, und niemand kriegt mich auf einen Turm hinauf, aber auch in einen Keller, in die Tiefe kann ich nur mit Anklammern steigen. Auf der Straße sehe ich oft die Häuser schwanken, als ob sie über mich zusammenstürzen, mich unter sich begraben wollten-sollten, und nur mein ernster Blick hält den Todeszauber von mir fern. Auch die Menschen schwanken dahin, sie schwinden und schwindeln, — und ich muß das mitmachen. Hinter mir spüre ich unsichtbare Verfolger, vor denen mir graust: sie wollen mich wohl als Schwindler entdecken oder sie machen mich erst schwindeln, aber so lange ich hinundherschwanke, können sie mich ja eigentlich nicht fassen. Auch die Worte schwanken hin und her, von dir zu mir und umgekehrt, durcheinander (man höre nur mal hin!): hauchartige Zauberwesen, ohne Substanz, ich wußte nie, wann ich oder die andern schwindelten: ich habe oft versucht, die Wahrheit zu ergründen und mitzuteilen, und dann war doch alles Schwindel: die Sätze widersprachen sich, ich wußte nicht, woran ich war. So habe ich wie Faust in allen Fakultäten herumstudiert und wie er erkannt, daß wir nichts wissen können. Die Wahrheit soll nur bei Gott sein, aber ist die Wahrheit nicht eben der Schwindel? Gibt es eine andere Wahrheit als eben die unwahre Wahrheit? In Form der häufigen Schwindelanfälle kommt mir diese tragische Lebensphilosophie zum Bewußtsein. Mein Beruf (höherer Beamter), meine Ehe — alles Schwindel. Die ganze Politik, das ganze Leben ein großer Schwindel — muß ich da nicht mitschwindeln, wie alles, was entsteht, dahinschwinden und damit schon erfahren, daß die Existenz Schwindel ist? Ich habe viele Ärzte konsultiert. Was hat man mir nicht alles angedichtet: vom Ohrleiden, vom Magengeschwür, von der Thyreotoxikose usw. bis zum Hirntumor. Jetzt sehe ich ein, daß ich eine einfache Angstneurose migränoider Art habe, und daß mir die hypertrophierte Kinderangst den ganzen Schwindel vorschwindelt, und so hat mir die Erkenntnistherapie endlich den festen Boden unter die Füße gegeben." Vgl. Nr. 46.

138. Ich bin immer nur R e p r ä s e n t a n t, aber nur als Mensch kann ich Repräsentant sein. Ich repräsentiere mich selbst, bin mein eigner Vertreter, eine Atrappe, eine Schaufensterfigur, ein Denkmal meiner selbst, ein Mechanismus, in ‚mir' steckt ‚mein' ‚Ich' (wie seltsam!), ich stelle es dar wie der Schauspieler einen andern darstellt, nur daß ‚der andere' in diesem Falle ich selber bin; und wie der Schauspieler das Publikum nicht merken lassen darf, daß er es ist, der den andern bloß dar-stellt, so muß ich ‚mein inneres Ich', mein ‚alter ego'

verheimlichen, das ist ja eben der Sinn der Re-präsentation. Wer ich wirklich bin, das darf niemand erfahren: sonst wäre es ja mit meiner Repräsentation, mit meiner Rolle zu Ende — und das wäre eben mein Ende. Und ich weiß selber mit mir auch nicht Bescheid. Ich nehme am Leben teil, ohne teilzunehmen, ohne beteiligt zu sein. Ich dürfte mich nicht einmal äußern, wie ich wirklich bin: wollte ich mein Inneres äußern, so würde ich mich ent-äußern, mich selbst aufgeben, also selbst meine Repräsentation ist bloß repräsentativ. So Ludwig Klages: ‚Der Leib ist das Organ der Seele, und die Seele ist der Sinn des Leibes' — ein etwas schwieriger Satz, aber er hat mir gewaltig imponiert, wie mir überhaupt aller Unsinn imponiert, den ich für den wahren Sinn des Daseins halte. Was heißt: da-sein! Mein Leitsatz von klein auf: nie sich decouvrieren, sich immer hinter die Suada verstecken, die alles und nichts sagt, auch jedes Mittels sich bedient, um eben Suada zu sein, den Suadierten zu persuadieren, immer das Ehrliche im Unehrlichen, das Wahre in der Lüge, das Echte im Unechten vorführen, ohne daß einer das merkt, sogar ohne daß ich selber, gut autogen eintrainiert, das noch merke: es ist mir zur ‚zweiten Natur' geworden — wie ist aber die ‚erste Natur'?? Ich muß immer offiziell sein, also quasi amtlich das höhere-höchste Wesen, das große Unbekannte demonstrieren, sein Herold-Vertreter sein — daheim (ich war unehelicher Sohn eines reichen Mannes, der manchmal die Mutter besuchte, später wurde ich adoptiert, ich habe nie gewußt, wer ich eigentlich bin), draußen, in der Schule, im Beruf, in der Liebe und Ehe, ich bin immer nur Gast, niemals Wirt, ich habe nie ein sog. Privatleben geführt, aber möchte es gern mal versuchen: sagen Sie, wie macht man das? ist das nicht sehr gefährlich, sich zu zeigen, wie man ist, nicht irgend etwas vorzuheucheln? Ist es nicht besser, ich bleibe der Fuchs, Poseur, Faiseur, Schwadroneur? was dann auch passiert, mir passiert nichts, es trifft mich ja nicht persönlich, sondern nur meine Erscheinungsform." Pat. spielt wie alle Neurotiker unwissentlich die Gottheit, die sich ja auch nur offenbart, ohne sich zu offenbaren, die nur in seinen Vertretern scheinbar sichtbar wird, also unsichtbar bleibt, spielt den Chaotiker-Magiker, der in eine Leib genannte Oberfläche unterflächig eingegangen ist und nun so tut, als ob er Mensch wäre, immer in Angst, seine Unechtheit sein Über-Unter-Außermenschentum könne erkannt und damit ausgelöscht werden, — die Angst der Gottvertreter, die das Geheimnis Gottes hüten, indem sie vorgeben, es zu verkünden, aber so, daß niemand dahinterkommt: hinter das Geheimnis des Geheimnisses! Dazu lehrt die Psychobiologie, daß die Menschen — Menschen, d. h. rein biologische Organismen sind und gar nichts weiter.

139. Die Welträtsler, Weltproblematiker fingieren gemäß der Entwicklungsstufe ihrer Hirnrinden in „die Welt“ das Rätselhafte, Problematische hinein und ergehen sich nun im Karussell der Fiktionen. Die Neurotiker rätseln an der Welt grundsätzlich im chaotistisch-magischen Sinne herum. So lange der Mensch im Rätsel-, Problemdenken lebt, kann er natürlich das oder ein Welträtsel, Weltproblem nicht lösen. Man kann nur genetisch aus der „Rätselwelt“, dem Leben in Rätseln, Problemen, Fiktionen hinauswachsen. Dies habe ich getan und erlebe und beschreibe „die Welt ohne Rätsel“. Ich habe nicht im Rätseldenken ein oder das Welträtsel gelöst, sondern ich habe das Rätseldenken vertikal verlassen und so die Rätselei überwunden, sie bietet nur noch historisches Interesse als Etappen in der Entwicklungsgeschichte der WA. Dies meinen lieben Kritikastern nochmals ins Stammbuch! Der Neurotiker kann echt nur genesen, indem er die Welt der Rätsel einschl. der psychophysischen und kausalen Rätselei definitiv aufgibt und so in die realische WA übersiedelt.

140. Die Möglichkeit des Unmöglichen. „Wer kann beweisen, daß das, was wir heute für unmöglich halten, später nicht einmal möglich, ja tatsächlich sein wird? Wie könnte ich das Unmögliche ahnen oder denken, wenn es nicht möglich, ja wenn es nicht auf dem Wege zum Tatsächlichen wäre? Die Tatsache, daß mir das Unmögliche geistig vorschwebt, beweist die Tatsächlichkeit des Unmöglichen. Die Reihe ist: unmöglich → möglich → tatsächlich. Daß der normale Mensch zwei Beine hat, beweist nicht, daß es unmöglich sei, daß er dereinst drei oder vier oder zehn Beine gehabt habe oder haben werde; ich kann mir sehr gut vorstellen, daß er vier oder sechs Beine habe, ich kann mir überhaupt alles Mögliche, auch das sog. Unmögliche vorstellen (vgl. 5. Bd. S. 176 ff., 7. Bd. S. 124). Die Naturgesetze beweisen nicht, daß es ohne sie nicht ginge — vielleicht sogar besser. Bei Gott ist kein Ding unmöglich, er muß Wunder tun — zum Nachweis seiner Allmacht, und vielleicht ist sein größtes Wunder dies, daß er keines tut, obwohl das ja eigentlich unmöglich und nun doch tatsächlich ist, oder ist es möglich, daß die Unmöglichkeit, seine Wunder nicht zu sehen, Tatsache ist? Der Prophet muß alle möglichen Möglichkeiten und Unmöglichkeiten vorausdenken, um sie zu entmöglichen, z. B. ich bin Prokurist eines Großunternehmens mit ca. 5000 Arbeitern und Angestellten und ihren Familien, Prokurist (Vorsorger) für sagen wir: rund 20 000 Menschen. Ich muß Tag und Nacht dafür sorgen, daß dem Betriebe nichts passiert, also alle Möglichkeiten und Unmöglichkeiten vorausdenken — als männliche Kassandra: kommt das Unheil, so habe ich es vorausgesagt, und es wäre ohne die divinatorische Bannung noch viel schlimmer ausgefallen,

und kommt es nicht, nun so hat meine Voraussicht die feindliche Dämonie unschädlich gemacht. Eine Gefahr erkennen heißt: sie überwinden, wie Joseph Goebbels sagte. Freilich das kostet Nerven: die vielen schlaflosen Nächte, in denen ich mit der Zukunft ringe, die vielen Beratungen mit den Kollegen und den Direktoren (nebenbei: alles Dummköpfe) usw. Die Leute ahnen ja garnicht, was ich alles für sie tue, daß sie ihre Existenz mir, allein mir verdanken, der ich sogar alles Unmögliche vorausdenke, damit es nicht möglich und tatsächlich werde. Für das Schicksal von 20 000 Menschen bin ich verantwortlich, und weiterhin hängt ja an denen die ganze Menschheit." —

Für den Neurotiker ist die Möglichkeit, daß z. B. ein Eisenbahnunglück passieren könne, Tatsächlichkeit — nicht bloß in dem Sinne, daß eine tatsächliche Möglichkeit = geringe Wahrscheinlichkeit vorliegt, auch nicht in dem Sinne, daß die Annahme einer Möglichkeit eine Tatsache ist, sondern in dem Sinne, daß Möglichkeit und Tatsache identisch sind: „Wäre die Möglichkeit nicht Tatsache, so könnte ich sie ja nicht ahnen, befürchten, sie liegt also in der Luft" — und nicht anders ist es mit der Möglichkeit des Unmöglichen. Realiter: unmöglich ist, was aller Erfahrung widerspricht, möglich ist, was der Erfahrung nach tatsächlich werden kann. Aber in der chaotisch-magischen Welt des Neurotikers geschehen eben Zeichen und Wunder, verschmelzen Unmöglich, Möglich und Tatsächlich zu einem wirren In- und Durcheinander.

141. Verstiegenheit. Der Neurotiker gleicht einem wegunkundigen Bergsteiger, der sich verstiegen hat. Das Emporsteigen ist das Heranwachsen, das Erklimmen der Lebensleiter mit zunehmenden Gefahren des Absturzes (Nr. 48 usw.). Der Verstiegene weiß nicht vor- und rück- und seitwärts, er balanciert auf einem Stand-punkt, genauer: Stand-pünktchen, ringsum gähnt der Abgrund-Tod. Er ruft um Hilfe, der Bergführer-Arzt kommt und will ihm den Weg zum sicheren Stand zeigen, aber da gerät der Verstiegene bei allem Hunger nach Rettung-Genesung in die Angst vor dem Verlassen seines Standpünktchens, auf dem er, wenn auch beschwerlich, so immerhin balancieren kann, er hält den Bergführer für einen möglichen Verführer, der ihn zum Abstürzen bringen wolle, für den Geist der Tiefe, den Abgesandten des Teufels-Todes, er gerät in die Angst, die Angst zu verlieren. Der eine tastet sich dennoch vorsichtig prüfend den angegebenen Weg entlang in Sicherheit, der andere (mit größerer Angst) weist den „Versucher" zurück: apage satanas!, der dritte hat sich an das „periculose vivere" so gewöhnt, daß er von seiner Verstiegenheit nichts (mehr) weiß (keine Krankheitseinsicht), also die Diagnose und damit auch die Therapie ablehnt. Realiter: die mit „Verstiegenheit" bezeichneten Symptome-Beschwerden existieren

natürlich (bizarre Fehlassoziationen), aber ihr Sinn ist eben Unsinn, und die Aufklärung darüber, die Erkenntnistherapie ist der Weg aus der Verstiegenheit auf den festen Boden. Alle Suggestionstherapie (einschl. Psychoanalyse usw.) beläßt den Verstiegenen in seiner Verstiegenheit und gibt ihm nur ein Beruhigungspulver in Worten, ist also symptomatisch, nicht radikal ausgerichtet. Auf seine Weise ist jeder Neurotiker verstiegen.

142. Der Minimalist.

„Willst du den bösen Feind vernichten,
Mußt du ihn auch im Kleinsten sichten:
Im Stäubchen hält er sich versteckt
Und wähnt, er bliebe unentdeckt.
Das Fleckchen, mikroskopisch klein,
Schließt doch den ganzen Zauber ein.
Das Minimum, mein Freund, beachte,
Das manchem Tod und Unheil brachte!
Ein Sündchen, meinst du, sei erlaubt?
Es ist die Sünde überhaupt!
Sieh, wie ein Fehlerchen sich leicht
Und leise in die Rechnung schleicht,
Ja selbst ins Richtige gewebt
Sein ewig Dasein heimlich lebt!
Die Miene, die so harmlos spielt,
Hat einen Pfeil auf dich gezielt!
Hör in der Rede sanftem Singen
Geheimen Sinn voll Bosheit schwingen,
Und hierin täusche dich auch nicht,
Wenn es der Freund, der Bruder spricht!
Das allermindeste Vertrauen
Führt dich dem Satan in die Klauen.
Die Feinheit ist der Tücke Haus,
Im Groben kennst du bald dich aus."

143. Abendgebet.

Nun hüllst du, sanfter Abend,
Die müde Erde ein,
Die wunden Herzen labend
In ihrer Angst und Pein.

O hab mit mir Erbarmen:
Laß meines Herzens Schlag
Schlummern in deinen Armen
Bis an den jüngsten Tag!

144. Morgengebet.

Der Morgen graut, doch ist er nicht das Grauen:
Das Grauen ist die lange, bange Nacht,
In der mich würgen aller Teufel Klauen,
In der mich peinigt aller Tode Macht.

O komm herbei, du Löser aller Qualen,
Du lichter Tag, wie sehnt' ich mich nach dir!
Ich weiß, du scheuchst mit deinen goldnen Strahlen
Die Dämonie der Finsternis von mir.

145. Ich warte ewig, mein ganzes Leben war-ist ein Warten, aber die Erfüllung würde dem ewigen Warten ein Ende machen — und das ist doch unmöglich, ich habe und brauche immer etwas, das ich erwarte, und wenn ich einmal nichts mehr zu erwarten hätte, wäre es aus mit mir. Das Erwartete ist das Unerreichbare; was immer ich auch erreiche, es ist nicht das Erwartete, ich warte weiter — das ist mein Schicksal. Ich warte z. B. immer auf meinen Mann, er ist von früh bis spät im Geschäft, dann bringt er noch Arbeit mit nach Hause, wenn er nicht Konferenzen usw. hat. Ich schlafe, wann er kommt, und ich schlafe, wann er geht. Er hat eine Wartende geheiratet und ich einen Mann, der immer auf sich warten läßt. So war das schon in meiner Kindheit: ich sah mit hungrigen Augen umher, ich wünschte mir alle Wunder der Welt, und es kamen doch immer bloß Wesen, die mich enttäuschten, nachdem sie mich hatten warten lassen. Warum gingen meine Wünsche nicht in Erfüllung? War ihr Zauber nicht stark genug, so daß das Erwartete ausblieb, hatte der feindliche Zauber mehr Macht und hielt das Erwartete immer wieder zurück, gab mir bloß eine Art Kostprobe? Worauf wartete ich eigentlich? Wenn Vater nicht pünktlich nach Hause kam, wartete ich ihn herbei: lief zum Fenster, zur Haustür, ein Stück ihm entgegen, dann mußte er doch kommen, aber manchmal doch erst später als erwartet. Alles, was kam, habe ich herbeigewartet; hätte ich nicht gewartet, wäre es nicht gekommen. So war ich die Herrin des Geschehens, das Schicksal selbst, die Gottheit — und wie diese niemals die Erfüllung finden, also den Teufel abschaffen, den Menschen die ewige Seligkeit geben kann, sonst würde er sich selber abschaffen, so strebe auch ich mit meinem Wartezauber nach dem unerreichbaren Ziel. Alles Erreichbare ist nur eine An-Abzahlung der Unerreichbarkeit, die also die Ewigkeit garantiert. Ich warte auf das Glück, aber das Warten ist selbst mein Glück; würde das erwartete Glück eintreten, so ginge es mir wie Faust: ‚Werd' ich zum Augenblicke sagen: verweile doch, du bist so schön! dann magst du mich in Fesseln schlagen, dann

will ich gern zugrundegehen!'. Man hat mich für sehr geduldig gehalten, aber eigentlich bin ich sehr ungeduldig, habe mich nur aufs Warten, auf eine Scheingeduld trainiert.

146. „Ich habe mein Lebtag immer gekriegt, alle sorgten sich um mich und sorgten für mich: erst die Eltern, dann andere Leute, sie kamen und brachten mir etwas mit, alle Welt beschenkte mich — wie einst das Jesuskind, auch mit dem Wissen in der Schule, dann in der Lehre, dazu auch kriegte ich allerlei von Freunden und Freundinnen, dann schenkten mir Mädchen und Frauen ihr Herz, ihre Küsse, ihre Wollust. Ich machte mich über mich selbst lustig, ich sagte, ich gehöre dem Kriegerverein an. Ich habe mich nie bemüht, alles fiel mir in den Schoß, alles gehörte mir sowieso, war mein, das Schenken war nur eine Geste. So habe ich immer bloß gespielt: Arbeit und Liebe, der himmlische Vater ernährte mich doch, und jetzt tut es seit langem der Vater Staat. Wozu sorgen und arbeiten, wenn doch die Gemeinschaft sich für verpflichtet hält, mir meine bescheidene, aber ausreichende Rente zu zahlen, mein Nichtstun zu belohnen! Ich habe ja auch ein Recht darauf! Auch Gott und sein Sohn arbeiten nicht, sie kriegen ihre Opfer über ihre irdischen Vertreter, sie haben ein Recht darauf, sie fordern und erhalten, ihnen ist gegeben alle Gewalt im Himmel und auf Erden. Der Wahlspruch aller Götter: gebt, gebt!"

147. „Ich, der Herr Regierungsrat, kann es durchaus nicht leiden, wenn die Leute etwas von mir wollen. Ich weiß ja ohnehin, was notwendig ist, die Gesuche und Eingaben sind ganz überflüssig, sie füllen nur die Aktenschränke. Ich habe das unbehagliche Gefühl, als würde Kritik an mir geübt, daß ich es in irgend einem Punkte an mir fehlen lasse, als sollte mir etwas abgezwungen werden — und das verträgt meine Ehre nicht. Ich mochte schon als Kind nichts hergeben — und dabei wollten alle etwas von mir, sonst wären sie ja nicht zu mir gekommen, ich konnte ihren Ein-griff nicht dulden, schon ihre Nähe war mir peinlich, aber wenn jem. nichts von mir wollte, war mir das noch peinlicher, ich mußte dann so tun, als ob er doch etwas von mir wollte, ihn sozusagen provozieren, denn es mußten ja eben alle etwas von mir wollen und ich mußte es versagen, da ich ja selber wußte, was Not tat. Ich habe nie etwas verschenkt, aber manches geschenkt, d. h. in meiner Sphäre da- und dorthin geschoben, so daß es mein blieb. Auch wenn meine Frau etwas von mir will, bin ich ungnädig, sie soll warten, bis ich meine Verfügung treffe; will sie aber nichts von mir, so muß ich ihr einen Wunsch imputieren, sie verstohlens drängeln, doch etwas von mir zu wollen, und das lehne ich dann ab." Immer Beamter, immer der Herr Regierungs-, der Weltregierungs-Rat, ganz souverän — wie der Säugling, wie die Gottheit:

Bitten-Gebete sind so notwendig, so überflüssig, ja eine unzulässige Einmischung in das Weltregiment, die Vollkommenheit-Absolutheit gibt auch nichts her, sonst wäre sie ja zerstört, aber sie muß doch ständig angegangen werden, eben als die Vollkommenheit, die über alles verfügt; sie leiht bloß, alles, was sie „gibt", bleibt in ihrem Allbesitz. Lebensform der Chaotik-Magik im onto- und pylogenetischen Sinne. Vgl. Nr. 45.

148. Die Vorschrift ist für den Neurotiker die feind-dämonische Macht, die ihm vorschreibt, die Vorschrift zu erfüllen. Das physische Geschehen, das die Vorschrift meint, ist ihm unwesentlich, wesentlich ist nur der Zauber, der darin wirksam ist. Die Vorschrift tritt dem Neurotiker in den mannigfachsten (magisch sich wandelnden) Formen und Formeln entgegen, die ihn allesamt auf die Probe stellen wollen, ob er mit ihnen (ihrem Zauber) fertig werden könne, die ihn zum Gehorsam zwingen, somit seiner Eigendämonie ein Ende machen wollen. Es bleibt ihm also nichts anderes übrig, als sich „die" Vorschrift, d. h. den Vorschriftszauber zu eigen zu machen, somit in seiner Allmacht zu entmachten. Der Vorschriftler unterwirft sich, um zu herrschen: er befolgt die Vorschriften aufs genaueste, mit peinlichster Gewissenhaftigkeit, pedantisch, so kann ihm der Vorschreiber nichts anhaben, er hat ihn und seine Vorschriften in seiner Gewalt (vgl. S. 121 f.), es sind so seine eignen Vorschriften, er hat sie übernommen, er befolgt sie aus Eigenem, er fügt sich zwanghaft dem Zwang, entmachtet ihn so, ist für alles und nichts verantwortlich. Er lebt inmitten von Vorschriften, es ist undenkbar, daß es zu irgend etwas keine Vorschrift gäbe und daß eine Vorschrift die allergeringste Abweichung duldete. Er war schon als Kind musterhaft gehorsam und hat die Vorschriften erfüllt, beinahe ehe sie gegeben wurden. Er hat sich darauf autogen trainiert, die Götter in seine eigne Gottheit hinein zu entgotten und zwar in einem chronischen, sagen wir ewigen Prozeß. „Der Dienst beginnt um 8 Uhr, also sitze ich Schlag 8 auf meinem Amtssessel (lies: Thron) — gemäß der Vorschrift, die ich mir zu eigen gemacht habe; und so verbringe ich den ganzen Tag und auch die Nacht vorschriftsmäßig, freilich immer in Angst, ich könnte bei der unendlichen Fülle von Vorschriften mal eine ganz kleine übersehen — und dann wäre ich ja nicht mehr der Herr der Vorschriften, der Weltherr, ich hätte einen Fehler gemacht, und das wäre mein Untergang." Mechanistik des Dienstes: man muß die Vorschriften befolgen, das ist alles; s. auch I § 26.

Gegenstück: der Eigenwillige. Er entmachtet den magischen Zwang der Vorschrift und dessen, der sie erläßt, mit Trotz-Auflehnung-Widersetzlichkeit, er tut nur, was ER will, sein Wille ist die Vorschrift, das Gesetz, und alle fremden Vorschriften sind feinddämonische Versuche-Versuchungen, die er eben bannen muß. Aus Eigenwillen kann er scheinbar sogar auf seinen Eigenwillen verzichten.

Fast alle Menschen glauben, der metaphysische Gott habe aus eignem Willen die Natur- und Sittengesetze geschaffen, wenn auch nur Menschen sie verkünden, und richte sich selber genauestens nach ihnen, obwohl er als allmächtig das eigentlich gar nicht nötig hätte, aber doch tun muß, um sie und damit den Weltlauf zu erhalten, so lange es ihm gefällt, und auch die Menschen müssen sich nach ihnen richten: so läuft alles am mechanistischen Schnürchen, und die geringste Abweichung wäre der Welt Ende (wie aber soll das aussehen??). Realiter ist alles Geschehen rein biologisch und sind die Gesetze und Regeln aus dem Geschehen abstrahiert, nicht aber lenken und leiten sie es. Der Gesunde kann gar nicht anders als in der normalen Var.-Br. richtig, gut und schön denken und tun, der Neurotiker aber, der da wähnt, er könne und müsse alles mindestens 100% richtig, gut und schön machen, denkt und tut in der abnormalen Var.-Br. falsch, böse und häßlich, bestenfalls normnahe. Niemand sündigt mehr gegen die Vorschrift als der Vorschriftler und sein Pendant.

149. Eigensinnig ist der Mensch, der nur seinen eignen Sinn gelten läßt. Der Gesunde hat natürlich seinen eignen Sinn, ist aber nicht eigensinnig: er nimmt Lehre im Sinne einer echten Entwicklung an. Eigensinnig ist der Neurotiker: er „lebt nur in sich", alles „andere" lehnt er von seiner frühen Kindheit an als feinddämonische Macht, die sein „Eigen" vernichten wolle und nun eben selbst vernichtet werden müsse, ab, und das, was er im Rahmen seiner Begabung lernt, lernt er nur in diesem Sinne kennen, er lernt nur, alles Neue zu entzaubern, also zu entneuen, und bringt es darin gemäß der Herausbildung der Entwicklungsdifferenz mit ihren zwanghaften Assoziationen zu immer größerer Routine. Er nimmt also nicht eigentlich auf, gibt auch nicht eigentlich ab, das alles ist nur scheinbar, er bleibt die Alleinheit. Der Eigensinn kann sich heftig und laut oder sanft und still gebärden, er kann sich aufspielen oder sich in sich selbst verstecken — er bleibt Eigensinn, auch falls er eigensinnig so tut, als ob er keiner wäre. „Was mache ich bloß mit meinem Kinde? Es ist so schrecklich eigensinnig geworden, seit mein Mann ihm mal einen Klaps gegeben hat. Hätte er das bloß nicht getan!" Aber das eigensinnige Kind stammt von eigensinnigen Eltern ab, und so steht in der Familie Eigensinn gegen Eigensinn. „Ich werde dir deinen Eigensinn schon austreiben!" droht eigensinnig der Vater dem Kinde, und eigensinnig doziert die Mutter: „Laß das Kind in Ruhe, den Eigensinn hat es von dir." — und sie hat den eigensinnigen Mann geheiratet wie er sie. Das Kind wird also

nicht „durch Erziehungsfehler eigensinnig gemacht“, sondern es ist eigensinnig von der Zeugung her, und der Eigensinn wird nur mehr und mehr manifest: im Hause, beim Spiel, in der Schule, später im Beruf und in der Liebe. „Ich bin aus purem Eigensinn Ärztin geworden, lieber wäre ich Sportlehrerin geworden, aber Vater höhnte: ‚Natürlich, weiter reicht's eben bei dir nicht‘, er wollte damit auch die Mutter treffen, die ‚immer‘ krank war, viel zu Bett lag und der ich wie eine Ärztin die zahlreichen Arzneien reichen mußte, sie spritzte auch viel, ich kostete auch heimlich davon in gespannter Erwartung, was mir nun vom Arzneizauber geschehen würde. Ich habe dann allerlei auswendig gelernt, die Approbation im Kriege geschenkt bekommen, heiße ‚praktische Ärztin‘, habe aber nie recht gewußt und weiß heute auch noch nicht, was ich mit der Medizin und den Kranken anfangen soll, ich begreif's einfach nicht, bin ratlos gegenüber denen, die mich auf die Probe stellen wollen, ob ich den Heilzauber beherrsche, mich reinlegen wollen usw., das einzige, was mir in meiner Not hilft, ist die Morphiumspritze, sie ist mir sozusagen Abzeichen und Beweis des Arzttums: die Verfügung über Leben und Tod, und wenn ich sie mir selbst einführe, bin ich erst recht die Herrin über Leben und Tod, bestätige mir die Approbation als Ärztin und kann nun meine Mission, die mir Gott-Vater und Göttin-Mutter auferlegt haben, erfüllen. Das Morphium ist das Ewig-Mütterliche, das alles Verlangen, alle Angst, alles Leid und allen Kummer seiner Geschöpfe stillt — wie die Milch aus der Mutterbrust, der „ersten Spritze“ den Säugling stillt. Und ich will nicht davon lassen — um keinen Preis.“ Pat. hielt eigensinnig an ihrer „ärztlichen Methode“ fest, bis die Sucht ruchbar wurde und sie Praxisverbot erhielt. Trotzdem spielte sie weiter Ärztin: die Spritze war ihr Aeskulapstab mit der Giftschlange, und den konnte ihr kein Menschengericht absprechen — die heimliche, aber allein gültige Approbation. Usw. Vgl. Nr. 53.

Sage einem Eigensinnigen, er sei eigensinnig, so wird er seinen Eigensinn eigensinnig verteidigen, auch indem er die fachliche Diagnose eigensinnig zugibt oder ablehnt („ich bin eben so“). Natürlich muß auch diese Diagnose gestellt werden, dann aber muß die Therapie am Eigensinn selber, also an der infantilistischen WA an- und einsetzen, auch an dem Eigensinn, mit dem Pat. seinen Eigensinn im Gange der Therapie zu verteidigen-erhalten sucht (Angst vor der Genesung).

150. Der neurotische Künstler (vgl. 4. Bd. § 9,4, 7. Bd. II S. 335) teilt das Los aller Neurotiker: er schafft nichts Gesundes, Echtes. Er gestaltet aus seiner disharmonischen WA heraus, in der das Chaotisch-Magische dominiert. So erfindet er „Märchen für Erwachsene“, d. h. in seiner Darstellung überwiegen infantilistische Deutungen und Deutereien, so daß ein

buntes Gemisch von Tatsachen, Möglichkeiten und Unmöglichkeiten herauskommt, z. B. Schilderungen von Charakteren, die in der erdichteten Form weder einzeln noch familiär anzutreffen sind, so daß „die Fabel“ unglaubhaft, bizarr, verworren, unsinnig, nach technischer Manier phantastisch konstruiert-verkonstruiert ist. „Des Dichters Aug' in schönem Wahnsinn rollend...“, vgl. die Barden, die bei der Pubertätsprobe Vanen- s. Ahnenblut, dann auch Met usw. getrunken hatten und nun in der Lallsprache des Rausches „ewige Weisheiten“ verkündeten, wie ja alle Propheten aus dem „Trance“, der Verzückt-Entrückt-Verrücktheit orakelten. Solche Orakeleien gibt es auch in der Gegenwart die Fülle. Ein Dichter H. S. steht „vor überwuchertem Marmor“ und „singt“: „Blankgesichtig waldquellklarer / Wirrsäliger wunderbarer / Glanz geht hin wie Schattenschauer / Ins Vorüber, in die Dauer / Fremd und klaglos, ohne Trauer“ usw. Ein Dichter R. K. stammelt: „Als dein Gesicht im letzten Licht / Dem Stern im Wasser glich / Und sich verbarg — ach, war es nicht, / Wie über Stirn und Wange strich / Die Schatten überblendend / Ein Schein, / Als ob, sich wendend, / Die milde Gottheit, die dir nah, / Gewährend mir ins Auge sah —“ usw. Ein Dichter E. K. besingt den Wald: „Im Niemalsdunkel schwebt das grüne Reich, / Es schwebt im Gleiten über Gräsernetz und Ruh, / Aus Rindentiefen, aus der Stille Urnenteich / Schwebt es im Weben sich verklungen zu.“ usw. — Die Dichterin Else Lasker-Schüler, nach Gottfried Benn „die größte Lyrikerin, die Deutschland je hatte“, lallt unter der Überschrift „Höre“: „Ich raube in den Nächten / Die Rosen deines Mundes, / Daß keine Weibin Trinken findet. / Die dich umarmt, / Stiehlt mir von meinen Schauern, / Die ich um deine Glieder malte. / Ich bin dein Wegrand, / Die dich streift, stürzt ab. / Fühlst du mein Lebtum / Überall / Wie ferner Saum?“ Dies nur ein paar Kostproben. Es gibt aber auch heutzutage immerhin manche gesunde Dichtung! Mit der kranken Kunst ist nicht die gesunde Darstellung des Kranken zu verwechseln, natürlich auch nicht die künstlerische Gestaltung archaischer Ereignisse mit ihrem Zauberglauben. Das Abnormale in seiner Kompliziertheit, Abwegigkeit, Unsinnigkeit ist für viele Leser-Hörer interessanter als das Normale in seiner Einfachheit und Schlichtheit, in der „nicht so viel passiert“. Es sei zugegeben, daß der kranke Künstler sein eignes Kranksein als Selbsterlebnis in 3. Person mit einer Art von Sachkenntnis mitteilen kann, aber er spricht nicht nur über sein Kranksein, sondern auch aus ihm, also in kranker Darstellung des Kranken, und er verallgemeinert obendrein wie jeder Neurotiker. Dies gilt natürlich auch für den neurotischen Komponisten, Bildhauer, Maler, Schauspieler, Sänger usw. Der neurotische Schauspieler spielt die Rolle seiner Rolle, er imitiert nicht nur den dargestellten Menschen, sondern auch den echten Darsteller jenes, er schauspielert den Schauspieler, er ist ein künstlicher Künstler, mehr künstlich-gekünstelt als künstlerisch, er spielt z. B. nicht den Betrunkenen, sondern ist betrunken. Alle kranke Kunst ist häßlich.

151. Der Alldenker. „Seit ich denken kann, habe ich gern gedacht, mit den Geistern gespielt, mit den Rätselwesen, die in meinem Kopfe wohnen und doch auch wieder weitwegschweben, deren Kommen und Gehen ICH beherrschen muß, die aber doch auch wieder machen, was sie wollen, die ich gierig-ängstlich verfolgen und einholen muß, damit keiner mir entrinne: sonst wäre meine Allmacht über die Geister, meine Weltmacht — denn die Dinge einschl. des Leibes sind ja nur Geschöpfe-Abglänze-Sklaven des göttlichen Geistes — ausgelöscht. Daß andere auch denken, habe ich nie begriffen, auch jetzt noch denke ich entgegen meinem besseren Wissen, daß alles Denken eins-meins ist, und daß die andern denken, was ich denke, das sie denken, ja denken müssen, und dann habe ich Angst, die andern könnten doch einen von meinem Denken abweichenden, einen fremden Gedanken haben, denn die geringste Abweichung wäre ja das Ende meines Alldenkens, mein geistiger Untergang. Gott denkt ja auch für alle, wir alle sind Gottes Gedanken, und wenn ich allein für alle denke, ist Gott, der Heilige Geist in mir, bin ich die Gottheit selbst. Kann es da eigentlich ‚andere', also abtrünnige, feindliche, böse, teuflische Gedanken geben? Es gibt sie aber doch. Der heilige, erhabene Geist wird vom unheiligen, niederen Geist angefochten, und der Kampf der Geister nimmt kein Ende in mir, um mich, in allen, zwischen allen. Und dabei wäre es für die Menschen so bequem, wenn sie sich meinem Alldenken, dem göttlichen Geiste unterwerfen, auf eignes Denken verzichten wollten! Selbst die Andacht heißt doch An-denken! Anderseits ist es doch eigentlich peinlich zu denken, daß die andern alle meine Gedanken, die guten wie die bösen, mitdenken, unerträglich aber wäre es, wenn die andern selbständig und gar noch über mich denken könnten, das wäre für mich eine Erniedrigung sondergleichen, eine Entweihung, ja die Vernichtung, sie könnten dann ja auch über mich Gutes oder Böses denken und mir damit (magisch) wünschen, meine Gedanken kontrollieren und kritisieren, und so quält mich immer der Gedanke: was denken die andern von mir? (Zwangsidee). Darauf muß ich alle beobachten, ihre Mienen, Gesten, Worte prüfen, am liebsten möchte ich immer fragen: ‚Was denken Sie jetzt — und jetzt — und jetzt usw.?', dazu allein gehe ich unter die Leute, aber auch allein zu Hause bin ich immer mit den Gedanken der andern, die doch meine sind, beschäftigt. Nun das alles denke ja doch ICH, all das Hinundher geschieht ja in meiner geistigen

Sphäre, und so bin ich doch der Alldenker, der die Welt regiert." Vgl. Ideokratie usw., Nr. 114.

„Das morgendliche Erwachen war mir mein Eintritt in die materielle und als solche feind-dämonische Welt, die ich gar nicht mochte: aufstehen, waschen, essen, trinken, Schule usw. usw. — alles höchst unangenehm, ja grauslich, eine Art Verdammnis, ich war erst wieder froh, wann es Abend wurde und ich dann wieder zu Bett gehen durfte, dann habe ich mich in meine Welt, in die Welt des Geistes und der Geister begeben und stundenlang gedacht, niemand konnte mich in meiner Märchenwelt stören, ich war allgegenwärtig, allwissend, allmächtig, und das Einschlafen war die süße Vollendung meines Heimganges ins Jenseits, meine Erlösung." Vgl. Nr. 143.

„Mein Geist — er wohnt wohl im Kopfe, die Seele weiter unten? — kommandiert den Leib wie der Kutscher die Pferde. Er muß wohl auch die Seele beherrschen wie alles Untere, das sich gegen das Obere zu empören trachtet. Wie das geschieht, ist dunkles Geheimnis, und kein Sterblicher soll sich unterfangen, an dieses ewige Geheimnis zu rühren: er kann es ja doch nicht lösen. ‚Mein' Geist (mein Selbst, mein geistiges Ich) muß also ‚mich', alle meine Bewegungen, meine Gefühle, die materielle Welt, auch wohl meine Gedanken (die aber doch selber geistig sind) beobachten, zügeln-antreiben, verursachen, beherrschen, lenken und leiten, ich darf niemals die Besinnung verlieren, sonst würde der Leib, das Werkzeug des Satans, machen, was er will, und ich wäre verloren — wie Gott, wenn ihn der Teufel überwände. Ich muß dafür sorgen, daß unter keinen Umständen meine Selbst-besinnung auch nur um einen leisesten Grad nachläßt, müde wird, besonders in Liebesszenen, wann der Satan mich bestürmt und erobern will: mein Ich muß mich und den Partner unablässig beobachten, dann kann die böse Lust nicht über mich kommen. Meine Bewegungen sind steif, eckig, mechanisch, ‚gewollt', so aber eben in meiner Kontrolle, die Beine können nicht weglaufen, die Finger usw. müssen parieren, ich befehlige, beherrsche mich selbst, so kann mir nichts widerfahren, kein Fehltritt, keine Fehlbewegung, im besiege mich selbst, und das ist bekanntlich der schönste Sieg, — und falls mir doch mal eine Fehlbewegung unterläuft, so habe ich auch diese gewollt, kommandiert, also entfehlert (eine Sünde wissentlich begehen, heißt sie entsünden, reservatio mentalis). Ich lebe auf Geleisen und muß immer achtgeben, daß ich nicht entgleise, aber wenn ich doch entgleise, hat es eben mein Geist angeordnet, so ist die Entgleisung keine Entgleisung. Schon als Kind habe ich mit einem Stöckchen zwei Schienen in den Sand gezogen und bin dann auf ihnen gefahren wie die Bahn auf ihren Schienen: das war mein Lebensweg, den ich mir selbst vorschrieb. Als ich mal mit dem Vater eine Dampferfahrt machte, geriet ich in höchsten Schrecken, als ich bemerkte, daß das Schiff nicht auf Schienen fuhr. In mir wacht ein Spion, der alles sieht und alles in seinem Banne hält, selbst gefeit gegen fremden Bann. So muß ich alles und alle bespitzeln, überall hinsehen, hinschielen, in den kleinsten Winkel gucken, ohne daß die andern es merken. Ich muß überall hinhorchen, auf Töne und Worte, auf die Töne, die ich meiner Geige entlocke, meiner Himmelszaubergeige, auf der ich einst mit elf Jahren einem Erzbischof vorspielte, wobei ich großes Lob erhielt — selbstverständlich (auch die Saiten waren Schienen auf dem Griffbrett, die Noten standen auf Schienen usw.). Ich muß unablässig — wie schon als Kleinkind — laut oder in Gedanken fragen und erfragen, um nicht gefragt und ausgefragt, geprüft zu werden, denn so lange ich rede, können die andern nicht reden; ich muß immer das Prävenire spielen und so den Partner entmachten, entpartnern. So bin ich Tag und Nacht beschäftigt, denn auch nachts darf ich nicht schlafen aus Angst, die Besinnung zu verlieren unter dem Alpdruck, der Atemnot, den Leibschmerzen, der Heimsuchung von den Mächten der Finsternis, — wie ja auch Gott Tag und Nacht aufpassen muß auf den Teufel, ER, die Vorsehung, der Weltgeist, die Weltvernunft, — die doch so schrecklich viel Unvernünftiges in der Welt begeht-zuläßt — ja um eben dieses zu vernünftigen. Wenn ich alles, was geschieht, vorher bedenke bis in alle Einzelheiten, kann das Geschehen nur richtig sein (Allmacht der Gedanken), auch wenn es falsch ist, so ist eben das Falsche richtig. Gott kann sich nicht irren, auch sein Irrtum ist richtig, — und kann sich der Teufel irren? wer weiß da Rat? Ich habe in meiner Gewissensnot viele Geistliche gefragt in dem Glauben, sie müßten doch Bescheid wissen, aber sie haben mich an den Geist verwiesen und mir mein Fragen verwiesen — an den unerforschlichen Geist, den sie dennoch vertreten — wie ich selber auch — so schloß sich um mich der Zauberring, und ich konnte ihm bisher nicht entrinnen."

„Von klein auf stürmten die Gedanken auf mich ein, ich konnte mich ihrer nicht erwehren, aber mit der Zeit habe ich mir das Denken abgewöhnt, habe mir, des ewigen Wachseins müde, das fruchtlose Denken wegtrainiert, ich gehe nach der Yogalehre in die innere Versenkung, ganz nahe bis an die Grenze des Unbewußten, so vereinige ich mich mit der Gottheit, die ja auch nicht menschliche Gedanken denkt, sondern im All denkt und so die Einzelheiten wegdenkt. Und so bin ich, indem ich nichts denke, mir über nichts Gedanken mache, gedankenlos dahinlebe, nur ein Automat bin, der Alldenker, nur leider schrecken mich die Lebensansprüche immer wieder auf und gelingt die Flucht ins Nirwana nicht immer und nicht definitiv."

„Ich bin mir schon immer als Leuchtturm vorgekommen: erleuchteter-erleuchtender Kopf (vgl. Er-, Durchlaucht) auf totem Gemäuer. Mein erhabener Geist breitet sein Licht über das Dunkel der Welt und bannt alle Gefahren. Das tote Gemäuer ist der Leib." — „Nach Plato ist die Idee das Ewige, die materielle Welt nur ein Abglanz der Idee. So halte ich es auch: ich bin Ideologe, ethisch Idealist, Mensch der reinen Vernunft, Theoretiker, d. h. wörtlich Zuschauer des Geschehens, die Praxis interessiert mich nur von ferne, mein Reich ist nicht von dieser Welt, und wenn mir auch der Satan hin und wieder den Wunsch einzaubert, auch mal Mensch, einfach und schlicht Mensch zu sein, so weise ich die Versuchung von mir wie unser Herr Jesus Christus auf dem hohen Berge. Von der Warte meiner Ideologie aus ist ‚all unser Tun umsonst auch in dem besten Leben'. Jetzt habe ich eingesehen, was für ein Narr ich gewesen bin. Es ist mir sehr schwer geworden, von meiner Narretei Abschied zu nehmen, aber nun bin ich glücklich, Mensch unter Menschen zu sein." (Lehrer, 43 J., verheirateter Junggeselle, nunmehr Ehemann.)

„Ich ging schon als Kind auf alles, was vor-kam, heftig los, zerlegte es tätlich oder in Gedanken und warf die Stücke beiseite. Ich sah sehr früh schon, daß dabei immer dasselbe herauskam, nämlich Splitter und eigentlich nichts. Doch setzte ich die Forschung fort: vielleicht, daß ich doch mal dahinterkäme — wohinter, wußte ich nicht. Aber nach und nach wurde ich gleichgültig, vergleichgültigte alle Dinge: vor meinem Geiste geschah immer dasselbe, die Gebilde zerfielen, die Unterschiede hoben sich auf um so mehr, je mehr die Splitter zerstiebten und zerstäubten — ‚Staub ist alles ird'sche Wesen' —, das Vielerlei ward zum Einerlei, sozusagen die Ursubstanz stellte sich meiner geistigen Schau heraus, — nach der die Atomforscher vergeblich mit ihren mechanistischen Methoden forschen. Von den Dingen wandte ich mich den Menschen zu, zunächst waren Mutter und Vater die großen Rätsel, dann die Geschwister, dann die andern Menschen: ich konnte sie freilich nicht zerbrechen, aber doch beobachten, belauschen, befragen und mit Gedanken ein System bereiten. Es kam die gleiche Erkenntnis heraus: bei aller Variabilität in Aussehen, Gebaren usw. waren alle Menschen eben doch bloß Menschen, waren ‚dasselbe', irdische Materie in steter Verwandlung, ich entindividualisierte die Individuen zu gleichen und gleichgültigen Wesen, die Unterschiede waren nur äußerlich, also unwesentlich, das Interesse führt allemal zur Interesselosigkeit, denn das, worauf es eigentlich ankommt, das Hinter-den-Dingen habe ich so wenig gefunden wie Faust und alle Fauste (dabei heißt ‚faustus‘ der Glückliche!). So ging ich ins Medizinstudium, lernte den Menschen ins Innere schauen und sah, daß auch das Innere nur Äußeres war, nur innen angebracht. Ich studierte die Krankheiten, die doch allesamt nur die Krankheit sind, deren Einzelstudium sich also erübrigt, wie auch die Einzeltherapie in die Allgemeintherapie eingeht. Das Einzelne verallgemeinern, d. h. auf Gleich und Gleich bringen, durch die wandelbaren Verschiedenheiten hindurch ins Einheitliche-Ursprüngliche schauen — das ist Zweck und Ende aller Forschung. So habe ich immer bloß studiert, erlebt habe ich nichts, gelebt habe ich nicht. Auch die Liebe habe ich studiert, analysiert, zersetzt, nicht erlebt; Ergebnis: die Frauen sind alle gleich, und die Männer desgleichen. Ich bin auch wie Christus in die Hölle, wie Parcival in Klingsors Zaubergarten gegangen, habe allerlei mitgemacht; Ergebnis: fades Variieren des Einerlei. Ein solches Frauenwesen habe ich geheiratet, um die Ehe oder das Weib in der Ehe zu studieren; Ergebnis: drei Kinder — auch nur Menschen. Ich bin Feind aller Unterschiede, die doch bloß Schein sind. Vor mir sind nicht nur alle Menschen, sondern überhaupt alle Dinge gleich. Ich bin überzeugter Kommunist."

„Ich muß alle Gedanken, Worte, Handlungen vergleichgültigen, vereinheitlichen, einnebeln, einebnen: alles, was ich denke, rede, tue, ist gleich, ja im Grunde genommen dasselbe — immer dasselbe — das Denken, Reden, Tun in immer wandelbarem Flusse oder der Gedanke, das Wort, die Tat in immer gleicher Wiederholung des Grund-sätzlichen. Das Einebnen geschieht in Form ängstlich-schmerzlicher Kontrolle: kein Gedanke darf kommen und gehen, den ich nicht unter dem geistigen Elektronenmikroskop kontrolliere, desgleichen Wort und Tat, so daß alles in meiner Auf-sicht, in meinem Allwillen bleibt, ich nur ‚Streusand‘ abgebe, nämlich was ich das Sieb meiner Kontrolle passieren lasse. Die andern? Nun die interessieren mich verdammt wenig, ich habe völlig mit mir zu tun, mit der Selbstkontrolle, die ja auch die Kontrolle aller andern in sich begreift, so daß es gleichgültig ist, ob Ich und Du existieren." (Bäckergeselle, Philosoph, 39 J., verheirateter Junggeselle, nunmehr Ehemann.)

„Ich beschimpfe meinen Vorgesetzten aufs heftigste in Gedanken, schreibe ihm nachts in Gedanken die gröbsten Briefe, mit den Waffen des Geistes töte ich ihn, und er merkt nichts davon: begegne ich ihm persönlich, mache ich ihm meinen Diener, ich habe ihn ja geistig abgesetzt, er hat keine Macht über mich, der Diener gilt dem Amt, nicht ihm." Vgl. die Sitte primitiver Völker, deren Jäger im Männerhaus die morgige Jagd magisch vorwegnehmen, indem sie holzgeschnitzte Tiere aufstellen und „zur Strecke bringen": so „muß" ja die morgige

Jagd wohlgelingen, — falls nicht ein mächtigerer Zauber sich einmischt. Usw.

„Ich werde seit langem bei Tag und Nacht von der Idee gepeinigt, ich müsse verrückt werden. Was soll dann aus meiner Familie werden! Soll ich mich nicht lieber gleich in die Irrenanstalt begeben?" Die Zwangsidee (vgl. Nr. 114) meint nicht die psychiatrische Verrücktheit, die freilich der Zwangsdenker in seinen reiferen Anteilen meint oder meinen kann, sondern sie meint das örtliche Ver-rückt-werden des Kindes von einer Stelle zur andern, vom Platz bei der Mutter in die Ecke des Schlafzimmers, dann aus diesem in ein anderes Zimmer, den kommenden vielfältigen Orts- und Milieuwechsel, die unterrichtliche Umorientierung, bei Ek-statikern usw. auch das Verrückt-werden ins Jenseits. Die sog. Verrücktheit dieser Neurotiker besteht darin, daß sie wähnen, verrückt zu werden oder zu sein; sie nehmen die Zwangsidee für bare Münze. Die Zwangsidee ist also nicht mit Krankheitseinsicht zu verwechseln. So lange jem. fürchtet, verrückt zu werden, ist er es nicht — außer im populären Sinne: eben als Neurotiker.

„Ich kann nicht über mich verfügen, es verfügt über mich. Ich soll vor einer Gruppe von Angestellten einige Erklärungen abgeben, da höre ich in mir die warnende Stimme: geh nicht hin, du wirst dich tödlich blamieren! Und dieser Geisterstimme muß ich mich fügen. Sie gibt mir auch den Vorwand an, mittels dessen ich mich drücken kann. So geht es mir immer bei Tag und bei Nacht. Ich habe in mir den Geist als Kommandeur, ich bin nicht ich, sondern nur ausführendes Organ. Wann ein Unheil droht, meldet sich die Geisterstimme, die Stimme jener Macht, die alles vorausdenkt und nun eben mich warnt und schützt. Aber ich weiß nicht recht: vielleicht lasse ich über mich verfügen, verfüge über den Verfüger, über die Fügung des Schicksals? Ich habe Angst vor dem Vortrag, an dem obendrein Vorgesetzte teilnehmen, Redeangst: ich könnte einen Fehler machen usw., das wäre mein Untergang — und dazu, zu dieser Prüfung auf Leben oder Tod werde ich amtlich beordert, — da nun zitiere ich die Fügung, daß sie über mich verfüge. Über die Kinder verfügen die Eltern u. a. Große — oder umgekehrt?" Pat. ist selbst groß geworden an Jahren (55 J.) und im Beruf (höherer Beamter), aber die Stimme der Mutter lenkt noch immer den Lebenslauf. Sie sagte einst: geh nicht hin! kehr zurück! Diese Stimme ist Zwangserinnerung geworden, sie wird „lebendig" in der Angst vor gewissen Aufgaben-Leistungen gemäß der spezifischen Funktionsperiodik der kranken RSe. Die Zwangsidee schwand auch hier mit der Angst auf dem Wege der weltanschaulichen Aufklärung.

Der Neurotiker weiß nicht nur immer alles, sondern

sogar immer alles besser. Gott weiß alles, aber der Neurotiker weiß alles besser, Gott weiß alles, aber der Neurotiker noch etwas mehr. Er ist von klein auf der Allwissende-Nichtswissende, setzt somit Gott ab, setzt sich an seine Stelle.

152. Tyrannei. In primitiven Zeiten ist die Tyrannei (vgl. den altnord. Gott Tyr, griech. τύραννος usw.) normal, in Zeiten höherer und hoher Kultur ist sie pathologisch: Archaismus, Infantilismus (I § 26). Musterbeispiel: Adolf Hitler.

Jeder Neurotiker ist auf seine Weise Tyrann: er tyrannisiert seine engere und weitere Umgebung, er betrachtet die Welt als sein Privatunternehmen und sein Privatunternehmen als seine Welt.

Jeder Sklave trägt den Dolch im Gewande. Die Sklaven sind die Tyrannen ihres Tyrannen: pariert er ihnen nicht, setzen sie ihn ab.

Der tyrannischste Mensch ist der Unterwürfling. Der herrischste Mensch ist der Sklave.

Der Tyrann ist die Kreatur seiner Kreaturen.

Der Tyrann ist dumm, aber schlau, listig-hinterlistig, tückisch, raffiniert, usw. Er ist so dumm, daß er wähnt, die andern seien noch dümmer als er.

Der Tyrann findet (hat) immer seine Sklaven, die Sklaven finden (haben) immer ihren Tyrannen. Sie gehören naturgesetzlich zu einander: es gibt eben Sklaven und Tyrannen. Jeder Topf (und jeder Kopf) hat seinen Deckel.

Der Tyrann regiert viel zu viel, er regiert immer, auch im Nichtstun. Er ist der Beherrscher der Welt, der er dienen muß. Er ist eben Gott.

Der Tyrann ist Selbstanbeter und verlangt die Anbetung seiner Kreaturen, die er anbetet, damit sie ihn anbeten. Er ist ja magisch eins mit ihnen. Betet er sich an, so damit seine Kreaturen, von deren Anbetung er lebt.

Der Tyrann befiehlt, ihn zu lieben, — und schwupp: alle lieben ihn. Kommandierte Liebe ist freilich keine echte Liebe. Jesus setzte an die Stelle des alttestamentarischen Drohgottes Jahve, den man fürchten mußte, den lieben Gott — und alle seine Anhänger-Anhängsel liebten-lieben ihn. Gott ist die Allliebe, die auch alle Grausamkeit in sich schließt: sie wird ja aus Liebe verübt. Jesus selber war ein Tyrann: „Wer nicht für mich ist, ist wider mich“ und „Mir ist gegeben alle Gewalt im Himmel und auf Erden.“

Jeder Tyrann hat sein Dogma, das er für das alleinseligmachende ausgibt, und wehe dem, der daran zu zweifeln wagt! Die leiseste Abweichung kann nur mit dem Tode bestraft werden; auch Gott kann nur mit dem (ewigen) Tode, der Verfluchung in die Hölle bestrafen. Er läßt die Tötung auch heimlich vollziehen und weiht dann „dem toten Freunde" einen tränenreichen rühmenden Nachruf.

Der Tyrann ist nur ein Säugling im Großformat — genau wie der Sklave, sein Pendant. Er zweifelt ebenso wie der Sklave, ob er groß oder klein, oben oder unten, all- oder ohnmächtig ist. Sein Oben ist nur ein erhöhtes Unten, das Unten des Sklaven ein erniedrigtes Oben. Oben und Unten sind chaotisch ungeschieden, dann animistisch-magisch in einander wandelbar.

Es gibt sanfte Tyrannen, wie es ehrliche Spitzbuben und wahrhaftige Lügner und tapfere Feiglinge usw. gibt. Auch in seiner Sanftmut ist der Tyrann tyrannisch.

Der Tyrann spielt nur den Herrn, er ist bloß herrschsüchtig, er ist ein Magier, der sich aus klein groß machen kann und auch wieder klein, der immer ängstlich darauf bedacht sein muß, daß sein Zauber nicht entdeckt, sein Geheimnis nicht gelüftet, sein Tabu nicht verletzt wird, der also bei aller Kleinheit immer als überlebensgroß, als größt, größer als größt, der Größte von allen, als Weltgröße „erscheinen", seine Winzigkeit hinter einer Wolke von Großsprecherei, Großtuerei, Groß-artigkeit, Prophetentum verbergen muß — und damit allen vernünftigen Menschen offenbart. Indes — auch das Großtun will gekonnt sein, mich dünkt, es ist gar nicht so leicht, der Gesunde jedenfalls kann es nicht. „Großtun ist mein Reich", sagt das Sprichwort — vom Neurotiker.

Du glaubst, in dem Tyrannen einen Herrn und sogar einen Herrscher, einen Heros und sogar einen Herzog anzutreffen, aber er ist nur ein Komödiant-Tragödiant, der mit seinen Schmierengenossen ein heldisches Stück von Weltbedeutung mimt, — ah wie die Dummen Beifall klatschen!

Auch der Tyrann tut manches Brauchbare, und viel Unfug wird von seinen Sklaven und von den Gesunden gemildert und abfiltriert. So hält sich sein „Regime" eine Weile. Er lebt von den Leistungen und der Geduld der Gesunden — und von der Dummheit der Viel-zu-Vielen, bis sein weltfremdes Weltgebäude zusammenbricht.

Die Welt des Tyrannen — das ist nicht die Erde, sondern das All, dem nichts entgehen kann, Himmel und Hölle — alles ist eins, seins, das Chaos.

Der Tyrann ist ein Räuberhauptmann im kleinen oder im großen Stile, aber damit eben ist er die göttliche Allgerechtigkeit, die alle vom Teufel bewirkte Ungerechtigkeit, z. B. die bestehenden sozialen Unterschiede, die Verschiedenheit der Meinungen jeglicher Art, die gültige Gesetzlichkeit usw., kurz alle kulturelle Differenzierung aufhebt — aufheben möchte (sie läßt sich ja nicht aufheben, an den biologischen Tatsachen scheitert jeder Tyrann). In Durchführung seiner „Mission" kann-muß er jedes Unrecht, jedes Verbrechen begehen und begehen lassen: der Allgerechte kann selbstverständlich kein Unrecht begehen, seine Maaßstäbe sind ganz andere als die menschlich-irdischen, d. h. er hat überhaupt keine Maaßstäbe — als Chaotist, so wenig wie die Gottheit. Was Gott tut, das ist wohlgetan, es bleibt gerecht sein Wille; „Der Wille des Führers ist uns Gesetz". Sein Wille ist absolut, außer-unter-über aller Kritik. Er kann sich nicht irren: auch sein Irrtum ist richtig, wir armen Sterblichen können das bloß nicht beurteilen. Er ist der Alldenker, der also für alle denkt und alles bedenkt: wie könnte da irgend etwas am Geschehen falsch sein! Man verzeiht dem Tyrannen alles, damit er alles verzeiht; nur das eine würden ihm die Sklaven nicht verzeihen: daß er etwa mal nicht Tyrann sei. Die winzigste seiner Kreaturen (Funktionäre, Vertreter) ist selber Tyrann, muß es ja sein in Einheit mit „dem da oben". Seine Kamarilla hält — in Selbstverteidigung-Selbsterhaltung — unbedingt zum Weltführer, so lange „alles gut geht", das unterdrückte Volk die ärgsten Fehler als Zeichen der Unfehlbarkeit angepriesen kriegt und hinnehmen muß, ein „Sieg" sich an den andern reiht usw. Besonders lange kann eine Tyrannei ideologischer Art sich halten, sofern sie die Praxis nicht allzu sehr stört. Jede Sekte ist Tyrannei, und jede Tyrannei (in Kulturzeiten) ist Neurose, und jede Neurose bricht zusammen — früher oder später, aber sicher.

Der Rechthaber „hat immer recht, auch wann er unrecht hat" — o nein, er ist ja bloß Rechthaber, d. h. ein Neurotiker, der wähnt, das Recht an sich, das Allrecht zu haben, worin Recht und Unrecht (Richtig und Unrichtig usw.) in eins verschmelzen. Tatsächlich liegt sein „Recht" in der Abnorm (mit Var.-Br.) und ist Unrecht, bestenfalls rechtsnahe, normnahe. Besser recht haben als recht habern.

Der Tyrann stellt auch der Wissenschaft unmögliche Aufgaben; die Wissenschaftler sind dann „unfähige Knirpse".

„Ein Mensch, der nicht Unmenschliches leistet und erträgt, ist nicht wert, Mensch zu sein oder zu heißen."

„Alles für's Volk, das Volk bin ICH: alles für mich."

„Alles für's Vaterland, das Vaterland bin ICH: alles für mich." L'état c'est moi.

Der Tyrann befiehlt: „Mein Volk ist absolut frei, jeder kann tun, was er will, aber was er will, zu wollen hat, bestimme ich und kein anderer. Jeder hat die Freiheit zum blinden Gehorsam, und wehe, wenn er von dieser Freiheit keinen Gebrauch macht!" Vgl. Problem: freier — unfreier Wille? im dämonistischen Denken unlösbar, realiter Scheinproblem wie alle Probleme, nämlich Fiktion, die sich in sich selbst widerlegt, wie sie sich bestätigt (s. im 5. Bde.).

„Freiheit, die ICH meine", sagte der Tyrann und schloß das

Gefängnis zu. Die wahre Freiheit ist die Freiheit von der Freiheit. Um wahrhaft frei zu sein, mußt du deine Freiheit dem Gotte opfern. Du hast die Freiheit, absoluten Gehorsam zu leisten. Nicht fragen, nicht zweifeln, blind glauben: das ist die Freiheit des Sklaven.

Der Diktator diktiert „den Frieden", auch ohne daß Krieg ist. Er sagt: „Ich biete euch den (Welt-)Frieden an, wenn ihr alles das tut, was ich will; sonst zwingt ihr mich, Krieg zu führen, und das ist dann ein aufgezwungener Krieg gegen die Kriegshetzer und ihre Helfershelfer." Er kann auch im Kriege die schlimmsten Fehler machen, er befiehlt ja immer aus der göttlichen Vorsehung, und so sind Fehler undenkbar, und an allem, was fehlgeht, sind die andern (die Teufel) schuld.

Der Tyrann und sein Hofnarr. T.: „Wir müssen etwas für die Volksbildung tun. Mach mir Vorschläge!" — N.: „Ich kenne da einen Dummkopf ersten Ranges." — T.: „Famos — ersten Ranges! den machen wir zum Professor. Weiter!" — N.: „Dann ist da ein ehemaliger Korporal, Analphabet." — T.: „Gut — Kultusminister. Weiter!" — N.: „Da ist ein abgefeimter Spitzbube." — T.: „Bravo, er sei Polizeiminister." — N.: „Und einer, der den ganzen Tag flucht." — T.: „Er sei Kirchenpräsident." — N.: „Ein unheilbarer Irrer." — T.: „Wird Direktor des Irrenwesens — sagen wir: Weltdirektor." — N.: „Aber der bist du doch selber!" — T.: „Ich bestimme jenen zu meinem Nachfolger, zunächst Stellvertreter. Nur mit Verrücktheit ist die Welt zu regieren, sie will es so, sie ist ein Irrenhaus. Die Vernunft ist eine tödliche Weltgefahr, ist die wahre Teufelei, die den Gottesthron umstürzen will. Die vernünftige Vernunft kämpft gegen die Vernunft. Die besten Untertanen sind die Menschen, die weder denken noch lesen noch schreiben können."

Jeder Tyrann hält sich einen Hofnarren, der ihn auf Befehl kritisieren muß: so kritisiert sich der Tyrann selber, ein anderer darf das nicht tun, auch nicht der Hofnarr ohne Befehl. Eine Gruppe von Hofnarren ist die Regierung.

Sag einem Tyrannen, er sei ein Tyrann, so wird er dir sogleich zu deiner Widerlegung zeigen, daß er einer ist, so wird er dir tyrannisch beweisen, daß er keiner sei.

Du kannst dem Tyrannen (jeder Art) sagen, er habe ein Herzleiden, eine Angina pectoris, eine Gicht usw. — darauf läßt er sich internistisch behandeln. Sagst du ihm aber, er habe eine Neurose, so läßt er dich aufhängen. Der Nimbus wäre dahin, wenn es ruchbar würde, daß der Allmächtige Neurotiker, also „nicht ganz richtig im Kopfe", nicht „bei klarem Verstande" sei, — wer würde dann noch an ihn glauben, auch falls er bloß ein kleiner Zeitungsredakteur ist?! So „sakrosankt" wie die Gottheit selber sind auch alle ihre Diener.

Ein neurotisches Regime duldet die exakte Neurosenkunde nicht: das Publikum würde ja sonst aufgeklärt werden und den neurotischen Unsinn erkennen, den die Regierer verüben. Glücklicherweise ist die psychologische Neurosenkunde so verworren, daß man sie ruhig gewähren lassen kann: sie widerlegt sich selbst.

Setzt einen Irren als Direktor eines Irrenhauses ein, und er wird sogleich die Gesunden einsperren.

Setzt einen Narren auf den Thron, und er wird sogleich alle Weisheit und alle Weisen abschaffen und einen Narrenstaat einrichten und eben darin seine einmalige Staatskunst sehen, sie rühmen und rühmen lassen.

Es gibt Tyrannen nicht bloß in der Politik, sondern auch in den Ämtern, in den öffentlichen und privaten, größeren und kleineren Betrieben, in der Kirche, in der Kunst, in der Wissenschaft, in der Schule, in den Redaktionen usw., auch natürlich in der Liebe und Ehe. In tyrannos!

„Ich habe das Unternehmen, in dem ich tätig bin, immer in meinen Dienst gestellt, ich habe nicht ihm gedient, ich mußte — wenigstens inoffiziell — der Mittelpunkt sein, um den sich alles dreht — wie sich alles um das Kleinkind dreht — als den ‚Herrn der Welt'. Manchmal war ich auch sanft, tyrannisierte mit meiner Sanftmut, fing aber gleich an zu schreien, sobald ich einen Widerstand auch nur vermutete. Der Betrieb geht gut, aber er würde besser gehen ohne mich, den Betriebsführer, der eher Betriebsstörer heißen müßte. Gewiß ein straffes Regiment ist nötig, aber der Leiter kann sich nicht in alles einmischen, er hält sonst seine Leute nur von der Arbeit ab. Das habe ich jetzt endlich bei Ihnen eingesehen."

„Ich habe von klein auf nur getan, was mir gefiel. Später las ich im „Tasso": ‚Erlaubt ist, was gefällt' — und das hat mir sehr gefallen. Was mir mißfällt, wird ausgestrichen, existiert nicht für mich. Nach meinem Wohlgefallen geschieht alles, was geschieht — mir zu Gefallen. Alle und alles sind immer darauf bedacht, mir zu gefallen, Gefälligkeiten zu erweisen, die ich erwidere, wann und wie es mir gefällt. So habe ich z. B. als Kind Namen, die mir nicht gefielen, umgeändert, nannte den Paul eben Karl, die Paula Maria usw. — und dabei blieb es. Auch jetzt noch ‚taufe' ich meinen Mann und meine Kinder, auch Freunde und Bekannte gerne um, benenne sie nach den von mir jeweils beobachteten Charakteräußerungen, nenne ihren jeweiligen Schutzpatron (Heiligen), bin selbst die Schutzpatronin für alle — nomen est omen (Nr. 26). Manchmal gefällt es mir auch, etwas zu sagen oder zu tun, was mir nicht gefällt, aber das gefällt mir ja eben doch. Verabredungen halte ich ich nur inne, wann und wie es mir gefällt; ich bin pünktlich, aber ich lasse mich nicht festbinden, meine Pünktlichkeit ist freiwillig. Ich bin die Weltgouvernante, selbstherrlich, eigenmächtig, eigenwillig, tyrannisch — eigentlich ein Scheusal."

153. Der Pflichtenmensch ist der Sklave der Tyrannin Pflicht, die er tyrannisch beherrscht, indem er ihr 100%ig gehorcht (vgl. I § 24). So identifiziert er sich mit ihr und entmachtet sie, sie hat keine Gewalt über ihn, er hat sie in seiner Gewalt. Er lebt im Gefängnis der Dämonin Pflicht, die ihn überall und immer in sich wandelnden Formen sorglich umgibt, und indem er sich mit ihr eins fühlt, lebt er im Selbstgefängnis; auch wann er es verläßt, nimmt er es mit: er hat nur mal Ausgang als Gefangener, eine Art Erholungspause, die pflichtgemäß und pflichtmäßig innegehalten wird. Privatleben kennt er nicht, auch daheim bleibt er Pflichtenmensch, er läßt sich um keinen Preis die geringste Pflicht abnehmen. Rechte hat er keine, es ist seine Mission, die sog. Rechte, die seinigen wie die der andern, in Pflichten umzuwandeln. Die geringste Pflichtverletzung wäre sein und der Welt Untergang: der Fehler, das Böse, der Teufel hätte über die Unfehlbarkeit, das Absolut-Gute, die Gottheit gesiegt, — indes ist dieser Sieg eben unmöglich, da die Angst vor der Pflichtverletzung eben diese drohende Verletzung sofort erkennt und damit bannt. Natürlich entscheidet dieses Zauberspiel nicht über die tatsächlichen Pflichten und Pflichtverletzungen. In seinem Infantilismus kennt ja der Pflichtenmensch die menschliche Tatsächlichkeit überhaupt nicht, und diese Unkenntnis zieht auch die reiferen Einsichten „in ihren Bann". Er kann also weder erlebnis- noch beschreibnismäßig Pflicht und Pflichtverletzung (Recht und Unrecht usw.) normal unterscheiden: alles, was er tut, ist seine Pflicht, mag es auch die ärgste Pflichtverletzung sein, es ist seine Pflicht, auch diese zu begehen oder begehen zu lassen, eben um sie zu bannen, — und so erfüllt er eben seine Pflicht, wie ja auch Gottes Allmacht pflichtgemäß alles Gute und alles Böse begehen oder begehen lassen kann-muß. Alle Neurose ist Paradoxie. Jeder Pflichtenmensch ist Skrupulant: er tüftelt zwanghaft an der Metaphysik der Pflicht und Pflichtverletzung herum und findet keine Entscheidung. Die menschlichen Pflichten und Rechte kennt und anerkennt er nicht, mag er noch so viel darüber predigen, auch kennt und anerkennt er die normale Var.-Br. nicht: er denkt und tut ja in der abnormalen Var.-Br. und kann in seinem Schablonismus-Schematismus der normalen Pflichtauffassung und -erfüllung bestenfalls nahekommen. Niemand verstößt mehr gegen die menschlichen Pflichten als der Pflichtenmensch.

154. Der Elektriker. „Ich habe als Kind schon an allem herumgerätselt, das tun ja alle Kinder. Besonders imponierte

mir das elektrische Licht: Mutter macht etwas an der Wand, und es ward Licht, auch Vater konnte den Zauber, und ich lernte ihn mit Zittern und Zagen von meinem älteren Bruder. So war ich als Dreijähriger ‚Elektrizitätsmeister'. Alles Licht war also Elektrizität, Gott hat sie geschaffen, als er sagte: ‚Es werde Licht!', und es ward Licht. Aber mit dem Licht schuf er die Erde, die Welt, ohne Licht ist sie nicht da. Die Welt ist Elektrizität — das deckt sich mit gewissen Doktrinen gewisser berühmter Physiker. Auch der Mensch ist Elektrizität, ein elektrischer Apparat, wie das u. a. Walter Scheidt, Professor der Anthropologie an der Universität Hamburg, lehrt. Nach meiner — jetzt ehemaligen — Auffassung gibt es elektrische Lebens- und Todesströme, ich beherrsche sie, ich bin die Elektrizität selber, ich bin wie Jesus das Licht und die Wahrheit. So wurde ich Elektriker von Beruf, nein von Berufung: ich lernte mit den Zaubergeräten umgehen, forderte die feindlichen Ströme heraus, indem ich leichtsinnig, aber auch kühn mit ihnen umging, vielfach auch elektrische Schläge bekam, aber aushielt-überwand. Der Schalter an der Wand war mir ein geheimnisvolles Gesicht, eine Spinne mit zwei Augen, in die ich hineinstach, usw. Jede Berührung mit den Menschen war mir eine Lebens-Todesgefahr: sie könnten mich entladen wie einen Akkumulator, darum mied ich sie oder griff mit überlegener (elektrischer) Kraft zu — wie man in die Brennesseln faßt, usw. Ich bin immer geladen, immer in Spannung-Überspannung, das Kraftzentrum der Welt, die Gottheit darf ja niemals versagen, ent-spannt, abgespannt sein. Aber ich habe nun gelernt, Mensch zu sein, ein rein biologischer Organismus, und bin voll überzeugt, daß meine ganze ‚elektrische WA' eitel Unsinn war." Menschen-Weltscheu mit epileptoiden Wellen.

155. Der Kartoffelkeim. „Als Kind war ich sehr gruselig im Keller, aber in dem unheimlichen Dunkel, in der Unterwelt, wo der Tod-Teufel wohnte, entstand auch das Leben (wie in der Erde): da lagen Berge von Kartoffeln, das waren Erdkinder, die wieder Kinder kriegten, die ‚keimten', lange, dünne, weißgrüne Stäbchen schufen, — die so aussahen wie ich selber. Ich stammte also von den Kartoffeln, bin ein Kartoffelkeim. Es war mir schrecklich zu sehen, wie Mutter den Kartoffeln, also Lebewesen die Haut abzog, die Augen ausstach, sie zerschnitt, ins heiße Wasser warf usw. — und dann sollte ich auch noch die getöteten Kinder der Allmutter Erde, meine Geschwister essen! Wann würde ich selbst an die Reihe kommen?" Vgl. Menschenfressermärchen. Sitophobie.

156. Der Strich. „Ich war als Kind lang und dünn, ein Strich, Vater nannte mich Spieseke, und ich bin es jetzt noch. Heranwachsen heißt dick werden, ich hatte aber schreckliche

Angst vor dem Großwerden, und Vater bestätigte diese Angst: er ließ uns Kinder nach seiner Laune — er war uns ja Gott-Teufel — hungern, verhängte Stubenarrest, er wollte uns also klein halten, meinte er es also gut? — wir wuchsen aber doch? Ich mochte nicht essen, bes. nicht bei Tisch in Gegenwart des Vaters, am liebsten gar nicht: nur nicht dick werden! Dazu häufig Magenschmerzen als Zeichen, daß ich mit Essen gesündigt hatte und bestraft wurde. Usw. Nun bin ich mit 28 Jahren noch immer ein Strich; sobald ich mal etwas zunehme, packt mich die Angst und läßt mich gleich wieder abmagern." Dazu wie in allen Fällen allerlei andere Symptome-Beschwerden.

157. Der Uhrmacher. „Von klein auf weitenhungrig, immer in Fahrt, Spitzname: Zigeuner, habe dann die ganze Welt bereist, es war herrlich: die goldene Freiheit ohne Hindernisse, Sorgen und Mühen, die Welt gehörte mir — meine Welt, die kleine Welt, die ich als Nomade in die weite große Welt mitnahm, die Welt des Kindes: Mutterleib-Chaos. So war ich überall ‚daheim' und doch in der ‚Fremde'. Lumpaci vagabundus. Eine Erinnerung nahm ich als Amulett mit mir: eine Taschenuhr, die mir Vater bei der Konfirmation geschenkt hatte mit einigen Worten, die auf die Bedeutung der Uhr hinwiesen. Unversehens kam ich auf meiner Weltfahrt auch wieder nach Hause, sozusagen zufällig — und nun sitze ich, mir selber unbegreiflich, seit Jahren still, als Uhrmacher wie Vater, völlig vertieft in das Uhrwerk, ich höre und sehe nichts, und nichts kann-darf mich stören. Aber dabei peinigt mich doch eine ewige Unruhe in der Brust, im Herzen, im Bauche, in Armen und Beinen, ich mag nicht essen, ich kann nicht zu Stuhle gehen, ich habe auch keine Zeit zum Schlafen und schon gar nicht für die Liebe, meine Frau, die Arme, sagt oft vorwurfsvoll: ‚Die Uhr ist deine Geliebte'. Was ist das für ein Geheimnis mit der Uhr? Bin ich eigentlich seßhaft? Ich habe doch eine Wohnung und bin verheiratet." — Nein, nicht seßhaft! Die Uhr beherbergt den Zeitzauber, die „geht" unentwegt, sie ist immer unterwegs, sie ist die Welt, der Weltmesser, Pat. beobachtet ihren Welt-gang, die „Unruhe" ist seine Unruhe, die Uhr muß immer „gehen", dann lebt sie, aber sobald sie „steht", ist sie tot. Er selbst ist die Uhr, die Zeit, der Herr über Leben und Tod, Herr über die Zeit, den Raum, die Unendlichkeit, ewig in Bewegung, rastlos wie je — mit der Angst, „angehalten" zu werden, „stehen" zu bleiben, (magisch) zu sterben.

158. Das Sprachrohr. „Ich muß immerzu reden und reden, sobald ich mit andern zusammen bin. Aber ‚ich' rede ja gar nicht, ‚es' redet aus mir, ich will gar nicht, ‚es' läßt mir keine Ruhe, nicht einmal zum Einatmen, ich muß so lange reden, bis die Luft alle ist, ich atem-los bin, dann muß ich

die ganze Rede, die ich in die Luft halte, mit der Luft zurücknehmen und von neuem aus-reden. Was atmen, was reden ist, war mir, wie wohl allen Kleinkindern, ein Rätsel. Ausatmen ist sterben (die Seele aushauchen), einatmen ist lebendig werden. Die Worte kommen von innen heraus (beim Einatmen kann man ja nicht sprechen), der Atem (Atman), der Odem (Odin), das Göttliche spricht aus mir, belebt-segnet die Welt, dann kehrt der göttliche Odem wieder in mich zurück, um von neuem ausztuströmen, ‚das Wort' zu verkünden. Das Wort ist schöpferisch und zerstörerisch, so spiele ich Belebung-Tötung und wiederum Belebung usf. Die Worte sind nicht recht artikuliert, die Menschen fragen mich oft: wie meinen Sie?, aber ich gehe darauf nicht ein, ich darf den Redestrom nicht unterbrechen lassen, es kommt ja nicht auf die menschlich verständlichen Wörter, sondern auf ‚das Wort', das in seinen magischen Wandlungen immer dasselbe bleibt, das Wort Gottes, dessen Sprachrohr ich bin, unkenntlich, unverantwortlich, unfehlbar, und so wenig es erlaubt ist, Gott oder den Priester zu unterbrechen, darf mich bei meiner Dauerpredigt jemand unterbrechen: alles schweige, jeder neige ernsten Tönen nun sein Ohr! Die Menschen denken, ich rede, und manche sagen, ich nuschele so dahin, aber es ist gut so, daß sie meine Zaubersprache nicht verstehen, meine Wortwolke nicht durchschauen können: sie würden sonst die Dämonie, die aus mir spricht, erkennen-bannen oder selbst zugrundegehen, sie würden mich als lallendes Kleinkind erkennen, das ‚das große Wort' führt, den Großen überhaupt spielt (ich bin nämlich Professor), mich aus-lachen, aus-löschen." Rededrang (Wortdurchfall) mit Angst vor der „Entdeckung", dazu viele andere Symptome-Beschwerden wie in allen angeführten Fällen, und alle Neurotiker — es sei wiederholt gesagt — wissen den weltanschaulichen Sinn-Unsinn ihrer kranken Funktionen nicht oder nicht hinreichend oder ahnen ihn bloß von ferne, sie bedürfen zur Heilung eben der vollen Aufklärung, der realischen Erkenntnis.

„Ich bin nur Echo für die Worte und Handlungen der andern, mich selbst bekenne ich nicht, gebe mich nicht im mindesten preis, ein eignes Wort, ein eignes (persönliches) Bewegen — und ich würde mich verraten, den andern auf Gedeih und Verderb ausliefern, sie würden mit mir machen, was sie wollten, meine Dämonie wäre erloschen. Nur keine eigne Meinung, nur nicht von mir selber sprechen, dagegen viel, ja unaufhörlich um mich herum und von mir wegreden — von Alltäglichkeiten, mich in Worte einnebeln, unkenntlich machen, sofort verstummen, sobald auch nur andeutungsweise von mir die Rede sein könnte." — „Ich gebe immer nur fremde Worte wieder, nie meine eignen. Ich spreche möglichst wortgetreu nach, was mein jeweiliger Gesprächspartner sagt, — dann gibt es keinerlei Differenzen,

Dissonanzen, wir sind uns immer einig. Ich lernte und lerne nur auswendig, sprach-spreche das Gelernte nach — wie ein Gedicht: so bin ich außer jeder Verantwortung, die andern haben es ja gesagt, ich reproduziere (wiederhole) nur, aber ich produziere nicht, ich habe nur ein Amt und keine Meinung, ich bin noch das Kleinkind, das die Worte der Großen nachspricht, bin Imitierer, und in diese Imitiererei sind auch die differenzierten Worte und Sätze eingenebelt. So bin ich nur Sprechmaschine der andern, ein Grammophon, das ja auch nicht eigne Worte spricht." Echolalie, Echopraxie. Angstneurose.

„Ich h a b e nicht eine Stimme, sondern ich b i n eine Stimme, ich bin n u r Stimme, sonst nichts, mein Körper ist nur die Apparatur, in der die Stimme schlummert — wie die Töne im Klavier, in der Geige schlummern, und diese Apparatur ist offenbar nötig dafür, daß sich die Stimme offenbare. Schon als Kind habe ich alle Welt mit meiner Stimme bezaubert, dabei ist es geblieben, meine Ausbildung war nur die Einübung auf Stimmtechnik, also die Vollendung im Gebrauch der Apparatur, deren sich die göttlich-reine Stimme bedienen muß, wie sich ja überhaupt die Seele des Leibes zu ihrer Offenbarung bedienen muß, jedenfalls bedient, wie sich Gott der Auserwählten bedienen muß, um sich den sterblichen Menschen mitzuteilen. ‚Dioskuren', ‚Göttliche Duse', ‚Göttliche Garbo' usw. — nun wohl, Gott hat auch mich gesegnet, daß ich seine Stimme verkünde. So führe ich ein gottgefälliges Dasein — wie Kassandra, die Erwählte des Apollo, bin gegen alle irdischen Versuchungen gefeit." Frigide („Fleisch abgetötet"), Dysmenorrhoe, Sitophobie, Magen-Gallenschmerzen, Obstipation usw., „nichts in Ordnung".

159. Der W i n d b e u t e l. „Sobald ich Winde höre oder fühle (lies: taste), wehe ich mit, hin und her und herum, ein schwankendes-wankendes Rohr im Winde, es ist, als ob der Wind mich mitnimmt, ich werde sch-wind-lig, alles dreht sich um mich, verschwimmt, die Gedanken versch-wind-en, sie sind ja selber Wind, gesch-wind. Wind ist Luft, Geist, Seele: ich bin Seele, Hauch, Odem, Atem in einem Gehäuse genannt Leib oder Körper: oben ist guter, göttlicher, unten böser, teuflischer Geist (Ungeist, Darmgase), die guten Gedanken sind gute Luft, die, oben eingeatmet, durch die Nase zu Kopfe schwebt, die böse Luft sinkt innen nach unten und streicht als ‚Wind' hinten hinaus, sie erzeugt auch die bösen Gedanken, die nach oben schweben und mit den guten Gedanken kämpfen. Warme, helle Luft belebt, ist Leben, kalte, dunkle Luft ist tödlich, ist Tod (man kann sich erkälten, wird kalt gemacht usw.) usw. Mein Vater sagte oft, ich sei ein Windbeutel, das ist ein Beutel mit Wind innen. Auch Luftikus, Windhund nannte er mich. Der Wind ist ein himmlisches Kind, stinkige Luft ist ein höllisches Kind: in mir trafen

beide zusammen, ich war das Geistwesen. Ich suchte den Höllengestank (Abort usw.) auf, um ihn auszuhalten, zu bannen. Ich war flink wie der Wind, lief allen davon, wurde vom Winde getragen, meine Schwester war zart wie ein Hauch. Ich flog, indem ich die Arme als Flügel ausbreitete, sogar flog ich von Baum zu Baum wie, nein als ein Vogel namens Schwalbe. Vater sagte: Vetter Karl ist ein Spaßvogel, also auch ein Vogel. Katzen fressen Vögel: ich haßte und fürchtete sie. Wind ist nicht festzuhalten: auch ich war und bin nicht zu binden-bändigen-bannen. Wind ist Chaos, Winde sind Kinder der Gottheit, Götter selbst, die Alten hatten schon recht, ich lebe noch in jenem Zeitalter: als Kind-Wind, als Wind-Kind, als gasiges Wesen, als die Gottheit, die sich inkarniert hat. Die Welt ist die Verdichtung der Gottheit ‚Alles ist Geist, nur Geist', sagte ein berühmter Professor namens Martin Sihle, und die Welt ist ‚Geisterscharentänze', sagte ein anderer nicht minder berühmter Professor namens Walter Scheidt, und ‚es ist der Geist, der sich den Körper baut', und die Winde sind die Dämonen, die im Leibe hausen, wie die Dämonologen, die Tiefenpsychologen oder, wie sie jetzt heißen, die Psycho-Somatiker glauben und womit sie denn so viel Wind machen. Von Beruf Reisender, immer unterwegs, nur Gast daheim, wo eine Wirtin mich versorgt, ‚windiger Geselle'. Auch in der Liebe Sausewind, der Wind küßt die Mädchen, aber bleibt unge- und unverbunden. Alles- und Nichtsbesitzer. Keine Zeit zum Essen, Rasten, Ausruhen, Schlafen: wie könnte das der Wind, die Gottheit. Immer in Unruhe innerlich und äußerlich. Herz - Gefäßstörungen, Magen-Darmbeschwerden, Magersucht usw. Jetzt sehe ich ein, daß ich ein kompletter Idiot war, ein kleines Kind, das sich nur eben aufgeblasen hatte und so als ‚Aufgeblasener' herumsauste, eine Seifenblase, die um so mehr Angst hat, zu platzen, je größer und dünner sie wird, also vor jeder leisen Berührung davonschweben muß." Usw.

160. Das Haus (s. auch Nr. 3-5). „Die Straße war gesäumt von grauweißgelblichen Riesengespenstern mit einem Maul unten und vielen Augen, die stur herunterglotzten. Wir wohnten auch in so einem Gespenst, es war nicht übel, unser Haus, aber das Gespenst gegenüber ärgerte mich sehr, ich wünschte es weg, aber sein Zauber war hartnäckiger. Eines Tages packte mich die Wut: ich öffnete unsere Haustür, lief dann in den obersten Stock hinauf, nahm von oben Anlauf wie ein Schiespringer, raste die Treppen hinunter, durch die Haustür hinaus, über die Straße weg und gegen das trotzige Hausgespenst drüben, — aber es wich nicht um Millimeterbreite, ich schlug mir bloß die Hände und die Nase blutig: arge Enttäuschung, der Feindzauber war mächtiger als der meine, ich wurde ausgelacht, ich war erledigt,

aber gab nicht auf: ich mußte den Hauszauber ergründen — und wurde Architekt, baue rast- und ruhelos Häuser, habe die Baugesetze ergründet, die Weltbaugesetze, ich der Weltbaumeister, ‚das Haus' ist meine Welt, ich dulde keine Konkurrenz."

161. Die Schreibmaschine. Ich malte als Kleinkind leidenschaftlich gern — mit allem auf alles. Dann wurden aus den Malereien Buchstaben, sie waren und blieben mir Rätselgebilde: warum solche Ecken, Striche, Schnörkel, Figuren, die vor-schrifts-mäßig waren, wo man doch nach Belieben malen konnte? warum solches Reihen von sog. Buch-staben, das waren wohl ‚staben' im ‚Buche', zu Silben, Wörtern, Sätzen? Ich bin bis heute beim Malen, bei den Malereien geblieben, habe nur mechanisch schreiben gelernt, ohne zu begreifen, warum der Baum draußen nicht als Baum gemalt, sondern mit den Buchstaben Baum ‚beschrieben' wurde, wo doch auch die Kirchenglocken baumbaum machten, usw. So war ich eigentlich immer Maschinenschreiberin, zunächst mit der Hand, dann mit der Schreibmaschine, mit der ich mich schon als Kind befreundete: tipp, tipp, tipp macht meine Schreibmaschine, das ‚macht' man doch bloß so, ein Spielzeug für große Leute, die nichts Besseres zu tun haben, was da menschlich zu schreiben ist, ist ganz gleichgültig, es kommt nur auf den Schreibzauber an, den muß man beherrschen, damit die feindlichen Spielteufel die Finger nicht irreleiten und vorbeitippen lassen. Ich bin seit langem so geschult in dieser Zauberkunst, daß die zehn Finger ganz von selbst tippen, so rasch, daß sich Fehler gar nicht einschleichen können, ja ich bin selber eine Schreibmaschine, wie mich mein Chef, dem ich unentbehrlich bin, den ich also mit meinem Schreibspielzauber beherrsche, manchmal scherz-ernsthaft nennt. Ich glaube, daß auch im Himmel viele Sekretärinnen maschineschreiben, die vielen Gebete müssen doch alle notiert werden, zunächst stenographisch, dann maschinell, damit sie dem Herrn, dem Weltchef vorgelegt, dann seine Entscheidungen, seine Botschaften, seine Herren-Hirtenbriefe niedergeschrieben und all die Akten für das Jüngste Gericht, die Welt-Generalversammlung aufgehoben und registriert werden können. Die Heilige Schrift — Maschinenschrift. Perfekt müssen die Sekretärinnen sein, ein Tippfehler darf nicht unterlaufen, mag sich der Teufel noch so sehr anstrengen. Gott ist auf seine Schreibkräfte angewiesen, und sie beherrschen ihn wie ich meinen Chef. Nach dem (Gottes-)Dienst und oft auch vor ihm bin ich Malerin, aber nur privat für mich, aus Liebhaberei, obwohl mein Freund, mit dem ich schon seit zehn Jahren verkehre, mir immer wieder anrät, mit meiner Malkunst an die Öffentlichkeit zu treten. Das Malen stellt das Wesentliche der sich ewig wandelnden Welt, das unvergängliche ‚Weltbild' heraus, das zu schauen nur Gott vermag

und den von ihm Erlesenen vergönnt ist, ‚Kunst' ist das ‚Schauenkönnen'. Die Schreibmaschine notiert nur das Weltgeschehen, in allen Einzelheiten, und wer sie beherrscht, beherrscht die Weltgeschichte.“ Nonne mit Liebesverhältnis (32 J.), Ehescheu, Angst vor der Öffentlichkeit (Schwelle, Straße, Bahn usw.) mit Beklemmung, allgemeiner Haut-Muskelverkrampfung, Hyperhidrosis usw.

„Was die Schreibmaschine schreibt, ist unpersönlich. Einen Liebesbrief schreibt man nicht mit der Schreibmaschine oder diktiert ihn. Die Handschrift gibt also inhaltlich wie formal Persönliches an, so daß sie den Schreiber verrät und dem Urteil des Empfängers preisgibt — und das ist ja auch der Zweck der Übung, Bewerbungsbriefe handschriftlich anzufordern. Es könnte also ein Fehler oder Fehlerchen an mir entdeckt werden, und das wäre das Ende der Unfehlbarkeit, obwohl ich ja als unfehlbar gar keinen Fehler begehen kann, — wer weiß? Ich kann nur mit Schaudern an den Schreibtisch gehen, an das braune Ungetüm, das da hockt und lockt, zum Federhalter greifen, dem unheimlichen Zauberstab, in dem der Schreibzauber wirkt und der so eigenmächtig ist, daß ich ihn mit aller Gewalt festhalten muß (Schreibkrampf); dann muß ich das leere Blatt auflegen, das mich hämisch angrinst: na, versuch's mal, du Säugling! Nie bringe ich es fertig, einen Brief auf Anhieb zu schreiben, zu beenden: immer wieder entdecke ich verdächtige Striche, Bogen, Entstellungen an den Figuren, Kommafehlern, Ver-rücktheiten der I-punkte, grammatikalische und stilistische Unebenheiten — so kommt's mir wenigstens vor, die Hand zittert derart, daß ich mich mit so einer Greisenschrift ja blamiere, gar wenn jemand zuguckt — mit dem prüfenden Zauberblick. Ich muß jeden Brief zehnmal schreiben, dann reißt mir die Geduld, ich stecke den Brief so, wie er ist, mit kühnem Entschluß in den Umschlag, — ja nun muß die Adresse geschrieben werden, der Brief muß in das gefräßige Ungeheuer genannt Briefkasten gesteckt werden — huhu, mancher ruht noch nach Wochen in meiner Brusttasche, und manchmal lasse ich ihn mir mit viel Mühe vom Postamt zurückgeben ... usw. Da ist denn die Schreibmaschine die Erlöserin: ich schreibe ja nicht, sondern sie, ich schlage ja nur auf die Tasten, sie macht die etwaigen Schreibfehler, sie ist verantwortlich für ihre Teufeleien, nur die Unterschrift, mit der ich mich persönlich bekenne-festlege, macht mir schwer zu schaffen — wie eine Schicksalsprobe ist das — soll ich oder soll ich nicht? — da zittern-zappeln die Finger und kritzeln etwas Unleserliches hin: das bin ich gar nicht, das ist nicht mein Name, und er ist es doch, aber unleserlich, also verzaubert — und das fällt obendrein nicht auf: viele Leute verstecken sich hinter einen Schnörkel.“

162. Der G a s t w i r t. „Kirche“ von οἰκία κυριακή = Herrenhaus, Haus des Herrn wie Basilika zu βασιλεύς König, domus-dominus-Dom usw., Pfarr, Parr, Parochie von παροικία = Bei-, Neben-, Gäste-, Gasthaus, s. I S. 382, 5. Bd. S. 541 f. Der Pfarrer war also der Stellvertreter des Herrn-Gottes, er sorgte für Unterkommen und Verpflegung der Fremden, die zunächst hostes, ghostes, also vermutliche Feinde waren, im Hostel, Hotel „Gastfreundschaft“ genossen, bis sie zur großen Prüfung, „woher der Fahrt und wie Nam' und Art“, vorgeladen und dabei so zugerichtet wurden, daß sie als in der Prüfung Bewährte und somit Freunde, also ghospites, hospites ins Hospital kamen (I S. 339). Im Gästehaus standen natürlich auch die Freudenmädchen zur Verfügung: der Gast mußte auch auf diese Art geehrt werden und durfte diese Ehre nicht zurückweisen (Gemeinschaftshaus, Tempelprostitution, Zugang zur Kirche durch das Gast-Wirtshaus, kirchliche Bade-, lies Unzuchthäuser im Mittelalter usw.). Als eine Art Pfarrer führte Pat. H., katholisch, seine Gaststätte. Er fragte: „Hängt Gastronom mit Astronom oder mit Gast-ronom (was bedeutet dann ‚ronom‘?) zusammen?“ Er schätzte nur Stammgäste als seine Gemeinde, „Laufkundschaft“ erschien ihm sozusagen unwürdig. Er saß bei seinen Gästen wie der Pfarrer bei seinen Schäflein. Er trank mit ihnen — nicht zu knapp. Er nahm nie Geld in Empfang, sondern verschwand und ließ von den Kellnern-Ministranten die Kollekte kassieren. Er war ein guter Schenker, aber ein schlechter Zahler (nur keine Verpflichtung!). Vater hatte einen Lebensmittelhandel, neben dem Wohn-Herrenhaus lag das Vorratshaus, die „Pfarre“, Vater hatte auch „Tempelmädchen“, er der Sohn sollte-wollte Pfarrer werden und wurde es ja auch auf seine (ererbte) Weise. Seine Ehe war eine kirchliche Gemeinschaft eines Oberpriesters mit einer Vestalin, die ihn ständig vertrat und mit der er gelegentlich auch mal den Teufel austrieb. Er war immer ein schlechter Esser, aber ein guter Trinker gewesen, er trank immer nur (quasi) „Muttermilch“, die heilige Urnahrung, er trank für alle, er nahm nur flüssige Kost zu sich, Festes war Totes — apage! Schwere Magenneurose mit Geschwürsbildung, vergeblich operiert (Gastroenterostomie). Erkenntnistherapie brachte Heilung in einem Vierteljahr.

163. S e l b s t k r i t i k. „Ich war immer schon ein Sinnierer. Was ich an mir und den andern entdeckte, habe ich mit zurückhaltender Kritik betrachtet, gedanklich analysiert-zersetzt, bis ‚nichts‘ übrig blieb. Solcher Art war mein Heranwachsen. Ich lernte mich mit den andern vergleichen, und nur zu diesem zersetzenden Selbststudium auf Gut und Böse usw. dienten mir die andern, im übrigen waren sie nur Staffage, ich war immer allein, menschen- und weltscheu, zog mich in mich selbst zurück, war eine Art Selbstpsychologe, statt etwas Rechtes zu lernen,

statt in das vielfältige Leben hinein- und hinaufzuwachsen, war ich ausschließlich mit Selbstbeobachtung und Skrupeleien über alles, was ich dachte und tat, beschäftigt, vor lauter Selbstkritik kam ich nicht zur Arbeit. Mutter, selbst ‚vom Leben enttäuscht', warnte mich vor ‚dem Leben', Vater Studienrat, kritisierte unablässig und streng an mir, dem einzigen Kinde, herum und bestätigte so ebenfalls die Richtigkeit meines Verfahrens. So bin ich immer bloß ‚in mich gegangen', aber nicht in die Menschenwelt gegangen. Meine Selbstbeurteilung war wie die Beurteilung der Eltern im allgemeinen negativ: ich stellte immer wieder fest, daß ich lebensuntauglich sei, nur in diesen selbstquälerischen geistigen-geistlichen Erörterungen, mit denen ich die selbst- und fremdkritisch erkannten Fehler wegkritisierte, erlangte ich schon früh eine Art Meisterschaft. Ich habe, wie man so sagt, ein Handwerk (Optiker: der ja alles sieht und sehen lehrt) gelernt, aber glücklich-unglücklicherweise keine Arbeit gefunden, beziehe — als ‚Heiliger' — soziale Hilfe, ‚verdiene' mir gelegentlich mit ein paar Schiebegeschäften etwas zu, im übrigen lebe ich abseits von der Welt. So wie ich ‚hinaus' muß, schon früh beim Erwachen verdunkeln sich die Sinne (Angstspasmen der Hirngefäße), und ich bin hilflos, bis der Satan kommt und mich zur Onanie oder zum Einnehmen von Pervitin und abends von Alkohol verführt. Ich habe nunmehr eingesehen, daß mein Kritizismus sich von jeher auf die magischen Mächte in mir und um mich richtete und auch die reiferen Entwicklungsstufen in seinen Bereich zog, so daß ich mit diesem Unsinn am Leben vorbeilebte. Pervitin und Alkohol sind abgemeldet, ich nehme jetzt eine Stelle in einem optischen Geschäft an und sehe mir die Frauen mit ganz andern Augen an als bisher."

164. Der Renommist. Pat. erzählt mit großer Beredsamkeit in einer Art psychologischen Kauderwelschs von seiner Neurose, er schwelgt-schwärmt in der märchenhaften Detaillierung seines Leidens, das alle Leiden in sich vereint, er rühmt sich seiner „Heimsuchungen", er predigt so der Welt sein Erlösertum, aber so, daß ihn die Welt nicht recht versteht, daß er sich also verheimlicht (er kann von sich auch als von einem andern, der so heißt wie er — oder anders, auch im Allgemeinen sprechen). Er hat eine unechte Krankheitseinsicht, aber er treibt einen Kult mit sich und seiner Neurose, die ihn ja als den Auserwählten, dazu verdammt, alles Leid und Leiden, alle Last und Laster auf sich zu nehmen, kennzeichnet und die er um keinen Preis hergeben möchte (morbus sacer usw.). Um Heiland zu sein, muß er alle Leiden nicht nur aufs Genaueste kennen und schildern, sondern auch haben, er muß sie nicht nur kennen lernen, sondern auch bekennen, und er weiß nicht und will auch nicht wissen, daß dies Kenner- und Bekennertum selbst Symptom ist.

Aber er wähnt ja, er sei selber gar nicht krank, er trüge bloß die Krankheit, das Übel der Menschen und sei darin ein unvergleichlicher, einzig-einmaliger Held, — so wie der Erlöser von der Sünde nicht selber im geringsten sündig sein darf, sonst könnte er ja die Sünden der andern nicht übernehmen und bedürfte selber des Erlösers. Nur kann man mit derartigen primitiv-dogmatistischen Deutereien die Tatsache nicht aus der Welt schaffen, daß der Kranke krank ist, daß zu seiner Krankheit auch der Wahn gehört, er sei „eigentlich" gesund, und daß er wie alle andern Leidensgenossen der Therapie bedarf, die ihn aus seinem Wahn herausführt.

165. Der stille Dulder kann von allem Möglichen sprechen, nur nicht von sich selber, von seinen Leiden, seinen „Heimsuchungen". Er ist das Gegenstück zum Renommisten. Er sagt still: „Der Herr hat's gegeben, der Herr hat's genommen, der Name des Herrn sei gelobt." Er hat Angst, sich, seine Mission, sein Geheimnis zu verraten, mit diesem „Verrat" wäre seine göttliche Mission erloschen, er wäre nur noch ein gewöhnlicher Mensch. Das stille Dulden ist ein größeres Verdienst als das laute Bekenntnis, das ja freilich „den wahren Sinn des Leidens" in den vielen Worten der Verkündigung offenbarend verbirgt, aber doch Bewunderung vieler Gläubigen findet, während der stille Dulder ruhmlos bleibt. Auch Jesus verbot seinen Jüngern und Bewunderern immer wieder, der Öffentlichkeit mitzuteilen, daß er der Messias, der Wundertäter, der Gottessohn (er nannte sich auch „des Menschen Sohn") sei, und als es dennoch ruchbar wurde, fand er zwar Anbetung, aber auch den Tod. „Erkennt ihr ihn, dann muß er von euch zieh'n."

166. Der Hiobide. Aus der Predigt des Priester-Arztes (s. Nr. 113, 121): „Du mußt glauben, daß die Krankheit eine Heimsuchung Gottes ist, die in seinem Auftrage vom Teufel vollzogen wird, — eine Standhaftigkeitsprobe (nach archaischem Muster), zur Prüfung und Läuterung. Gesund werden wollen, heißt gegen Gottes Gebot verstoßen, also wieder sündig werden. Erlaubt ist höchstens eine Milderung deiner Beschwerden" (mittels Medikamenten, Psychotherapie, Versenkung, gläubige Hinnahme der göttlichen Mission usw.). — „Du mußt glauben, daß du für den Abfall von Gott, für deinen Unglauben, deine Sünde mit der Krankheit bestraft-gepeinigt wirst. Krankheit ist die Folge der Sünde, der Sinn des Leidens ist, dich zur Buße zu bewegen, also übe dich im Glauben, dann wird der Glaube dir helfen!" Usw. Nur sagt der Priester-Arzt, der archaistische Medizinmann nicht, was Sünde und was keine Sünde ist — das ist ja göttliches Geheimnis —, wie also der Mensch die Sünde meiden und wie er, durch die Sünde krank geworden (!), die begangenen Sünden büßen könne usw. (s. im 4. Bde.). Auch hat

der Glaube noch niemand gesund gezaubert, der Kranke kann nur glauben, gesund zu sein, aber der Glaube, gesund zu sein, ist nicht die Gesundheit (der Gesunde glaubt nicht, gesund zu sein, er i s t es). So suchen die Priester-Ärzte, die Psycho-Theologen zu „erklären", daß sie mit ihren Therapien (die doch lediglich Suggestion sind) die Neurose nicht echt heilen können, und beschimpfen fanatisch die exakte Neurosenkunde und -therapie, die Erkenntnistherapie und ihren Begründer.

167. Das S e l b s t b e k e n n t n i s. Der Neurotiker gibt in allen seinen Worten unwissentlich genaue Kunde von seiner Neurose, sei es daß er aus seiner kranken WA, sei es daß er über sie redet oder schreibt. Dies gilt auch für seine Mimik, Gestik, für sein Tun überhaupt. Am Ausdruck setzt ja die Diagnose an — wo sollte sie sonst ansetzen! Auch der Neurotiker kann sich nicht verstellen, und falls er es — sogar routiniert — versucht, merkt man diese seine Bemühungen sogleich oder alsbald (je nach Menschenkenntnis). Diese Art Selbstbekenntnis ist von der Symptombeschreibung, die der Kranke gibt, also von der Krankheitseinsicht, der diagnostischen S e l b s t e r k e n n t n i s zu unterscheiden; auch sie liegt in der Abnorm, ist bestenfalls normnahe und verrät im doppelten Sinne den neurotischen Sachverhalt. Ebenso erfolgt die Bemühung vieler Neurotiker, ihre Neurose zu verheimlichen, in krankhafter (krampfiger) Weise und verrät erst recht, was sie verbergen möchten: nur der Kranke kann betonen, wie gesund er sei, kann den Gesunden spielen, imitieren. Zwar ist das große Publikum harmlos, in der Diagnostik der Neurose unbewandert, aber auf die Dauer kommt auch der Dümmste hinter die Schauspielerei. — Die d i a g n o s t i s c h e Selbsterkenntnis ist von der t h e r a p e u t i s c h e n verschieden, jene geht aber dieser voraus. Viele Neurotiker sagen: so ein Unsinn, aber den Sinn des Unsinns müssen sie eben zu ihrer Heilung kennen lernen.

168. Der V o r b e h a l t des Neurotikers ist allemal prinzipiell, er kann an „Dichte" variieren, ein Hauch oder eine dicke Mauer (bildlich gesprochen) sein, prinzipiell ist er immer, der geringste Vorbehalt ist (magisch) der ganze Vorbehalt, wie der geringste Zauber der ganze Zauber ist. Der Vorbehalt kann in einer kleinen, ja fast unmerklichen Bewegung bestehen oder als Wörtchen, z. B. mag sein, vielleicht, jaja schon usw., ausgesprochen oder nur gedacht werden, er ist immer eintrainiert, immer zwanghaft, kann also nicht ausbleiben, er ist der magische Kreis, der jede Verbindung-Verbindlichkeit auslöscht, also die Alleinheit absolut sicher garantiert. „Ich habe geheiratet, gewiß, aber ein bischen Geheimnis, eine noch so zarte Scheidewand muß zwischen Mann und Frau bleiben. Es wäre doch langweilig, wenn sie völlig in einander aufgingen, — aber

das ist ja auch garnicht möglich." — „Ich möchte nie eine Frau heiraten, mit der ich, wie Sie sagen, zur Summe verschmelzen würde; mein Eigenleben (lies: meine Junggesellengewohnheiten) möchte ich, wenn auch beschränkt beibehalten. Die Rede von den beiden Hälften ist ja ganz schön, aber wenn nun die eine Hälfte stirbt, muß ja die andere mitsterben — darf man das einer geliebten Frau und sich selber zumuten? So weit darf eben die Liebe nicht gehen. Sie darf auch den Mann nicht versklaven, ein kleiner Seitensprung muß erlaubt sein; bei der Frau ist das ja etwas anderes." — und ähnlicher Unsinn mehr. — „Wenn ich eine Frau so lieben würde, daß ich sie heiraten möchte, würde ich sie nicht heiraten: sie könnte mir gefährlich werden, mich meiner Freiheit berauben. Ich bevorzuge eine Frau, die ich zwar auch liebe, aber doch nicht so, daß ich sie heiraten möchte, — eine solche Frau habe ich denn auch geheiratet. Wir leben ja ganz harmonisch neben einander, Streitigkeiten gibt es nicht, da wir uns immer neutral zu einander verhalten, also auch nur Meinungen äußern, die keine sind." Scheinehen, Angst, das Geringste und damit „alles", also die infantile Alleinheit zu verlieren. — „Ich war schon als kleines Kind unbändig, nicht festzuhalten, hatte schreckliche Angst vor jedem Zugriff, witschte ihm weg, zauberte ihn weg, rettete so meine Unversehrheit, mein Tabu. In der Schule ließ ich das Vielerlei nur an mich heran, aber nicht in mich hinein, ich lernte nur auswendig, konnte den Ballast nach Belieben abwerfen. Ich sammelte viel totes Wissen, das mich eigentlich gar nichts anging, wurde dann Student auf der Technischen Hochschule, Hauptfach Elektrizität, mit dem Vorbehalt, das Fach und das Studium überhaupt zu wechseln. Ich wurde Dipl.-Ing., aber eine feste Stellung anzunehmen, war mir unmöglich, ich machte so viele Vorbehalte (Bedingungen, Ansprüche), daß man mich vor der Tür stehen ließ. Ich machte einen elektrischen Laden auf mit einer kleinen Fabrikation, aber ich konnte und kann keinem Kunden eine verbindliche Zusage geben, ich muß (wie Vater) immer in verbindlichster Form unverbindlich bleiben, alle Geschäfte freibleibend abschließen, also nicht-abschließen und damit doch ab-schließen, d. h. kein Kunde läßt sich darauf ein. Der Vorbehalt ist der gute Zauber, der mich vor allem möglichen Verlust bewahrt, und zugleich der böse Zauber, der mich ruiniert. Ich kann mich auch nicht festlegen, die Therapiestunden innezuhalten: es kann ja was dazwischen kommen. Ich sehe ein, daß der Vorbehalt meine Krankheit ist, aber um feste Verabredungen zu treffen, müßte ich doch erst gesund sein, und bis dahin kann ich ja eben — auch mit Ihnen — keine festen Abreden treffen, also hindert mich meine Neurose, meine Neurose zu verlieren." — Analog Vorwand, der Vorwand ist die Vor-wand. S. auch Nr. 108, 131.

169. Das Prinzip (principium) ist der Grund-satz, Anfang, Ursprung, das Ur, Erste, aus dem die Einzelheiten genetisch hervor-gehen. Der Neurotiker ist Prinzipialist s. Prinzipienreiter: er lebt, soweit krank, in der chaotisch-magischen WA, in die er alle reiferen Entwicklungsstufen einnivelliert, er lebt so im Anfang „aller Dinge“, der zugleich das Ende aller Dinge ist, die Einzelheiten-Tatsachen spielen keine wesentliche Rolle, sie existieren ja nur aus dem Principium (ex-sistere heraustreten), sind ja nur dem Ursprung entsprungen, und es ist fraglich, ob das Prinzip sie aus sich entlassen hat oder sie sich aus dem Prinzip gegen seinen Willen losgelöst haben, jedenfalls müssen sie in der Allmacht-Alldämonie des Prinzips verbleiben, also selber machtlos sein, gebannt werden. Der Hneurotiker ist also prinzipiell Nihilist, der Aneurotiker Negativist, der Sneurotiker Severist usw. Es ist unmöglich, daß der Neurotiker einmal — jetzt und hier — unneurotisch, gesund sei; er ist in seinen reifsten Anteilen höchstens fastgesund. Der Mißtrauer mißtraut prinzipiell, auch wann er blind vertraut, s. Nr. 46. Der Unfehlbare macht prinzipiell Fehler, schon der Anspruch auf Unfehlbarkeit ist ja ein „prinzipieller“ Fehler. Usw. Der Neurotiker kann sein Prinzip nicht wegwerfen-aufgeben — etwa auf Ratschläge, Befehle, Suggestionen, Vorsätze usw. hin, er kann seine Neurose nicht beiseite tun wie ein schmutziges Taschentuch, er kann nur aus dem Prinzip herauswachsen, und dies geschieht nur mittels der Erkenntnistherapie.

Der Neurotiker lernt also aus der normalen Erfahrung, die ihm mitgeteilt wird, nur das, was er in seine kranke Erfahrung übersetzen kann, also therapeutisch nichts. Man kann dem Kranken nicht mit Ratschlägen usw. helfen, wie er sich als Gesunder, der er ja nicht ist, verhalten solle. Der Asthmatiker wird nicht gesund „dadurch, daß“ ihm geraten wird gesund zu atmen oder das gesunde Atmen vorgeführt wird. Usw. Die exakte Therapie muß eben „am Prinzip“, an der kranken WA ansetzen und stößt dabei immer auf die Angst vor der neuen, der gesunden WA, und auch diese Angst vor der Genesung muß e principio, also mittels Aufklärung über ihren primitiv-dämonistischen Sinn-Unsinn behoben werden.

Der Neurotiker ist prinzipiell unsicher, er spielt seine Unsicherheit als die einzig mögliche Sicherheit gegen die Sicherheit (des Gesunden) aus. Seine Unsicherheit ist ihm sicher, sie warnt-schützt ihn sicher vor der Gefahr, sie zu verlieren, in ihr wähnt er sich absolut sicher, sie tritt mit Sicherheit auf, auf sie kann er sich sicher verlassen: alles muß immer in der Schwebe bleiben. Der Neurotiker ist prinzipiell unkorrekt, auch als überkorrekt. In seinem krampfigen Verhalten, also der zwanghaften Mechanistik drückt sich die Unklarheit darüber aus, was korrekt und was inkorrekt ist. Indem er sich abmüht, nicht im mindesten inkorrekt, peinlichst korrekt zu sein, also das Rätsel „Korrektheit-Inkorrektheit" aufs korrekteste zu bewältigen, weicht er vom korrekten Verhalten mehr minder weit ab. Bei seiner Überspitztheit (Pedanterie, Übergewissenhaftigkeit usw.) verfehlt er das in der jeweiligen Situation korrekte (normale) Verhalten, und auch das normnahe Verhalten spielt sich immer noch jenseits der echten Korrektheit (mit der normalen Var.-Br.) ab, die dem Gesunden eignet. Und dann kommen unvermeidlich die kleinen und die großen „Zusammenbrüche", also plötzliches Absinken der Hyperfunktionen zu Hypofunktionen, die freilich immer noch krampfig sind und alsbald wieder ansteigen, — und die Überkorrektheit schlägt in ihr Gegenstück, in die Unterkorrektheit um, sie gibt sich sozusagen auf und zeigt damit ihr Wesen (ihre Zwanghaftigkeit) besonders deutlich an. So ist der Neurotiker auch prinzipiell unzuverlässig: nur in der Unzuverlässigkeit ist er zuverlässig, er kann auch den Zuverlässigen mimen, aber auch das kann nur der Unzuverlässige (vgl. Nr. 77). Seine Gottheit wird sich doch nicht binden, verpflichten lassen!

„Ich mache prinzipiell keine Schulden, ich halte das für höchst inkorrekt, man weiß ja nie, was kommt, und es wäre mir unerträglich, gemahnt zu werden." Aber auch dieses neurotische Prinzip läßt sich nicht durchführen, ohne Credit und Debet ist kein Wirtschaften möglich, schon wer eine Ware im Geschäft kauft, ist so lange (wenn auch nur ein paar Minuten) im Debet, bis er sie bezahlt hat, und es gibt ja nicht bloß Geld-, sondern auch andere Leistungsschulden. Pat. hat Angst, einen Fehler zu machen, also seine vermeintliche Fehlerlosigkeit, seine göttliche Unfehlbarkeit und so sich selbst zu verlieren. Er verwechselt auch Credit und Debet mit moralisch-religiöser Schuld (Fehle, Sünde) und müht sich (vergeblich) ab, integer vitae scelerisque purus zu sein und zu bleiben, — und bleibt dabei sich und der Gemeinschaft die echte Teilnahme, zu der er ja eben unfähig ist, schuldig. Und wagt er sich doch notgedrungen in die Gemeinschaft mit ihrem Credit und Debet hinein, so wird er leicht zum Schuldenmacher: Gott hat ihn verlassen, dem Schuldenteufel überantwortet, nun muß er eben dem Pluto huldigen, um ihn — nun wieder göttlich — zu entmachten (wie Christus in der Hölle), so „macht" er „alle Schulden der Welt", jede Einzelschuld ist magisch die Gesamtschuld, die Schuld überhaupt, er übernimmt sie für alle — selber schuldlos, schuldenlos, — des Unsinns kein Ende. Analog Geiz und Verschwendung. Wer am Pfennig herumgrübelt, bleibt den Taler schuldig. Im Chaos gibt es (auch) noch kein Schuldproblem, es stellt sich keimhaft ein mit dem Da-sein des Ich und des Du, dann lernt das Kind nach und nach mit Geld umgehen, lernt Credit und Debet, auch ethisch Unschuld und Schuld im Rahmen der dämonistischen Unklarheit, also mit aller Fragwürdigkeit unterscheiden, und diese Fragwürdigkeit erhält sich auch beim Erwachsenen, so lange er dämonistisch denkt. „Wohl dem, der ohne Schuld und Fehle bewahrt die kindlich reine Seele", aber nein: „die himmlischen Mächte führen uns ins Leben hinein und lassen den Armen schuldig werden" — und dennoch bitten wir Gott, uns unsere Schuld zu vergeben, — die er doch selbst verfügt hat. Und schuldet Gott den Menschen nicht das für sie Wichtigste: die Wahrheit? Usw.

„Ich muß mich prinzipiell a u f o p f e r n, das ist meine Mission. (vgl. Nr. 119). Vater Großverdiener, verschwenderisch wie Mutter, Vater verschwenderisch auch in der Liebe, Mutter oft verzweifelt darob, viel Tränen, sonderbare Eß- und Trinkgewohnheiten, Magendarmstörungen, Menorrhagien, Warnung an Tochter: nicht heiraten! usw. Pat. blieb nach der Säuglingszeit beim Trinken, bevorzugte also Flüssigkeiten (Suppen usw.), besonders gesüßte, auch Brot, das sich leicht kauen ließ und eingetaucht = verflüssigt wurde, feste Kost wurde abgelehnt, nur widerwillig und spärlich genommen (Sitophobie), doch mit der Zeit Gewöhnung auch an Gemüse, sogar Fleisch, aber mit Vorbehalt: sie tat's, um sich zu opfern, Getötetes-Totes aufzunehmen, die Tod-Sünde zu übernehmen. Aus der Muttermilch wurde später Wein, Pat. war Säuferin, wenn auch nur selten betrunken, trank aber zwanghaft (Milch der frommen Denkungsart), trank für alle. Schon als Kleinkind sehr ängstlich „vor allem", zunehmende Angst vorm Heranwachsen mit den immer schwierigeren Aufgaben-Problemen, aber sie opferte sich, indem sie die Lasten und Laster des „großen Lebens" auf sich nahm, ein weiblicher Christus. So auch die Periode, später die Ehe mit einem viel älteren Manne, ebenfalls Großverdiener-Verschwender, trotz aller Warnungen der (selbst enttäuschten) Mutter, Verzicht auf Kinder, Frigidität, Geschlechtsverkehr „nur Hingabe", „nur Opfer". Verschwenderisch mit sich und ihrem Besitz: nahm alles tangential an und gab alles ab, „alles floß an ihr vorüber", sie blieb im Weltgetriebe unversehrt, die Getränke und Speisen liefen durch sie hindurch „wie durch eine Röhre" („Speiseröhre, Darmrohr" usw.), sie war eine „Wasserleitung", Menses exzessiv: „Blutvergießen, sich dem Unten, dem Geschlechtsteufel opfern, wenn man tüchtig blutet, muß es doch mal aufhören, ich wollte bewußt ausbluten, verbluten, aber es kam immer wieder". Schon in der Kindheit auch Magen- und Darmstörungen (oft Durchfälle) mit Leberdruck usw., also Dysfunktion der Verdauungsdrüsen (Abscheidung von zuviel-zuwenig fehlzusammengesetzter Säfte), dazu Spasmen der Darmgefäße, also mangelhafte Resorption obendrein fehlverdauter Nährstoffe, mit denen obendrein die

Gewebszellen nichts Rechtes anfangen konnten, so daß Pat. mager war und blieb und die unassimilierbaren Stoffe überreichlich ausschied, so im Kot, Harn, Blut, Schweiß usw. Dieser neurotische Status wurde mehr und mehr manifest, je mehr Pat., partiell Kind bleibend, partiell heranwuchs. „Seit ich — ich war damals Mitte 30 — erfuhr, daß mein Mann mir untreu war, bin ich zuckerkrank.“ Falscher Irrtum: bei der längst bestehenden Dyshormonie blieb auch Blutzucker abnorm frei und unverwendbar für die Gewebszellen. Daß sie vor der ehelichen Katastrophe schon Zucker ausgeschieden hat, ist klinisch nicht festgestellt worden, aber m. E. sicher: es waren eindeutige Symptome des Diabetes (διαβαίνειν hindurchgehen, ausscheiden) vorhanden, die sich periodisch verschlimmerten und bei jenem höchsterregenden Erlebnis zur (zufällig entdeckten) Ausscheidung von 6% Harnzucker führten. Pat. war eben e principio die Ab-Ausscheiderin: sie vergeudete sich selbst, „liquidierte sich“, gab alles ab-hin, opferte sich selbst (Selbstmordversuche usw.), alles floß an ihr vorbei und durch sie hindurch, sie war eben kein Mensch, sondern ein Rohr. Neurotischer Diabetes (S. 170), mit Insulin fehlbehandelt, in der Erkenntnistherapie fortschreitende Genesung der allgemeinen Verkrampfung, zeitweise zuckerfrei bei fast normaler Kost, aber Pat. brach kurz vor Toresschluß bei heftigsten ehelichen Schwierigkeiten aus der Behandlung aus und flüchtete vor dem Ehemanne ins Sanatorium. Sie mußte ja ihr Prinzip retten.

170. Die Gewohnheit ist die Folge der Gewöhnung, also des häufigen Ablaufes gleicher Erlebnisse mit Nachlassen der Intensität der beteiligten Gefühlserregung, also des „Interesses“ bis zu unbewußten Graden. So kann man sich an eine Gefahr gewöhnen: man ist sich ihrer mit der Zeit gefühlsmäßig nicht mehr bewußt. Ein neuerworbenes Kunstwerk sieht man sich alle Tage des öfteren und längeren an, dann nicht mehr alle Tage, dann noch seltener; soll es aber weggeschafft werden, merkt man erst, wie sehr man „an ihm hängt“. Der Arzt gewöhnt sich an den Anblick und die Klagen der Kranken, nur dann kann er sachlich diagnostizieren und therapieren. In der Ehe gewöhnt man sich aneinander, ohne daß die Liebe aufhört, es sinkt nur die Intensität der mit dem Partner assoziierten Gefühle im Alltag ab; daß sie noch in aller Innigkeit vorhanden sind, zeigt sich bei einer Trennung auf Zeit oder für immer; „die Leidenschaft flieht, die Liebe muß bleiben“. Die gilt für die gesunden wie für die kranken, die süßen wie die saueren, die guten wie die schlechten Gewohnheiten. Der Neurotiker gewöhnt sich an seine Neurose wie der Gefangene an seine Ketten: so sehr, daß er sie nicht mehr verspürt, aber doch noch trägt, so sehr, daß er sie zunächst vermißt, wann er frei geworden ist, bis er sich an die

Freiheit gewöhnt. Er gewöhnt sich auch an die Verschlimmerung seiner Beschwerden gemäß der Erfahrung, daß sie, wenn auch noch so heftig, doch wieder nachlassen bis zur nächsten Welle, daß er „sich weniger darüber aufregt“, daß „er sich in sein Leiden ergibt“: „es muß mal so sein“, „Gott hat es über mich verhängt“ usw. Die Neurose gehört zum Lebensbestand, ja sie dominiert in ihm. Wer unter Wasser lebt, kann sich nicht vorstellen, daß und wie er über Wasser leben könnte, „es wäre ja schön, aber ich kann es nicht glauben“. Es handelt sich ja eben in der neurotischen WA nicht um Physisch-Menschliches, sondern um Metaphysisch-Über-unter-außermenschliches, um Eigendämonie gegen Fremddämonie, um das (ewige) Leben oder den (ewigen) Tod. Aufgabe der exakten Therapie ist es, den Neurotiker aus seinem Dämonenwahn herauszuführen, ihn auch darüber aufzuklären, daß mit der eignen auch die fremde Dämonie lediglich Fiktion ist, realiter gar nicht existiert.

Die neurotische Gewohnheit ist das Eintrainiertsein auf die neurotischen Reflexabläufe, ihre Fixierung-Mechanisierung, ihre Zwanghaftigkeit, ihre Automatie. Der Burgherr hat einen Torwächter, dieser wird zunächst kontrolliert, es zeigt sich, daß er zuverlässig ist, er fungiert ohne ständige Aufsicht, er ist selbst die Aufsicht, er läßt nichts ohne Erlaubnis herein und hinaus, d. h. er läßt „eigentlich“ (magisch) die Pforte überhaupt verschlossen: die Mauer ist der magische Ring, in dessen Schutz der Burgherr lebt, was er und in seinem Allwillen der Wächter genehmigt, darf herein oder hinaus, es ist und bleibt ja alles in seiner Allheit; immerhin muß der Burgherr doch auf seiner Hut sein: der Wächter könnte doch mal schlafen, also darf der Burgherr nicht schlafen, höchstens auf Risiko mal einnicken, erst zur Probe, dann gewohnheitsmäßig (es „passiert“ ja nichts), er muß immer alarmbereit sein — wie Gott gegenüber dem Teufel und umgekehrt, man kann ja nie wissen. So also laufen die neurotischen Reflexe zuverlässig-zwanghaft gemäß ihrer Struktur und Periodik ab (Nr. 77), die Wachsamkeit, d. h. das eingeschaltete Bewußtsein kann nach und nach bis zu einem gewissen Grade absinken, doch bleibt das ganze kranke Reflexgefüge dabei erhalten und erreicht periodisch seine Hochfunktion. Die Gewöhnung an die Beschwerden, die kranke Gewohnheit ist also beileibe keine Heilung, sondern selber Symptom, und das Training irgendwelcher Art (allo- oder autogen) ist keine echte Heilmethode, sondern auch nur Suggestion, die den Kranken krank läßt, aber vorübergehend seine Beschwerden „dämpft“ und den Patienten glauben machen will, er sei gesund oder müsse es glauben und dann sei er es auch! Die Erkenntnistherapie stört den Neurotiker unterrichtsmäßig aus seiner Gewohnheit auf (therapeutische Mobilisation, s. im 7. Bd.), sie zeigt ihm, daß seine Zufriedenheit mit seiner Unzufriedenheit die Unzufriedenheit nicht etwa behebt, sondern im Gegenteil ihren Fortbestand voraussetzt und garantiert, also nur Scheinzufriedenheit, somit selber Unzufriedenheit (e principio) ist. Sie führt den Neurotiker dazu, daß er aus den Ketten und der Gewohnheit, sie zu tragen, herauswächst und sich in die Freiheit-Gesundheit hineinlebt. Ganz im Gegensatz zu Jung, Heyer u. a. Seelenheilern sage ich: Der Neurotiker hat zu lernen, wie er seine Neurose los wird, nicht aber, wie er sie trägt! S. im 6. Bde. S. 48 usw.

Von der Gewöhnung-Gewohnheit ist bei aller klinischen Ähnlichkeit das involutive Nachlassen der Beschwerden, also der Hyperfunktionen zu unterscheiden. So klingt z. B. die Migräne nicht selten im Klimakterium bis auf Restbeschwerden ab; diese zeigen an, daß auch da das ganze kranke Reflexgefüge noch erhalten, aber altersschwach geworden, hypo-atrophiert ist. Solche Fälle sind also genau so wenig im eigentlichen Sinne geheilt wie bei der Gewöhnung oder bei der symptomatischen Therapie. Zumeist bleiben indes die Beschwerden auch im Greisenalter bestehen, ja nehmen vielfach noch zu in der Art, daß sie aus den allgemeinen Alterserscheinungen mehr hervortreten.

171. Der Okkasionist. „Was ich erreicht habe, verdanke ich den Gelegenheiten: ich weiß nicht, ob es diese auf mich oder ich es auf sie abgesehen haben. Ich brauchte gar nichts zu tun: die Gelegenheiten kamen an, und ich ich mußte sie nicht nur be-, sondern sogar ausnutzen, es war mir manchmal geradezu peinlich. Die Gelegenheiten nahmen mich auf den Arm und trugen mich in die Höhe wie die Mutter das Kind, ich bitte im stillen die andern um Verzeihung, daß ich ohne mein Zutun ein maßgebender Politiker geworden bin, es ergab sich eben so, ich wollte es ja gar nicht, aber die Vorsehung schickte die Gelegenheiten, und diese zauberten mich Fröschlein auf den goldenen Stuhl hinauf. Sehr wohl fühle ich mich nicht in meiner Haut: ich bin ja doch Emporkömmling, weiß nicht viel mehr als nichts, rede bloß nach, was die andern sagen, auch manchmal das Gegenteil, und wenn mich jem. entdeckte, was für eine große Null ich bin, wäre es aus mit mir, aber bisher hatte ich immer Gelegenheit, den großen Mann zu markieren, ohne daß es einer gemerkt hätte, — oder vielleicht wissen sie alle Bescheid und brauchen bloß die Null zur Verschleierung ihrer Rechenkünste." — „Katholisch ist Trumpf, also trete ich über", ein anderer: „also heirate ich eine katholische Frau, man muß die Gelegenheit am Schopfe fassen, schließlich ist ja das ‚Glaubensbekenntnis' ganz gleichgültig." — Der Neurotiker, auch als Okkasionist ist der Mensch der verpaßten oder verpatzten Gelegenheiten, d. h. er sieht die normalen Gelegenheiten überhaupt nicht, er weiß

nichts mit ihnen anzufangen, er weicht aus, zögert-zaudert, läßt mit sich machen, nutzt aus usw., kurz er macht es irgendwie falsch-fehlerhaft, er hat es ja nur mit Gelegenheiten in der abnormalen Var.-Br., also mit unechten, kranken, krankhaften bis fastnormalen Vorkommnissen zu tun, als welche er auch die tatsächlich normalen Gelegenheiten mißversteht und mißbraucht.

172. Der Glücksritter. „Das Leben ist ein Abenteuer, ein Wagnis, alle Tüchtigkeit nützt nichts, wenn nicht ein Quantum Glück hinzukommt, das Glück (im magischen Sinne) kann man nicht erarbeiten, die Frau Fortuna ist eine launische Dame, man muß auf ihre Gunst spekulieren, sich in ihren Dienst stellen, um sie zu beherrschen, das Glück herausfordern. Ich war immer Spekulant, Spieler, Glücksspieler und bin es auch heute in meinem Geschäft." Gewiß muß jeder Geschäftsmann ein Risiko eingehen, und wie sich die Konjunktur gestalten wird, kann man nur prognostizieren, also erspekulieren, nicht prophezeien. Der Spekulant aber lebt in der Atmosphäre des Risikos. Er setzt immer alles auf eine Karte. Er stellt das Glück (als magische Macht) auf die Probe. „Ich habe immer mein Denken und Tun als eine Art Lotterie- oder Kartenspiel aufgefaßt, dessen Ergebnis ja Glückssache ist. Ich habe von klein auf manches getan, was ich für richtig hielt, und manches, was ich für falsch hielt, und dann gelauert, wie die Sache ausgehen würde: manchmal gewann ich bei falschem Einsatz, dann war das Glück auf meiner Seite, und manchmal kam ich bei richtigem Einsatz (d. h. was ich dafür hielt) doch nicht heraus, dennoch war das Glück auf meiner Seite, es zeigte mir nur mal die Kehrseite, es wollte mich bloß necken, wie sich Liebesleute necken, à la longue ist mir das Glück treu geblieben, manchmal ist es mir direkt nachgelaufen, manchmal bin ich ihm nachgelaufen. Die Glücksgöttin braucht wie jede Gottheit Menschen, denen sie sich günstig oder ungünstig erweisen, an deren Geschick sich ihr Segen oder Fluch erweisen kann, sie braucht die Anbeter, die ihr nachrennen und die sie dafür belohnen muß, damit sie nicht abfallen, und sie braucht die Verächter, um sie für sich zu gewinnen. Das Ganze ein ewiges Zauberspiel, bei dem das Glück auch ein Unglück und das Unglück ein Glück sein kann, ein Märchenspiel, bei dem sich niemand auskennen kann, man muß halt immer wieder versuchen."

„Ich habe mich nie um einen Mann bemüht, er kam mir in den Weg, und ich nahm ihn eben, — ich habe mir ja auch den Vater nicht ausgesucht, ich habe mich als kleines Kind gewundert, woher das Papa genannte Wesen in die Familie, d. h. zu mir und zur Mama gekommen war, was es bei uns zu suchen hatte usf. Er war eben der Zugelaufene — und so ist mir auch mein Mann zugelaufen, ein zugelaufener Hund, den ich an der Leine halte und der natürlich gelegentlich an der Leine zerrt, Leine zieht, der Treppenterrier. Das ist das Liebesglück, um das sich so viele törichte Jungfrauen bemühen: mir ist es in den Schoß gefallen. Ja, er darf auch, wenn es mir gefällt, zu mir ins Bett kommen, er muß lecken wie ein Hund, als Hund, und wenn er richtig reinkommen will, muß ich lachen, dann zieht er Leine. Mir lief auch mal unter anderen einer über den Weg, der mich überlistete und schwängerte, na den hab' ich aber rausgeschmissen. Mein Hofhund denkt immer noch, das Kind wäre seins. Im Übrigen mache ich Gedichte und Zeitungsartikel über Sozialversicherung, Jugendschutz, Frauenleben usw."

173. Der Verkommene. „Mutter starb bei meiner Geburt, so war ich damals schon entwurzelt, haltlos, lebensfremd, tot wie Mutter. Nie habe ich verstanden, was die andern von mir wollten, bes. die Großen, der Vater, der es mit einer andern Frau hielt, die Lehrer, die mich mit ihren langweiligen Erzählungen und bösartigen Fragereien ängstigten und peinigten, so daß ich schwänzte, auch während ich auf der Schulbank saß. Gelernt habe ich nichts, ich war da und dort in der Lehre, konnte aber nirgends festen Fuß fassen, wurde schließlich so ein Stück Zeitungsmann, Reporter, treibe mich ‚berufsmäßig' umher und kann sogar ein paar leidliche Sätze schreiben, die die Redaktion bearbeitet. Onaniere fleißig: wozu dann eine Frau? Tot — auch in der Liebe. Ich weiß, daß ich Neurotiker bin und ein übler Pfuscher, mein Leben ist verpfuscht wie das aller Neurotiker, auch der hoch- und höchstgestellten, aber es ist gut so, dünkt mich: ich habe keine höheren Rechte und Pflichten, keine Not mit Geldanlage, keine Sorge um Besitz, Weib und Kind, ich bin frei von allen Lebensansprüchen, von all dem Brimborium um Bildung, Stellung, Kultur — o ich habe auch eine, meine Kultur: die Jesus-, die Diogeneskultur, und in der Verkommenheit bin ich vollkommen."

174. Die Bahn. Du sagst, du seist aus der Bahn geworfen, d. h. aus der rechten Bahn, aber du warst ja — als Neurotiker — niemals auf der rechten Bahn.

175. Der Arbeitslose. Du sagst, du kannst nicht arbeiten und dein tägliches Brot verdienen, und gesund werden kannst du auch nicht? Dann bleibt dir nur übrig, eine Sekte zu bilden oder dich einer anzuschließen und von den Opfern der Gläubigen zu leben.

Die Arbeitslosigkeit ist eine soziale Krankheit, die gelegentlich zur Seuche ausartet, Begleiterscheinungen einer politischen (wirtschaftlichen) Neurose. Arbeit gibt es immer in Hülle und Fülle, aber zu Zeiten liegen die Arbeitsreflexe bei vielen Neurotikern darnieder, und zu Zeiten versagt auch die

Organisation des Arbeitsmarktes. Die Gesunden leiden unter der sozialen Neurose, aber nicht daran. Der Gesunde weiß sich immer zu helfen, auch falls er seine Stellung vorübergehend verliert: er hat eben gesunde Arbeitsreflexe.

Gesunde und kranke Arbeitsweise. Der Gesunde ist Herr über seine Arbeit, beherrscht seinen Beruf, er ist aber weder Tyrann noch Sklave der Arbeit, — dies ist der Neurotiker, der in der Arbeit einen dämonischen Zwang sieht, den er entmachten müsse: die Arbeit ein Fluch, dem er entgeht, indem er bloß „so tut, als ob", arbeiten spielt. Der Gesunde macht seine Arbeit richtig fertig, der Neurotiker wird nie richtig fertig, er ist der Mensch der Viertel- und Halbheiten, des Leerlaufes: es kommt ihm ja eben nicht auf die menschlichen Leistungen an, sondern auf die Bannung des Arbeitsdämons. „Ich fange an, aber eigentlich setze ich nur fort, ich weiß auch, wie es gemacht wird, aber ich mache es nicht, ich bleibe immer im Anfang stecken und bin da am Ende (Nr. 104), eine Arbeit drängt die andere beiseite, so daß ich kaum über den Anfang hinauskomme, es ist, als ob die Aufgaben es auf mich abgesehen hätten und mir zurufen: jetzt mich, jetzt mich, jetzt mich! usw. So drehe ich mich im Karussell, mache alles und nichts, bin der gehetzte Hetzer, unstet und flüchtig, komme vor lauter Arbeit nicht zur Arbeit." — „Man nennt mich Arbeitsfanatiker, und ich bin ja wohl auch sehr fleißig, aber im Grunde genommen schaffe ich nichts; die Einzelheiten des Arbeitsganges schwinden vor meinen Augen ins Allgemeine, ins Nichts, und mit Nichts kann ich nichts anfangen, im Nichts nichts beenden, immer vis-à-vis de rien." — „Ich darf den Teller nicht leer essen, muß einen Rest lassen: den Rest für die Gottlosen. Die Finger werden mir rechtzeitig lahm, ich kann nicht weiter." (Die Eßsünde wäre erst fertig, sobald der Teller leer ist; so lange Pat. nicht fertig gegessen hat, hat er quasi „überhaupt nicht gegessen", nur versucht, aber rechtzeitig aufgehört; gilt für alle Sünden: sie sind erst gültig nach ihrer Vollendung). — „Ich mühe mich unsäglich ab, splittere einen Handgriff zu vielen (überflüssigen) Handgriffen auf und werde dabei nie recht fertig, aber abends bin ich dann richtig ‚fertig', erschöpft. Unruhig, fahrig wie mein kleines Kind beim Spielen. Magischer Kampf mit dem Arbeitsdämon." — „Ich kann anfassen, was ich will: es wird doch nur ein viertel oder halber Erfolg und damit ein ganzer Mißerfolg. Am besten, ich lege (fatalistisch) die Hände in den Schoß." — „Ich husche in großen Zügen über die Arbeit hin, bin immer schon fertig, bevor ich eigentlich begonnen habe, wozu sich mit den Einzelheiten abmühen, sie sind doch bloß Belästigungen, mögen die andern sich mit ihnen herumbalgen, ich lache sie aus und weg." Alles Zauber, fauler Zauber. Der Überfleißige wie sein Gegenstück:

der Faulenzer haben sehr viel und eigentlich immer damit zu tun, den Arbeitszauber zu bannen. Also auch der Faulenzer ist darin äußerst fleißig. Alle neurotische Arbeit ist Fehlarbeit, bestenfalls brauchbar. Vgl. Nr. 61.

„Meine Arbeit ist meine Liebhaberei. Ich habe nie im Leben gearbeitet, sondern nur Gefälligkeiten erwiesen. Wer von mir etwas erbat, bekam es, und es war mir fatal, wenn jemd. von mir nichts haben wollte (wie es Gott fatal sein müßte, wenn die Menschen oder ein Mensch nichts von ihm haben wollten, ihn nicht um dies und das bitten würden), ich ließ mit aller Diplomatie nicht nach, bis dieser Jemand schließlich doch eine Gefälligkeit wünschte. Lohn lehnte ich immer ab, auch auf Gegengefälligkeiten lege ich (der ich ja sowieso wie Gott über alles verfüge) keinen Wert, ich will die Bittsteller-Beter begnaden. So bin ich zwar, wie man sagt, berufstätig, aber nur weil es mir Spaß macht, den Leuten gefällig zu sein, gewiß, ich erhalte Lohn, aber, wie gesagt, der ist kein Entgelt für meine Tätigkeit, er ist Ent-lohnung, Lohn, der keiner ist, mehr ein Opfer, das mir die Menschen darbringen und das ich gnädig annehme, ohne hinzusehen, denn schließlich muß ich ja leben, um ihnen gefällig sein zu können." Auch Gott arbeitet nicht, sondern begnadet, hört-erhört Gebete oder nicht, nimmt keinen Lohn, sondern Opfer usw. Pat. verwechselt Freundschaft mit Beruf, er ist insoweit ein kleines Kind, das für seine Spiele keinen Geldlohn erhält, das allen alles gibt, ohne Dank zu erwarten, der ja die Ab-gabe bestätigen, also die Allmacht-Alleinheit vernichten würde.

176. Ratlosigkeit. „Die Erfahrung nützt gar nichts, ich bin ratlos wie ein kleines Kind, ich weiß nicht, was ich tun soll und ob das, was ich tue, getan werden soll, ob es richtig oder falsch ist, ob mich ‚das Leben' mit seinen vielfältigen Ansprüchen und Aufgaben nicht wie der magische Gegenspieler im Kinderspiel neckt, zum Narren hält. Ich habe viele gute und noch mehr schlechte Erfahrungen gemacht, aber ich weiß doch nie, woran ich bin." Die Erfahrungen des Neurotikers können nur in der Abnorm bis zur Normnähe liegen, er beruft sich zu unrecht auf sie, um sie zu rechtfertigen — und damit seine Neurose. Die kranke Logik ist konsequent in ihrer Inkonsequenz, sie ist eben Patho-logik. Das Kleinkind wird von der Mutter umhegt, besorgt, beraten, es braucht sich nicht zu entscheiden; mit dem genetischen Aufkommen der Ich- und Du-Welt melden sich auch die Aufgaben, die Entscheidungen, aber auch da noch stehen Mutter und Vater dem Kind „mit Rat und Tat" zur Seite und bannen alle Gefahren für das Kind, das somit die Großen magisch in seinen Dienst stellt. Soweit krank, ist der Ratlose in jener Frühstufe verblieben, die Ratlosigkeit ist sein Prinzip,

sein Schutz vor allen Entscheidungen, deren jede ihm auf Leben oder Tod abgestellt scheint, auch vor den Entscheidungen, die sich in den reiferen Jahren einstellen. Der Ratlose zieht aus der Erfahrung, daß er noch „da" ist, den Schluß, daß seine Angst vor jeder Entscheidung die einzige Möglichkeit für ihn sei, sich gegen die herausfordernden dämonischen Mächte („allen Gewalten zum Trotz") zu erhalten, zu behaupten. Die Rat- und Tatlosigkeit ist sein Nimbus, der ihn — wie die Gottheit — vorm Unter-gange bewahrt.

177. Die Extravaganz. „Immer normal sein, das muß schrecklich langweilig sein", sagte Frau X bei der 20. Zigarette, „so richtig spießbürgerlich — nee, das wäre nicht mein Fall. Ich muß immer ein bischen anders sein wie die andern, deren jeder-jede auch wieder ein bischen anders ist wie jeder-jede andere. Eheliche Treue — wer redet davon in heutiger Zeit! Wir sind alle verwahrlost, also machen wir mit, je verrückter, desto besser. Immer ‚mondän' sein, meinetwegen auch demimondän, wann das eben mondän ist!" Primitivismus, Obsoletismus, Angst vor den Kulturansprüchen und ihrer Erfüllung, Säugling im Großformat. Slogan: „Wir sind ja Sünder, also sündigen wir!" Aber die gesunden Zeitgenossen halten das — wenn auch derzeit abgesunkene — Kulturniveau inne und leben dem neuen Aufstieg entgegen. Um 1950.

178. Herr der Zeit. Das Kind im Zeitchaos (und Raumchaos) kennt die Uhr noch nicht, dann lernt es sie allmählich kennen: als ein seltsames Gehäuse mit einem Gesicht genannt Zifferblatt, mit Zahlen und Zeigern, die von der innewohnenden Dämonin Zeit geschoben werden, mittels deren sie sich geheimnisvoll offenbart, ferner mit einem Pendel, das eine rätselhafte Sprache hat: tick tack, tick tack — und sich immerzu hin und her bewegt („hier geiht hei hen, dor geiht hei hen") — man kann nur staunen! Und Vater zieht die Zeit, d. h. die Uhr auf, damit sie nicht ‚stehen bleibt', also stirbt, dann ‚geht' sie weiter, obwohl sie doch ‚steht' oder ‚hängt' und dabei dennoch ‚weiterrückt' und ‚vergeht', so leben Leben und Tod in der Uhr, die Zeit eint Leben und Tod — Zauber und Wunder (Nr. 157). Später physiziert sich auch die Uhr, sie wird zum praktischen „Zeitmesser" (Chronometer), und um die Pubertätszeit herum bekommt das Kind, bes. der Junge eine Uhr geschenkt in Anerkennung, daß es sich die Zeiteinteilung der Großen zu eigen gemacht hat, also zum Zeichen seiner Würde, d. h. der hinreichenden Differenzierung des Richtungs- und Lagesinnes (s. im 2. Bd.). Wer aber „zeitlich" in der kindlichen Frühstufe verbleibt, findet sich auch später mit den zeitlichen Einzelheiten (Zeitpunkten, Stunden usw.) nicht zurecht: er sieht (unwissentlich) in den Zeitabschnitten, den Terminen (zu τέρμα, terminus

Grenze, Grenzgott) feindliche Dämonen, die der Allzeit ein Ende machen wollen und gegen die sich die Eigendämonie richten muß, um sie zu entmachten, in den „Schlägen“ der Uhr, die sich auch zum leisen Ticken minimieren können, Schicksalsschläge (vgl. „Dem Glücklichen schlägt keine Stunde“, genau aus Schiller zitiert: „Die Uhr schlägt keinem Glücklichen“, also verkündet sie Unheil) usw. Demgemäß liegt er mit den Zeitabschnitten in ständigem Konflikt, er ist Meister in der magischen Auslöschung des Terminzaubers, gegen dessen Zwang er sich zwanghaft wehrt, Meister in der Eigenzeitlichkeit, er lebt in seiner Privatzeit: er kommt, wann er will (d. h. „seine Zeit es gestattet“), wann es ihm paßt, und die Termine sind nur dazu da, umgangen, verschoben, versäumt, ent-termint zu werden, „die Zeit hat sich nach mir zu richten“, sagte die Dame und stellte ihre Uhr nach ihrem Belieben. Er ist also unpünktlich, prinzipiell-habituell u n p ü n k t l i c h, auch mal pünktlich, sogar ü b e r p ü n k t l i c h, wie es ihm gefällt, d. h. wie seine kranken topischen Reflexe jeweils fehlfunktionieren. Er kann „beim besten Willen“ die menschlichen Zeit- und Raummaaße nicht innehalten, er ist der Herr der (unteilbaren) Zeit und des (unteilbaren) Raumes, der Ewigkeit, die Gottheit. Und bitte nebenbei bemerkt: wer hat vor mir das Wesen der Zeit und des Raumes gekannt? Niemand. Beides muß im dämonistischen Denken Rätsel bleiben. — Vgl. Nr. 131.

179. U n g e d u l d und Ü b e r g e d u l d sind gegenstückliche Versuche, den Erfolg magisch zu erzwingen. Ungeduld ist übersteigerter Hunger: als ob man „sofort“ (mit magischer Sofortigkeit) zum Ziele kommen könne, also unter Auslöschen der Zwischenstadien (Aufenthalte, Aufhaltungen), „blinder Eifer“, oft verbunden mit der Angst, daß man Zeit, somit den Erfolg verlieren könne, also „keine Zeit“ habe. Wer da sagt, er habe keine Zeit, hat sehr viel Zeit zu und in seiner Ungeduld. Übergeduld ist mangelhafter Hunger (Willensschwäche) oder übersteigerte Angst vor der Schwelle zum Ziele (Angsthemmung als Zurückhaltung, Aufschieben, Bannung der drohenden Gefahr) oder überdehntes Schmerzstadium (zu langer Aufenthalt an der Schwelle, im Kampfe, in der Prüfung, Pedanterie usw.) oder übermäßige Trauer (Trauerhemmung als Pomadigkeit, Trägheit, Resignation, somit Bannung des Geschehenen). Der Ungeduldige kann nicht warten, der Übergeduldige wartet zu lange: beide kommen niemals zum echten Erfolg. Was lange währt, wird gut; was zu kurz oder zu lange währt, wird nichts oder nichts Rechtes. Die Hast will die Früchte pflücken, bevor sie reif sind, ja bevor die Bäume gepflanzt sind, die sie tragen sollen. Die Übergeduld sagt: man muß die Früchte der Bäume reifen lassen, die noch gar nicht gepflanzt sind. Aufgeschoben ist oft

aufgehoben. Je ungeduldiger Pat. in der Erkenntnistherapie ist, desto länger dauert sie: die Ungeduld ist ja selber Symptom und bedarf der Behebung. In der Ungeduld möchte Pat. das Ende an den Anfang setzen. Der Übergeduldige möchte am liebsten „dauernd" in Behandlung bleiben: so lange er in Behandlung ist, „braucht" er ja nicht gesund zu sein, hat also die drohenden Pflichten und Rechte gebannt, und auch dieses Symptom bedarf der Aufklärung.

180. Die Blamage ist ein „tödlicher Zauber", aber niemand blamiert sich mehr als der Neurotiker, der sich absolut nicht blamieren will-darf, — und er lebt sogar weiter, die Blamage ist eben nur der „magische Tod". Niemand macht mehr Fehler als der „Unfehlbare". Der Neurotiker ist Meister, ja Großmeister im Fehlermachen, manchmal ein Genie im Fehlermachen — und in der Kunst, sich zu blamieren.

181. Verworfen kann nur der Auserwählte sein und umgekehrt: er wähnt dazu auserwählt zu sein, verworfen zu sein, ein Gottgesandter, der zur Durchführung seiner Mission, die Menschen von ihrer Verworfenheit zu erlösen, zur Erde-Hölle herabgeworfen wurde oder sich herabwerfen ließ, wobei er natürlich die hierfür zuständige Gestalt annehmen mußte (vgl. Storchmärchen, Inkarnation usw.). Beweis für die himmlische Abkunft ist die Sehnsucht nach der ewigen Heimat — die unerfüllbare; würde sie erfüllt, wäre die Mission erloschen, wie die Himmelfahrt Christi erweist. Die Menschen sind also ihre Verworfenheit los (Er-lösung), ER hat sie übernommen und hält sie gebannt, nur auf IHN richten sich die Versuche-Versuchungen des Teufels, die gewöhnlichen Menschen läßt er in Ruhe, sie sind ihm uninteressant, sozusagen unebenbürtig. Nur daß der Kampf des Auserwählten mit der Verworfenheit ewig dauert, also die Menschen ewig in Gefahr sind, der Verworfenheit zu verfallen, sofern der Teufel über den Gott obsiegen würde, — aber freilich ist das ja unmöglich, also haben wir Menschen gute und lange Weile. Der Auserwählte hat oben die gute und unten die böse Dämonie, oben den heiligen, unten den unheiligen Geist zu wohnen als die unzertrennlichen Feinde (was es mit der Seele für eine Bewandtnis hat, ob sie gut oder böse oder teils gut, teils böse sei, steht dahin und ist ein unerforschliches Problem). Um seine Rolle als Verworfener recht zu spielen, muß er sich auf alle mögliche Verworfenheit einlassen, sie studienmäßig betreiben-mitmachen, mit den Wölfen heulen, sie würden ihn sonst auffressen, er darf aber nur den Wolf spielen, nicht Wolf werden, und er kann das ja auch gar nicht: als Auserwählter. Er kann also auch nur den Menschen spielen, so tun als ob, ihn imitieren, vgl. Nr. 55. All das weiß der Neurotiker im allgemeinen nicht, er tut aber so, als ob es so wäre. Er weiß nicht,

was er tut, er kennt den Sinn seines Unsinns nicht, den er in seinen Symptomen dramatisch vorführt, — und die in Neurosenkunde Unkundigen kennen den Sinn des Unsinns auch nicht. „Das habe ich nie gedacht", wendet Pat. ein; zugegeben, aber gemacht.

In Fortführung und Auswucherung der frühkindlichen Zweifel am und um Oben und Unten, Gut und Böse usw. wähnt der Neurotiker eine Komposition von Auserwählt und Verworfen, Gesegnet und Verflucht zu sein und den ewigen Kampf zwischen beiden Sorten der Dämonen führen zu müssen: mit Abstinenz oder Abusus. So ist die Hure allemal eine Heilige, die den Mann aus seiner teuflischen Geschlechtsnot befreit, ihn zu dieser Erlösungstat sogar verführt; daß sie sich dafür bezahlen läßt — nun sie will ja auch leben, um ihre Mission erfüllen zu können, und auch die Tempel- oder Bordellmädchen verdienten für die Kasse und damit für sich. Und jede Heilige ist ins Fleisch verdammt und ständig bemüht, es abzutöten „so oder so". Und der Darmverstopfte bannt den Abortteufel, nicht anders der Durchfällige, der dem Teufel eine widerliche braune Sauce in die Fresse schleudert, wobei noch dazu nicht er selber, sondern das Abführmittel „schuld" ist. Usw. usw. Vgl. S. 98 f. Fürchterlicher Unsinn, aber sehr, sehr weit verbreitet.

Nur der Erhabene kann sich erniedrigen, nicht der Niedrige; und der Erhabene, der sich erniedrigt, büßt damit seine Erhabenheit nicht im mindesten ein. Nur der Niedrige kann sich erheben, nicht der Erhobene-Erhabene und büßt dabei seine Niedrigkeit nicht ein. Nur der Große kann sich klein machen, und nur der Kleine kann groß tun, und jener bleibt groß, dieser klein. Nur der Überwertige kann sich für unterwertig halten und umgekehrt. Den Nichtswürdigen spielen kann nur der Allwürdige, den Allmächtigen nur der Ohnmächtige usw. Das Chaos ist vor dem Aufkommen aller Gegensätze — und der Neurotiker ist der geschworene Feind aller Gegensätze, die ja seine Alleinheit zerstören wollen und deren feindliche Dämonie also immer wieder unschädlich gemacht werden muß. So auch alle Unterschiede und Verschiedenheiten.

182. Der Neurotiker wähnt, Altruist zu sein, und ist eben in seinem Altruismus Egoist: alles, was er den andern tut, mit denen er ja eins ist, tut er für sich, zu seinem Allruhm, auch falls er sich noch so bescheiden gibt. Er kann ja auch so wenig wie Gott das Geringste aus seiner Allmacht entlassen, er kann die ganze Welt verschenken und bleibt doch ihr Herr. Seine Opfersucht ist Selbstsucht.

183. Der Neurotiker ist in seiner Gebundenheit frei, d. h. er bewegt sich „frei" in seinem Selbstgefängnis. Er tut alles, was er tut, im Zwange, der ihm zur Freiwilligkeit ge-

worden ist. Seine Beschwerden sind unbequem, aber er hat sich derart an sie gewöhnt, daß sie ihm bequem vorkommen, und er ist viel zu bequem, als daß er sie (ohne Erkenntnistherapie) preisgäbe, und er kann das ja gemäß seiner biologischen Beschaffenheit auch gar nicht (Selbstheilung habe ich noch nie erlebt). Er ist zerfahren, aber in der Zerfahrenheit festgefahren. Er ist gründlich in der Ungründlichkeit: daran läßt er es um keinen Preis fehlen. Er ist beständig in seiner Flüchtigkeit, fertig in der Unfertigkeit, vollendet in der Unvollendung, sicher in der Unsicherheit, zuverlässig in der Unzuverlässigkeit, berechenbar in der Unberechenbarkeit, ordentlich in der Unordnung, höchst geschickt in der Ungeschicklichkeit, genau in der Ungenauigkeit, gewissenhaft in der Gewissenlosigkeit, konsequent in der Inkonsequenz, ehrlich in der Unehrlichkeit, aufrichtig in der Heuchelei, verschlossen in der Offenheit, die ihm die beste Methode dünkt, sein „Geheimnis" zu wahren (das realiter nicht existiert). Er ist unduldsam in der Duldsamkeit (duldet nicht, daß jem. unduldsam sei, s. Nr. 116), gewalttätig in der Gewaltlosigkeit, tapfer in der Feigheit, lieblos vor lauter Liebe, aufopfernd ohne das geringste Opfer, hingebend ohne Hingabe, streng in der Milde, provokant auch in der Zurückhaltung, Opponent auch in der Unterwerfung, aggressiv in der Defensive und defensiv in der Aggression, steif-starr in der Haltlosigkeit, an die er sich hält, anklammert, verstockt in der Nachgiebigkeit, herrschsüchtig auch in der Demütigkeit, entschieden unentschieden, entschlossen unentschlossen. Er verlangt jede Rücksicht auf seine Rücksichtslosigkeit. Er ist arrogant in seiner Ignoranz, unbescheiden auch in der Bescheidenheit, aufdringlich in seiner Unaufdringlichkeit, anspruchsvoll in seiner Anspruchslosigkeit, er protzt mit seiner Einfachheit. Er ist viel zu eitel, um eitel zu sein. Sein einziger Stolz ist, nicht stolz zu sein. Er lebt in seiner gegenwärtigen Vergangenheit. Er ist anwesend abwesend, lebendig tot als „lebender Leichnam", als „Leiche auf Urlaub". Er ist „glücklich" nur im Unglück: wie unglücklich müßte er sein, wenn ihn „sein" Unglück verließe! Er ist unnahbar mitten unter uns, unbeteiligter Teilnehmer. Er bezahlt eine Zigarre mit einem Brillantring, den der Verkäufer wechseln soll. Er spielt den Herkules beim Aufheben einer Stecknadel: die Stecknadel ist voll geheimen Zaubers, der sie so schwer macht, daß nur Herkules ihn überwinden kann (also Jacke aus, Hemdärmel hoch, in die Hände gespuckt, Anlauf usw.). Er versteift sich auf Unmögliches in dem Wahn, er könne es möglich machen. Er errichtet einen Turmbau zu Babel. Er baut am Hause zuerst das Dach. Er fängt am Ende an und hört am Anfang auf. Er geht immer aufs Ganze — kompromißlos, radikalistisch, prinzipialistisch. Er macht aus der

Mücke einen Elefanten und umgekehrt. „Wer wird sachlich sein, wenn er auch unsachlich sein kann!" „Ich bin verzweifelt, daß es so ist, wie es ist, aber noch viel verzweifelter wäre ich, wenn es anders wäre, als wie es ist." Er nimmt immer übel, am meisten das, was nicht übelzunehmen ist. Es gelingt ihm alles, worauf der Gesunde keinen Wert legt. Er verspricht mit dem souveränen Vorbehalt, sein Versprechen zu halten oder nicht. Sein Wort ist schon die Tat; „ich werde zahlen" — und er hat damit schon gezahlt. Es ist alles an ihm unecht, bestenfalls scheinecht. Er ist immer das Gegenteil vom Gegenteil, nie „er selbst". Er weiß nie, woran er ist, weder mit den andern noch mit sich selber. Er ist ein armer, ja arm-seliger Mensch, auch als Millionär. Er ist ein Pseudomensch — wollen wir ihm nicht helfen, Mensch zu werden?!

184. Sozialneurose. Mit Sozialneurose ist nicht die Tatsache bezeichnet, daß die Neurose zu einer Volksseuche, einer sozialen Krankheit geworden ist, sondern die klassenfeindliche Einstellung vieler Personen und Gruppen. Die Sozialneurotiker wähnen in ihrer infantilistischen Denkweise, sie könnten-müßten die biologische Struktur der Gesellschaftspyramide ideologisch und-oder praktisch abschaffen, d. h. einebnen, nivellieren, chaotisieren. Der Hneurotiker (Nihilist) vernicht(s)et die Klassen-(Standes-)unterschiede, der Aneurotiker (Negativist) verneint sie, der Sneurotiker (Severist) zersetzt sie, der Tneurotiker (Pessimist) jammert sie weg, der Fneurotiker (Überoptimist) lacht sie aus und weg, — und jeder wähnt, somit der Welterlöser zu sein. Man kann die Sozialneurose auch politische Neurose nennen; sie betrifft ja auch die Besitzunterschiede (Politik = Sozialität und Ökonomik). Sie scheitert an den biologischen Tatsachen, sie sind im 4. Bde. § 12 dargestellt.

„Wir wohnten in der Unterstadt, mein Vater war ein kleiner Handwerker. Als kleiner Junge schon schlich ich mich in die Oberstadt, wo die Reichen in ihren Villen wohnten, ich wollte die Höhe erobern wie Prometheus den Olymp, und als ich sah, daß sich niemand um mich kümmerte, hatte ich die Höhe schon erobert, die Reichen konnten mir nichts tun (sonst hätten sie mich, den Tiufel-Teufel in die Tiefe geschmettert), ich hatte sie, die Fäuste gebannt, die Zähne verbissen, entmachtet. Die Lehrer nannten mich frechen Bengel: ich stellte sie fortgesetzt auf die Probe und fand, daß sie ‚nichts' wußten, weniger als ich, den sie andauernd fragten, und auf dessen Fragen, z. B. warum ist 2 mal 2 = 4 und nicht 5? warum haben die Bäume die Wurzeln in der Erde und nicht in der Luft? warum gibt es arme und reiche Leute? usw., sie keine befriedigende Antwort wußten. Ich belehrte die Lehrer wie Jesus die Pharisäer. Ich agitierte schon damals, war Rädelsführer einer Bande, die allerlei oft bedenklichen und manchmal schon kriminoiden Unfug anrichteten und nur eines im Sinne hatten: die Macht der Großen zu brechen. Kein Lehrherr hielt es mit mir aus — oder ich hielt es mit keinem aus: ich belehrte sie immer, daß sie mich nichts zu lehren hätten — mich den vom Himmel gefallenen Meister, ich habe sie alle klein-gekriegt, mir konnte nichts imponieren. Ich war ja schon früh bei Vatern in der Werkstätte gewesen, er ließ mich machen, was ich wollte, und so lernte ich aus mir selbst, also ohne eigentlich zu lernen, und mein Eintritt in diese oder jene Lehre war nur ein Ausflug, von dem ich zu Vatern zurückkehrte. Gegen meine ‚Lehre' konnte keine Lehre an. Die Leute nannten mich Taugenichts, und ich wollte einer sein, darin lag ja gerade der Beweis für meine Tauglichkeit zur Überwindung der ungerechten Gesellschaftsordnung. Bei Vatern legte ich sogar die Farce der Gesellenprüfung ab, bloß um die Leute zu verhöhnen, ihnen zu zeigen, daß ich als ‚Taugenichts' doch etwas taugte. Als Jugendlicher Mitglied kommunistischer Verbände, doch sollte ich da auch eine Organisation anerkennen mit Vorstand und so — das paßte mir nicht, ich blieb allein mit etlichen Gesinnungsgenossen um mich (wie Jesus mit den Zwölfen), wir predigten uns den allgemeinen Umsturz vor und malten uns die neue Weltordnung aus, die ja eigentlich keine war, in der es keine Gegensätze, Unterschiede mehr geben würde: das Paradies, das Chaos. Später übernahm ich Vaters Werkstätte, war aber immer so eine Art Sokrates (auch mit Xantippe): lief herum und hielt privatkommunistische Reden, denn auch der Kommunismus war mir nicht kommunistisch genug. Ich bin stolz darauf, ein kleiner Handwerker zu sein und doch die Welt aus den Angeln heben zu können." Klassenbewußtsein dessen, der die Klassen abschaffen will, Revoluzer.

„Mein Vater war ein kleiner Landwirt, ich war sehr ehrgeizig, litt aber früh schon an Hemmungen — draußen, in der Schule usw. Kam trotzdem bei guter Begabung voran, sogar auf dem Gymnasium und der Technischen Hochschule, wo ich von Stipendien lebte — immer in Angst, als Kind niederer Herkunft entdeckt und ausgelacht, verdammt zu werden. Später als Dipl.-Ing. auf gute Empfehlungen hin gute Angebote, aber die Angst vor dem Entdecktwerden hat mir die Karriere immer wieder versaut. Der Generaldirektor eines großen Werkes z. B., in dem ich tätig war, hatte ein Auge auf mich geworfen: vielleicht künftiger Schwiegersohn? — lud mich zu einer privaten Geselligkeit ein, aber da packte mich wieder die kalte Angst: die gnädige Frau könnte mich nach meinem Herkommen fragen und würde mich dann hohnlächelnd abweisen, das gnädige Fräulein mir mit Naserümpfen den Rücken kehren. Da sagte ich kurz zuvor ab. Alsbald erhielt ich als Antwort meine Entlassung. Und das war nicht der einzige Fall. Ich wähnte: die Großen dulden die Kleinen, die Hohen die Unteren, die Götter die Teufel nicht neben sich, und ich war doch eben meiner Herkunft nach trotz meiner akademischen Titel ein Unterer. Später Stellung in Maschinenfabrik, hatte eine Haushälterin — ja eine gänzlich ungebildete, mißgestaltete Person, die mich eigentlich anekelte: die hat mich dann geheiratet."

„Ich war schon immer ein Streiter gegen alle Vorgesetzten: Eltern, Lehrer usw., ein Streiter gegen die soziale Ungerechtigkeit, daß es Große und Kleine, Obere und Untere, Reiche und Arme usw. gibt: warum sind wir nicht alle unter uns gleich, sind wir nicht alle Menschen? sind wir vor Gott nicht alle gleich? Ich sah die Unterschiede, die soziale Ungerechtigkeit, Not und Elend neben Überfluß und Prasserei, mit Schmerzen, die mir das Herz zerstachen. Die Ärzte ahnten nichts von der Art meines Herzleidens, das mich schon als Kind quälte, sie horchten an mir herum und machten ihren technischen Hokuspokus und schüttelten die Köpfe, wie das in Romanen immer so schön heißt, aber mein Leiden ließ sich nicht weg-schütteln, auch mit Pillen und Pulvern nicht kurieren, ich litt ja der Welt Schmerz, an Weltschmerz wie Jesus, ja als Jesus Christus, der ja auch alle Unterschiede zur göttlichen Einheit auflösen wollte und an dem teuflischen Ungeist der Menschen starb. Ich wähnte: die Feindschaft und Feindseligkeit unter den Menschen stammt nur von dem Wahn, daß der eine mehr sei als der andere, von dem Willen der Menschen, sich gegenseitig zu übertreffen, immer die andern zu unterdrücken, zu zerfleischen, schlecht zu machen, von dem Streben nach Reichtum, Ehre, Stellung u. a. irdischem Tand. Ich — mein Herz empfindet das — auch ich werde daran sterben." Herzneurose, Unterstützungsempfänger, Kleinschieber, Heiliger.

„Als Kind viel geweint, immer traurig, Mutter fragte oft: warum? ich wußte keine Antwort, sie weinte ja selber viel. Ich war über alles traurig, daß es so traurig war, wie es war. Nie verstanden, daß es Arm und Reich gab, Leute, die zerlumpt einhergingen, andere in prächtigen Wagen fuhren usw. Warum läßt Gott das viele Unglück in der Welt zu? Vielleicht war alles Unglück und alles Glück (Reichtum, großes Leben usw.) nur Schein, nicht Wahrheit? War ich vielleicht daran schuld? wie wäre das möglich gewesen? was habe ich verbrochen, wie mit meiner Schuld die Schuld überhaupt in die Welt gebracht? Gab gern weg: Spielsachen, Stullen, Näschereien — alles, gab den Armen, mochten sie auch reich erscheinen, wollte selber arm sein und bleiben. Wollte Kind bleiben, bei Mutter sitzen, am Quell des Lebens, aber eben nur am Quell. Weinte über jede Trennung (‚Verschwinden, Sterben'), trauerte so lange, bis ich

Mutter wieder herbeigetrauert hatte. Mochte nichts tun, war faul auch in der Schule: alles zweck- und sinnlos. Fragte immer bloß: warum muß das sein? Was war und wiederkehrte: immer dasselbe — woher, wohin, warum? Vater war wohlhabend, sparsam, eher geizig, Mutter wie ich ‚ihr Kind': gab alles weg. Viele Szenen zwischen den beiden, viel Tränen." Grundthese: die sozialen, ökonomischen Unterschiede sind das Unglück in der Welt, das Übel, von dem uns Gott erlösen sollte und dennoch nicht erlöst. Man muß immer darüber trauern, um es mit dem Trauerzauber zu bannen, wie man eben mit der Trauer das Betrauerte rück-gängig macht, auslöscht. Weinet über euch und eure Kinder! Vgl. Franziskus von Assisi e tutti quanti.

„Standesunterschiede? So was gibt's ja gar nicht. Ich umarme die ganze Welt, mir ist es gleich, ob Schuster oder Geheimrat, ob Dienstmagd oder Königin, ob Klein oder Groß. Kommt so ein Fatzke dahergeprunkt, lache ich ihn aus — und alle Größe ist ja nur Prunk, Getue, Angeberei, Kleinheit im Großformat, unterm Hemd sind sie alle gleich. Über die Politik und die Politiker könnte ich mich totlachen: sie wollen die Menschen beglücken, hätten es auch in der Hand und machen nur dummes Zeug, sind stolz auf ihre Titel und Ämter — das ist ihr einziges Glück; sie könnten die Kriege abschaffen und tun alles, um sie zu entfesseln. Der Menschheit ganzer Ekel faßt mich an. Mir ist jeder Säugling lieber: der kräht wenigstens ehrlich, der hat noch keine Maschinengewehre. Witzeln wir uns durch's Leben, machen wir uns lustig über das fade Getue und Gemache, dann ist jeder erhaben über das irdische Glück und Unglück — und das allein ist das wahre Glück."

Sozialneurose von oben. Der Sohn (vgl. wiederum Franz von Assisi) verschmäht den Reichtum des Vaters sowie die beruflichen und ehelichen Chancen, die sich aus der Position der Eltern ergeben, leistet hartnäckigen Widerstand gegen Erziehung und Erzieher, will nichts lernen, ein Wildling, der herunterkommt, verkommt, sich von den Eltern lossagt, in armseliger Existenz als Mitglied einer wohltätigen Sekte, die die Besitzlosigkeit verkündet, aber doch mit Sammlungen den Armen helfen will, dahinvegetiert. — Die Tochter hochadeliger Eltern steigt aus Protest gegen Stand und Rang mit voller Absicht ins „Proletariat" hinunter, lebt in kümmerlichen Verhältnissen als Gelegenheitsarbeiterin und als heilige Dirne, entpersönlicht sich und ist bei aller Selbsterniedrigung die geborene Komtesse, die eben Aschenputtel spielt, um die sozialen Unterschiede beispielhaft auszugleichen. Usw.

185. Der Übermensch. „Mein Vater war Geistlicher, Gott ist Geist, mein Vater war mein Gott, ich sein einziger Sohn Christus. Die Menschen waren mir von klein auf unheimliche

Wesen, ich suchte hinter ihr Geheimnis zu kommen, zu erkennen, ob sie gute oder böse Gespenster-Gestalten, dann ob sie göttlich oder teuflisch wären, — entscheiden konnte ich das nicht sicher, aber ich erkannte doch ihre Dämonie und bannte sie damit, und das hieß doch: ich war der Übermensch, der Mensch, der über den Menschen steht, nur der kann sie erkennen, ich entschloß mich alle Zweifel aufzugeben und selbst zu bestimmen, was gut und böse sei, und was ich so bestimmte, das war es eben auch: ‚Ihr werdet sein wie Gott und wissen, was gut und was böse ist' — aber war das nicht die Versuchung des Teufels? aber Gott mußte ja wissen, was gut und was böse, oder er mußte es bestimmen, und so war ich Vaters-Gottes Nachfolger und selber Gott, göttlich, Übermensch. Natürlich muß ich mein Übermenschentum geheimhalten, sonst würden es ja die Menschen erkennen und damit über mir stehen, aber ich muß es incognito verkünden, die Menschen auffordern, sich zum Übermenschentum hinaufzuentwickeln, die Menschlichkeit zu verlassen. Ich leiste damit Übermenschliches, das sich von den menschlichen Leistungen entschieden abhebt. Demgemäß ist mir alles Menschliche fremd — ja, ich sehe es ein: so fremd, wie es mir als Kleinkind war, und ich sehe auch ein, daß ich, obwohl Pfarrer in Amt und Würden, die kleinkindliche WA beibehalten habe und daß realiter über das Menschliche hinaus nichts existiert, auch Gott war Mensch, der Urahn, der mit all seinen Nachfolgern im Gottesbegriff gegenwärtig ist. Und ich erkenne, daß abgesehen von der dogmatischen Deutung des Wortes ‚Übermensch', also biologisch gesehen das Kind eben der kleine Mensch ist, der Große über ihm steht, sozusagen als Über-mensch, und daß alle Kinder heran- und in dieses Übermenschentum hineinwachsen, — sofern man dieses Wort überhaupt beibehalten will." Vgl. I S. 280.

186. „Die große Gesundheit." Der Kranke kann nur Krankes, bestenfalls Fastgesundes leisten. Dies gilt auch für das kranke Genie (vgl. 7. Bd. II S. 338). Nur Laien und Neurotiker können diese Tatsache verkennen. So fabuliert z. B. der Dichter Thomas Mann munter von der Krankheit als Größe und der Größe als Krankheit und beschimpft den „bloß medizinischen Gesichtspunkt als philiströs und unzulänglich, zum mindesten als einseitig naturalistisch: die Sache hat ihre geistige und kulturelle Seite, auf die sich der Biologe und Mediziner nur mangelhaft versteht", — während sich der „Dichter des Zauberberges" natürlich auf all das versteht, was er nicht versteht, also wieder munter fabuliert: „Gewisse Errungenschaften der Seele und der Erkenntnis sind nicht möglich ohne die Krankheit, den Wahnsinn, das geistige Verbrechen, und die großen Kranken sind Gekreuzigte und Opfer der Menschheit und ihrer Erhöhung, der

Erweiterung ihres Fühlens und Wissens, kurz ihrer höheren Gesundheit dargebracht." Er nennt (im Vorwort zu einem amerikanischen Auswahlband Dostojewskischer Erzählungen, 1947) Dostojewski und Nietzsche als Beispiele. Nun, jener war Epileptiker, dieser Paralytiker; man könnte noch viele Leidensgenossen anführen aus der Kunst, Wissenschaft, Politik usw. Bleiben wir bei jenen beiden: was hat „die Menschheit" ihren Werken anderes zu verdanken als eine gewisse Einsicht in die exemplarische Krankheit dieser Autoren, welche Fortschritte, welche „höhere Gesundheit" verdanken wir ihnen? Welche „höhere Gesundheit" verdanken wir Politikern wie etwa Napoleon (Epileptiker), Lenin (Paralytiker), Mussolini (Megalomane), Hitler (Epileptoid), Wilson (Paralytiker), Roosevelt (spinale Kinderlähmung) und den vielen anderen mindestens neurotischen „Führern"? Natürlich finden sich in den Werken kranker Autoren allerlei Gemeinplätze in oft „blendenden" Formulierungen, aber das Allgemeine ist ja eben allgemein bekannt, und das Übrige, was aus den kranken Gehirnen stammt, ist falsch bis fehlerhaft — wem sollte das nützen?! Dies gilt auch für die Leistungen kranker Genies. Das „geistige Verbrechen" ist Verbrechen wie jedes andere, — wie könnte es zur Erhöhung des kulturellen Niveaus führen?! Nur Unkundigen und Mitkranken kann das kranke Werk, das Werk des Kranken imponieren, und nur sie können solchen Unsinn schreiben wie den hier zitierten. (Wer Lust hat, lese den Hymnus des „Hohepriesters des Kafka-Kults" Max Brod auf den schwer neurotischen Franz Kafka im „Spiegel" v. 5. Aug. 1953 — usw. usw.)

Auf welchem Gebiete immer: g e s u n d e Leistungen sind p r o d u k t i v, nützlich, k r a n k e sind u n p r o d u k t i v, schädlich bis nutzlos bis bestenfalls brauchbar. Produktivsein, d. i. auf dem Bisherigen, es erweiternd, aufbauen; unproduktivsein, d. i. im Bisherigen leerläufig tätig sein. Auch der Unproduktive liefert also Produkte, aber sie sind so krank wie er selbst, sie sind ebenfalls unproduktiv. So sind z. B. die literarischen Produkte des Dichters-Philosophen Fr. Nietzsche u. v. a. durchaus unproduktiv, sie sind substanzlose Phantastik, Banalitäten, Märchen in großen Worten, irre-wirre Ideologien, menschen- und weltfeindliche Dogmatiken, oft höherer Blödsinn, niemand profitiert etwas von solcher Pseudoweisheit — außer etwa dem, daß man kopfschüttelnd sagt: „Das also ist Philosophie!" oder „Was sich ein Mensch so alles aushecken kann!" und sich wundert, daß es sogar Bewunderer solcher Verstiegenheiten gibt. Brauchbar können Leistungen des Kranken nur im Gebiete der Mechanik sein: er bedient die Maschine, s i e produziert; so funktioniert auch die Denkmaschine. Immerhin kommt es vor, daß der Kranke, sogar der Phrenotiker, „Einfälle" hat, die der Gesunde verwerten, d. h. in die Norm übersetzen und dann produktiv verwenden kann. An sich ist der kranke Einfall, z. B. eine Erfindung, nur im Rahmen der Krankheit, also zur Fortführung-Wucherung der Fehlleistung verwendbar, also unproduktiv. Umgekehrt können gesunde Erfindungen vom Kranken mißbraucht werden, z. B. Phosphor- und Atombomben in einer barbarischen, also kranken Kriegführung zur Verwüstung von Wohnstätten und Ermordung von Zivilpersonen. Ferner die Tuberkulose ist unproduktiv, aber proliferativ (wucherisch), die richtige Therapie ist — hier wie dort — produktiv. Alle Individuen werden und vergehen, das gesunde Sterben ist auch produktiv: neues Leben blüht aus den Ruinen. Wird also ein baufälliges Haus abgerissen zur Gewinnung von Material für den Neubau, so ist der Abbau produktiv. Unproduktiv ist die Zerstörung als Selbstzweck. Die Entwicklung der Waffentechnik zur Verteidigung des Vaterlandes ist produktiv, ebenso die Anwendung der Waffen im gesunden Kriege als der völkischen Reifeprüfung, dagegen unproduktiv ist der kranke Krieg, die kranke Kriegführung (s. im 4. Bde. § 12). Alles Gesunde ist konstruktiv, alles Kranke ist destruktiv.

187. Neurotische Weisheiten.

Das Denken ist der Fluch, an dem die Menschheit stirbt. Der Geist ist lebensfeindlich, er ist der Widersacher der Seele. Nur nicht denken, nicht einmal denken, daß man denken muß! Das Wissen ist der Tod. Bleib arm im Geiste! Gott denkt für alle, und sein Alldenken ist das Nichtdenken.

Das Denken ist der Segen, der die Menschheit erlöst. Der erhabene Geist erkennt all das Niedrige der Welt, bannt den Teufelszauber, überwindet die Welt.

Wage es blind zu sein (scil. gegenüber den Tatsachen) — und die Welt wird dein Sehertum preisen!

Du willst die Menschen aufklären? Sie werden dich alsbald darüber aufklären, daß sie nicht aufgeklärt werden wollen.

Wage es feige zu sein — und die Welt wird deinen Mut preisen!

Wage es aus der Schwäche ein Heiligtum zu machen — und die Welt wird dich anbeten!

Wage es Blödsinn zu verkünden — und die Welt wird dich einen Propheten nennen!

Bleib stets unverbindlich, aber in verbindlichster Form!

Fessele immer die andern! Lege sie fest, so hast du sie in deinem Bann!

Der Chaotiker ist der wahrhaft Freie: er kennt keinerlei Bindung.

Freiheit ist, wenn man das Wort „frei" vorsetzt, dann glauben es die Leute.

Freibleiben mußt du auch in der Liebe. Die geschiedenen Ehen sind die besten, noch besser sind die Ehen, die gar nicht erst geschlossen werden.

Primitivität ist Trumpf, also machen wir mit! Wer wird wider den Strom schwimmen! Mit den Menschen muß man heulen.

Nicht leben und leben lassen, sondern sterben und sterben lassen: Mementote mori!

Das Da-sein ist eine ungeheuere Zumutung.

Die Krankheit hat den Vorzug, von allen estimiert zu werden. Krankheit entschuldigt alles. Jeder nimmt Rücksicht auf den Kranken, den (von Gott oder Teufel) Besessenen betet man sogar an. Jede Krankheit morbus sacer. Dem Kranken sucht jeder zu helfen, nicht dem Gesunden. Lassen wir den Leuten diesen Spaß!

Die Sprossen der Leiter sind die Hindernisse, sie zu ersteigen. Die Entwicklungsstufen sind die Hindernisse, die Entwicklung zu vollenden. Bleib unten, so kannst du nicht fallen!

Verschiebe stets auf morgen, was du kannst heut besorgen! Zwang gegen Zwang!

Man muß hundert Dinge unternehmen, um einen Erfolg zu erzielen, und der ist dann ein Mißerfolg. Wozu die Mühe?!

Nimm dir nichts vor: es kommt immer etwas dazwischen!

Man muß nichts tun, es kommt alles von selbst.

Nimm dich vor der Arbeit in acht: wen sie einmal erwischt hat, den läßt sie nicht mehr los!

Tue recht und scheue niemand? Ach nein: tue nichts und scheue jeden, du weißt ja nie, wie die Geschichte ausgeht!

Die Gefahr erkennen, heißt: sie überwinden, sie ungefährlich machen. Was dann auch passiert, dir kann nichts passieren. (Normaliter: die Gefahr erkennen, heißt: sich auf sie vorbereiten.)

Offenbare dich niemals! Sei nur Echo! Sprich allen Leuten nach dem Munde! Wiederhole ihre Worte, sie fassen das als Anerkennung auf und sind mit dir zufrieden.

Sei nie du selbst, so bleibst du unentdeckt. Auch das Wesen Gottes kann niemand ergründen, so bleibt er unversehrt.

Sei nie du selbst, so bist du gefeit. Auch Gott in seiner ewigen Verwandlung ist gefeit.

„Du selbst sein, heißt: dich selbst ertöten". Der Knopfgießer in „Peer Gynt".

Sei nie du selbst, sei stets das Ganze!

Nicht teil-nehmen, sondern ganz-nehmen! Nicht Teil-nehmer, sondern Ganz-nehmer sein!

Kümmere dich nie um die andern, so existieren sie nicht!

Kümmere dich stets um die andern, so bannst du ihren bösen Zauber.

Ihr nennt die Folter grausam? Aber sie treibt das Böse aus. Die Kinder bekommen noch lange nicht genug Prügel. Den Teufel muß man weggeißeln.

Die Wahrheit ist immer gefährlich: der Mensch verträgt sie nicht.

Sag nie die Wahrheit außer zu dir selbst — und auch das noch mit Vorsicht!

Die Lüge ist berechtigt, falls sie den Belogenen schont. Man soll die andern schonen, aber sich selbst auch.

Eine Lüge, deren Lüge-sein ich weiß, ist keine Lüge mehr: mein Wissen hat sie ent-lügt.

Wenn i c h nur habe, so frage ich nichts nach Himmel und Erde.

Drum prüfe ewig, wer sich bindet, ob sich das Herz zum Herzen findet.

Drum prüfe, wer sich ewig bindet, ob sich nicht noch was Besseres findet.

Das Ewig-Weibliche (-Männliche) kann sich im Einzelnen nicht binden: wie sollte es sonst ewig sein!

Das Unerträglichste ist ja eben, daß ich das Unerträgliche ertragen muß.

Du mußt deine Fehler immer den andern andichten, an ihnen fest-stellen und tadeln, dann kommst du nicht in Verdacht, diese Fehler selber zu haben.

Der Verbrecher ist auch ein Werkzeug in Gottes Hand: also küsse seine Ketten! Aber ist nicht auch der Richter ein Werkzeug in Gottes Hand? Und könnte der Verbrecher nicht ein Werkzeug in Teufels Hand sein, Herr Kaplan?

Den Leib kann man nur verachten, so lange man ihn hat. Das Fleisch kann man nur abtöten, kasteien (zu castus rein, castrare kastrieren = reinigen), so lange es da ist. Der Castratus ist der Reine! Darum darf man den Leib nicht eigentlich töten, sondern nur auf dämonisch abtöten, und das muß immer wieder geschehen, da ja eben der Leib immer noch da ist. Aber wenn das Leibsein gar nicht mal aufhört, muß man endlich doch „wirklich“ Schluß machen, zu den Müttern hinabsteigen, ihnen ihr Gebilde zurückgeben.

Das Atom, also „der kleinste Teil“, der so klein ist, daß er nicht mehr kleiner werden kann, enthält die größte Energie, d. h. Zauberkraft (was ist „Energie“ sonst?). Also die Minima sind am gefährlichsten, man muß immer auf die Kleinstigkeiten achten.

Man muß das Risiko des Risikos riskieren.

Was du nicht willst, das man dir tu', das füge allen andern zu!

Was mir auch Menschliches passiert, dämonisch passiert mir nichts: meine Alldämonie ist gefeit, die Gottheit ist unangreifbar.

Was mir nicht geschieht, geschieht überhaupt nicht, ICH bin ja das All.

Was sind Tatsachen in der Welt des Scheines, der Schemen, Erscheinungen? Die erlebte Welt ist Unwahrheit-Unwirklichkeit, die die Wahrheit-Wirklichkeit verhüllt, so daß sie dem Geiste der Menschen nie erreichbar ist, — obwohl der Geist ja doch göttlich — oder teuflisch? — ist und Gott sowohl wie Teufel die Welt wahrnehmen müßte, die Gott geschaffen hat und erhält und die der Teufel allzugern zerstören möchte, — wer weiß?? Lohnt es, die Welt des Luges und Truges kennen zu lernen, sich hineinzubegeben? Es gibt keine Tatsachen außer der einen, daß es keine gibt. Die Philosophie ist dazu da, diese Tatsache nachzuweisen. Noch nie hat jemd. die Tatsächlichkeit der „Tatsachen" nachweisen können. Hans Lungwitz nennt sich reinen Empiriker, ich höre, daß er als Tatsache mitteilt, daß es Tatsachen gibt, sogar in Hülle und Fülle, — nun ich kenne seine Bücher nicht, aber ich mißbillige sie und warne vor ihnen.

Mir ist der Wahn lieber als die Wahrheit, die keine ist.

Wenn es ein Wahn ist, daß es keine Wahrheit gibt (außer bei Gott, der sie aber den Menschen wohlweislich vorenthält: sie würden dann ja selber Gott sein), so ist mir dieser Wahn immer noch lieber als der Wahn, daß es eine Wahrheit gebe: ich müßte ja dann nach ihr streben — ewig vergeblich.

Daß ich an Möglichkeiten denke, beweist, daß sie tatsächlich vorhanden sind: sonst könnte ich ja sie nicht denken; damit ist auch bewiesen, daß die Möglichkeit und sogar die Unmöglichkeit Tatsächlichkeit werden kann, falls und wann es der Vorsehung beliebt. Es ist z. B. nicht zu beweisen, daß Gott am Anfang nicht tatsächlich die ersten Menschen aus Erde und Odem schuf: es war ja niemand dabei! Und ebenso möglicherweise ist der Übergang der Arten in einander (nach Darwin) doch Tatsache: es war ja wieder niemand dabei. Erfahrung? Aber sie ist ja nur aus der Vergangenheit und Gegenwart abgeleitet und beweist gar nichts für die Vorvergangenheit und die Zukunft. Vgl. Nr. 140.

„Krieg mit der Welt führt nur, wer sie liebt, und er führt ihn, weil er sie besser wissen möchte" (Weisheit des W. K. im „Tagesspiegel" v. 1. 4. 1948). Aus reiner Liebe läßt Gott also die Menschen einander totschießen oder sonstwie sterben und die Welt „untergehen" — oder warum sonst? Nur Gott kann Krieg mit der Welt, seiner Schöpfung führen und führt ihn von Anfang an, um die Welt zu bessern, und es ist ihm nicht im mindesten gelungen! Der Gesunde führt nicht Krieg mit der Welt, sondern lebt in und mit ihr und nimmt an der Entwicklung seiner Gemeinschaft teil, aber er ist beileibe kein Weltverbesserer (Nr. 117).

„Gott hat Adam und Eva geschaffen, um den andern die Möglichkeit zu nehmen, sich einer besseren Herkunft zu rühmen." Aus einer jüdischen Predigt.

Krieg dem Kriege! — immer wieder — dann werden wir mit Gottes Hilfe den ewigen Frieden erreichen.

Du mußt immer Gleiches mit Gleichem vergelten: ausgleichende Gerechtigkeit. Auge um Auge, Zahn um Zahn.

Mit Unterwürfigkeit kannst du jeden Widerstand entwaffnen.

Jede Erfüllung ist gleichsam dumm, weil beendend.

Ich muß immer so tun, als ob ich noch etwas lernen müßte, damit niemand erfährt, daß ich schon alles kenne und kann.

Man muß so scheinen, daß die andern glauben, der Schein sei das Sein.

Der Scheinmensch ist weder ein noch kein Mensch.

Wenn mich jem. gern hat, so kann er mich gern haben.

Ich gebe mir alle Mühe, es falsch zu machen, und immer wird es richtig. Gebe ich mir aber alle Mühe, es richtig zu machen, wird es falsch. Rein verhext, teu teu teu! (Der Neurotiker weiß eben falsch und richtig nicht richtig zu unterscheiden.)

Ich lebe ganz für mich — „ganz" und „für mich", also nicht im mindesten für die andern.

„Mir kann nichts imponieren, auch das Imposanteste nicht", dünkelt der Snob, „ich bin schon früh gegen alle Größe, die doch bloß Scheingröße ist, gefeit und ihr somit überlegen gewesen."

Immer incognito! — auch in der Art, daß mein Incognito den andern ein Incognito ist. Ich bin nur Fassade, „wie's da drinnen ausschaut, geht niemand was an." (Auch das kleine Kind in seiner Weltkatastrophe, der zerebralen Geburt, der Ich-werdung erlebt sich und die Dus zunächst als Fassaden, Gespenster.)

Ich mühe mich ab, das Unbegreifliche zu begreifen, z. B. den Menschen als unbegreifliches Wesen zu begreifen, d. h. das Metaphysische zu begreifen, das doch eben seiner „Natur" nach unbegreiflich ist.

„Selbstbeherrschung!" rühmt sich der Impotente, als er keine Erektion bekam, der Faulenzer, als er die angebotene Arbeit ablehnte, der Asket, als er die leckere Mahlzeit verschmähte, der Gaukler, als er aus der Not eine Tugend machte, der Fuchs, als ihm die Trauben zu hoch hingen.

Mein Bestreben war immer, absolut rein zu bleiben, darum mußte ich alles Unreine auf mich nehmen.

Es gibt im Leben nur *eine* Wichtigkeit: die Nichtigkeit der Wichtigkeit einzusehen.

„Mir ist gegeben alle Gewalt im Himmel und auf Erden. Weinet über euch und eure Kinder! Verleugnet euch, verlaßt die Welt! Tötet das Fleisch ab! Wer nicht für mich ist, ist wider mich. Die Letzten werden die Ersten sein. Sehet die Vögel unter dem Himmel an usw. Wohl tut, wer ein Weib nimmt; wer es nicht nimmt, tut noch besser" (1. Kor. Kap. 7 V. 38). Usw. usw. Des Unsinns kein Ende. Hier nur eine ganz kleine Blütenlese.

188. Varia.

„Ich habe immer mit beiden Beinen auf der Erde gestanden", sagt Pat. Ja, aber eben nur mit den (steifen) Beinen. Der Kopf mit seinem Geiste war oben an und über den Sternen, er hatte mit den Beinen und der Erde nichts zu tun, sie trugen nur den Rumpf und darüber den Kopf denkmalmäßig. Steh- und Gehangst: Verkrampfung der Bein-, Rückenmuskulatur, oft mit heftigsten Schmerzen usw. (S. auch S. 92, 210 ff.)

Die Arbeit, die Liebe ist dem Neurotiker nur die Gelegenheit für das Spiel der Dämonen.

Das Irdische ist an sich ganz unwesentlich (sterbliche Hülle, Staub), wesentlich ist nur das Metaphysische, das „die sterbliche Hülle" erfüllt.

„Ich liebe dich, drum müssen wir uns trennen." — „Ach, das macht mir gar nichts", antwortete die 30jährige Ärztin nach dem ersten Koitus ihrem Liebhaber auf seine zärtliche Frage — und wunderte sich sehr, als er sich kühl verabschiedete und nichts mehr von sich hören ließ.

Der Skrupulant ist Hypochonder im Ethischen. Der Hypochonder ist Skrupulant im Pragmatischen. Beide Magier, die die feindliche Dämonie im feinsten Versteck erspüren und bannen. „Die Kleinstigkeiten haben es in sich, sie können, falls sie unbeachtet bleiben, zu Größtigkeiten werden, darum muß der Kleinigkeitskrämer auf die Minima so gewissenhaft achten, daß er darüber alles andere vernachlässigt." Nr. 142.

Der Wahrheitsfanatiker verträgt alles außer der Wahrheit.

Der Impotente: Erst gesund werden, dann gehe ich zu den Frauen. (Aber das Gesundwerden zeigt sich ja gerade in der zunehmenden Annäherung an die Frau.) Analog: der Arbeitsneurotiker muß sich therapeutisch zur zuständigen Leistung hinentwickeln. Dies geschieht nur auf dem Wege der Erkenntnistherapie; alle anderen Verfahren lassen den Kranken krank, mildern bestenfalls einzelne Beschwerden und auch das nur vorübergehend, sind aber sehr kostspielig — nun wir haben's ja dazu, wozu gibt es Steuerzahler!

Der neurotische Uhrmacher wähnt Herr der Zeitläufte, der Zeit und Ewigkeit zu sein (Nr. 178), der neurotische Redner Herr des Wortzaubers, der Physiker-Chemiker Herr der „Naturkräfte", der Elektriker Herr der Lebens-Todesströme, der Arzt Herr der Krankheits-Heildämonen, des Lebens und des Todes (Heiland) zu sein, der Bauer zaubert Leben aus der toten Erde, der Bäcker schafft Lebens-mittel, der Kaufmann macht auch im kleinsten das Weltgeschäft, der Jurist verkörpert die Allgerechtigkeit, der Politiker ist von der Vorsehung geführt usw. — immer die neurotischen Typen gemeint.

Der Neurotiker leistet Sisyphosarbeit — oder er fährt und kommt nicht von der Stell', das ist das neurotische Karussell.

Der Neurotiker geht in seinem Radikalismus immer zu weit und damit nicht weit genug. Er tut immer, als ginge es auf (das ewige) Leben oder (den ewigen) Tod. Er treibt zu viel Kraftaufwand (Krampf!) — als Kleinkind, das sich vor die dämonischen Aufgaben der Großen gestellt wähnt, und leistet damit zu wenig. Parturiunt montes, nascetur ridiculus mus.

Der Neurotiker ist sich selbst der beste Feind.

Der Neurotiker ist Kulturfeind, mag er sich noch so kultiviert gebärden. Der neurotische Wissenschaftler ist Feind der Wissenschaft, mag er auch Universitätsprofessor sein. Der Neurotiker lebt, soweit krank, vor der Differenzierung und ist ihr Feind, mag er in seinen fast gesunden Anteilen noch so hochdifferenziert sein. Das Chaos duldet eben keine Einzelheiten, und besonders gefährlich ist alles Neue.

Der Neurotiker ist nicht ein Lebe-, sondern ein Schwebewesen: er schwebt zwischen Himmel und Erde-Hölle, von unten nach unten gezogen oder nach oben gehoben, von oben nach oben gezogen oder nach unten gedrückt, und in seinem Schweben beherrscht er Himmel und Hölle, er ist eben ein Gespenst, ein großes, d. h. großgezaubertes Kind.

Der Neurotiker ist ein Führer derart, daß er vorführt, wie man sich führen-verführen läßt. Er ist Verführer (Scheinführer) für die Verführbaren.

Der Neurotiker lebt in seiner kranken WA, wie sollte er die Welt des Gesunden wahrnehmen oder gar verstehen!

„Vermeintlich" und „tatsächlich" wird vom Neurotiker nicht unterschieden: alles kann vermeintlich und alles kann tatsächlich sein, und schließlich ist ihm ja alles Tatsächliche nur Vermeintliches.

Die Wörter des Neurotikers lauten im Großen-Ganzen gleich den Worten des Gesunden, nur spricht der Gesunde aus seiner jeweiligen einheitlichen (harmonischen), der Neurotiker dagegen aus seiner geschichteten (disharmonischen) Entwicklungsfront s. WA. — nicht also, daß er spricht wie das echte Kleinkind usw., aber eben infantilistisch. Man müßte eigentlich immer feststellen, aus welcher seiner verschiedenen Entwicklungsstufen er spricht, also welchen Sinn — gemäß dem genetischen Bedeutungswandel — seine einzelnen Wörter und Sätze haben. Bei hinreichender Einsicht in die neurotische WA kann man die Wortdiagnose, die Diagnose am Worte stellen. Oft ist das kindische Geschwätz — auch aus gelehrtem Munde — ohne weiteres erkennbar.

Die Neurose beweist nicht, daß die dämonistischen Deutungen

gültig sind, sondern im Gegenteil: das sie — eben als krank — ungültig sind. Auch die normalen dämonistischen Denkweisen beweisen nicht die Existenz der Dämonen (des Metaphysischen), sondern nur, daß die Menschen gemäß der Differenzierung ihrer Hirnrinde dämonistisch deuten.

Wir haben den normalen, den neurotischen und den phrenotischen Wahn zu unterscheiden. Auch der Gesunde wähnt in jeder Entwicklungsstufe bis zur realischen, daß Zaubermächte, Dämonen, Götter, Gott, Seele-Geist, kurz Metaphysisches „hinter" dem Physischen existieren; diese normale Fiktion kann man als Wahn bezeichnen. Der neurotische Wahn ist aus den dämonistischen Deutungen aller Entwicklungsstufen zusammengesetzt. Dies gilt auch für den phrenotischen Wahn (den Wahnsinn), nur ist dieser normferner als jener. Gemäß der therapeutisch zunehmenden Einsicht des Neurotikers, daß er in einem kranken Wahn lebt, verliert dieser auch für den Pat. seine Gültigkeit.

Der kranke Denkbezirk wird mehr und mehr zur weltanschaulichen Zentrale, die reiferen Bezirke liegen sozusagen im Schatten des kranken Bezirks, gelten vom Standpunkt der Zentrale aus als feindliche Auswüchse, die zurückgeholt werden müssen. Das kranke Denken desavouiert das gesündere bis fastgesunde. „Das Kind im Neurotiker" macht die reiferen Einsichten mundtot, es setzt sich durch, es hat immer recht, auch gegenüber der diagnostischen Einsicht, daß es unrecht hat. Der Kranke muß sich nach seiner Krankheit richten, er kann nicht gesund leben, gesund denken und tun. In der Erkenntnistherapie lernt Pat. mehr und mehr, daß die reiferen-reifen Einsichten gegenüber dem Symptom recht haben, er lernt den Sinn des Unsinns durchschauen und so den Unsinn genetisch aufgeben.

Immer bestätigt das Kranke die Existenz des Gesunden und umgekehrt. Die Gegensatzpaare sind eben Erlebnistatsachen und niemals abzuschaffen.

Die Abnorm kann Erfüllungen nicht bieten, die es nur in der Norm gibt. Auch das Glücksgefühl des Hypomanischen und Manischen, auch der Wollustrausch des Epileptikers (vgl. Dostojewskis Hymnus auf die Epilepsie), auch die Gottseligkeit des Ekstatikers usw. sind ihr Unglück. Ferner: im Arbeits-Ernährungsgebiet kann man Erfüllungen nicht finden, die nur im Liebesgebiete vorkommen, — und umgekehrt; wichtig für die Perversionen.

Edel, hilfreich und gut ist nur der Gesunde, und der ist es immer, einer Aufforderung bedarf es nicht, und die Kranken dazu aufzufordern, ist vergebliche Liebesmühe — so, wie sie aufzufordern gesund zu sein. Der Edelmut, die Hilfsbereitschaft, die Güte des Neurotikers ist nur Schein, ist unecht.

Ehrwürdig ist nur der Gesunde, der Kranke ist niemals ehrwürdig, mag er auch den Gesunden spielen oder (wegen seiner Krankheit) den amtlichen Anspruch auf Ehr- und Hochwürde erheben. „Der Kranke ist uns heilig", deklamierte Prof. Dr. med. Paul Lazarus (!) einst, wobei er offenbar an den „morbus sacer" der Vergangenheit dachte. Nein, der Kranke ist uns gar nicht heilig, er ist hilfsbedürftig, genesungsbedürftig — das ist alles! Weder Anbetung noch Verdammung kann ihm helfen, und wer den Kranken heute noch anbetet oder verdammt, bedarf selber der Genesung aus seinem Wahn.

A. Adler verkündete: „Die Neurose ist die normale Reaktion der Seele auf die kranke Umwelt", die Krankheit bestehe in den sozialen Unterschieden (Nr. 184), man beseitige sie! — na und dann? wie reagiert dann die Seele auf die kommunistische Umwelt? nicht mehr normal? — Und Frau Dr. K. Horney erkennt 1953 die Neurose als „positive Seelenfunktion" an — was soll da noch die Neurosentherapie? „Alles Seelische ist kompliziert" — ach nee! welche Überraschung! Ich habe mich schon oft gefragt: wer ist neurotischer — die Neurotiker oder ihre Seelenheiler?

Der Gesunde ist geübt, aber nicht routiniert-dressiert-trainiert. Er ist klug, aber nicht raffiniert, verschlagen, pseudointelligent.

Die Neurose ist nicht durchführbar, sie scheitert allemal an den normalen Tatsachen, aber das ist keine Heilung, sondern Zusammenbruch.

Der Neurotiker beruft sich gern auf seine Krankheit, um sie und sich zu rechtfertigen. „Ich kann nicht arbeiten, so gern ich möchte, ich bin ja krank, also brauche ich nicht zu arbeiten. Gesund werden? Aber dann müßte ich ja arbeiten." Usw.

„Die Neurose ist beschwerlich, aber dennoch unentbehrlich", sagt der Neurotiker und geht zum 100. Arzte.

Zum Kranksein haben die Neurotiker viel Zeit und Geld, aber zum Gesundwerden haben viele (auch Müßiggänger und Reiche) weder Zeit noch Geld.

Die Neurose ist die treueste — und teuerste Geliebte, die es gibt. Sie ist dazu eine Gauklerin ersten Ranges, daher liebt sie ja der Neurotiker auch so sehr, so gern er sie los sein möchte.

So lästig die neurotischen Beschwerden, so lustig ist ihr Unsinn.

Die Neurose ist weltanschaulich der morbus luxurians, funktioneller Krebs, funktioneller Mißwachs.

Auch die Neurose will gekonnt sein. Der Gesunde kann sie nicht, er kann sie auch nicht erlernen. Dies gilt für alle Krankheit. Der Kranke ist ja nicht ein Gesunder, der „durch Ursachen" krank gezaubert worden ist, wie der gültige Aberglaube annimmt, sondern er ist ab origine (erblich) krank, zunächst latent (disponiert), dann mehr und mehr manifest (Auswucherung) unter gewissen Umständen, die aber nicht Ursachen sind. Der Gesunde ist unter allen Umständen gesund, er kann nicht krank werden.

Mit Neurotikern kannst du niemals echt paktieren.

Der Neurotiker ist nicht kosmisch, aber komisch.

Krankspielen — das kann nur der Kranke. Alle Simulation ist Krankheitssymptom. Gesundspielen — das kann auch nur der Kranke. Der Gesunde kann den Kranken spielen im Sinne von imitieren, er kann aber nicht krankspielen. Er kann auch nicht gesundspielen: er i s t ja gesund.

Nur der Kranke kann sich wünschen, gesund zu werden, nur der Kranke kann glauben, gesund zu sein, der Gesunde i s t es.

Sich des Krankseins schämen, wie es viele Neurotiker tun, ist auch Symptom. Neurose: die verbotene Krankheit!

Es gibt gesundes und krankes Parasitentum, also Symbiose und Antibiose. Symbiose ist Güteraustausch zwischen Wirt und Bewohner, Antibiose ist Krampf zwischen ihnen: der Parasit strebt danach, den Wirt, von dem er lebt, und so sich selbst zu vernichten, der Wirt strebt danach, den Parasiten loszuwerden. Beispiele: Krebs, Tuberkulose, Neurose. Der Neurotiker ist Antibiotiker inmitten der Gemeinschaft. Vgl. Nr. 111.

Der Gesunde sieht das Schwarze schwarz, das Rosige rosig, danach sind ja die Farben benannt. Der Pessimist sieht auch das Rosige schwarz, der (Über-)Optimist sieht auch das Schwarze rosig.

Alle Neurotiker sind Märchenerleber und -erzähler.

Alle Neurose ist schlechte Poesie.

Das Gräßlichste ist, daß das Gräßliche — als neurotisches Gehabe-Getue — so lächerlich ist und daß man darüber ganz und gar nicht lachen darf.

Der Neurotiker ist das Nesthäkchen, mag er sich noch so groß gebärden: er muß therapeutisch nachträglich flügge werden.

Der Neurotiker ist ein gefährliches Kind, um so gefährlicher, je höherdifferenziert seine gesünderen bis fastgesunden Anteile sind, je größer also die Entwicklungsdifferenz ist.

Der Neurotiker ist der Weltfeind Nr. 1, der Weltkatastrophiker im kleinen oder im großen.

Die Neurose: der Menschheit ganzer Jammer.

§ 3. Aus der Neurosentherapie

1. A n s c h a u u n g s u n t e r r i c h t in der Art der Vorführung gesunden Verhaltens ist für den Neurotiker im allgemeinen therapeutisch wertlos — sonst gäbe es überhaupt keine Neurosen oder längst keine mehr. Bestenfalls können einzelne (die so-

spezifischen) Fälle im Rahmen ihrer Krankheit, die also erhalten bleibt, mittels Dressur-Trainings, also Fremd- und Selbstzwanges zu einer Imitation des Gesunden gelangen, die obendrein labil ist. Man kann den Asthmatiker nicht damit heilen, daß man ihm das gesunde Atmen vorführt; wie der Gesunde atmet, Treppen steigt usw., erlebt er ohnehin oft genug, und der Unterschied zwischen der normalen und seiner Atmung hilft ihm nur die Diagnose stellen. Der Eßneurotiker sieht oft genug, was und wie die Gesunden essen, aber davon wird er nicht gesund. Der Impotente weiß, wie sich die Potenten verhalten, manchem wird es sogar vorgeführt, aber davon wird er nicht potent; es ist also kompletter Unsinn, ihm zu raten, er möge nur recht fleißig zu den Frauen gehen. Der alte Junggeselle, die alte Jungfer kennen genug Ehen, aber davon werden sie nicht ehereif. Der neurotische Staatsmann merkt am Ende, was für Unheil er angerichtet hat, mag er es auch nicht offen zugeben, sondern sich seiner „Erfolge" gar noch rühmen, aber er richtet es immer weiter an, so lange er Neurotiker ist, — trotz aller „guten Vorsätze" (s. Nr. 3). Usw. Jeder erlebt eben gemäß seiner biologischen Beschaffenheit, der Neurotiker neurotisch, der Gesunde gesund; das Erleben ist aber nicht die Ursache — des Erlebens, auch nicht die Ursache für eine Änderung der biologischen Beschaffenheit. Der Neurotiker kann sich aus seinem kranken Erleben nur mittels, auf dem Wege, unter den Umständen der weltanschaulichen Aufklärung (nicht „durch" sie!) herausentwickeln.

2. Für das V o r b i l d gilt das Gleiche. Das Vorbild ist ein gutes (gesundes) oder schlechtes (krankes). Der Neurotiker möchte sich wohl nach dem guten Vorbild (sofern er es überhaupt als gut taxiert) richten, aber er ist ja eben krank und kann das Vorbild nur im Rahmen seiner Krankheit „verwerten", also gar nicht oder bestenfalls in der Art der zwanghaften Imitation-Gewöhnung. Nur in diesem letzteren Sinne haben gute Vorbilder und Beispiele einen gewissen, aber fragwürdigen Wert. „Böse Beispiele verderben gute Sitten", sagt man, aber Gesunde können nicht verdorben werden, das können nur die Verderb-Verführbaren, also solche Neurotiker, die in den bösen Beispielen Bestätigungen-Rechtfertigungen ihrer latent oder manifest schon vorhandenen Verdorbenheit zu finden wähnen (der gott- oder teufelgegebenen, die alle Verdorbenheit in sich vereint). Echte gesundheitliche Fortschritte sind nur bei weltanschaulicher Klärung-Korrektur, die vom Vorbild ausgeht, zu erreichen. Für das neurotische Kind z. B. sind die neurotischen Eltern schlechte Vorbilder; genesen die Eltern, werden sie zu guten Vorbildern; das Kind erlebt auch sie auf seine kranke Weise (z. B. Mißtrauen gegenüber den Veränderungen des Verhaltens usw.) und bleibt neurotisch, viele Kinder aber (alle so-spezifischen) nehmen

teil an der allmählichen Genesung der Eltern, die sich nunmehr zueinander und zu den Kindern anders verhalten als vorher, diese Kinder lernen auf die „neuen" Eltern um und aus, gewöhnen sich an die gesündere und gesunde Art des Zusammenlebens, ihre kranke WA korrigiert sich demgemäß, zumal es unvermeidlich ist, daß die Eltern aus ihrer nun normalisierten WA heraus andere Aussagen (Belehrungen usw.) geben als vorher, also ohne eigentlichen weltanschaulichen Unterricht „ganz von selbst" aufklären. Analog kann sich der eine Ehepartner, der nicht wie der andere zur Erkenntnistherapie kommen kann, an den „neuen", d. h. genesenden und genesenen Partner „akklimatisieren" und so zu harmonischem Eheleben fähig werden. Dabei ist zwischen Familienangehörigen, die ja in (wenn auch kranker) Liebe verbunden sind, eine ärztliche Therapie, die berufliche Tätigkeit ist, also bezahlt wird usw., untunlich.

3. Der V o r s a t z. „Ich habe mir als Kind und junges Mädchen oft gelobt, nie eine Ehe einzugehen, wie sie die Elternehe war (ewig Streit usw.), — und dann habe ich es doch getan, natürlich nicht absichtlich, aber es hat sich eben so gefügt." — oder: „— und dann habe ich einen Mann geheiratet, der mit allem einverstanden ist und mit dem ich im ewigen Streite liege, daß er sich niemals streitet, so schrecklich langweilig ist." Niemand kommt, rein erbbiologisch (das Kind ist die vereinigten Eltern), aus seiner Familie hinaus: immer heiratet die Tochter „nach" dem Vater, der Sohn „nach" der Mutter — auch in der Art des Gegenstücks. — „Wie oft habe ich das Gelübde abgelegt, nie wieder zu onanieren, und dann habe ich es doch wieder getan, der Teufel hat mein Gelübde zerbrochen, Gott mich verlassen." — „Ich habe einen unbändigen Haß gegen den Kerl, der mich betrogen hat, und habe mir fest vorgenommen, ihm einen gehörigen Denkzettel zu verabfolgen, — und dann, als es soweit war, habe ich es nicht fertig gekriegt." — „Nimm dich zusammen! Das war schon der Lieblingsspruch meiner Mutter, und er ist auch der meinige, bloß er nützt mir nichts, wenn mich die Platzangst packt oder ich nachts glühheiß und schwitzend im Bett liege usw." Der Vorsatz ist kein Garant für seine Erfüllung: es kommt ganz auf die biologische Beschaffenheit dessen an, der den Vorsatz — im Anschluß an eine Einsicht — hat (vgl. Plan 1. Bd. S. 75). Der gute Vorsatz ist ein Diagnosticum, noch kein Therapeuticum. Daher: der Weg zur Hölle ist mit guten Vorsätzen gepflastert. Immerhin ist die Einsicht (Selbsterkenntnis) und der Vorsatz zur Besserung, also der Hunger nach Besserung Voraussetzung für die Therapie, die — als echte — nur die weltanschauliche Aufklärung, die Erkenntnistherapie ist. „Wenn es Tag- und Nachtgeister gibt", sagte der 8jährige Hosen-Bettpisser Joachim, „dann muß ich ja auch

Angst vor ihnen haben (und ihnen mein Harnopfer darbringen, worauf sie mich in Ruhe lassen); wenn es aber keine gibt, brauche ich ja auch keine Angst zu haben, und es gibt doch eben keine." — und das Hosen-Bettpissen war verschwunden (10 erkenntnistherapeutische Stunden, nachdem alle andern Methoden — und was für ein Unfug wird da gemacht! — versagt hatten).

4. Die Erfahrung ist für den Neurotiker kein therapeutischer Lehrmeister (§ 2 Nr. 168, 169). Er kann also die Erfahrung des Gesunden, die ihm mitgeteilt wird, vom Standpunkte seiner kranken Erfahrung aus nur still oder laut ablehnen; er kann sie nur insoweit (mit Vorbehalt) anerkennen, als sie an seine kranke Erfahrung angrenzt, sich in sie übersetzen läßt, und dies trifft speziell zu bei Banalitäten (z. B. wer die Treppe hinunterfällt, kann ein Bein brechen) und im Gebiete der Mechanik (z. B. die erfahrene Sekretärin, 40 J. alte Jungfer, weiß im Büro Bescheid). Im Übrigen verläßt er sich zweiflerisch auf seine kranke Erfahrung, die er gemäß seiner kranken Struktur und Funktion, also dem serienartigen Ablauf des Geschehens „gesammelt" hat, und hat Angst davor, sie zu korrigieren. Immer wird ja den Kranken das Gesunde, den Bösen das Gute vorgeführt und vorgepredigt, und immer ist das vergeblich, sonst gäbe es längst keine Neurotiker mehr.

5. Verleugnung der Neurose beseitigt sie nicht. „Neurose ist Einbildung, also gar nicht vorhanden." „Die Neurotiker sind allesamt Simulanten, also Schwindler, sie sind gar nicht krank." „Mit der Diagnose züchtet man nur die Neurosen; die Neurotiker nützen die Diagnose nur zur Rechtfertigung ihrer eingebildeten Beschwerden aus." „Die Neurose ist allenfalls eine psychische Störung, diese geht uns nichts an, der Neurotiker soll selber sehen, wie er mit seiner gestörten Seele oder sie mit ihm fertig wird." „Das kindische Gejammere der Neurotiker muß man unbeachtet lassen, dann hören sie von selbst auf mit ihrem ewigen Weh und Ach." „Völlige Einigung wurde darüber erzielt, daß der Begriff der Neurose als unklar und irreführend aus der Kriegsmedizin völlig, möglichst aber aus der wissenschaftlichen Medizin überhaupt auszuschalten ist", dekretierten die hierin ahnungslosen Ärzte des Heeres auf ihrer Tagung vom 3. 2. 1940 in Berlin (Psych.-Neurol. Wschr. 1940 H. 7), also zu einer Zeit, in der die Neurose „die Macht ergriffen hatte" und „alle Welt" verrückt war! Tatsächlich ist „Einbildung" eine Form der Neurose: nur der Neurotiker kann sich einbilden, krank zu sein (Hypochondrie), er kann sich auch einbilden, gesund zu sein, ja es gibt gewiß nicht weniger Eingebildet-Gesunde als Eingebildet-Kranke. Der Gesunde bildet sich weder ein krank noch gesund zu sein. Nur der Neurotiker kann krankspielen, eine Krankheit vortäuschen

oder sie als schlimmer hinstellen, als wie sie ist (Simulation, Aggravation). Die Neurose in jeder Form ist Infantilismus, ist Krankheit; der Gesunde ist unter allen Umständen gesund, die Mehrzahl der Volksgenossen ist immer gesund. Die Besserung der Lebensverhältnisse, die Hebung des Lebensstandards ist keine Therapie der Neurose, wie sich schon daran erweist, daß der relative Prozentsatz an Neurotikern in den wohlhabenden und reichen Schichten größer ist als in der Basisschicht, wenn auch da schon epidemisch. Die Nichtbeachtung oder Bagatellisierung der Neurose, wie sie auch heute noch von ahnungslosen „Fachleuten" verkündet wird, behebt sie nicht, sondern ist ein krasses Unrecht, das man den Neurotikern wie der Gemeinschaft, in der sie ihren Schaden stiften, zufügt.

6. Verkennung der Neurose. „Jede Neurose hat einen organischen Kern, sie ist nicht eine Krankheit sui generis, also muß man den organischen Kern behandeln, dann schwindet auch die Neurose." Bloß daß die Neurose blüht und gedeiht, bloß daß Arzneien, Badekuren usw. nichts nützen, bloß daß viele Neurotiker mit der anatomischen (Fehl-)Diagnose, besonders mit Modediagnosen im Lande umherreisen, ihre Beschwerden pflegen, sich unausgesetzt „behandeln" lassen und sich selbst oder die Sozialversicherung unheimlich viel Geld kosten!

7. Arzneien heilen die Neurosen nicht, sie mildern nur vorübergehend die Beschwerden. Der Kranke faßt sie als Zaubermittel auf, als eine Art Ersatz für die Beschwerden, gegen die er sie anwendet. Sie werden „verordnet" vom Magier-Medizinmann, und es ist sehr gefährlich, von der Zaubervorschrift im geringsten abzuweichen (vgl. das kultische Zauberzeremoniell usw.). In dieser Art züchten die Arzneien geradezu die Neurose, sie hindern viele Neurotiker daran, sich der echten Therapie zu unterziehen. Das Schlafmittel z. B. steht dem Neurotiker magisch für die Schlaflosigkeit: entweder dies oder das. Die Schlaflosigkeit gilt ihm als die Wächterin gegenüber den Nacht-Todesdämonen, und diese Wacht übernimmt das Schlafmittel, in dessen Schutz — wie einst im Schutze der Mutter — man ruhig schlafen kann, es ist die Schlafdecke, hinter die sich der Schlaflose verkriecht, der Zaubermantel, der ihn vor dem Nachtspuk schützt, das Apotropaion gegen den Dämon Tod. „Hinter" dem Schlafmittel ist man nicht eigentlich tot, nicht eigentlich ein- = entschlafen, das Schlafmittel schläft für seinen Schützling, er ist dahinter wach, alarmbereit; Beweis: er wacht wieder auf, steht-ersteht auf, hat den Tod überwunden, fährt aus der Unterwelt, aus der Betthöhle-hölle auf in die Oberwelt, den Himmel des Tages, des Lichtgottes — wie Jesus einst auferstand und gen Himmel fuhr. Der Schlafmittelschlaf ist also realiter kein echter (gesunder) Schlaf, sondern ein Scheinschlaf, aber der Neurotiker wähnt, da

das Schlafmittel den (dämonischen) Tod abwehrt, ist der Schlafmittelschlaf der richtige und einzig-mögliche, und nur da „sein" Schlafmittel den Dämon Tod abwehrt, können die andern ohne Schlafmittel auskommen, wie ja die Menschen nicht in die Hölle zu fahren brauchen, da Jesus sie überwunden hat (??). Sogar das Einschlafen erspart das Schlafmittel dem Neurotiker, es übernimmt das Einschlafen, es schläft für den Schützling ein, der also einschläft, ohne einzuschlafen, der wachbleibt hinter dem Schlafmittelzauber, das Schlafmittel betrügt den lauernden Dämon Tod, indem es ihm vorgaukelt, sein Schützling sei schon tot, könne also nicht „nochmal geholt" werden, es ist ein Narcoticum gegen den Tod, der ja selbst ein Narcoticum ist, — eine Art magische Homöopathie. Aber wie? (zweifelt der Schlaflose ängstlich) ist das Schlafmittel wirklich ein guter Zauber? steht es vielleicht doch mit den Nachtdämonen, den Mächten der Finsternis im Bunde und würde es mich nicht töten, wenn meine Angst nicht mit zunehmender Wachsamkeit („Stärke") aufpaßte und den Anschlag entmachtete: ich darf also nicht einschlafen, gerade weil ich Schlafmittel nehme. Dabei ist die Gewöhnung an ein Schlafmittel die ständig zunehmende Gefahr, in der ängstlichen Wachsamkeit nachzulassen, eingeschläfert zu werden, so daß Dämon Tod schließlich doch obsiegt? Der Arzt, der da sagt: „Ach, das Mittel ist ganz harmlos, ich nehme es selber auch", ist hiernach wissentlich oder unwissentlich ein Diener des Todes, beauftragt, mich allmählich zu vergiften. Drum muß man das Schlafmittel öfter wechseln, den Dämon Tod irreführen und so überwinden! Soll man nicht lieber ganz wachbleiben, das scheinbar wohltätige Gift meiden (Abstinenz) — oder soll man mit kühner Entschlossenheit eine Tablette nach der andern nehmen und so den Zauber bannen, ihn in den eignen Dienst stellen (Abusus), auch falls es „das Leben kostet", also nur so die Flucht vor dem drohenden Tode in das Jenseits, also in den Tod gelingt? Das alles braucht der Schlaflose nicht in diesen Worten und nicht so ausführlich zu „denken", aber er erlebt sein Schlafmittel in der Weise, wie hier in Worten geschildert, mag er auch in seinen reiferen Anteilen wissen, daß das Schlafmittel eine, und zwar die und die chemische Substanz ist, und mag er sogar Arzt oder Apotheker sein, für ihn als Schlaflosen ist es ein guter oder böser (??)Zauber. — Übrigens sind auch alle andern „Mittel" zum Einschlafen für den Kranken Zaubermittel, z. B. das Lämpchen als Lichtträger verscheucht die Dämonen der Finsternis, das Gebet hält sie fern, der Blick auf den Haussegen, unters Bett, in den Schrank, zur Tür hin, ein Glas Wasser, schluckweise zu trinken, ein dreimaliges Klopfen auf eine bestimmte Stelle, der allgemeine Muskelkrampf = die gespielte Totenstarre usw. usw. schützt vor den Nachtgeistern, und das peinlichst genau innezuhaltende Zeremoniell beim Auskleiden, Hinlegen der Kleider, Ordnen des Bettes usw., das Weggrübeln der heute vielleicht begangenen Fehlerchenchenchen (Testamentmachen, alles tadellos hinterlassen) entschuldet den Armen für den Fall, daß ihn doch der Tod holt und er in den Himmel kommt und sich verantworten muß, usw. Ja einst schützte die zaubergewaltige Mutter das Kind auch nachts, nun, groß geworden, muß es sich selber schützen.

Analog alle „Mittel", die der Neurotiker einnimmt oder anwendet oder meidet: sie alle erlebt er als Zaubermittel oder -verfahren, die in seinem Dienste an Stelle seiner Beschwerden stehen, sie können aber auch — wer kann das wissen? — im Dienste der Krankheits-Todesdämonen stehen und den Kranken in seinem symptomatischen K(r)ampfe gegen sie lähmen. Dies gilt besonders für die im Zusammenhange mit Fehldiagnosen oder gegen diagnostizierte Neurosen fehlverwendeten Mittel und Methoden, die vielfach modisch aufkommen und alsbald wieder verschwinden, z. B. die Entfernung der Mandeln, die Fokus(pokus)diagnostik und -therapie, die Exstirpation des Wurmfortsatzes, viele andere Operationen an den inneren Organen, bes. den weiblichen Geschlechtsorganen, Impletolkuren, Cortisonkuren (Erfinder: Nobelpreisträger Hench, Kendall und Reichstein), Bandscheibenmanipulationen (die den Krampf der Wirbelsäulenmuskulatur als das Grundleiden nicht beheben können), Fiebertherapie (Malariaeinimpfung, Pyrifer), Shocktherapie, gar Lobotomie (Erfinder: Nobelpreisträger Moniz) usw. usw. — abgesehen von allerhand Laienmethoden, die wenigstens den Vorzug haben, harmlos zu sein. In vielen Fällen verschlimmert sich die Neurose, als Abstinenz oder Abusus, bei der Anwendung symptomatischer Mittel und Methoden (nicht „durch" sie): der dämonische Kampf wird da immer in- und extensiver. Generell: die Neurose, die nicht echt heilt, verschlimmert sich, und die medikamentöse wie alle mechanistische und suggestive Therapie hilft ihr dabei.

8. V e r u r t e i l u n g d e r Ä r z t e. „Ich bin nun seit Jahrzehnten, eigentlich ununterbrochen, in ärztlicher Behandlung wegen meines Gallenleidens gewesen, bin auch wegen angeblicher Gallensteine operiert worden, auch hat man mir den Blinddarm herausgeschnitten und dreimal die Mutterbänder wegen angeblicher Gebärmutterknickung (die ich nun bei Ihnen als Krampf erkannt habe und nun endlich losgeworden bin) verkürzt usw., aber meine Beschwerden sind nur immer heftiger und vielfältiger geworden. Jetzt weiß ich, daß ich seit meiner Kindheit an einer Angst- und Schmerzneurose gelitten habe, und daß ich sehr viel Leidensgenossen habe oder gehabt habe, die genau so vergeblich behandelt wurden und werden, wie es mir ergangen ist, die ich nun in der Erkenntnistherapie genesen bin. Ich habe

wie unzählige andere den Ärzten ein Vermögen geopfert — für nichts und wieder nichts. Ist es nicht ein Kunstfehler, Neurosen mit Arzneien, Bädern usw. zu behandeln oder zu operieren, den Kranken eine Heilmöglichkeit oder gar Heilung zu versprechen, die es auf diesen Wegen nicht gibt und geben kann, und die Heilmöglichkeit, die es gibt, zu verschweigen oder vorzuenthalten — und dafür noch Honorar zu verlangen? Glauben die Ärzte selber an ihren Heilzauber — oder sind sie Charlatane, nur darauf bedacht, den Kranken das Geld aus der Tasche zu ziehen? Der Arzt muß schwindeln, damit man ihm glaubt, ja an ihn glaubt; wer das weiß, kann ihm nicht mehr glauben." Antwort: Sie schütten das Kind mit dem Bade aus. Die medizinische Wissenschaft hat jeweils, d. h. auf jeder Entwicklungsstufe der Kultur ihre Auffassung und ihre Methoden; diese sind also jeweils gültig, und wer dagegen nicht verstößt, begeht juristisch keinen Kunstfehler, mag er auch vom Standpunkte überlegener medizinischer Einsicht medizinische Kunstfehler begehen. Die heutige Schulmedizin ist im allgemeinen entgegen der Tatsache, daß die Mehrzahl der Kranken Neurotiker sind, noch immer der Auffassung, daß die Neurose keine Krankheit oder doch keine „eigentliche" Krankheit und jedenfalls nicht ernst zu nehmen sei, eine Ansicht, der man nicht beipflichten kann, und daß die sog. Psychotherapie eine höchst zweifelhafte Angelegenheit sei, eine Ansicht, der man nur beipflichten kann. Die weitaus meisten Ärzte sind aber der Schulmedizin verhaftet, verwenden also die internistischen und chirurgischen Methoden auch gegen die Neurose, mögen sie die Differentialdiagnose stellen oder nicht, sie können auch ihre Kranken nicht über Dinge aufklären, von denen sie selber ihrer Ausbildung nach nichts oder nicht viel verstehen; damit handeln sie guten Glaubens und begehen keine juristischen Kunstfehler. Kunstfehler würden sie erst begehen, nachdem die exakte Neurosenkunde an den Universitäten Lehrfach, und zwar Pflichtfach geworden sein würde, aber bis dahin hat es — auch in der sog. hohen Wissenschaft gilt das Trägheitsprinzip — noch gute Weile. Viele Neurotiker wissen über Neurose besser Bescheid als die Ärzte, aber finden in den psychotherapeutischen Methoden nicht ihr Genüge, und von der Erkenntnistherapie wissen sie nichts (sie wird ja in der Fach- und der Tagespresse wenig genannt), erfahren auch nichts von ihren Ärzten, die selber nichts oder nicht viel davon wissen und sie irrigerweise in den psychotherapeutischen Topf werfen, aus dem niemand satt werden kann. Viele andere Neurotiker wollen die Neurose gar nicht loswerden, sondern nur ihre Beschwerden gemildert haben, und dazu müssen sie sich eben mit Arzneien usw. begnügen; daß es eine echte Heilung gibt, ahnen sie gar nicht oder es interessiert sie nicht. Viele wollen lieber

„organisch krank" sein und lehnen die Diagnose Neurose von vornherein ab, um nicht als „geistesgestört" zu gelten. Also verurteilen Sie nicht die Ärzte in Bausch und Bogen! Es ist ja richtig: die Ärzte sollten sich in der Praxis über das Niveau der Schulmedizin hinausentwickeln — „sollten", aber jeder kann nur im Rahmen seiner biologischen Beschaffenheit denken und tun, und die meisten Ärzte haben mit ca. 30 Jahren „ausgelernt". Zu verurteilen sind nur die Ärzte, die wider besseres Wissen Mittel und Methoden anraten und anwenden, die nicht zur Heilung führen oder überflüssig und nachteilig sind (z. B. „Portemonnaieoperationen" usw.).

8. Genußmittel als Arznei. „Wenn ich nicht mein Gläschen Bier auf der Bettkante trinke, kann ich nicht schlafen." Bier ist ein Genußmittel, Pat. mißbraucht es, indem er es als Arznei verwendet, er ist krank, leidet an Zwang: das Gläschen Bier betäubt seine Angst vorm Einschlafen, er „muß" es haben — wie der Morphinist sein Morphium (Nr. 13). „Ein paar Zigaretten am Tage sind doch ganz harmlos." Stimmt: für den Gesunden; wer aber zwanghaft raucht („Ohne Zigarette kann ich nicht leben" usw.), ist Tabakneurotiker genau so wie der Abstinente. Hierbei kommt es nicht so sehr auf das Quantum an als auf den Zwang. Der Arzt W. „mußte" früh vor Beginn der Sprechstunde mit zitternden Fingern aus einem Wandschränkchen ein „Sextanerzigarillo" herausfischen, mit zitternden Fingern anzünden und drei Züge tun, dann warf er den Stengel weg: er war ruhig und konnte die Praxis (mit viel Spritzen) anfangen; Deutung: er beherrschte den Feuergott, den Nikotinzauber und war damit „approbiert" dazu, auch den Krankheits-Todeszauber zu bannen, drei Züge genügten, er hat sonst den ganzen Tag nicht geraucht. Der Reichsbankrat N. war nie in seinem Leben betrunken gewesen, aber er „mußte" vor seinem Eintritt in ein Amtszimmer (als Kontrollbeamter) aus einem Limonadefläschchen mit Nuckel einen Hauch Rotwein lutschen (magische Homöopathie, Nr. 7), d. h. den Segen der Mutter für das vermeintlich ungeheuere Unterfangen genießen (Säugling im Großformat); er war also alkoholkrank.

9. Chirurgie. So lange man lebendiges Eiweiß nicht in der Retorte herstellen kann (und man wird es nie können: auf physikalisch-chemischem Wege ist Lebendiges nicht zu erzeugen), kann die Chirurgie Krankheiten im Sinne der restitutio ad integrum nicht heilen, sie kann nur krankes Gewebe entfernen und damit gute Dienste leisten. Neurosen chirurgisch zu behandeln, ist medizinischer Kunstfehler. Der Kunstfehler fängt schon bei der Fehldiagnose an, d. h. der Neurotiker wird für einen „chirurgischen Fall" gehalten und ins Krankenhaus eingewiesen, wo die Differentialdiagnose auch nicht gestellt, sondern der Kranke

operiert wird. Schon die Einlieferung in die Klinik ist für viele Neurotiker mit heftigen Erregungen verbunden (Abschied von den Angehörigen, Angst vor der Operation usw.), dann kommen hinzu das Milieu (Krankenhausluft, Zusammenliegen mit anderen Kranken usw.), die Untersuchungen seitens der „weißen Götter", die Vorbereitung zur Operation, die Narkose (mit Exzitation, also mit konvulsiven Erregungen, die dem Sinne nach den Dämon Tod abwehren sollen — etwa wie beim epileptischen „Anfall"), dann bei der Operation weitere Verkrampfungen an den an sich schon krampfig funktionierenden Organen usw., so daß der Chirurg Pseudoentzündungen, Pseudoeiter, Schwellungen, Blutaustritte usw., bei Gallenoperationen von Leberneurotikern auch Gallengries oder -steine als Gerinnungen in gestauter Galle usw. vorfindet und nun irrigerweise annimmt, diese Erscheinungen seien Beweise für die Richtigkeit seiner Diagnose und Therapie, während tatsächlich der pathologische Befund erst bei der Operation entsteht, die sich gegen ihn richtet! (Darum riet der berühmte Gallenoperateur Prof. Kehr seinen Kollegen, sie sollten immer einen Gallenstein in der Westentasche bei sich tragen, den sie dann dem vergeblich Operierten vorweisen könnten!) Allgemein: Neurotiker gehören nicht ins Krankenhaus, nicht ins chirurgische, nicht ins gynäkologische, nicht ins internistische, nicht ins psychiatrische, sie nehmen den Hadrotikern nur die Betten usw. weg, beanspruchen Ärzte und Pflegepersonen unnütz, werden nicht gesund, vielfach aber kränker, kosten ungeheures Geld usw. Neurotiker sollen an der „Lebensfront" genesen, und nur da können sie es echt, und zwar mittels der Erkenntnistherapie.

10. Neurose unheilbar. Prof. Dr. W. Hellpach verkündete in einem Vortrag „Über Transstitution und Destitution" auf dem Tübinger Kongr. f. Konstitutionsforschung am 27. 4. 1950 (vgl. „Neue Medizinische Welt" Nr. 42/1950): „Durchaus destitutionell ist auch eine große Anzahl, wahrscheinlich die Mehrzahl der heute sog. Neurosen. Das heißt, daß sie grundsätzlich unheilbar sind, was nicht ihre Behandlung ausschließt: im Gegenteil, alle Destituierten bedürfen ständig oder immer wieder einmal sachkundige Stützung, Stutzung (neurotischer Auswüchse), Beratung, Lenkung, Tröstung, Linderung. Diese palliative Therapie hat da ein unermeßliches und segenstiftendes Feld; nur eine wirklich kausale Therapie kann es nicht geben."
— Das war anno 1950; „Die Entdeckung der Seele" ist 1925, die „Erkenntnistherapie für Nervöse" 1932 erschienen, aber der Olympier Hellpach hat weder von diesen Büchern noch vom Lehrbuch (ab 1933 erschienen) noch von den zahlreichen Veröffentlichungen über Psychobiologie in Fach- und Tageszeitungen, also aus „den Niederungen der Medizin" das Geringste erfahren

oder zur Kenntnis genommen, und während ich und meine Schüler seit Jahrzehnten echte Heilungen der Neurose erzielt haben und erzielen, fabelt Hellpach von ihrer Unheilbarkeit!

11. Die Autotherapie der Neurosen ist im wesentlichen horizontal, d. h. der Kranke bleibt krank, seine Beschwerden, also seine bewußten Symptome können sich aber mildern, nicht alle, aber manche. Die Autotherapie liegt also innerhalb der Symptomatik. Folgende Möglichkeiten liegen vor:

a) Gewöhnung mit Nachlassen der Gefühlserregungen, „Einfahren" der Zwangshandlungen und -gedanken, also Training innerhalb der Symptomatik, Einexerzieren, vermeintliche Beherrschung der Beschwerden, vermeintliche Selbstbeherrschung, Abhärtung gegenüber Versuchungen, „geübte Neurotiker". Der Gefangene gewöhnt sich an seine Ketten, so daß er sie zeitweise nicht oder kaum verspürt, aber trägt und mehrt. „Ich habe mir selbst geholfen: ich habe mich in der Entsagung geübt und bin hart geworden gegen alle Versuchung." Nun, dann bestehen also die „Versuchungen" weiter, Pat. „entmachtet" sie, d. h. ihre Dämonie bloß in seinem geübten Fanatismus, in seinem finsteren Haß, in seiner geschulten Angst, in seiner er- und verbitterten Schmerzlichkeit, in seiner Welttrauer, in seinem „holden Leichtsinn". So hat sich der Mönch gegen die „tödlichen weiblichen Reize gefeit", die Nonne gegen die eigene und des Mannes „Teufelei". Der Alkoholiker meditiert zwanghaft gegen den Alkoholteufel und schwört: „Nie wieder einen Tropfen des tödlichen Giftes!" — und dann säuft er doch wieder. Der Selbstzwang ist keine Heilung, sondern eine Umformung der Neurose, und oft genug wechseln Abstinenz mit Abusus. Auch die Trauer- und die Freudeneurotiker können sich je nach Spezifität auf Abstinenz einexerzieren, nur sind sie nicht verhärtet, sondern verweichlicht.

b) Verschiebung der Symptome, so daß an Stelle der bisher heftigsten Beschwerde, z. B. der Magenneurose, eine andere, z. B. des Asthma in den Vordergrund rückt, also jene abklingt, an Heftigkeit vor dieser zurücktritt. Umbau der kranken RSe.

c) Intensivierung der zerebralen-kortikalen Gefäßspasmen mit Ischämie der Hirnrinde, also Herabsetzung der Bewußtseinshelligkeit, also der Beschwerden, d. s. bewußten Symptome.

d) Meidung der (vermeintlich dämonischen) Gefahr, z. B. der Redeängstliche braucht die Rede oder überhaupt Reden nicht mehr zu halten, so ist natürlich auch sein Lampenfieber nicht mehr aktuell; sobald er aber wieder eine Rede halten soll, ist es wieder in alter Frische da.

e) Autosuggestion: Ablenkung, Selbstberuhigung mittels „Zauberspruchs", z. B. „es ist nicht so schlimm", „wir sind alle in Gottes Hand", „ich habe keine Angst, nein, ich habe keine Angst, ich habe keine Angst usw., teu teu teu!" usw.

f) Abreagieren s. Nr. 18.

g) Übergang der Hyperfunktion in Hypofunktion, z. B. im Klimakterium.

Die horizontale Allotherapie der Neurosen erweitert-ergänzt die Autotherapie: Training, Übungen, Gebete, Ratschläge, Verordnungen, Psychoanalyse u. a. Suggestionen. Eine echte Heilung ist mittels der horizontalen Therapie auch bei der Neurose nicht zu erzielen. Eine echte Selbstheilung gibt es nicht, bestenfalls kann es zu einer Scheinheilung kommen, die auch von ärztlicher Seite als „Heilung" bezeichnet wird. Internistische Mittel und Methoden sind an sich neurosefremd, aber in der horizontalen Neurosebehandlung z. Z. noch nicht entbehrlich; sie werden vom Neurotiker suggestiv verwertet. Die aus Fehldiagnosen sich ergebende Fehltherapie kann zu Resultaten führen, die man irrigerweise für Heilerfolge hält, z. B. eine Neurose wird — wie oft geschieht das! — als Phrenose fehldiagnostiziert und geshockt (10—20 mal!); hierbei können (!) wie bei den Phrenosen so bei den Neurosen vorübergehend gewisse Veränderungen im Symptomenkomplex eintreten, niemals aber eine echte Heilung. Oft gilt auch hier der altbekannte spöttische Kausalsatz: post hoc, ergo propter hoc.

Die vertikale Autotherapie findet sich nur in Ansätzen vor, die aber das therapeutische Prinzip erkennen lassen. Viele Neurotiker haben den vertikalen Genesungshunger, haben die horizontalen Mittel und Methoden satt und möchten „endlich richtig gesund werden", sie finden nur von sich aus den Weg nicht, sie bedürfen des fachkundigen Führers wie der Bergsteiger des Bergführers. Zudem bezeichnen viele selber ihre Beschwerden als „Unsinn", aber was für ein Unsinn (nämlich weltanschaulicher) das ist und wie er in Worten lautet, also welches der Sinn des Unsinns ist, das müssen sie in extenso vom Erkenntnistherapeuten erfahren. Im Übrigen zeigt sich das vertikale therapeutische Prinzip ja klar genug an der weltanschaulichen Entwicklung des Gesunden sowie der gesünderen Anteile des Neurotikers, und auch hier ist die Allotherapie, eben die Erkenntnistherapie die Erweiterung-Ergänzung der Autotherapie.

12. Klar diagnostizierbare Phrenosen sprechen auf die Erkenntnistherapie nicht an, dagegen gibt es viele Grenzfälle Phrenose:Neurose, bei denen ein Versuch mit der Erkenntnistherapie geboten ist. „Überlagerung" der Phrenose mit Neurose und umgekehrt ist ein obsoleter Ausdruck für Grenzfall.

13. Bei Morphinismuskuren (§ 2 Nr. 53, 149) kommen Entzugserscheinungen nur bei dem gewaltsamen (im Eigen- oder Fremdzwang erfolgenden) plötzlichen Absetzen der „zum Lebensbedarf gehörenden" Spritze, nicht aber bei dem erkenntnistherapeutischen (also zwanglosen) Verlassen der chaotisch-magischen

Denkweise. Dem Süchtigen wird sein „Zaubermittel" nicht verboten, sondern er gibt es ganz von selber auf. Die hierbei auftretenden Symptome sind Genesungssymptome, zu ihnen gehören die Angst vor dem „letzten Schritt", dem definitiven Aufgeben des vermeintlichen Lebens-Todeselixiers, der schmerzliche Abschied vom bisherigen modus vivendi, der dem Kranken als der einzigmögliche erschien, die Trauer über den Verlust des magischen Spiels und die damit zum eignen Schaden verbrachten Jahre. Auch die Morphium- wie jede andere Sucht ist erst echt geheilt, wann die realische Denkweise erreicht ist. Der Ersatz des Morphiums durch Schlafmittel usw. ist keine Heilung.

14. Schonung ist ebenso wenig ein echtes Therapeutikum wie Schonungslosigkeit. „Ich neige zu Erkältungen (Kälte svw. Tod, der mich überwältigen, kalt machen will, also gebannt werden muß), also mummle ich mich ein, gehe nicht in den Wind" usw. — oder „also muß ich mich abhärten, z. B. ich habe als kleiner Junge nachts die Bettdecke weggestreift, habe mich tapfer dem Kältedämon ausgesetzt, habe im Winter das Eis auf dem Flusse aufgehackt und mich ins Wasser gestürzt, die Kälteübungen haben mich auch von der Onanie befreit, auch bin ich kühl den Weibern gegenüber, aber ich habe eine verdammte Ischias: der Kältedämon hat sich gerächt, hat sich festgebissen" (vgl. bittere, beißende Kälte usw.). — „Ich habe es immer mit dem Magen zu tun gehabt, später Magengeschwüre, wie die Ärzte sagten, dann operiert (Gastroenterostomie), vergeblich, seit langem Schonungsdiät (lies: Säuglingskost), wage kaum etwas zu essen, nehme andauernd Tabletten und Tropfen, auch Spritzen, muß zeitweise die Arbeit aussetzen und ins Krankenhaus gehen usw. Neuerdings habe ich gehört, daß ein Arzt genau das Gegenteil empfiehlt: ruhig alles essen, auch Erbsen, Bohnen, Linsen, Schweinefleisch, den Magen volladen — mir wird schon übel, wenn ich daran denke, und er hat doch vermutlich auch Erfolge? Und wie steht es mit Rohkost, Vegetarismus, Mazdaznan u. a. Diätkunststücken und Fastenkuren? auch Erfolge?" Bestenfalls vorübergehende Milderung von Beschwerden. Gemeint ist hier die Magenneurose, nicht die relativ seltenen internistischen Magenkrankheiten, die eben mit Diät usw. zu behandeln sind. Der Magenneurotiker ist erst dann geheilt, wann er ißt und trinkt, was und wie der Gesunde ißt und trinkt.

15. Das einzige Übel ist die Krankheit (I S. 392, 455), und das größte Übel ist nicht die Krankheit, an der man bald oder rasch stirbt, sondern die Krankheit, an der man sein Leben lang leidet. Aber ob groß oder klein, das Übel kann weder verboten noch vergeben werden, es läßt sich nicht wegbeten oder sonstwie wegzaubern, es muß heilen und müßte ausheilen, aber das tun die anatomischen Krankheiten nicht und die Neurosen nur

im Wege der erkenntnistherapeutischen Arbeit. Mit Ratschlägen, Vorschriften, Ge- und Verboten, Versprechungen, Vorwürfen, Drohungen, Gesetzen, Strafen, mechanischen Heilprozeduren, Bädern, Klimakuren usw. kann man niemand zur Ausreifung infantilgebliebener Anteile der Persönlichkeit bringen-zwingen, man kann damit nur erreichen: größere Vorsicht, größere Übung in Ausreden und Ausflüchten, Verstellungen, Heucheleien, Lügen, Imitationen, Dressuren u. a. Fehlfunktionen und auch das nur bei den hierzu Disponierten. Und wie leicht lassen sich viele Ärzte und Laien von solchen Gaukeleien irreführen und glauben gar an echte Heilung! Verbiete dem Kranken, krank zu sein, gebiete ihm, gesund zu sein, — das sind nur imperative Diagnosen. Es ist überaus töricht, dem Überfleißigen (der doch nichts Rechtes schafft) den Überfleiß, dem Faulenzer das Faulenzen, dem Schlaflosen die Schlaflosigkeit, dem Dieb das Stehlen („die Katze läßt das Mausen nicht") usw. zu verbieten oder davon abzuraten: die Kranken können doch nicht anders wie krank denken und tun. Dämonie der ärztlichen „Verordnung": als ob sie die Dämonie der Krankheit bannen, als ob sie an der biologischen Beschaffenheit des Kranken das Geringste ändern könnte! Die Differenzierung der Neurotiker zur echten Gesundheit ist nur mittels weltanschaulicher Aufklärung möglich, wie die Logik und die Tatsachen beweisen.

16. Beschämung. „Ich litt vom Säuglingsalter her an sog. Blasenschwäche: der Harn lief einfach weg, bes. auf der Straße, abends beim Einschlafen, aber auch beim Spielen, immer hatte ich die Höschen naß, dann in der Schule, das war furchtbar, die Nonne-Lehrerin wollte mir durchaus helfen: sie beschämte-schmähte-höhnte mich vor der Klasse, sie machte mich lächerlich, sie ließ Mutter mir ein rotes Unterröckchen, darüber ein weißes Kleid anziehen, und dann färbte das Rot durch, und ich lief zum Gespött der andern mit dem Schandfleck herum und nach Hause. Dann eines Tages hatte die Nonne ein Holzscheit, ich mußte mich auf die scharfe Kante knien, es war sehr schmerzhaft, die Tränen liefen, der Harn auch — beides Wasser, ich war nur Flüssigkeit, eine Wasserhexe usw. Und was habe ich für Prügel bekommen! Als ich der Pubertätszeit nahekam, besserte sich das Leiden, die Blase wurde eben auch größer-reifer, die Periode setzte ein mit viel Schleimausscheidung, die Großen waren stolz auf ihren ‚Erfolg', sie sagten, ich hätte noch viel mehr Prügel beziehen müssen, um die ‚Unart' wegzugeißeln, aber immer wieder, in den vielen Angsterlebnissen rann Harn in die Wäsche — auch bis vor kurzem noch (45 J.), mein Mann lacht mich gutmütig aus: Pißpöttchen nennt er mich — und küßt mich — wie lieb! Nun, endlich bin ich von dem Übel in der Schule der Erkenntnis befreit."

17. Die Kinder zu prügeln, ist das Dümmste, was die Eltern und Erzieher, die Großen überhaupt tun können (vgl. S. 75, 102, 112 f.). Da hat ein bayerischer Kultusminister namens Hundhammer so um 1950 herum die Prügelstrafe in den Schulen wieder eingeführt: ach waren die Kinder dann brav — und haben prima gelernt! Auch die mittelalterlichen Frommen geißelten sich und andern die Sünden aus (auch Martin Luther tat's inbrünstig), und sie mußten es immer wieder tun, da der Teufel nicht locker ließ, und es konnte gar nicht grausam genug sein: der Teufel verträgt eben eine Portion; sie bildeten sogar Sekten (Flagellanten usw.) in ihrem Wahn und Wahnsinn. In den Folterkammern wurde und wird der Geist der Lüge ausgetrieben und somit „legal" das Geständnis erpreßt. In primitiven Zeiten waren und sind die Prügel pubertätliche Aushalteproben und somit ein Vor-zug der Er-wählten (Vor-gezogenen), die dann stolz waren, die Prügelprobe bestanden zu haben. So prügeln sich unsere Kinder untereinander — und so fassen sie auch die Prügel auf, die sie von den Alten-Göttern-Teufeln erhalten. Niemals aber haben Prügel den geringsten erzieherischen oder therapeutischen Wert, und es ist geradezu eine Schande der Großen-Starken, daß sie sich an den Kleinen-Schwachen vergreifen, daß sie nichts Besseres wissen, die Kinder zu bessern. Kraftproben sind übrigens auch die Prügeleien der Jugendlichen, auch der Völker untereinander (auch der Gegner wird „geschlagen"), aber die Verübung primitiver Quälereien (z. B. in Konzentrationslagern) in höheren und hohen Kulturzeiten ist pathologisch (Sadismus, Dolorismus).

18. Abreagieren. Jem. ist affekterregt, aber der Kontakt zwischen den sympathisch-parasympathischen und sensorischen Nerven ist zeitweise gelockert, gelöst, diastatisch, und dann findet der sensorische Gefühlsausdruck wenig, wenn auch für den Menschenkenner merklich statt, z. B. „es drückt mir das Herz ab", „ich kann vor Erregung nicht sprechen", „ich trage die Sache in mir herum" usw. Dies trifft bes. für neurotische Angstzustände zu, aber auch viele Gesunde können ihre Gefühle relativ wenig „äußern", „zum Ausdruck bringen". Unter gewissen (je-spezifischen) Umständen stellt sich der Kontakt wieder her, erfolgt also die „Entladung", das „Abreagieren", man „spricht sich aus", z. B. im Beichtstuhl, beim Arzt und bei andern Vertrauenspersonen, oder macht seinem Ärger Luft im Gespräch mit dem Partner oder ergeht sich mehr minder stürmisch und explosiv in Mienen, Gesten, Handgreiflichkeiten, auch Turnen, Tanzen, Singen, Schreiben, Zeichnen usw. (Ausdruckstherapie C. G. Jungs). Hierbei tritt eine „Erleichterung", ein „Aufatmen", eine „Befreiung vom inneren Druck", der „Bedrücktheit" ein, aber nur für kurze Zeit, nachher ist der frü-

here Zustand wieder da, und man muß warten, bis — gemäß der spezifischen Funktionsperiodik der beteiligten RSe — das Abreagieren wieder einsetzt. Eine echte Heilung kann also hierbei nicht eintreten, es bleibt bei der bisherigen kranken Beschaffenheit, der Neurotiker bleibt Neurotiker und gerät wieder und wieder in seine affektive Erregtheit. Es ist denkbar, daß bei systematischen Ausdrucksübungen (Katharsis svw. Reinigung) in manchen (den so-spezifischen) Fällen die sympathisch-sensorische Kontaktverbindung sich verfestigt, aber auch dann bleibt der neurotische Zustand erhalten, er hat sich nur umgeformt, wobei eine Milderung der Beschwerden eintreten kann, nie aber eine echte Heilung. So ist auch das Abreagieren in der Psychoanalyse (im Döszustand, in halber Hypnose), im sog. Autogenen Training usw. zu verstehen und zu bewerten. Eine Aussprache muß produktiv sein, muß vertikal klären; ist sie bloß ein technischer Akt, so ist mit ihr eigentlich nichts gewonnen. Daher muß der Sünder immer wieder zur Beichte gehen — sonst hätten ja auch die Beichtväter nichts mehr zu tun, und sie wollen doch auch leben.

19. Psychotherapie.

„Der Geist der Psychotherapie ist leicht zu fassen:
Ihr döst und schwatzt so manches Jahr,
Um es am Ende zu belassen,
Wie's vorher war." (Verse eines Enttäuschten.)

Die Psychotherapie gibt vor, die Psyche zu behandeln, also muß sie existieren, sonst könnte man sie nicht behandeln. Fiktionaler Zirkelschluß.

„Psyche" metaphysisch — so gibt es keine Psychotherapie: das Metaphysische ist nicht zu erreichen, es ist realiter Nichts. „Psyche" physisch — so trägt die Psychotherapie einen falschen Namen.

Die beste Propaganda gegen die „Tiefenpsychologie", die „Psycho-Somatik" usw. ist ihre Verkündung, d. h. die Verkündung der Verwirrung und Ratlosigkeit.

Es genügt nicht, daß der Neurotiker auf seinem erkenntnistherapeutischen Wege bis in die psychologisch-kausale Denkweise aufrückt. Er lebt ja als Erwachsener sowieso in dieser Denkweise, und sie tut seiner Neurose, also seinem chaotistisch-magischen Überrest keinerlei Abbruch, im Gegenteil: dieser in seiner Dominanz verdunkelt jene, hat sozusagen das große Wort, die Befehlsgewalt, die Tyrannei des Unsinns, des Aberglaubens. Alle Psychotherapie ist also schon in dem Sinne unzulänglich, als sie mit und an der Psyche, also mit und an dem Metaphysischen zu operieren vorgibt, also in der Deutung, in der Zweifelei verbleibt, die ja auch, und zwar in allen Verdünnungsgraden, das „Wesentliche" der neurotischen WA ist.

Der Psychotherapeut anerkennt also die Richtigkeit der dämonistischen Weltanschauung seiner Patienten, die Fiktion des Psychotherapeuten bestätigt die Fiktion des Neurotikers, der Glaube bestätigt den Aberglauben, auch falls er ihn ablehnt. Der Neurotiker sagt mit Recht: „Sie glauben ja auch an das Metaphysische, also bin ich zu meinem Zauberglauben berechtigt, denn das Metaphysische muß eben Wunder tun können." Der Neurotiker muß, will er echt genesen, die dämonistische WA radikal verlassen, also in die realische WA, ins reine Menschentum übersiedeln.

20. Einwand. „Sie nennen ja Ihre Wissenschaft Psychobiologie, also Biologie des Seelischen. Somit glauben Sie doch auch an die Existenz der Seele und ihre Erforschbarkeit?" Antwort: Begreifliches Mißverständnis. Das Wort Psychobiologie besagt nicht, es werde das Biologische auf die Psyche übertragen, also die Psyche nach dem Muster der Biologie studiert und beschrieben, sondern besagt im Gegenteil: die Wissenschaft, die sich Psychologie nennt, ist realiter eine biologische Wissenschaft, und zwar mit spezieller Thematik und Methodik. Die Psychologen beschäftigen sich in Wahrheit gar nicht mit der Psyche (die ja gar nicht existiert), sondern mit dem Organismus, in den sie die Psyche hineinfingieren. Ferner bringt das Wort Psychobiologie zum Ausdruck, daß die Anschauung die polare Gegensätzlichkeit Psyche:Physis, Seele:Leib, dem Wesen nach Nichts:Etwas ist. S. Vorwort zum 4. Bde. Das Wort Seele gehört also in die Weltanschauungslehre; die sogenannten seelisch-geistigen Vorgänge sind Nerven-Gehirnfunktionen.

21. Hypnose (Kunstschlaf) heilt so wenig wie der gesunde Schlaf. Sie ist dazu ein pathologischer Betäubungszustand in Angst vor dem Suggestor-Dämon, also selber Symptom. Ruhigstellung kranker Organe im „Heilschlaf", unterstützt von Medikamenten, ist horizontale Therapie. Häufige Hypnose kann trainingsmäßig zu einer mehr minder rasch vorübergehenden Milderung der Beschwerden innerhalb der Symptomatik führen. Man muß sich manchmal über die Bescheidenheit von Hypnosetherapeuten (von Psychotherapeuten überhaupt) in Bezug auf ihre Heilerfolge wundern, die sie freilich höchst unbescheiden verkünden. Sogar alle möglichen Hadrosen sollen mittels Hypnose oder anderer Psychotherapie geheilt werden, da ja die Seele auch diese Krankheiten verursache! Immerhin: man kann wohl mal einen Ehescheuen mittels Hypnose (posthypnotischer Suggestion) in die Ehe mogeln, aber dann erwacht er aus seinem Dusel, und das Unglück ist da.

22. Suggestion. S. 1. Bd. § 23. Hier ist die Rede von der therapeutischen Suggestion: der Kranke gerät — gemäß seiner Spezifität — beim Anhören oder schon beim Anblick des Sug-

gestors in einen Angstzustand mit spastischer Anämie des Gehirns, also Absinken der Bewußtseinshelligkeit. Der Suggestor wird als der große Dämon erlebt, dem gegenüber man sich jeder Selbständigkeit begeben, dem man blind glauben, dem man sich blind unterwerfen müsse, um vor seinem Zauber geschützt zu sein. Auch das Kleinkind erlebt den Vater als den großen Magier-Dämon, auch der Phylisch-Primitive erlebt den „Vater unser aller“, den Häuptling als die Gottheit, den Tyrannen, vor dem man sich verneigen-vernichten, auf das Ich-sein verzichten muß, um seiner Gnade teilhaftig zu werden. Es ist also klar, daß nur Neurotiker (als Infantilisten) therapeutisch suggerierbar (und hypnotisierbar) sind, und zwar nur diejenigen mit hinreichend intensiver Hirngefäßangst, also Hirngefäßspasmen, alle andern nicht (viele bleiben dem Suggestor gegenüber mißtrauisch, auf der Hut usw.). Das bequeme Liegen auf der Chaiselongue ist auch für den Gesunden eine Entspannung, also ein Nachlassen der Wachsamkeit-Aufmerksamkeit, und dies macht sich beim Kranken der Suggestor zunutze.

Die therapeutische Suggestion appelliert also an die Neurose, die sie heilen zu können vorgibt, sie läßt sie in Wahrheit unberührt, ja muß sie erhalten, um eben ihre „Wirksamkeit“ entfalten zu können: der Suggerierte muß ja blindgläubig hin- und annehmen, was der priesterliche-ärztliche Suggestor in ständiger Wiederholung predigt, orakelt, als göttliche Weisheit verkündet, befiehlt, versichert, verspricht, in starren monotonen Formeln vorträgt, pseudowissenschaftlich vorphantasiert, an „Übungen“ vormacht. Es kommt hierbei nicht darauf an, was der Suggestor sagt, er kann den größten Unsinn vorbringen — und tut es ja auch allzu oft —, es kommt nur darauf an, daß der Suggerierte all das dumme Zeug glaubt, ja je unsinniger der Unsinn, desto eher finden sich Gläubige, d. h. Kleinkinder im Großformat, denen man eben nur Märchen erzählen kann. Jeder Zweifel, jede Prüfung, jede Kritik, jeder Widerspruch ist ausgeschlossen: sie würden den suggestiven Dämmerzustand aufheben. Hat man die Fremdsuggestion oft genug wiederholt eingebläut, übernehmen sie viele Kranke in eigne Regie: sie werden zu Selbstsuggestionen auswendig gelernt und zwanghaft hergesagt oder hergedacht oder hergemacht. Usw.

Und damit heilt man Neurosen!! Zwei Ärzte prügeln sich am Krankenbett, der Kranke lacht sich gesund. Heilmethode.

Um 1940 verkündete Dr. med. Zajicek in Wien, das von ihm hergestellte Frischdrüsenhormon heile „Menstruationsstörungen, Pruritus genitalis, Schwerhörigkeit, Gelenkversteifung, Gelenkrheumatismus, Ohrengeräusche, multiple Sklerose, Migräne, Herzneurose, Rheuma, Arthritis deformans, Haarausfall, Haarergrauen, Postencephalitis, Hemiplegia nach Lues usw.“

(Psych.-Neurol. Wschr. 1940 H. 9 und 10). Er sprach von der „Reichhaltigkeit der Sprechstunde": eine „weitvorgeschrittene multiple Sklerose, mühsam an zwei Stöcken gehend usw. — ½ Stunde nach der 1. Einreibung Gehen ohne Stöcke möglich; schwerer Gelenkrheumatismus, seit vielen Monaten bettlägerig, sprang unbehindert aus dem Bett, ging im Zimmer hin und her" — wie lange?? Bestätigt von ernsten Fachleuten. Längst verschwunden. Eitel Suggestion. Man denke auch an L o u r d e s (I S. 350 f.), K e v e l a a r u. a. Orte, wo die heilige Jungfrau erschienen sei und Heilwunder wirke, an Z e i l e i s in Gallspach bei Wien, der „alles" mit einer elektrischen Röhre „heilt" (er ist Arzt!), an W e i s s e n b e r g in Berlin, der „alles" mit weißem Käse (nomen est omen) „heilte" und eine große Gemeinde um sich hatte, an G r ö n i n g, der „alles" mit nichts „heilte" (erhielt offiziell eine Heilstätte in Traberhof bei Rosenheim in Bayern, verkündete: von jetzt an würden die Kranken in seine Heilstätten „vorn hineingehen und hinten als gesunde Menschen wieder herauskommen", hatte Zulauf von Hunderttausenden Abergläubiger — und verschwand nach kurzem in der Versenkung), an G l ö c k n e r in Berlin, der jedem der mehreren hundert Kranken aller Art, die ihn täglich aufsuchen, seine Wunderkraft spendet, indem er eine Minute die Hand vor seine Augen hält und dann den Segensspruch erteilt: „Auch Ihnen wird geholfen werden" (offenbar läßt er nach Dr. med. G. R. H e y e r, Dämonenarzt in Nussdorf am Inn, „das Unbewußte zum Unbewußten sprechen"), an die Gesundbeter, die „dianetische Lehre" des Amerikaners Ron H u b b a r d, an C o u é und seine Nachfolger in Amerika, die seinen Zauberspruch vervielfältigt über das Magnetband verkünden und mit dieser „Gruppentherapie" natürlich fabelhafte Erfolge erzielen (Science v. 1. 2. 1952, Tagesspiegel v. 10. 5. 1952) usw. usw. Man sieht auch hier: es ist nichts in der Welt so dumm, es findet doch sein Publikum, und ist es noch erheblich dümmer, desto größer sind die Publikümmer.

„Man lege sich auf ein körperlanges H o l z b r e t t, Fußende 30 cm höher als Kopfende, entspanne den Rücken, wölbe die Brust, hole zehnmal Atem: tief ein, langsam aus, dies zehnmal hintereinander, dreimal täglich!" — und alle Neurosen, alle Krankheiten überhaupt verschwinden. Oder: „Man kitzle sich jeden Tag dreimal an den linken großen Zehe, genau von der Mitte unten links außen herum bis zur Mitte oben!" — und man wird gesund. Gegen Zahnschmerzen hilft bestimmt das Einschlagen eines rostigen Nagels in den verrufenen Krüppelbaum am Kreuzwege um Mitternacht mit den Worten: Im Namen des Vaters, des Sohnes und des Heiligen Geistes, Amen! — und wenn das nicht hilft, hast du eben nicht fest genug daran geglaubt, daß der Schmerz aus dem Zahn in den Teufelsbaum fahren werde. Nur der Glaube, auch als Aberglaube, kann helfen, — bloß daß er noch niemand geholfen hat, bloß daß es ein Aberglaube ist, daß der Glaube, auch als Aberglaube den Kranken gesund zaubern könne.

„Wenn alle oder doch die meisten Menschen durch die Zeitverhältnisse neurotisch geworden sind, habe ich das Recht, auch neurotisch zu sein, das tröstet mich, ich brauche keine Behandlung"; Autosuggestion im Anschluß an die suggestiv aufgefaßte Mitteilung von der Verbreitung der Neurose. — „Laß dich nicht auslachen! wegen der Grillen im Kopfe willst du krankspielen und zum Arzte gehen; der kann dir auch nicht helfen, und die Seelenärzte sollten erst mal ihre eignen Seelen kurieren. Erkenntnistherapie? Ach das ist ja bloß neuer Unsinn zum alten. Wie kann man mit Redereien gesund werden?! Kauf dir lieber ein paar Spalttabletten!" Und der Migräniker glaubt's und „trägt" sein Leiden weiter in dem Wahn, er „müsse" es eben tragen, für ihn gebe es keine Heilung. — „Meine Gnädige", doziert der Herr Nervenprofessor Dr. H., „Sie wollen wegen Ihrer Herzneurose zu Lungwitz nach Berlin reisen? Gewiß, er hat da meines Wissens eine recht nette Theorie ausgeheckt, anerkannt ist sie von uns nicht oder doch nur am Rande: sie ist obendrein zu kompliziert. Schließlich ist es ja auch gleichgültig, mit welcher Theorie man arbeitet, ob sie richtig oder falsch ist: wenn dem Patienten nur geholfen wird, suggestiv geholfen, versteht sich, eine andere Hilfe gibt es ja nicht, wie auch neulich unser berühmte Kollege Prof. Hellpach ausdrücklich betont hat." (Nr. 10.) „Aber", wendet die Pat. ein, „ich habe gehört, Lungwitz arbeitet nicht mit Suggestionen." Drauf der Professor ironisch lächelnd: „Aber, meine Gnädige, die beste Suggestion ist die Behauptung, man gebe keine Suggestion. Fahren Sie nur hin, Sie werden's ja erleben." Pat. verzichtet daraufhin und „schont weiter ihr angegriffenes Herz".

Pat. schwelgt in der Symptombeschreibung (S. 142) und fühlt sich „durch das Aussprechen erleichtert" — auf ein paar Stunden. Andere spinnen sich über ihr Leiden eine eigne Theorie zurecht, halten sie für die einzig-wahre („ich muß mich ja am besten kennen") und wenden sie als Zauber gegen die Beschwerden an, ohne zu ahnen, daß die Ausbreitung des kranken kortikalen Reflexgefüges ins Begriffliche mit einer Milderung z. B. der bewußten Gefühle einhergehen kann (Ersatz: Zwangsidee); eine Heilung kann natürlich von einem Hirngespinst nicht herbeigeführt werden. — „Ich muß bei der Arbeit über die Arbeit nachdenken, wie ich sie richtig mache usw., fest nachdenken, mich nicht von der Arbeit vom Nachdenken über die Arbeit ablenken lassen, dann kann ich sie (lies: krampfig-mechanisiert) verrichten, allerdings stehe ich dabei immer auf des Messers Schneide"; Pat. hat von klein auf die Vorschriften des gestrengen Herrn-Vaters, dann auch die der weniger strengen Erzieher-Lehrmeister suggestiv aufgefaßt, strukturgemäß zu Selbstvorschriften einassoziiert und befiehlt-kontrolliert sich nun begrifflich-zwanghaft selbst, so daß er dressurmäßig „zur Not" die Arbeit leisten kann: autosuggestiver Denkzwang gegen die Arbeitsangst und -unsicherheit, -unfähigkeit, die bei Nachlassen des Denkzwanges sogleich wieder einsetzt, Pat. ist Kind-Meister, „die Arbeit" vergrößertes Spiel mit der feindlichen Dämonie, die man „vorschriftsmäßig" beherrscht, — ein mühseliges Dasein, aber es sieht aus, als ob Pat. „richtig arbeiten gelernt habe". — „Ich habe von meiner Mutter ein A m u l e t t geerbt, ich hänge es mir um den Hals und kann im Schutze seines Zaubers ruhig auf die Straße gehen, auf die ich mich ohne das Amulett nicht wagen würde, das Amulett ist magisch die Mutter selbst, also der Mutterzauber, der mich als Kind auch auf der Straße schützte." Usw.

„Liege ich nachts im Bett und kann nicht einschlafen, so denke ich, wie mir mein Arzt empfahl, an ein w o g e n d e s K o r n f e l d oder an die wogende See, aber ich werde dabei erst recht erregt, es kommt mir vor, als ob dieses Denken nur eine Ablenkung vom eigentlichen Kriegsschauplatz, nämlich vom Kampfe gegen die Dämonin Nacht, die meine Seele, mein Leben holen will und mich um so leichter übertölpeln kann, je weniger ich aufpasse. Ich muß also doppelt auf der Hut sein, daß mich der Schlaf-Tod nicht überwältigt." Die Suggestion wird also (wie auch Arznei usw.) von manchen Neurotikern als eine List und Tücke der feindlichen Dämonie, die sich des Arztes bedient, aufgefaßt und führt so zu einer Verschlimmerung der Beschwerden. „Ich habe als Kind mit Mutter, die mich zu Bett brachte, das bekannte A b e n d g e b e t gesprochen, konnte dann aber nicht einschlafen, sondern wartete, was nun kommen würde: ich wollte doch zu gerne erleben, wie der liebe Gott mich in den Himmel holen würde. Nun, im Grunde genommen tue ich das heute noch, aber bis heute ist er noch nicht gekommen, und ich warte noch immer vergeblich: mag er mich nicht, bin ich nicht fromm genug, hat er mich nicht fromm genug gemacht, oder läßt er mich aus andern Gründen zappeln, vielleicht kämpft er mit dem Teufel um meine Seele? Jedenfalls von meinem Gebet werde ich gar nicht beruhigt, im Gegenteil: das ewige Warten macht mich ganz verrückt." — „Ich muß im Auto fahrend immerzu denken, ob wohl das schützende M a s k o t t c h e n noch am hinteren Fenster hängt, oft muß ich mich umdrehen und komme manchmal in Gefahr dabei. Es ist ja Aberglaube, ich weiß, aber es kann doch nur mit dem Teufel zugehen, daß ich an das blöde Ding immer denken und mich umdrehen muß, als ob es das Biest doch darauf abgesehen hätte, mich verunglücken zu lassen.“ Maske, masca Hexe, die ihre Anbeter vor Unheil bewahrt, ihre Feinde ins Unheil führt, — wie das alle Götter und Teufel tun.

„Ich bin von einem Dr. med. Schmidt oft genadelt worden, auch hatte er andere prachtvolle Qualmethoden (mongolische Massage, lies: schwere Mißhandlung u. a.). Ich muß sagen, daß mir das Nadeln gut getan hat, es soll ja eine uralte Methode sein wie das Geißeln usw., meine Schmerzen wurden übertönt, es war ein Bußschmerz, und ich fühlte mich nachher irgendwie freier — so etwa wie nach der Beichte. Freilich lange hat die Besserung nicht angehalten, ich sehe jetzt den furchtbaren Unsinn ein.“ Die Qual wegquälen — magische Homöopathie.

„Wir gehen in eine Gesellschaft, ich werde da immer sehr ängstlich und habe zudem Angst, daß die andern meine Angst entdecken und mich trotz meiner 40 Jahre zum gesellschaftsunfähigen Knirps, der bloß großtut, degradieren und hinausweisen. So bin ich doppelt scheu, verlegen, ungeschickt, wortkarg. Mein Mann sagt mir jedesmal: ‚Also Marie, nimm dich zusammen! blamier mich nicht! du mußt aufgeschlossen sein! was sollen die Leute von uns denken, wenn du stumm und steif in der Ecke hockst!‘ Und da werde ich erst recht ängstlich. Wie soll ich das machen: mich zusammennehmen? Ich gebe mir alle Mühe, aber bei aller Energie — es geht eben nicht.“ Nein, es geht nicht. „Sich zusammennehmen“ ist svw. sich ängstlich verkrampfen, also noch ängstlicher werden; und „Energie“ — was ist das für eine Zaubermacht, die „ich“ für das „Zusammennehmen“ usw. verwenden soll? Bestenfalls kann eine künstliche Mechanik des gesellschaftlichen Verhaltens exerziert werden, — die man dann gar als „guten Erfolg“ mißversteht. Die Forderung, der Neurotiker solle sich als Gesunder benehmen, er müsse nur den guten Willen haben usw., und die Vorwürfe darüber, daß ihm das nicht gelingt, sind eine völlige Verkennung der neurotischen Persönlichkeit und ein Unrecht, das ihm zugefügt wird. Der Blinde kann doch eben nicht sehen!

Selbstüberwindung. „Sich selbst besiegen, ist der schönste Sieg.“ Da soll wohl das seelisch-geistige Ich das körperliche Ich, der Dämon „Wille“ den Leib, der Dämon „guter Wille“ den Dämon „böser Wille“ überwinden! „Der Geist sitzt in mir und lenkt und leitet den Körper wie der Kutscher die Pferde, so kann ich mich beherrschen, so kann ich auf vieles verzichten, ja geradezu mich im Verzichten üben.“ Es gibt normale und abnormale Verzichterlebnisse als Kennzeichen der biologischen Beschaffenheit des Menschen (vgl. 5. Bd. S. 446 f.); der dämonistischen Deutung können wir entraten.

„Ich habe gelernt, meine Beschwerden unter strengster Kontrolle zu halten. Ich muß sie überall, auch in den kleinsten Dosen aufspüren und feststellen, d. h. magisch entmachten, so daß sie mir nichts tun können und auch (vermeintlich) nicht heftiger werden. Würde ich z. B. das Fleckchen hier aus den Augen lassen, so würde es alsbald ein Fleck werden, der Morbus als Vorbote des Todes (mors) würde sich einnisten und sein Zerstörungswerk verrichten. Mein Vater, Arzt, hat mich schon früh auf die Fleckchen — er sagte: Läsionen — aufmerksam gemacht, er litt selber an der Fleckangst. Vieles, was die Unkundigen für normal halten, ja eigentlich alles kann Wirkung des Morbus und morbus selber sein und mich zum moribundus machen. Man muß eben peinlichst genau auf die Minima achten, sie entdecken und damit bannen!" Hypochondrie. Autosuggestion als Symptom. § 2 Nr. 142.

„Ich habe mir vorgenommen, mich über nichts und niemand mehr aufzuregen. Die Aufregungen bekommen meinem Herzen nicht. Ich führe das konsequent durch. Auch der Arzt hat mir streng verboten, mich aufzuregen. Mein Wahlspruch ist: nur ruhig Blut!" Vgl. Nr. 3. „Aufregung" ist die Hochfunktion der kranken RSe, sie tritt gemäß der spezifischen Funktionsperiodik ein. Wer so konstituiert ist, daß sich an den Beginn der Gefühlserregung Begriffsreihen (Überlegungen) anschließen wie z. B. „ich will mich nicht aufregen", dessen Aufregung erreicht, bes. bei hinreichendem Training im Zwangsdenken, nicht mehr die Höchstgrade, aber daran ist nicht „der Vorsatz schuld", sondern es liegt eben eine spezifische konstitutionelle Eigentümlichkeit im Reflexablauf (Symptomverschiebung) vor. Kein Kranker kann sich zwingen oder gezwungen werden, gesund zu werden oder zu sein. — „Ich war immer ein Großsprecher. Als ich auf See einen tüchtigen Sturm erlebte, steckte ich mir eine Tabakpfeife, die ich als Nichtraucher bei mir führte, ins Großmaul, kalt natürlich, ich war ja Nichtraucher, hatte auch keinen Tabak bei mir, und stolzierte auf Deck umher, als ob das schönste Wetter wäre, — dabei hatte ich eine unbändige Angst, aber ich schauspielerte den Kaltblütigen, und die Kunst des Markierens hat die Angst doch wohl etwas gebändigt, jedenfalls hat niemand etwas von ihr gemerkt, ja ich werde vielleicht sogar Bewunderung erregt haben. So habe ich es immer gehalten. Die Pfeife ist zwar leer und kalt, aber sie täuscht den andern vor, daß ich rauchfähig sei, also den Feuerdämon beherrsche, damit aber überhaupt die feindliche Dämonie, also auch den Wetterzauber usw. Kommt also die Angst, so auch der Pfeifenzauber — und ein bißchen scheint er doch zu helfen. Als kleiner Junge habe ich Daumen-Faust als Pfeife benutzt, war eifriger Daumenlutscher."

„Ich halte sehr viel von Suggestion“, sagte Adolf Hitler, aber dann schoß er sich ganz unsuggestiv in den Mund.

Die Suggestion ist für den Kranken ein Symptom der Krankheit, gegen die sie helfen soll. Sie ist ihm Zauber gegen Zauber. Sie läßt den Kranken krank, sie gibt ihm „Steine für Brot“. Eins ist not: Erkenntnis.

23. Über Sigmund Freuds Irrtümer habe ich in der „Erkenntnistherapie für Nervöse“ und im 6. und 7. Bde. des Lb. berichtet. Hier noch folgendes.

a) Er betrieb und seine Jünger betreiben eine Symptomatomistik in der Art einer hypochondrischen Anamnestik. Er meinte, auf diese Weise das die Neurose angeblich verursachende „psychische Trauma“ aufzufinden. Natürlich findet er es nicht — und niemand findet es: es gibt ja so etwas gar nicht, aber — man sucht dann eben weiter und ernennt dann eben ein Erlebnis zum „psychischen Trauma“. Übrigens ist das so gewonnene „Material“ ja auch gleichgültig: es wird doch alles libidinös gedeutet.

b) Freud meinte, in dieser hypochondrischen Detaillierung, in dem Auffinden von Symptomen bis in die graue Vergangenheit liege schon die Heilung. Magisches Verfahren: „Erkennt ihr ihn, so muß er von euch zieh'n.“

c) Freud wähnte, der Mensch sei Libido, seine Seele sei Libido, d. h. Geschlechtstrieb, Geschlechtlichkeit. Die Platonik gibt es nicht bei ihm. Das Trophische am Menschen blieb ihm unbekannt oder wurde als Form („Organisation“) der Libido mißverstanden, z. B. Saugen an der Mutterbrust = erster Koitus, orale Organisation der Libido, Fingerlutschen = Onanie, die manchmal schon in utero stattfinden soll, ähnlich wie sich Isis und Osiris schon im Mutterleibe begattet haben sollen (glaubten die alten Ägypter), usw.; vgl. hierzu Jungs „Wandlungen und Symbole der Libido“. Kurz: Libidomonismus, Libidodämonismus. Genau genommen kennt Freud nur die Genitalien und ihre „psychischen Korrelate“. Und die Libido wird nun „verdrängt“ (§ 2 Nr. 51) — von wem? natürlich von der Libido, wenn doch der Mensch, seine Seele, sein Geist Libido ist und nichts weiter. Da muß es doch wohl eine gute und eine böse Libido geben: welche verdrängt welche — und wie geht die Verdrängung vor sich? Also Freud stellt die Libidotheorie auf ohne Rücksicht auf die Tatsachen, dann läßt er die Libido von der Libido verdrängt werden, dann sucht er „analytisch“ die verdrängte („eingeklemmte“) Libido in ihrem Gefängnis, wo sie sich mit Libido („psychischer Energie“) auflädt, in der Tiefe der Seele (daher „Tiefenpsychologie“), die doch Libido ist, auf und macht sie so bewußt, sozusagen hoffähig, damit befreit er sie aus dem Banne der (guten? bösen?) verdrängenden Libidokräfte und gibt ihr freie Bahn zum „Ausleben" in allen Formen — und dann ist die Neurose geheilt! Pseudopsychologisches (metapsychologisches) Kauderwelsch.

d) Freud meinte, es gebe eine Regression auf verlassene kindliche psychische „Mechanismen". Also der erwachsende und erwachsene Mensch könne auf kindliche Verfahrensweisen (durch Verdrängung) zurückkehren, der 10jährige, der 20jährige wieder 6 oder 4 Jahre alt werden. Tatsächlich gibt es nur eine Persistenz infantiler Funktionen mit Auswucherung.

e) Freud hat völlig die infantile WA außer acht gelassen, er kannte sie offenbar gar nicht. Wir Erwachsenen wissen, daß auch das Kleinkind Geschlechtsorgane hat, aber das Kind weiß das nicht, d. h. es weiß nicht, daß diese differenten Körperformen die Geschlechtsorgane sind. Im chaotischen Stadium sind Trophik und Genik überhaupt noch nicht geschieden, ist das Kind ein Neutrum (ne utrum svw. weder das eine noch das andere, aber beides in einem), und dann im magischen Stadium erlebt das Kind zwar allerlei Verschiedenheiten (Stimme, Tracht, auch Körperformen usw.) bei Ich und Du, aber diese sind noch nicht als „Geschlechtsmerkmale" erkannt; übrigens können sich ja alle Wesen in einander verwandeln. Man kann also rechtens nicht sagen, das Kind sei, sogar bewußt, ein Geschlechtswesen und werde schon früh von der Erziehung dazu genötigt, die Libido zu verdrängen. Gerade der Neurotiker weiß zwar in seinen reifen Anteilen, daß er Mann oder Frau ist usw., aber soweit krank, weiß er das eben noch nicht, ist auch selbst noch ein Neutrum. Freud imputiert dem Kinde die Differenzierung des Erwachsenen. Ich habe ihn den großen Mißversteher genannt.

f) Die Verdrängungslehre beruht auf der irrigen Annahme, daß ganz allgemein „die Großen" nur bestrebt seien, „die Kleinen" klein zu halten, zu unterdrücken, ihre „Geheimnisse" vor ihnen zu wahren, ihr Streben nach Großwerden zu unterbinden — nach dem Lehrsatze Jesu: „Bleibt Kinder, dann habt ihr das Paradies!" Ferner sollen durch das abwehrende Verhalten der Großen — Libido gegen Libido! — die Kleinen genötigt werden, ihre „Wünsche", d. h. ihre Libido, die als Teufelei aufgefaßt wird, zu verdrängen, und dadurch sollen die Neurosen verursacht werden, bei den Gesunden merkwürdiger- und unerklärlicherweise nicht! Diese Diskriminierung der Großen (Eltern, Erzieher usw.) kann doch aber lediglich gelten für neurotische Eltern, die also auch neurotische Kinder haben, für neurotische Lehrer und Lehrmeister u. a. Erwachsene, die sich in der Tat als Tyrannen, Bonzen, Unterdrücker betätigen. Man bezieht sich da auf archaische Gebräuche, bes. auf die Pubertätsproben, und mißversteht sie in dem Sinne, als ob die ml. Alten-Großen sich verschworen hätten, die männliche Jugend zu vernichten, um die Weiber für sich zu behalten (aber die Weiber hatten-haben doch auch ihre Pubertätsproben!); tatsächlich haben auch die Primitiven ihre Kinder auf ihre (rauhe) Weise erzogen, gefördert, geprobt in dem allgemein menschlichen Bestreben, würdige Nachfolger zu haben. Vgl. die analog falsche Lehre des K. Marx und seiner Schüler vom Blutsaugertum der Unternehmer, die auf Kosten der Arbeiter-Sklaven ein „Herrenleben" führen und gar nichts weiter zu tun haben, als eben „Blut zu saugen"! Nur die Beibehaltung archaischer-infantiler Denkweisen und Verhaltungen in höheren und hohen Kulturen, der Anachronismus prägt sich u. a. in der Sozialneurose (§ 2 Nr. 184) aus. Kein gesunder Vater ist Tyrann, kein gesunder Unternehmer ist Blutsauger. Gesunde Kinder „verdrängen" nicht, haben nichts zu verdrängen. Will man also schon mal das Dogma der „Verdrängung" annehmen, so hat der Neurotiker nicht verdrängt als Gesunder, der durch die verdrängenden Mächte neurotisch geworden sei (wie das auch A. Adler behauptete: „Die Neurose ist die normale Reaktion der Seele auf die kranke Umwelt"), sondern die Neurotiker wachsen aus der ererbten Anlage in ihre Neurose hinein und erleben demgemäß „den Alten" in primitivistischer Art als den großen Feind-Dämon-Gott-Teufel, mit dessen Dämonie man fertig werden müsse, selbstverständlich durch die eigne Gottheit-Dämonie.

g) Freud wähnte, bei herabgesetzter Bewußtseinshelligkeit, bes. der Ausschaltung des begrifflichen Denkens, also der Kritik, im Hindämmern, Hindösen, Halbschlaf spreche der Neurotiker das ins unbewußte Seelenreich Verdrängte aus, verrate also seine geheimen (libidinösen) Wünsche, sein psychisches Trauma, dieses Aussprechen sei schon an sich heilsam, und der Heilungsprozeß werde durch die (libidinösen) Auslegungen des Psychoanalytikers-Tiefenpsychologen gefördert und in jahrelanger „Arbeit" sogar zu Ende geführt. Im gleichen Sinne werden die Träume, die „die via regia ins Unbewußte" seien, gedeutet. Gewiß lallt der Kranke in seinem hypnoiden bis hypnotischen Zustande allerlei Geschwätz und natürlich in seinen Worten, aber es ist ein schwerer Irrtum, dieses Geschwätz für bare Münze, für tatsachgemäße Berichte aus der Unterwelt der Seele, aus der Vergangenheit zu nehmen und in das libidinöse Schema — es gibt ja bei Freud nur Libido — zu zwingen-zwängen. Man deutet also in die Erzählungen der Neurotiker „die Libido" hinein und findet dann diese Deutung — in der Deutung selber bestätigt!

h) Freud wollte eine Brücke aus dem Lande der Neurose über den Fluß ins Land der Gesundheit bauen, aber er hat nur am Ufer der Neurose eine bizarre Konstruktion von Fiktionen hintheoretisiert — nach Schema L, d. h. nach Schema Libido, an das andere Ufer, das Ufer der Gesundheit ist er nicht gekommen. Und dies gilt für alle Suggestivverfahren, also für alle Psycho-therapie, die ja ihrer WA-Stufe nach mit Fiktionen arbeiten muß. Fiktionsfrei ist nur die Erkenntnistherapie: sie allein kann also den Kranken aus seinen wirren Fiktionen herausführen.

Die Traumdeutung spielt noch immer in der Psychotherapie, speziell der sog. analytischen, eine große, ja die wesentliche Rolle. Freud sah im Traum nur maskierte Libido, Adler eine Darstellung sozialpsychologischer Problematik, Jung das Auftauchen von Archetypen mit prospektiver Tendenz. Neuerdings (um 1950) wendet man Narcotica, z. B. Eunarkon, Amytal, Pentotal, Evipan usw. an, um rasch Träumen („Reverie") zu erzeugen und so die „Entriegelung des Unbewußten" zu beschleunigen. Es besteht da noch immer der Aberglaube, der Traum sei „ein Guckloch in die geheimen unterbewußten Seelenbezirke", und der Psychotherapeut müsse sich solcher Tricks bedienen, um den Neurotiker zu überlisten, so daß wider seinen Willen der Blick durch das Guckloch möglich wird, denn das wache Bewußtsein halte einen Schleier vor das Guckloch. Ich erkläre ein solches Überlisten des Patienten, sei es im Döszustand oder in der Hypnose, sei es mittels Narcoticis als genau so unanständig, überflüssig und irreführend wie die „Wahrheitsspritze", die Angeklagten oder Zeugen verabfolgt wird, damit sie „die Wahrheit" gestehen; solche Verfahren liegen in der Nähe der Foltermethoden, mit denen man ein „Geständnis" erpressen will, das man gar noch für Wahrheit hält oder ausgibt. Die ganze Traumdeuterei ist ein Armutszeugnis für die Psychotherapeuten: sie sind offenbar so miserable Menschenkenner, daß sie sich solcher Mittel bedienen müssen — in dem Aberglauben, sie könnten auf diese Weise von der kranken Persönlichkeit Wichtigeres und Richtigeres erfahren als im Wachzustande. Man denkt da wohl auch an die Rauschzustände der Primitiven, der Ekstatiker, der Propheten, der Medien usw., deren Lallen als die Gottesoffenbarung (Orakel, Fatum) ausgedeutet wurde — mangels Einsicht in das tatsächliche biologische Geschehen; in vino veritas — nun, ich möchte dem Geschwätz des Trunkenen nicht vertrauen, ich halte es lieber mit den Nüchternen. Die Traumdeuter aller Richtungen verfahren nach dem Zirkelschluß: sie legen die Träume nach ihrer je-spezifischen Dogmatik aus und fassen dann diese „Befunde" als Bestätigungen ihrer Dogmatik auf! Ich habe festgestellt, daß die Traumberichte diagnostisch-anamnestisch nichts mehr mitteilen als die Aussagen des Wachen, und auch therapeutisch wende ich mich an den wachen Patienten, er darf so wenig schlafen wie der Schüler im Unterricht, und die Schläfrigkeit, die bei Angstspasmen der Hirngefäße hie und da eintritt, wird als Symptom behandelt und behoben, nicht aber ausgenutzt, um aus dem Pat. allerlei „herauszuholen", was er im Wachen „wohlweislich verschweigt". Vgl. S. 313.

24. Was über die Einzeltherapie ausgeführt wurde, gilt natürlich auch für die Gruppentherapie: mit Massensuggestionen sind echte Heilungen nicht zu erzielen, und der Glaube der Suggestionierten, sie seien nun gesund, ist nicht die Gesundheit, sondern eben nur der Glaube daran, also ein Krankheitszeichen. Der echte Glaube hat mit diesem Aberglauben nichts zu tun. Immerhin kann jeder, ob gesund oder krank, von einem sachlichen lebenskundlichen Unterricht manches profitieren, aber bitte: von einem sachlichen Unterricht, nicht von suggestiven Redereien, Fabeleien, Deutereien.

25. Die immanente Widersprüchlichkeit alles dämonistischen Deutens ist auch der Wissenschaft zu eigen, die sich Psychologie nennt. Die Psychologie gibt vor, die gesunde Psyche, die Psychopathologie gibt vor, die kranke Psyche zu erforschen, die Psychotherapie gibt vor, die neurotische Psyche zu be„hand"eln, die Psychiatrie sogar, die psychotische Psyche heilen zu können. Dabei gilt die Psyche als metaphysisch, also unerforschlich — auch ob gesund oder krank, auch wie sie erkranken könne, auf das Physische wirken könne usw., und niemand gibt an, wie man das Unerforschliche erforschen, diagnostizieren und sogar therapieren-sanieren könne. Und welche Mittel wendet man hierzu an? rein physische natürlich, andere gibt es ja nicht, doch fingiert man auch in diese physischen Mittel und Methoden das Psychische als „wirksam" hinein und dreht sich wacker im Karussell der „psycho-somatischen" Rätselei. Die Psychiatrie ist besonders schlimm daran: auf Psychotherapie sprechen die „Seelen- oder Geisteskranken" nicht an, es bleiben nur Arzneien, bes. Narcotica übrig und dann bitte seit etlichen Jahren die Shockmethoden — und damit trifft man die kranke Seele, den kranken Geist mitten ins metaphysische Herz! Ehrlich: habt ihr Psych-iater mit Shocken oder mit Zerschneiden des Gehirns (wohl als „Sitz der Seele oder des Geistes"), also der Lobotomie oder mit Schlafkuren usw. schon mal einen Irren richtig gesund gekriegt? Und dabei liegen in den Irrenanstalten (besser Pflege- als Heilanstalten zu nennen) viele, viele Neurotiker herum, die dort gar nichts zu suchen haben, und werden eben mitgeshockt. Die theoretischen Grundlagen dieser Methoden sind äußerst fragwürdig — genau wie ihre „Wirkungen". Es ist zu hoffen, daß die Shockerei endlich aufgegeben wird genau so wie die Lobotomie, über deren Mißerfolge Prof. Dr. Kurt Goldstein, früher Frankfurt/M.,

jetzt USA, berichtet hat. Rätsel ist auch das Verhältnis vom Geist zur Seele, z. B. L. Klages hat den Geist als Widersacher der Seele „erkannt", aber der Gynagoge (richtiger: Gynaikoagoge, d. h. Frauenführer) Dr. med. Schaetzing hat „erkannt", daß der Geist der Neurotiker gesund sei und zur Heilung der kranken Seele angespornt werden könne-müsse (S. 13 f.), und was des gelahrten Unsinns mehr ist. Usw. Im Ganzen: haltet euch an Tatsachen (nicht an Worte)! Werdet erkenntnismäßig Menschen! Werdet Somatiker und laßt den Firlefanz um Seele und Geist und Leib endlich sein! Wir sind ja sowieso — auch bei aller Deuterei — nichts anderes als Menschen, biologische Organismen, und wir Ärzte behandeln sowieso — auch bei aller Deuterei — die Kranken als kranke Menschen, pathobiologische Organismen, Hadrotiker oder Leptotiker. Dies ist die Wahrheit, mag sie euch gefallen oder nicht.

Korollarien aus der Erkenntnistherapie

1. Es ist sehr viel leichter, den Patienten zufrieden zu stellen als zu heilen, aber er soll ja eben geheilt werden. „Machen Sie mich gesund, aber schonen Sie meine Krankheit!", „Machen Sie mich gesund, aber lassen Sie mich krank!", „Waschen Sie mir den Pelz, aber machen Sie ihn nicht naß!" Mancher Pat. verhält sich zunächst zur Therapie wie die Ente zum Wasser: sie wird nicht naß. Indes ist die echte Heilarbeit dem Kranken nicht zu ersparen, und nur, indem er die Heilarbeit leistet, kann er die echte Zufriedenheit erreichen und nicht bloß eine „Zufriedenheit" in der Unzufriedenheit (vorübergehende Milderung der Beschwerden). Der Arzt kann nicht für den Kranken gesund werden! Der Bergführer kann nicht für den Bergsteiger, der in die Höhe will, emporsteigen, er kann ihn nur als Wegweiser geleiten. Man kann das Pferd zur Tränke führen, aber trinken muß es selbst, und dazu kann man es nicht zwingen.

2. „Das wußte ich noch gar nicht", „das ist mir ganz neu", sagen manche Pat. immer wieder — so als ob sie allwissend wären, also auch alles, was ihnen therapeutisch mitgeteilt wird, eigentlich hätten schon wissen müssen und sich nun zur Erhaltung ihrer Allwissenheit ent-schuldigen müßten, daß sie etwas (aus einem ihnen fremden Gebiete, aus einer ihnen fremden Wissenschaft) nicht schon gewußt haben. Solche und ähnliche Floskeln sind „Zaubersprüche, die das Neue ent-neuen sollen." Gegenstück: „Alles, was in Ihren Büchern steht und was Sie mir sagen, habe ich schon längst gewußt, wenn auch nicht in aller Ausführlichkeit." Frage: „Haben Sie Medizin und Philosophie studiert und meine Bücher dazu?" Antwort: „Das nicht,

ich bin ja Kaufmann, aber ich habe doch in Ihren Büchern gelesen, und was ich da las, kam mir so bekannt vor." „Dann brauchten Sie eigentlich gar nicht hier zu sitzen?" „Eigentlich wohl nicht, aber ich möchte doch gesund werden." — „An Gott glaube ich schon seit meiner Jugend nicht mehr, darüber brauchen wir nicht zu sprechen." „Sie sind also Atheist?" „Vollkommen." „Und was haben Sie an die Stelle des durchgestrichenen Gottes gesetzt, welche Zahl haben Sie für das X in der Gleichung gefunden?" Pat. ist ratlos, er bedarf der Aufklärung über das Wesen Gottes. Manche Neurotiker ergehen sich in (sturer oder diplomatischer) Opposition gegen alles, was sie noch nicht wissen, es ist ja klar, daß der Pat. auch dem Arzte gegenüber nicht gesund sein kann, sondern seine Symptome vorexerziert; manche suchen also aus ihrer vermeintlichen Allwissenheit heraus einen Streit mit dem Arzte, ihn mit Stichworten zu reizen, aber der Arzt fällt nicht darauf herein, er fühlt sich nicht getroffen, sondern bleibt Therapeut, Lehrer, neutral, er klärt auf, er ärgert sich nicht über die Krankheit des Kranken — das sollte überhaupt niemand tun!

3. Man kann nicht verlangen, daß der Dämonist in irgendeinem Punkte undämonistisch denke. Der Neurotiker lebt ja, soweit krank, im chaotisch-magischen Zeitalter, im primitiven Dämonenglauben. Es ist also gänzlich vergeblich, mit ihm über seine Problematik zu debattieren, zu rechten: er ist ja Rechthaber, hat also immer recht, auch wann er nicht recht hat. Eine WA, auch die neurotische ist in sich geschlossen, die neurotische sogar „hermetisch". Mit dem Neurotiker auf seiner Basis rechten zu wollen, ist svw. mit Erbsen eine Wand einwerfen, mit dem Finger eine Eisenplatte durchbohren wollen. Solche Diskussionen sind Tennisspiel: Ball hin Ball her; aus dem Hin und Her kommt nichts Gescheites heraus, es ist unproduktiv. Pat. sitzt auf einem Isolierschemel, ist unbelehrbar, unzugänglich, diese „Position" ist auf keine Weise aufzubrechen. Die einzige Möglichkeit, dem Neurotiker aus seinem Selbstgefängnis herauszuhelfen, ist die weltanschauliche Aufklärung: an der schlichten Vorführung der Tatsachen orientiert er sich darüber, daß er sich in einer dämonischen Welt wähnt, und daß Dämonen realiter nicht existieren. Niemand, der überhaupt heilbar ist, kann auf die Dauer Fliegen fangen, die nicht da sind, sich mit Feinden herumschlagen, die es nicht gibt. Debattieren kann der Pat. nur in und aus seiner kranken WA, die Heilung besteht ja eben darin, daß er die kranke WA verläßt. Man muß die Symptome in die zuständigen weltanschaulichen Worte übersetzen, weltanschaulich beschreiben: ihr Sinn-Unsinn wird dann offenbar, auch dem Neurotiker, und niemand kann einem Unsinn weiterhin anhängen, dessen Unsinn er eingesehen hat. Um zur

Erkenntnis zu gelangen, soll Pat. dem Arzte nichts glauben, sondern die Mitteilungen nachprüfen und in diesem förderlichen Sinne mit dem Arzte erörtern. Ich nenne das die Operation am Prinzip. Pat. lernt erkennen, welcher Art-Unart die „Position" ist, die er für seine Lebensbasis hält, dann gibt er sie nach und nach (genetisch) auf. Vgl. § 2 Nr. 39, 66, 96, 169.

4. Pat. muß lernen, an der absoluten Richtigkeit seiner Meinungen und Urteile irre zu werden; er muß sie als weltanschauliche Mißverständnisse erkennen und diese mit Hilfe des Arztes klären. Das geht nicht so, wie man ein schmutziges Taschentuch in die Wäsche wirft und im übrigen so bleibt, wie man ist, sondern das geht nur im Wege der Entwicklung der Persönlichkeit. Pat. wechselt so alsbald aus dem Bisher in das Nunmehr hinüber-hinauf.

5. Diagnostik, Anamnestik, Prognostik sind keine Therapie; sie geben nur die Ansatzpunkte für die Therapie und für ihren möglichen Erfolg.

6. Manche Patienten springen unruhig-ängstlich aus der Therapie heraus, verlassen das Thema in gesprochenen oder gedachten Worten, können sich nicht konzentrieren, schlagen nach Art der Gedankenflucht eine therapiefremde Richtung ein, z. B. stellen Betrachtungen über die Methode an, ergehen sich in langatmiger Symptombeschreibung („ich muß Ihnen doch alles sagen, damit Sie sich ein Urteil bilden können"), hören nicht zu, sondern denken an die drängende Arbeit daheim, sehen immerzu nach der Uhr, gähnen oft und öfter, langweilen sich, werden bleiern müde (Angstspasmen der Hirngefäße) usw. Sie gleichen einem Kutscher, der nicht fährt, sondern absteigt und den Wagen von draußen betrachtet, — oder einem Bergsteiger, der, statt weiterzusteigen, sich hinsetzt und in Erörterungen über den Bergsport ergeht (zum Ausruhen zulässig, aber dann heißt es: weitersteigen); sie reden lang und breit über den Holzklotz, der gehackt werden soll, und über das Hacken, aber sie hacken nicht, sie spitzen den Mund, aber pfeifen nicht, sie schleichen wie die Katze um den heißen Brei. Manche Patienten leiden (von klein auf) an Hörangst mit Spasmen des Trommelfells usw., werden akut schwerhörig: ihnen kommen fremde Worte (oft bes. die Fremdworte), die neuen Gedanken, die Aufklärungen als böse Geister vor, die in die Abgeschlossenheit, die infantile Wort-Allheit, das Alldenken, die Allwissenheit einzudringen versuchen und vor denen man sein Ohr verschließen müsse: man müsse sie draußen lassen, sie entwerten, zerbröckeln, entstellen, verfälschen, weghören, dann seien sie machtlos, gebannt. Auch die Ablenkung schützt vor der Invasion der neuen (Teufels-Gottes?-)Weisheit, die das Tabu des eignen Geistes stören-zerstören, ihn so verderben wollen. „Sie bringen einen ja erst in Verwirrung" — Antwort:

Ich zeige Ihnen nur Ihre Verwirrung auf, den Sinn-Unsinn Ihrer Angst vor dem Ihnen unbekannten Lehr-Lernstoff; um aus der Verwirrung herauszukommen, muß man erst einmal wissen, daß man verwirrt ist, und dazu die Aufklärung erfahren, die aus der Verwirrung hinausführt." Einerseits warnt-schützt die Abschweifung usw. vor dem Mephisto, der an Faustens Stelle sitzt, anderseits schreibt sich Pat. die Unfähigkeit (auch) therapeutisch weiterzukommen zu, oder er wähnt, beim Arzt zum Vergnügen, zu einer mehr oder weniger angenehmen Unterhaltung zu sitzen, während die Arbeitsgeister ihn nach Hause rufen, an die Pflicht erinnern usw. Der Arzt klärt auch hier auf, er versucht nicht, den Pat. zur Aufmerksamkeit zu zwingen (was ja doch nicht gelingt), sondern er führt ihn zur freiwilligen Leistung der Genesungsarbeit heran: der Bergsteiger erhebt sich und setzt den Anstieg fort, das Ohr „taut auf", die Konzentration auf das Heilthema stellt sich ein.

7. „Was kann ich noch tun, um rascher weiterzukommen?" Antwort: Sie wünschen also zu dem einzigen Weg in die Höhe noch einen zweiten Weg? Wollen Sie noch Arzneien, Elektrisationen usw.? Damit würden Sie das jeweilige Krankheitsbild nur verwischen und so den Heilungsvorgang beeinträchtigen. Ich verbiete Ihnen nichts, ich mache Sie nur — auch hier — auf eine Tatsache aufmerksam."

8. „Sie sind wohl mehr Gelehrter als Arzt", mockiert sich Frau X, „meine Freundin hat Sie mir empfohlen, aber ich weiß nicht, was sie überhaupt von mir wollen, es geht hier ganz anders zu wie sonst bei Ärzten." Antwort: Ich bin freilich ein gelehrter Arzt, wollten Sie einen ungelehrten konsultieren? Und wollen Sie gegen Ihre Neurose Spritzen und Tabletten? Sie wollen doch wohl Ihre Neurose loswerden, dazu haben Sie mich als den Fachmann aufgesucht, der den Heilweg kennt. Sie kennen ihn nicht, und falls Sie nicht überzeugt sind, daß ich Fachmann bin, ist jedes Wort überflüssig. Kaufen Sie Ihr Brot beim Uhrmacher und Ihre Kleider beim Bäcker? Die exakte s. radikale Neurosentherapie ist Aufklärungstherapie, also anders wie die internistische oder chirurgische Behandlung, die Aufklärung kann nur in Worten erfolgen, als Unterricht über etwas, was der Pat. eben noch nicht weiß. Sie haben sich einen Bergführer engagiert, werden Sie ihm beim Antritt der Bergtour auch sagen: ich weiß nicht, was Sie von mir wollen?

9. Die meisten Patienten haben von „Psychotherapie" gehört, aber viele meinen, da werde die Seele massiert.

10. „Mit Reden kann man doch nicht gesund gemacht werden" — nun, sofern das Reden Suggestionen sind, freilich nicht, aber kann der Schüler anders als mit zutreffenden Worten unterrichtet werden, kann er mit Spritzen usw. oder mit Sug-

gestionen auch nur das ABC lernen? Hier gilt es sich gesund lernen. Gesund „gemacht“ werden, kann kein Kranker, es gibt keinen Heilzauber. Die Verbaltherapie ist kein Kaffeeklatsch, sondern spezieller Unterricht in Form der produktiven Unterhaltung.

11. „Sie haben so vielen geholfen, ich bin aber doch ein besonderer Fall; werden Sie mir auch helfen können?“ Antwort: Sie sind auch nur ein Neurotiker, einer von unzähligen, Sie haben viel Konkurrenz, Sie sind zwar ein Individuum für sich, aber kein Ausnahmewesen, dem niemand helfen könne, das sein gott- oder teufelgewolltes Leiden tragen müsse usw. Jeder Neurotiker wähnt, der einzige, genauer: der Einzige zu sein, eben der Welterlöser, der keinen andern neben sich dulden könne. Ich muß Sie darin enttäuschen, aber diese Enttäuschung ist heilsam.

12. „Ihre Theorie ist großartig, aber was kann ich als Kranker damit anfangen? sie trifft mich gar nicht. Es gibt viele Theorien, Gedankengebäude gelehrter Leute, man nennt sie auch Schreibtischweisheit, aber sie sind doch für meine Ansichten und meine Lebensführung ohne Bedeutung.“ Antwort: Ich beschreibe, was ist, hier im therapeutischen, also weltanschaulichen Sinne. Ist es Theorie, daß der gesunde Mensch zwei Beine hat, daß 3 mal 3 = 9 ist, daß das Kind im Märchenalter lebt usw.? Wir treiben hier also nicht Theorie, sondern Therapie, angewandte Wissenschaft, wie jede ärztliche Praxis angewandte Wissenschaft ist. Die Psychobiologie und so auch die Erkenntnistherapie ist nicht ein abstraktes Lehrgebäude, eines von vielen, sondern die unmittelbare Lebenskunde, zu der es eine zweite ebensowenig geben kann wie eine zweite Mathematik. Und: non scholae, sed vitae discimus, die Erkenntnistherapie will er- und durchlebt, nicht bloß studiert werden. Wer ein Lehrbuch der Chirurgie auswendig gelernt hat, ist noch lange kein Chirurg. So kann sich einer „Sachverständiger in Psychobiologie“ nennen und doch Neurotiker sein: er hat eben bloß auswendig, nicht inwendig gelernt, er sagt die „Lehrsätze“, die ja im Grunde genommen sehr einfach sind, her so, als ob sie draußen um den Zauberkreis, in dem Pat. zu leben wähnt, herumschweben, nicht aber ins Innere zugelassen werden, er ist ein Grammophon, ein Papagei, ein Leierkastenmann, der unbeteiligt, unpersönlich fremde Melodien herunterleiert, ein Buchgelehrter, der die Weisheit anderer vorträgt, ohne selbst ein Weiser zu sein. Für alle diese Menschen gilt: Die Botschaft hör' ich wohl, allein es fehlt die Anwendung.

13. „Ihre Lehre ist auch nur Theorie. Sie denken sich das alles nur so — mit den RSen usw.“ Antwort: Natürlich denke ich das! Wie sollte es ein Denken ohne Denken geben!

Denken Sie sich das mit der Seele usw. nicht „auch nur"? Daß ich denke — und das ist ja wohl sogar mir nicht verboten —, beweist ja nicht, daß das Denken und Gedachte falsch sei. Alle Tatsachen sind auf meiner Seite, mein Denken ist die Beschreibung der biologischen Tatsachen und gar nichts weiter, und diese Beschreibung ist einwandfrei tatsachenrichtig.

14. „Ihre Lehre ist gewiß imponierend, aber ist sie wirklich letzte Erkenntnis, kann es nicht noch eine andere Erkenntnis geben, die die Existenz des Metaphysischen bejaht?" Antwort: Die Annahme der Existenz des Metaphysischen ist — eben Annahme, griech. Dogma, Glaube. Kein Metaphysiker kann eine einzige Tatsache anführen, die die Existenz des Metaphysischen erwiese; das kann man vom Glauben auch nicht verlangen: er ist eben Glaube, Fiktion, und Fiktion ist nicht zu verifizieren. Man kann die Entwicklung der WA aus ihren Primitivstufen zur humanischen Stufe als ein Empor zur Erkenntnis, als Vorstufen der Erkenntnis (Vorerkenntnisse) bezeichnen, die letzte Erkenntnis ist eben die realische, und die gibt es natürlich nur einmal, — oder wissen Sie noch eine andere? „Ich weiß keine, aber vielleicht wissen andere noch eine oder mehrere." Antwort: Das ist eine Vermutung, aber kann es außer der Lösung des Leib-Seele-Problems im Sinne seiner Überwindung noch eine andere Lösung geben? 3 mal 3 = 9 — oder gibt es noch eine andere Rechenmethode, noch eine andere mathematische Richtigkeit? „Die Fakire und Yogins..." Antwort: Sind Menschen mit spezifisch abartigen Hirnfunktionen. „Viele, eigentlich alle Menschen, auch die erlauchtesten Geister haben das Übersinnliche geglaubt und glauben es noch — sollten sie sich alle geirrt haben und noch irren?" Antwort: Wer sagt denn das? ich doch nicht! Ich sage nur, daß diese Anschauung dämonistisch ist. Der Glaube des Kindes an die Zaubermächte ist kein Irrtum — so wenig wie der Glaube des Erwachsenen an Gott, Seele, Geist usw. Man jongliere nicht mit dem Begriff Irrtum! In jeder Anschauungsweise kommen Irrtümer vor: normale und (beim Kranken) abnormale. „Also ist die Anschauung des Kindes usw. richtig?" Antwort: Die Anschauung des Gesunden ist auf jeder Entwicklungsstufe richtig, die des Kranken falsch bis bestenfalls fastrichtig. Innerhalb der gesunden Anschauung gibt es normale Irrtümer, innerhalb der kranken abnormale Irrtümer. „Aber Sie lehnen doch die dämonistische WA ab." Antwort: Keineswegs! Ich lehne das Kind als Kind — mit seiner WA — nicht ab, ich sage nur, daß es ein Kind ist und in seiner kindlichen WA lebt. Ich nenne das fiktionale Denken beim Namen, aber ich lehne es doch nicht ab: es ist doch eine genetische Tatsache, ich durchschaue die Fiktion, mache sie also nicht mehr mit. Dagegen lehnen viele andere die realische Denkweise, die ihnen

neu ist, zunächst ab: oft unduldsam, unverständig-unvernünftig, ignorant-arrogant, unfähig hinzuzulernen, sich höher zu entwickeln usw.; auch lehnen sich die dämonistischen Denkstufen gegenseitig ab in ihren Variationen, Unklarheiten, Fragestellungen, Zweifeleien, die ja eben den dämonistischen Denkweisen aller Schattierungen eigentümlich sind. Das Ablehnen der anderen Denkweisen ist also nicht meine Sache, das ist Sache der andern. Wer sich mit der realischen Denkweise bekannt macht, wächst mehr und mehr in sie hinein, und dann hört die Ablehnerei auf.

15. „Ihre Anschauung ist eine Denkweise, Sie wollen damit meine Denkweise entthronen, in der ich groß und alt geworden bin, in der ich lebe und ohne die ich nicht leben kann. Sie wollen mein Denken vernichten, dagegen wehre ich mich (mit Diskussionen, Disputationen, mit Opponieren), mich werden Sie nicht kriegen." Antwort: Ich will sie ja gar nicht „kriegen", ich zeige Ihnen an Hand der Beschwerden Ihre kranke Denkweise auf: Sie sind, soweit krank, noch im chaotisch-magischen Denken befangen, das auch die reiferen Denkstufen überschattet. Sie wähnen — wie zunächst jeder Neurotiker —, Ihre WA sei die einzig mögliche, sie garantiere Ihnen das zwar beschwerliche, aber doch nur so mögliche Leben, Ihre Lebensmethode sei die einzig mögliche, das geringste Nachgeben hierin wäre der Sturz ins Bodenlose, Sie haben Angst, Ihren „Säuglingsthron" zu verlassen, als ob dies Ihr Untergang und damit der Weltuntergang sei, — während in Wahrheit das Verlassen des „Säuglingsthrones" den Aufstieg in die reiferen Entwicklungsstufen bedeutet, — wie Sie doch aus eigner Erfahrung (Sie sind ja 50 Jahre alt) wissen. Sie streiten mit mir und aller Welt um Ihre Alleinheit-Alldämonie, ohne es zu wissen, worum es geht, aber in der Art, als ob es um Leben oder Tod ginge, und Sie haben sich, wie Sie ja berichtet haben, immer gegen den Anstieg auf der Lebensleiter gewehrt — im Hause, auf der Straße, in der Schule, im Beruf, in der Liebe. Es ist der Wahn vieler Neurotiker, daß sie ohne ihren Wahn nicht leben könnten (wobei das dämonische Leben, der dämonische Tod gemeint ist). Haben Sie den Wahn als Wahn erkannt, kann er keine Gültigkeit mehr haben. Ich „vernichte" Ihre WA nicht, ich korrigiere sie nur, sie normalisiert sich — und das ist doch wohl ein großer Gewinn. „Sind Sie nicht mit Ihrer Lehre der Absolutist? Sie haben diese Lehre aufgestellt und behaupten ihre alleinige Wahrheit." Antwort: Absolutisten sind diejenigen, die ausschließlich auf ihre WA schwören, sich angstvoll vor allem Fortschritt verschließen, alles Neue a priori ablehnen. Ich aber erkenne ja die einzelnen genetischen Denkweisen an, stelle das Prinzip der Ausschließlichkeit als pathologisch heraus und zeige den Absolutisten den Weg

aus dem Selbstgefängnis. Und „die einzige Wahrheit"? Nun, die realische Erkenntnis ist das Ende aller Wesenszweifel und insofern in der Tat die einzige weltanschauliche Wahrheit und Klarheit.

16. Viele Neurotiker neigen dazu, die Therapie zur bloßen-blassen Theorie zu degradieren und so nach dem Goethewort „Grau, teurer Freund, ist alle Theorie" zu entwerten. Es sind das Patienten ohne echten Genesungshunger oder mit großer Angst vor und in der praktischen Anwendung: als ob die Dämonen nur wegtheoretisiert würden, in praxi aber doch vorhanden wären, so daß es todgefährlich wäre, sich „im Leben" nach der Theorie zu richten. „Schön und gut: es gibt keine Dämonen, — aber wenn es sie nun doch gäbe!" „Bis jetzt hat mich meine Angst vor aller Schicksalsgefahr gewarnt-geschützt, wie aber, wenn ich meine Angt verlieren, den Glauben an die Macht des Schicksals aufgeben würde, muß ich dann nicht Angst haben, daß mich die Schicksalsschläge treffen würden? Darum ist Ihre Lehre für die Praxis unbrauchbar, sie ist sogar gefährlich: vielleicht spricht der Teufel aus Ihnen, will die Menschen glauben machen, daß er nicht existiere, um sie um so sicherer in seine Gewalt zu bringen." Und was des Unsinns mehr ist. Indes es ist unmöglich, auf die Dauer einen Wahn — auch in praxi — beizubehalten, den man als Wahn erkannt hat. Wer sich „theoretisch" überzeugt hat, daß es keine Zaubermächte usw. gibt, kann den Aberglauben, daß es sie doch gäbe, auch im Erleben nicht beibehalten: die Differenzierung des Erlebens schließt sich (sozusagen nach dem Gesetz der kommunizierenden Röhren) an die Differenzierung der Beschreibung, also der wortlichen Aufklärung unvermeidlich an, wobei auch in der Differenzierung des Erlebens die HASTF-Stadien als therapeutische Symptome zu durchlaufen sind. Es dauert nur eben ein Weilchen, bis die Angst vor der weltanschaulichen Ausreifung gewichen ist.

17. „Die Lungwitzsche Lehre von der Psychobiologie mag in der Praxis vielleicht gut anwendbar sein, in der Theorie aber ist sie unfruchtbar", predigt dieser oder jener Schreibtischbonze. Er kennt von mir und meinem Werk nicht mehr oder kaum mehr als den Namen, aber selbst, falls er mal in dieses oder jenes meiner Bücher hineingeguckt haben sollte — mit seinen Augen natürlich, und mit 100%iger Unfähigkeit, sein Standpünktchen um Haaresbreite zu verlassen, ist seine herabsetzende Äußerung nur ein Armutszeugnis für ihn selbst. Die Psychobiologie ist keine „Theorie", es sei denn die Anatomie, die Physiologie, die Chemie, die Physik, die Mathematik usw. sind auch nur „Theorien", „in der Praxis vielleicht gut anwendbar, aber in der Theorie unfruchtbar". Gewiß ist die Psychobiologie die Vollendung der medizinischen und philosophischen Anthropologie, aber ist ein vollendetes Werk an sich steril, sollte man sich der

Vollendung einer Wissenschaft nicht freuen und dem Vollender dankbar sein, statt ihn und sein Werk — aus voller Unkenntnis oder Gehässigkeit usw. — schmähen und verschmähen?! Gewiß: die weltanschaulichen Probleme sind überwunden, die Welt ist frei von Rätseln, aber Aufgaben gibt es weiterhin in Fülle und wird es immer geben.

Also der eine bevorurteilt die Psychobiologie als Theorie, aber als praktisch unfruchtbar, der andere als Praxis, aber als theoretisch unfruchtbar, und alle diese „Kritiker" reden nach dem Grundsatz: der beste Sachverständige ist, wer von der Sache nichts versteht.

18. Patient setzt sich in den Sessel und fängt an, „herzzerreißend" zu weinen. Das ist seine neurotische Manier, sich von den dämonischen Gefahren loszukaufen, die Feinddämonen, also auch den Arzt zu rühren, so daß er den Armen, der sein Tränenopfer darbringt, gnädig schont. Andere bieten ihre Freundschaft, ihre guten Dienste „für vorkommende Fälle, man hat ja Beziehungen" an usw. Der Erkenntnistherapeut ist unbestechlich: er schont nicht, er führt den Kranken aus seiner neurotischen Manier heraus.

19. Die therapeutische Beschreibung wird zunächst gern als Zauberformel gegen die Beschwerden mißverstanden und zur Selbstsuggestion mißbraucht. „Als ich wieder nicht einschlafen konnte, habe ich mir die Therapie hergesagt, und da bin ich alsbald eingeschlafen" — der andere: „und trotzdem habe ich nicht einschlafen können" — als ob die therapeutische Beschreibung der Beschwerden eine Art Brom usw. wäre, das mal hilft, mal nicht hilft! Die therapeutische Beschreibung des Sinnes-Unsinnes der Symptome ist Aufklärung, nicht aber Beruhigung oder Ablenkung. Pat. sollte nicht bloß in der oder jenen neurotischen Szene Therapie treiben, sondern „auch sonst", wann gerade die therapeutischen RSe aktuell funktionieren, also „wann es gerade paßt" (unterwegs usw.), wann einem gerade etwas zur Sache einfällt, nicht zwanghaft und nicht „25 Stunden am Tage".

20. „Ich glaube felsenfest an Ihre Lehre, also auch daran, daß mir der Glaube helfen wird." Antwort: Nun, so wollen wir die Autosuggestion lösen, den Glauben in das Wissen überführen, daß der Glaube höchstens suggestiv beruhigt, nicht aber echt hilft. Pat. soll mir nichts glauben, sondern nachprüfen, was ihm mitgeteilt wird.

21. „Ich sitze unten und höre Ihre Stimme aus der Höhe, ich möchte gern auf die Höhe, auf Ihre Höhe kommen, ich bewundere Ihr Genie, aber ich glaube, ich komme nicht hin, es wird mir schon schwindelig bei dem Gedanken an den Aufstieg zu Ihrer Größe — lassen Sie mich weiterhin zu Ihren

Füßen sitzen!" — der Schüler zu den Füßen des Meisters, der Anbeter zu den Füßen Gottes. Die Anbetung schlägt leicht in Verdammung um. „Sie sind ein Wundertäter, der größte Arzt aller Zeiten: in wenigen Stunden haben Sie mich von meiner jahrzehntealten Krankheit geheilt, ich habe keinerlei Beschwerden mehr." Antwort: So wollen wir anfangen zu arbeiten. Enthusiasmus hat eine kurze Lebenszeit. Mit Anbetung oder Verdammung ist weder Ihnen noch mir gedient. Begeisterung ist nur ein suggestiver Rausch, in dem die Notwendigkeit, die Einzelheiten zu erkennen, sich aus dem Alleinsein herauszuentwickeln, versinkt. Ich kann Sie nicht gesundzaubern — und dann schlägt die Anbetung ins Gegenstück um, so wie der Gott abgesetzt wird, der die Wünsche der Anbeter nicht erfüllt. Viele Kranke wollen zunächst (wissentlich oder unwissentlich, aber eben im Gebaren) den Arzt in ihren Dienst stellen, wie das kleine Kind die Alten-Großen; der Arzt ist aber weder Vater noch Bruder, weder Gott noch Teufel, sondern ein berufstätiger Mensch, der für seine Arbeit Geld nimmt (man sollte endlich mit dem obsoleten Worte „Honorar" svw. Ehrengabe, Opfer Schluß machen, es stammt aus der Zeit des Medizinmannes, der als Gottes Stellvertreter Spenden entgegennahm; sagen wir lieber „Gebühren"!)

22. „Ich möchte furchtbar gern zur Erkenntnistherapie kommen, aber das Honorar ist mir zu hoch, weniger wäre nicht angemessen, und umsonst kann ich Sie nicht in Anspruch nehmen." — „Ich mache grundsätzlich keine Schulden, gehe grundsätzlich keine Verpflichtung ein, auch Ihr Anerbieten, das Honorar in Raten zu tilgen, kann ich nicht annehmen: die Schuld würde mich Tag und Nacht quälen, also muß ich zu meinem größten Bedauern auf die Behandlung verzichten" — auch auf die Einsicht, daß es ohne Kredit und Debet im Berufsleben nicht abgeht, daß die „bürgerliche", d. h. pragmatische Schuld (z. B. ich zahle beim Einkauf von Zigarren „meine Schuld" an den Verkäufer) nicht mit der ethischen Schuld im Sinne von Fehle, Verfehlung, Sünde identisch ist, und daß gerade der, der alle Schuld und alle Schulden meiden zu können-müssen wähnt, also den Anspruch auf (göttliche) Unfehlbarkeit-Schuldlosigkeit erhebt, sich und der Mitwelt die gesunde menschliche Leistung schuldig bleibt, woran er als Kranker freilich keine Schuld trägt.

23. „Ich bin nun schon so lange, d. h. zwei Wochen bei Ihnen in Behandlung und merke noch immer keine Besserung. Vielleicht ist Ihre Therapie für mich nicht geeignet." Antwort: Sie setzen das Ende an den Anfang. Sie bauen an einem Hause zuerst das Dach. Sie machen in Sexta Ihren Doktor. Ich habe Ihnen ja die durchschnittliche Zahl von Stunden genannt — mit dem Hinweis, daß eine genaue Zeit im Einzelfall nicht

prophezeit werden kann, und daß es für die Therapie ungünstig ist, sich einen Termin zu setzen, bis zu dem die Heilung vollzogen sein muß (Angst, es könnte nicht bis dahin glücken — dann „ist alles verloren", oder es könnte glücken — dann „ist auch alles, d.h. die Gottheit-Alldämonie verloren"). Die Genesung wird nicht geschenkt, sie muß erarbeitet werden — wie die Entwicklung überhaupt, die sich ja immer als Tätigkeit vollzieht. Auch in der Schule — wie im Leben überhaupt — arbeiten, lernen wir, auch das Wissen wird nicht geschenkt, die Entwicklung geschieht „von selbst" unter den Umständen des Unterrichts. So ist die Heilarbeit die aktive Teilnahme an der Erkenntnistherapie, sie ist nicht die Ursache der Heilung, sondern die Heilung vollzieht sich in der Form der Heilarbeit. Ich kann Sie nicht gesund zaubern, und die Ungeduld ist eine schlechte Lehrmeisterin (vgl. § 2 Nr. 179).

24. „Ich zweifle noch immer, ob ich das Ziel der Genesung erreichen werde." Antwort: Sie werden natürlich zweifeln, bis Sie das Ziel erreicht haben werden, aber die Zweifel lassen allmählich nach, verlieren ihre Intensität, Sie wachsen aus den Zweifeln — und der Kern jeder Neurose ist der Zweifel — nach und nach heraus. Also zweifeln Sie ruhig weiter, aber sagen Sie mir Ihre Zweifel, damit wir sie klären können.

25. „Sie wiederholen immer dasselbe. Das muß Ihnen doch langweilig werden und mir auch. Daß es keine Dämonen gibt, weiß ich nachgerade, aber gesund bin ich noch nicht durch diese Erkenntnis." Antwort: Aber Sie berichten von Ihren Fortschritten, und Ihre Umgebung merkt und bestätigt Ihre Besserung. Repetitio est mater studiorum, hier evolutionis. Wir wiederholen nicht „Dasselbe", sondern Gleiches in immer neuen Zusammenhängen, die die Gültigkeit des Gleichen bestätigen. Dazu führe ich Ihnen auch allerlei jeweils passende Beispiele von andern Kranken an: exempla trahunt, an den Beispielen können Sie sich belernen — ist das langweilig, sich und die andern, den Menschen überhaupt so intim kennen zu lernen? Und dann: ein Tag ist wie der andere, ein Jahr wie das andere. Der Gärtner begießt seine Pflanzen immer wieder. Wer sich satt trinken will, muß einen Schluck nach dem andern nehmen — ist das alles langweilig? Wer eine Treppe ersteigen will, muß eine Stufe nach der andern nehmen, und jede gleicht der andern. Wer einen Berg ersteigen will, muß seinen Schritt so lange wiederholen, bis er oben ist, — ist das langweilig, mag der Anstieg auch eine lange Weile dauern? Wer eine fremde Sprache lernen will, muß die gleichen Worte und neue dazu in immer neuen Sätzen wiederholen. Gemäß der produktiven Wiederholung (also nicht dem stumpfen Hersagen) der Beschreibung entwickelt sich auch das Beschriebene (das Erleben), d. h. gemäß der

Differenzierung der Wortbezirke differenzieren sich die Erlebnisbezirke. Und für mich ist jeder Mensch in seiner Individualität interessant.

26. „Jetzt habe ich es heraus: wenn mich die Dämonen anfallen wollen, lache ich sie aus, sage ihnen, ‚ihr existiert ja gar nicht', und dann lassen sie mich in Ruhe." Antwort: Falsch! Sie können nur verneinen, was ist, also glauben Sie noch an die Dämonen, jagen sie bloß wie einen lästigen Hund in die Ecke. Autosuggestion. Man muß vom Dämonenglauben frei werden, dann brauchen-können Sie die Biester auch nicht mehr wegjagen.

27. „Ihre Wissenschaft ist mir zu einfach, zu nüchtern. Sie müßten mehr bildhaft sprechen, um mich zu überzeugen", dozierte die Märchenprinzessin, bemüht, den Lehrer zu belehren, aber wir wollen ja gerade den Rausch der Kompliziertheit, der Märchen verlassen. Ich erzähle Ihnen ja Märchen genug, aber freilich nicht die meinigen, sondern die Ihrigen — in der Absicht, Sie von dem Unsinn zu überzeugen, in dem Sie, soweit krank, leben.

28. „Ich merke nichts von dem Fortgang der Besserung, woran soll ich das merken?" Antwort: Die Besserung ist ein stetiger Entwicklungsprozeß. So wie Sie das Heranwachsen aus der Kindheit, das ja auch ein stetiger Vorgang war, nicht mit der Uhr oder dem Zentimetermaß verfolgen konnten, können Sie auch die Entwicklung aus der Krankheit in die Gesundheit nicht beobachten, sondern nur etappenweise feststellen, und oft sind es die andern, die den Fortschritt an Ihnen eher als Sie selbst konstatieren. Bei heftigen Beschwerden, z. B. bei Migräne, ist die Besserung eher zu bemerken als bei leichteren Beschwerden.

29. „Es ist eine Vermessenheit, die Glaubenssätze, die für Millionen Menschen seit vielen Jahrhunderten unumstößlich gelten, umstoßen zu wollen, und sich gar noch einzubilden, man könne so die Neurose heilen." Antwort: Nun, lesen Sie doch erst einmal meine Bücher, ehe Sie über sie urteilen, am besten wäre es, Sie kämen zur Behandlung. Sie würden dann erfahren, daß die dämonistische WA ihre Entwicklungsgeschichte hat, also Ihre Behauptung nicht einmal für die Glaubenssätze zutrifft: sie sind ja gar nicht unumstößlich, sie wandeln sich genetisch im Wandel der Zeitalter. Und nun hat die WA ihren letztmöglichen Entwicklungsgrad erreicht: die realische s. metaphysikfreie WA habe ich erarbeitet und dargestellt und teile sie mit vielen Zeitgenossen und mit noch mehr künftigen Menschen. Und ich stoße gar nichts um, erkenne vielmehr die dämonistischen Denkweisen als für die einzelnen Entwicklungsstufen zuständig an — oder halten Sie mich für so dumm, daß ich z. B.

die Märchen des Kindes „umstoßen“ wolle? Der Gesunde mag in der für ihn, für seine jeweilige Entwicklungsstufe zuständigen Denkweise leben: er denkt und tut richtig, gut und schön. Der Neurotiker dagegen muß, will er echt genesen, die realische WA erreichen — und er hat dann den Zeitgenossen erkenntnismäßig viel voraus.

30. Mancher Pat. studiert die Psychobiologie und die Erkenntnistherapie im negativen Sinne, er ist außerordentlich interessiert, möchte gern alles wissen, aber um alles (magisch) abzutöten, die ganze Wissenschaft und Praxis zu annullieren, — so wie das neurotische Kind in die Schule geht, um die Wissenseinzelheiten zu knicken wie einen Haufen Mücken-Flöhe-Wanzen-Käfer-Schildkröten usw., letztens Elefanten. Diese Nihilierung-Negierung der Psychobiologie und der Erkenntnistherapie entpflichtet den Neurotiker vor der Anwendung, also vor der Heilung: so rettet er seine Neurose vor der Feinddämonie. Aber die Aufklärung führt auch ihn zur positiven Einstellung.

31. Mancher Pat. „annektiert“ den Arzt mit gläubiger Verehrung-Anbetung, unterwirft sich blind, in blindem Vertrauen seiner Autorität, enthält sich also jeder Prüfung, jeder Kritik der therapeutischen Mitteilungen, identifiziert sich magisch mit dem Arzte, weiß also wie ER alles und kann nichts zulernen, er verhält sich wie der Gläubige, der Gottes Allwissenheit übernimmt und so sich selbst vergottet. Auch hier werden alle Wisseneinzelheiten magisch ins Wissenschaos, ins All-Nichtswissen der frühen Kindheit einnivelliert: sie sind ja die bösen Feinddämonen, die die Alleinheit zerstören wollen, also entmachtet werden müssen, und nur darauf kommt es an, das allein hat man zu üben — so wie einst in der Kindheit, in der Schule usw., so jetzt beim Arzte. Man hat nur zu lernen, daß es nichts zu lernen gibt außer dem einen, mit den Feinddämonen fertig zu werden, also „Kind zu bleiben“. Je mehr Pat. diesen seinen Unsinn erkennt, desto mehr hebt er sich aus ihm empor und lernt selbständig denken und tun, also auch die Therapie produktiv erleben.

32. Die Pat. sitzt steif und stumm im Sessel, ein Denkmal ihrer selbst, eine unvergängliche Mumie, deren Seele-Geist vor dem todgefährlichen Magier-Arzt ins Jenseits entwichen, also unerreichbar ist. „Ich muß sprungbereit sitzen, also eigentlich nicht-sitzen, um jeden dämonischen Angriff sofort, ja eigentlich schon vorher, bevor er stattfindet, zu entmachten. Sie, Herr Doktor, sind der Todfeind meiner Neurose, sie wehrt sich gegen Ihre Angriffe: sie tut, als ob sie nicht mehr da sei. Sie wollen mich zum Sprechen bringen, aber mein Trotz (Hunger-Angstneurose) schließt mir glücklicherweise den Mund, sogar den Geist in mir, so daß Sie aus mir nichts herausbringen kön-

nen, um so weniger, je mehr Sie sich bemühen. Würde ich ein Wort sprechen, wäre ich nicht mehr die Alleinheit; zudem könnten Sie es — falsch oder richtig — für falsch, fehlerhaft erklären, dann wäre meine Unfehlbarkeit vernichtet; zudem würde ich meine Geheimnisse preisgeben — ich kenne sie selber nicht und will sie auch nicht kennen lernen —, dann hätten Sie mich, dann hätte ich mich selbst entdeckt — und das wäre mein Untergang." Pat. hat diesen ihren Unsinn eingesehen und kann ihn nun beschreiben, sie hat gelernt locker zu sitzen und zu sprechen (usw.). Sie hat übrigens schon als Kleinkind, dann noch als älteres Kind für ihre „Verstocktheit" viel Prügel bezogen mit dem „Erfolg", daß sie ihre krampfige Haltung und die darin zum Ausdruck kommende WA bestätigt, berechtigt, ja lebensnotwendig fand und verstärkte.

33. „Sobald ich bei Ihnen sitze, packt mich eine bleierne Müdigkeit und muß ich fortwährend gähnen — entschuldigen Sie, aber ich kann nicht anders." Angst vor dem Dämon Arzt und seiner dämonischen Weisheit, Flucht ins Jenseits als einzige Rettung usw., tatsächlich Angstspasmen der Hirngefäße.

34. „Ich möchte kein Wort, das Sie sagen, verlieren, es wäre doch schade darum, nicht wahr? Sie geben sich so viel Mühe, da muß ich doch mit gespanntester Aufmerksamkeit Ihren Ausführungen folgen." Antwort: Sie haben berichtet, daß Sie schon als Kleinkind „alles" sehen und hören wollten-mußten, dann in der Schule Ihnen nichts entgehen durfte, wobei denn die Überspanntheit so und so oft ins Gegenstück, in die sog. Unaufmerksamkeit umschlug und Ihnen nun gerade allerlei „entging", so daß der Lehrer mit Ihnen zankte. Und so blieb es die ganze Zeit, und so ist es heute noch. Aufmerksamkeit, Konzentration auf das jeweilige Thema, die jeweilige Aufgabe in Theorie und Praxis ist gesund, aber die übertriebene Aufmerksamkeit ist krampfige infantile Hunger-Angst- und Schmerzfunktion, bei Ihnen im optischen und akustischen Bezirk, die eben alsbald in mehr minder weitgehende Hypofunktion übergeht (man spricht da von „Zusammenbruch"), dann wieder ansteigt usw.; oft geht das Auf und Ab kurzwellig (in Oszillationen) vor sich. In jedem Falle erreicht (auch) der Überaufmerksame, Überspannte das Ziel, das er vermeiden möchte: es entgeht ihm vieles, was der Gesunde „mitkriegt", und bes. in der Phase der Entspannung-Abspannung „entgeht ihm alles" — und er möchte doch eben „alles" sehen und hören, er möchte das Gras wachsen sehen und die Flöhe husten hören. Deutung: Ich bin, soweit krank, also infantil geblieben, das Chaos, die Allheit, Gottheit, und dem All darf nichts entgehen, sonst wäre es eben nicht mehr All, es wäre untergegangen (Weltkatastrophe), darum muß ich alle Einzelheiten sehen und hören, damit fest-stellen und in

meinem All behalten — wie auch Gott 25 Stunden am Tage von Ewigkeit zu Ewigkeit aufpassen muß, daß ihm nicht das Geringste entgehe (worum der Teufel sich ebenfalls von Ewigkeit zu Ewigkeit bemüht!). Und in der Phase der Abspannung sind eben alle Einzelheiten weggezaubert, nicht mehr da: das All ist erhalten. Usw. Sie werden also mehr von unsern therapeutischen Gesprächen profitieren, sobald Sie in Ihrer Überaufmerksamkeit locker gelassen, d. h. die Krampfreflexe in Richtung Norm sich gemäßigt haben werden.

35. Mancher Pat. bringt u n a b l ä s s i g aus seinem Berufsgebiet B e i s p i e l e vor, die er nach psychobiologischen Erkenntnissen erläutert haben möchte, etwa so „pariere den, auch den!" Pat. hat zu lernen, daß der Arzt Fachmann auf seinem, nicht auf des Pat. Gebiet ist, daß der Nachweis der Richtigkeit, also Allgemeingültigkeit der realischen Erkenntnis an einer Anzahl von Beispielen zu führen ist, daß Pat. ja auch nicht Sachverständiger in Psychobiologie, sondern bloß gesund werden will. Wir haben in der Erkenntnistherapie nicht so viel Zeit, z. B. dem Physiker das Wesen der Elektrizität an allen möglichen technischen Anwendungen, dem Kaufmann das Wesen der Konjunktur oder des Wertes an allen möglichen Geschäftsvorgängen nachzuweisen; es genügt eine Anzahl von Beispielen: was für diese weltanschaulich zutrifft, gilt allgemein.

36. Mancher Pat. n i m m t s e i n e A n g a b e n, die seine Beschwerden schildern, sofort z u r ü c k, sobald er therapeutisch darauf angesprochen wird, oder mindestens reduziert er sie zur Bagatelle oder leugnet sie überhaupt ab. So sagt z. B. einer: „Ich werde von allen Leuten angerempelt", dann auf Vorhalt: „von den meisten", dann: „sehr oft", dann: „hin und wieder"; er hat aber zunächst — jeder Neurotiker verallgemeinert als Infantilist, also Chaotist-Magier — „von allen Leuten" gesagt, damit seine neurotische Übertreibung bekannt: als ob „alle Welt", das Schicksal, Tod und Teufel oder Gott(?) es auf ihn abgesehen hätte, nämlich ihn anzurempeln-umzuwerfen-zugrundezurichten = magisch zu vernichten. Auf seine Ausreden, mit denen er sein Bekenntnis zurücknimmt, sein Symptom zu retten versucht, das er doch loswerden will, muß aufklärend eingegangen werden. Ein anderer sagt: „Na ja, Sie haben mich mißverstanden, so schlimm ist ja das bei mir nicht, ich streite mich zwar gern herum, aber ich tue das mit Courtoisie und Suada." Antwort: Aber Sie haben doch selbst von Ihrer Streitsucht gesprochen — wörtlich. Pat.: „Da habe ich mich wohl falsch ausgedrückt, Sie müssen nicht jedes Wort auf die Goldwaage legen." Antwort: Ich kann mich nur nach dem richten, was der Pat. berichtet, er teilt mir seine Beschwerden mit, dazu gehört bei Ihnen auch die Neigung, Ihre Mitteilungen zu ver-

schleiern, sobald sie zum Thema der Therapie gemacht werden, und dem Arzt zu unterstellen, er handhabe die Goldwaage. Man kann mit den andern auch in aller Höflichkeit und mit diplomatischer Suada herumstreiten, in dieser Art sind Sie doch streitsüchtig, rechthaberisch, immer im Gefecht, ein (Florett-) Fechter und ein Fuchs (wie Ihre Frau Sie nennt) — und das von Kindesbeinen an, wie Sie ja selbst erzählt haben. „Meinungsverschiedenheiten gibt es überall, auch in der besten Ehe." Darin haben Sie recht, nur ist zwischen gelegentlichen Meinungsverschiedenheiten, die in Harmonie und produktiv erledigt werden, und der prinzipiellen Meinungsverschiedenheit zu unterscheiden, die sich in allen möglichen und unmöglichen Einzelfällen demonstriert, so daß es überhaupt nur (lauten oder sanften) Streit gibt. Und darüber haben Sie mir berichtet — wollen Sie jetzt dieses Symptom aus der therapeutischen Besprechung eskamotieren, also retten? Usw.

37. „Sie wissen mit der Neurose so gut Bescheid, daß Sie selber neurotisch sein müssen, vielleicht sind Sie bei der ständigen Beschäftigung mit Neurotikern infiziert, wie ja auch die Psychiater alle ihren Stich weghaben." Antwort: Also auch der Lungenarzt muß selber Tuberkulose usw. haben, der Chirurg muß alle Krankheiten, die er operiert, haben und die Operationen selber durchgemacht haben? Im Gegenteil: der Arzt muß gesund sein, dann nur kann er gesund denken und tun, auch dem Kranken gegenüber. Der kranke Arzt ist selber Patient und muß zum Arzte gehen, er kann freilich ein trefflich gelernter Arzt sein, der als solcher die Mechanik seines Berufes routinemäßig ausübt — und die Medizin ist ja seit langem mechanisiert. Und Ansteckung? Der Gesunde kann nicht krank werden, also der gesunde Neurosentherapeut nicht neurotisch. Ansteckung ist realiter nicht „Krankmachung des Gesunden", sondern lediglich Gleichläufigkeit akuter Krankheitsvorgänge bei den erbbiologisch hierzu disponierten Menschen.

38. „Es ist so vergnüglich, mit Ihnen zu reden: man braucht nur einen Köder hinzuwerfen (d. h. ein Thema anzuschneiden), und sofort beißen Sie an (d. h. geben Sie Auskunft). Und was Sie sagen, ist allemal interessant, am interessantesten ist aber, daß Sie sofort Bescheid wissen." Antwort: Dann sind also die Therapiestunden für Sie nur Experimente, Prüfungen, die Sie lauernd mit mir anstellen, wie Sie als Kind die Großen-Alten listig auf die Probe stellten und das jetzt noch gewohnheitsmäßig tun. Sie beauftragen mich, Ihnen vorzutragen, wie das ein Vortragender Rat dem Herrn Minister, der Hofnarr Sr. Majestät tut, Sie führen das Gespräch in diesem spielerischen Sinne, sind mein Führer, haben mich in Ihren Dienst gestellt und so entmachtet. Sie lachen? Ich auch. Die Neurose ist lästig,

dazu aber auch lustig, und es ist auch ganz lustig zu sehen, wie sich mancher Pat. über den Arzt, den er doch eigentlich um Hilfe angeht, lustig macht — und seine Neurose rettet, falls der Arzt die Herrschsucht, Allüberlegenheit, Distanzierung von der Therapie, also die Fehlarbeit des Pat. nicht durchschaut und den Kranken darüber nicht aufklärt.

39. „Wenn Sie meine Frau gesund gemacht haben, komme ich auch zu Ihnen". Das sagt mancher Ehemann, um sich vor der Behandlung nicht mehr bedarf oder nicht mehr dringend besteckt sich hinter sie. Mancher ist mit dem Erfolg nicht zufrieden: er erwartet, daß die Frau „so" werde, wie er in seiner Neurose das wünscht, sie kann aber nur eben nur gesund werden. Ist die Frau gesund geworden, hat der Ehemann also „eine neue Frau" bekommen, so hat er im günstigen Falle bei ihrer fortschreitenden Genesung unwissentlich so viel profitiert, daß er der Behandlung nicht mehr bedarf oder nicht mehr dringend bedarf — oder im ungünstigen Falle meint er: „Meine Frau ist nur e i n Fall, da haben Sie Erfolg gehabt, ob aber bei mir, ist mir zweifelhaft, ich bin eben ein Sonderfall, außerdem habe ich kein Geld mehr für die teure Behandlung" und leugnet, daß er sich schon günstig verändert hat, oder er belauert die Frau, die eben nicht so geworden ist, wie er sich das gedacht hat (z. B. einverstanden mit seiner „Polygamie", seinem Alkoholismus usw.), und stichelt und hetzt gegen den Arzt, oder er verweigert die Zahlung der Gebühr, oder er führt die Scheidung, die schon vorher akut war, nunmehr durch (ein sehr seltener Fall). Mancher bricht auch die Behandlung der Frau ab, sobald er merkt, daß sie anders wird, als wie er sie sich wünscht. Die Angehörigen eines Pat. sind manchmal die schlimmsten Feinde des Arztes: sie haben Angst, ihr „Schoßkind" zu „verlieren" — den Ehepartner, den Sohn, die Tochter aus dem Familienbann, so lästig das Zusammenleben auch ist, sie sind eifersüchtig und böse auf den Arzt, der den Pat. zur Selbständigkeit erzieht, und schimpfen auf ihn und seine Therapie um so mehr, je mehr sie die gesundheitlichen Fortschritte bemerken; sie sind somit ebenso schlimme Feinde des Patienten. „Sie sollten meinen Sohn (Studienrat, 42 J., Junggeselle usw.) gesund machen, aber nicht von mir trennen" — als ob er noch in ihrem Leibe steckte. „So lange meine jüngste Schwester noch ihre multiple Sklerose hatte, die der Prof. Dr. Z. diagnostiziert und vergeblich behandelt hat, so lange sie steh- und gehunfähig war, hegten wir sie als unsern Familiensäugling bei Tag und bei Nacht; nun haben Sie sie als bloß neurotisch (Steh- und Gehangst vom Säuglingsalter an) hingestellt und haben sie stehen und gehen gelehrt, und jetzt brauchen wir uns nicht mehr um sie zu kümmern, sie ist unserer Fürsorge entwachsen, und unser Familienleben hat seinen Sinn verloren."

40. „Sie mischen sich in meine familiären Verhältnisse ein“, entrüstete sich der sadistische Vater einer von der Mutter her epileptischen Tochter (12 J.), und deshalb lasse ich sie nicht mehr zu Ihnen.“ Antwort: Ich mische mich gar nicht ein, ich will bloß Ihrer Tochter zur Genesung verhelfen — zu diesem Zweck haben Sie sie ja zu mir gebracht. Freilich wird sie sich dann so verhalten, daß Sie ihr nicht mehr andauernd sog. Kopfnüsse mit dem massiven Aufbau Ihres Fingerringes, der eher Schlagring zu nennen ist, versetzen können und Ihre Frau sich nicht mehr über sie und Sie bis zu epileptischen Anfällen zu erregen braucht. Fassen Sie die Genesung eines kranken Familienmitgliedes als Einmischung in ihre familiären Verhältnisse auf, so dürfen Sie überhaupt nie einen Arzt konsultieren.

41. Die Arztfrau L. brach entrüstet die Behandlung ab, als ich sie darauf aufmerksam machte, daß es unschicklich sei, morgens stundenlang nackt vor ihren ebenfalls nackten Kindern (einer Tochter von 11 und einem Sohn von 12 Jahren) herumzulaufen, wie sie es die Jahre hindurch gewöhnt war. „Vor meinen Kindern, die ich im Leibe getragen, dann geboren und gesäugt habe, brauche ich mich doch nicht zu genieren. Ich lasse mir keine Vorschriften machen, adieu!“ Die liebe Mama hatte aber vergessen, daß die Kinder keine Säuglinge mehr waren. Beide waren depressiv: wir haben Mutter nackt gesehen, kennen ihr Geheimnis, wissen alles schon längst, mehr brauchen wir nicht zu wissen, wir haben beschlossen, nie zu heiraten (vgl. Jüngling zu Sais). Nicht die „Ungeniertheit“ der Mutter war die Ursache der ererbten trauerneurotischen WA der Kinder, aber eine Bestätigung dafür, daß es nichts mehr zu lernen, zu erleben gebe, das Leben abgeschlossen sei.

42. Dauerpatienten. „Sie sind der erste Mensch, mit dem ich nicht fertig werde. Mein Bestreben war immer, die Männer so zu behandeln, daß sie letztens zu meinen Füßen lagen (Einwurf: und dann einen Fußtritt bekamen, ich bin aber Ihr Arzt, nicht Ihr Mann oder Liebhaber!) — ja so ähnlich, die Großen überhaupt zu quälen, bis ich sie klein gekriegt hatte. In der Liebe habe ich die Verehrer zappeln lassen, bis sie ganz verrückt wurden, — dann habe ich sie mit giftigen Worten ernüchtert, und wer sich nicht auf diese Weise erniedrigen ließ, den habe ich verführt, um ihm so seine Mannheit zu rauben (den großen Penis klein zu machen). Nur in diesem sadistischen Sinne habe ich geliebt — und gearbeitet. Alle meine Studien waren darauf gerichtet, den Lehrern ihre Überlegenheit zu nehmen, ihnen irgendeinen noch so geringen Fehler, eine wenn auch minimale Unwissenheit nachzuweisen und dann zu triumphieren, sie gründlichst zu verachten, — ja das war schon gegenüber den Eltern so: ich war frech, immer darauf aus, die

Alten zu demütigen, habe opponiert, disputiert und debattiert, kein Wort gelten lassen, immer in feinsten logischen Trics erwidert, war ewig in Wort-, ja Buchstabengefecht, bis die andern die Sache und mich satt bekamen und „besiegt" davongingen. Die Eltern haben mich als Kind oft geschlagen, auch als junges Mädchen bekam ich manchen Denkzettel, das war aber auch mein Triumph, daß ich sie derart in Erregung versetzt hatte, daß sie nichts mehr zu erwidern wußten und sich zur Anwendung plumper Gewalt erniedrigten. Ja ich war wirklich ein tolles Stück. Und nun traf ich Sie — den ersten Menschen, den ich nicht aus dem Sattel heben kann! Wie peinlich für mich, eigentlich unerträglich. Meine ganze Lebensmethode ist gefährdet. Daher mußte ich auch immer weiterkommen — trotz all Ihrer Aufklärung auch darüber, über den Sinn-Unsinn dieses Selbstzwanges — in der Hoffnung, doch eine schwache Stelle bei Ihnen zu finden und zuzustoßen, also um meine Zaubermethode weiter zu probieren, die es mir bisher ermöglichte, mich der Großen zu erwehren, sie zu entmachten. Darum mußte ich auch mit Ihnen kokettieren — Sie werden es bemerkt haben: vielleicht, daß Sie darauf hereinfielen. Aber nein, nichts gelang. Nun ich bin allmählich zur Vernunft gekommen. Ich habe meinen Zauberglauben, meinen Wahn, es komme auch hier darauf an, mich im neurotischen Sinne zu behaupten, total aufgegeben und verabschiede mich dankerfüllt: aus der verheirateten Hetäre ist sogar eine Ehefrau geworden, aber Sie erlauben mir doch, daß ich gelegentlich wiederkomme, um mich weiterhin zu üben, ein Mensch und nur ein Mensch zu sein."

„So lange ich bei Ihnen in Behandlung bin, bin ich noch nicht gesund, also auch nicht zu den gesunden Leistungen verpflichtet, am liebsten möchte ich dauernd bei Ihnen bleiben." Antwort: Aber Sie kamen und kommen doch zur Behandlung her, um gesund zu werden, also die gesunden Leistungen verrichten zu lernen. Und nun kriegen Sie es mit der Angst zu tun, Sie könnten am Ende gar gesund werden und meines Schutzes, der Sie vor den feindlichen Schicksalsmächten, den dämonischen Herausforderungen zur Arbeit bewahrt, verlustig gehen. So klammern Sie sich an mich, wie Sie sich als Kleinkind an den Vater und die Mutter geklammert haben. Ich bin aber nicht Ihr Vater, ich bin nur Ihr Arzt und habe die Aufgabe, Sie aus dem kindlichen Wahn zur reifen Erkenntnis und so zur reifen Leistung zu führen.

43. „Ich möchte Sie am liebsten für mich allein haben, ich bin auf die andern Patienten geradezu eifersüchtig, am liebsten möchte ich Ihr Arztschild abreißen. Ja, so war ich immer: eifersüchtig auf alle, die in meine kindliche Allheit einbrachen und mir Vater und Mutter und Geschwister raubten,

für sich beanspruchten. Vater mußte ja in den Beruf gehen (er war Polizeibeamter und ‚paßte scharf auf alles, was passierte, auf‘) und Mutter mußte sich auch meinem Bruder widmen, auch einholen, im Haushalt arbeiten: ich wünschte, alle sollten sich nur mit mir beschäftigen, mit MIR der Gottheit, die nicht dulden kann, daß einer abtrünnig wird, daß nicht alle Menschen sich Tag und Nacht dem Gottesdienst weihen.“ Antwort: Sie werden aber einsehen müssen, daß Sie nicht der Einzige, auch nicht der einzige Patient sind, und daß sich der Wahn von der kindlichen Alleinheit-Gottheit gegenüber den Entwicklungstatsachen nicht halten läßt usw.

44. „Ich interessiere mich fabelhaft für die Psychologie“, sagt Fräulein Z., Lehrerin, 24 J., „ich bin alle Schulen durch — nichts hat geholfen. Und nun komme ich zu Ihnen.“ Antwort: Um die Serie fortzusetzen? oder um gesund zu werden? oder um angeblich gesund werden zu wollen? in Wahrheit nur noch eine Methode kennen zu lernen, zu studieren, wie der Student von Universität zu Universität, der Wanderbursch durch die Länder zieht, um den Stein des Weisen zu suchen und nie zu finden, — ein Faust, der das Metaphysische sucht und sucht und immer vergeblich sucht, eine Interessentin an allen möglichen psychologischen Theorien und Dogmen, die sie sub forma Patientin studiert, aber nicht für sich anwendet, also bei allem „objektiv“ bleibt. Sie tummeln sich umher wie das Kleinkind, das neu-gierig, also gierig nach Neuem ist, aber alles Neue eben mit dem kindlichen „Kennenlernen“ entneut, in seine Alleinheit einzaubert, richtiger noch: als Kleinkind im Großformat, als Kleinkind, daß die Größe benutzt, um auch die Geheimnisse der Großen zu erlisten und auszulöschen in seine Alldämonie. „Ja, es ist richtig, ich habe von klein auf immer bloß studiert, gänzlich unbeteiligt an dem, was ich studierte, bin nur mit dem Fernrohr auf Entdeckungsreisen gewesen, habe nicht gelebt und nichts erlebt, — eine Gottheit, die aus dem Jenseits herniederschaut und niemals am Diesseits echt teilnehmen kann, auch nicht als inkarniert, menschgeworden, scheinmenschgeworden. Sie haben mir die Augen geöffnet, ich sehe ein, daß die Psychologie auf dem Holzwege ist: falls das Metaphysische existierte, wäre es unerforschlich, und alles Forschen nach dem Unerforschlichen ist ein blanker Unsinn, — aber es ist ja Fiktion, existiert also realiter gar nicht. Von jetzt an werde ich mich mit den Menschen als rein biologischen Organismen befassen, — zu denen ja auch ich gehöre.“

45. „Ich habe heute bei dem Professor X Ihren Namen genannt“, berichtet ein Student der Medizin, „er winkte aber erheblich ab. Wie kommt es bloß, daß Ihre Wissenschaft an den Universitäten totgeschwiegen wird?“ Antwort: Eine

neue Wissenschaft, noch dazu eine neue WA kann natürlich nicht mit einem Zauberschlage die Gehirne entwickeln, es bedarf zur Entwicklung eben der Zeit, die der biologischen Beschaffenheit der Gehirne entspricht. Die Hochschulen leben in ihrer abgeschlossenen Sphäre, in ihrem wissenschaftlichen Klerus, sie betrachten alles Neue als Einbruch in ihre Welt und lehnen ab, was sie gar nicht kennen. Die Professoren, die ausgelernt haben, sind unfähig, noch hinzuzulernen oder gar umzulernen. Erwähnen Sie bloß meinen Namen nicht: Sie werden sonst durch's Examen fallen!

46. „Ich sage mir ja selbst, daß meine Straßenangst Unsinn ist, aber das hilft mir nichts." Antwort: Die Entwicklungsdifferenz zwischen den kranken und den gesünderen-fastgesunden Bezirken der WA ermöglicht die Krankheitseinsicht, die Diagnose „Unsinn". Das ist aber noch keine Therapie. Man muß den Sinn des Unsinns erkennen: der weltanschauliche Sinn des frühkindlichen Erlebens hat sich auf späteren Entwicklungsstufen erhalten und ist dann Unsinn, sogar ausgewucherter, „höherer Unsinn".

47. Die therapeutische Mobilisation, die oft krisisch erfolgt, wird von vielen Neurotikern als Verschlimmerung der Neurose mißverstanden. „Sie machen einen ja erst verrückt, Sie bringen einen ja erst in Verwirrung, jetzt weiß ich nicht mehr, was links und was rechts ist" usw. Pat. hat sich an seinen Zustand, der eben zum Zustand geworden ist, so gewöhnt, so in ihn eingelebt, daß er von seiner Verwirrtheit nichts mehr weiß, er hat eben nur seine Beschwerden, die er wohl auch als Verwirrung, Irrsinn, Unsinn usw. bezeichnet, ohne daß die Diagnose seine Gewöhnung-Gewohnheit antastet. Und nun im Gange der Aufklärung wähnt er, das therapeutische Wissen von seiner Verwirrung-Verirrung und die Einsicht in ihren Unsinn sei die Verwirrung selbst — oder ihre Ursache.

48. „Ihre Erkenntnistherapie ist ja wohl auch nur eine Art geistige Schulung, die Krankheit zu beherrschen. Das theoretische (geistige) Ich hat das praktische (körperliche) Ich ständig unter Kontrolle zu halten, also auch die Krankheit als das böse Prinzip, als Wirkung des Todes-Teufels zu entdecken und so schon zu bannen, unschädlich zu machen." Antwort: Das, was Sie „das geistige Ich" nennen, ist realiter die Begrifflichkeit, diese ist Funktionseigentümlichkeit der Polymorphen Denkzellen, also eine der drei Formen des Bewußten, die sich genetisch-assoziativ systemisieren, ein rein biologischer Tatbestand, nicht aber eine dämonische Aufsichtsbehörde. Dies gilt natürlich auch für die Beschreibung, sei sie begrifflich, sei sie gegenständlich, also gedachte oder gesprochene-geschriebene Worte: auch sie ist nicht die Ursache der beschriebenen Erlebnisse oder

umgekehrt, die Erfahrung lehrt nur, daß sich die Entwicklung im Erlebnisbezirk gemäß der Entwicklung im Beschreibungsbezirk und umgekehrt vollzieht, wiederum eine rein biologische Tatsache. Somit entfällt der Glaube an die „Allmacht der Gedanken", an die „Psychogenie" der Krankheit und ihrer Heilung. Der erkenntnistherapeutische Unterricht klärt auch darüber auf, wie er überhaupt über die Fiktionalität alles dämonistischen Denkens aufklärt. Es kann also keine Rede davon sein, daß die Beschreibung der Krankheit diese wegzaubern könne; es zeigt sich nur, daß die Aufklärung über den weltanschaulichen Sinn-Unsinn der Neurose mit einer vertikalen Entwicklung im kranken Erlebnisbezirk einhergeht, also das rein biologische „Mittel" zur Heilung ist.

49. „Das habe ich nie gedacht", wendet mancher Pat. ein. Ein Dorfschullehrer, 42 J., berichtet: „Sobald ich mein Motorrad des Landbriefträgers von weitem tackern hörte, klopfte mir das Herz im gleichen Takt." Angabe einer Beschwerde, Beschwerde rätselhaft, „blöde", „dummes Zeug", „was hat das bloß zu bedeuten? kein Arzt hat mir das Geheimnis lüften können" usw. Deutung: Übertragungszauber, der Motor tackert, das Herz ist ein Motor, es tackert mit, übernimmt so den Motorradzauber in den Eigenzauber, ist Wirkung und zugleich Entwirkung-Ent-machtung des Fremdzaubers, der einen Brief dunkeln Inhalts vom Amt, von der verreisten Frau usw., einen Schicksalsbrief ankündigt-androht — wie schon dem kleinen Kinde „der Brief" unheimlich, geheimnisvoll, eine Botschaft des Himmels oder der Hölle war. Das Herzklopfen, die Angst warnt und schützt, schlägt den Fremdzauber ab, macht ihn unschädlich, mag kommen, was da will (es handelt sich ja nicht um eine menschliche Nachricht, sondern um Dämonisches als Brief, im Briefe, daher manche Neurotiker unüberwindliche Angst haben, Briefe zu empfangen, zu öffnen usw.). All das weiß Pat. nicht, sein Symptom ist ihm ja rätselhaft, problematisch; nun ist das Rätsel gelöst, das Herz tackert nicht mehr usw. „Aha", sagt Pat., „so ist das also, das leuchtet mir ein, ich war als Kleinkind schon so ängstlich, hatte wildes Herzklopfen, wenn Vater, ein großer Jäger, nach Hause kam, ich habe die Schießübungen, das ‚Tackern' oft gehört, Vater war der Tod-Todbringer, aber er hat mir nichts getan, meine Angst hat ihn entwaffnet usw.

50. „Sie erzählen mir lauter Unsinn." Antwort: Gewiß, aber nicht meinen, sondern Ihren. Bedenken Sie bitte:

a) Ich beschreibe die neurotische WA als Fachmann mit der Ausführlichkeit des Sachverständigen, und Sie sind Laie. Muß denn falsch sein, was Sie nicht wissen und nicht wissen können? Der Chemiker sagt, Kochsalz ist Natriumchlorid, der Laie weiß das nicht, hat er das Recht zu sagen, die Angabe des Fachmannes sei falsch und dummes Zeug? Sie sollen mir aber nichts glauben, sondern alles nachprüfen; dazu müssen wir in die Kindheit gehen und die damalige WA anziehen, um den Sinn-Unsinn der Neurose zu ermitteln.

b) Das Kind wird geboren — kann es darüber einen Vortrag halten? Der Fachmann aber kann das, er kann sogar Bücher über Geburtshilfe schreiben, Lehrbücher. Sind sie etwa alle falsch, „weil“ das Kind seine Geburt zwar erlebt, aber nicht beschreiben kann? Das Kleinkind hat einen Darmkatarrh, der Arzt weiß Bescheid, kann eingehende Auskunft geben — ist diese falsch, „weil“ weder das Kind noch die Eltern die wissenschaftliche Beschreibung kennen?

c) Die Wortbegriffe (Erinnerungen an frühere Gedanken) sind rascher vergänglich (unaktuell, Absterben vieler Begriffszellen) als die Erlebnisbegriffe (Erinnerungen an Gefühls- und Gegenstandserlebnisse, Szenen, Situationen). Man hat also zumeist vergessen, was man als Kind, noch dazu als Kleinkind in Worten gedacht und gesagt hat. Der Fachmann hat (auch) die kindlichen Denkweisen studiert und kann über sie eingehend Auskunft geben, so auch im Einzelfalle, wie man das nennt: „Erinnerungen wachrufen“, d.h. bei anamnestischen Besprechungen können mehr minder zahlreiche Begriffszellen den aktuellen Funktionsgrad — oft mit großer Helligkeit — wieder erreichen, sofern sie eben nicht abgestorben sind. „Jaja“, berichtet Pat., „mir fällt jetzt ein: ich mag vier Jahre alt gewesen sein, da spielte meine Tante den Weihnachtsmann: sie kroch auf allen Vieren ins Zimmer und machte huhu, ich bekam einen Mordsschreck, obwohl ich ja die Tante kannte, sie hatte sich aber nun eben in ein Tier verwandelt, ein gespenstisches Wesen — ich verkroch mich heulend hinter die Mutter.“ Usw. Um „Einfälle“ zu haben, braucht der Mensch nicht in ganzer oder halber Narkose (vgl. S. 289) zu sein, zumal die da produzierten Einfälle keineswegs Erinnerungen an persönliche Erlebnisse zu sein brauchen, dann also für therapeutische Zwecke unverwendbar sind, — aber wer kann das entscheiden?! Wir fragen den wachen Menschen, und er bringt alles Erforderliche vor.

d) Jeder durchlebt nach dem chaotischen sein magisches, sein Zauberalter. Jeder kann sich an Märchen, bes. seine Lieblingsmärchen erinnern als Musterbeispiele der damaligen Erlebnisweise. Alle Kinderspiele sind auf Leben oder Tod im magischen Sinne, Sein oder Nichtsein abgestellt, aber die Kinder „verstehen“ weltanschaulich nur auf ihre Weise ihre Spiele, ihr sonstiges Denken und Tun, ihre Worte. Wer nämlich im Märchenalter lebt, kann nicht zugleich in einer reiferen Denkweise leben, braucht also nicht zu wissen, daß er im Märchenalter lebt, und wer es doch weiß, weiß nicht, daß die Märchen — Märchen sind, er hält sie für „Wirklichkeit", sie sind seine Wirklichkeit; das Analoge gilt für alle Denkstufen. Auch die bei manchen Kindern vorkommende Ablehnung der Märchen liegt im Märchenerleben: Angst vor den Zaubergewalten, die man negativ anerkennt, mit seinem Nein bannt. Auch in den späteren Entwicklungsstufen beschreibt der Mensch in und aus seiner WA, aber wie wenige wissen, daß sie eine WA haben und in und aus ihr beschreiben! So erscheint die erkenntnistherapeutische Beschreibung auch den lernbereiten Patienten zunächst fremd — zum Unterschied von anderen, die „schon alles wissen" (sich in ihre Allwissenheit hüllen und so vor neuen Erkenntnissen schützen) — nur das eine nicht, daß sie, soweit krank, noch im chaotisch-magischen Zeitalter leben.

e) Manche Patienten haben Angst vorm Denken, speziell vorm Nachdenken über sich selbst, vor der Selbsterkenntnis (im weltanschaulichen Sinne): die Vergangenheit ist das Totenreich, man soll die Geister nicht wecken-zitieren, man weiß ja nicht, ob man sie wieder wird wegzaubern können („die ich rief, die Geister, werd' ich nun nicht los"), und wer in sich selbst „Einkehr hält", wer weiß, was er da Furchtbares wird erfahren müssen, also „noli me tangere"!

f) Neurose ist Infantilismus-Archaismus, also treffen die primitiven Deutungen zu. Ferner: die Übertreibung (Hyperfunktion) der neurotischen Funktionen bezeugt, daß sich der Neurotiker übermenschlichen Aufgaben, übermächtigen Gewalten gegenübersieht, denen er seine eigne Übermenschlichkeit-Übermächtigkeit entgegensetzen zu müssen wähnt; der K(r)ampf spielt sich also im Dämonischen ab. Und nur infantile Funktionen (und Gewebe im Falle der Hadrose) können anlagegemäß hypertrophieren, niemals ausgereifte.

Ich beschreibe also die Symptome in der für sie zuständigen therapeutischen, d. h. weltanschaulichen Sprache, damit Sie lernen, was und wie Sie in ihrer Krankheit denken und tun. Die rohdämonistischen Deutungen treffen für alle Neurosen zu, auf die Formulierung der Märchen kommt es nicht an: Märchen sind eben Märchen. Natürlich läßt sich auch die Hadrose dämonistisch beschreiben, doch sind da diese Deutungen therapeutisch unwichtig, während sie bei der Neurose als Weltanschauungskrankheit das Therapeutisch-Wesentliche sind. Die weltanschauliche Diskrepanz stimmt zur Entwicklungsdifferenz und ist wie diese eine rein biologische Tatsache. Ich sage nichts anderes wie Tatsachen: 2 mal 2 = 4, Berlin liegt an der Spree, der Mensch ist ein rein biologisches Reflexwesen usw. — widerlege man mich auch nur in einem Punkte!

51. „Mir scheint, Sie suggerieren mir die dämonisti-

schen Deutungen ein, um sie mir dann wieder wegzusuggerieren; ich habe nie an Gespenster geglaubt." Antwort: Aber Sie waren doch auch einmal Kind, haben auch einmal im Märchenalter gelebt — und da gab es Gespenster und nur Gespenster, sog. „Erscheinungen" gemäß dem hohen Flüssigkeits-Gasgehalt des Organismus, also auch des Gehirns, so daß auch das Bewußte entspr. schemenhaft war. Diese Tatsache ist so wenig zu suggerieren wie den Kindern das ABC oder das Einmaleins. Und ebenso ist es eine pathobiologische Tatsache, daß das Neurotiker, soweit krank, noch im frühen Kindesalter, also in der chaotisch-magischen WA lebt, somit auch die rohdämonistischen Deutungen für die Symptome zutreffen. Endlich beweist auch die neurotische Übertreibung, also der funktionelle Krampf, daß es der Neurotiker nicht „bloß" mit schlicht-menschlichen Aufgaben, sondern mit übermenschlichen, d. h. eben dämonischen Herausforderungen zu tun zu haben wähnt. Die Auffindung dieses tatsächlichen Unsinns-Aberglaubens ist keine Suggestion, sondern vom Pat. bis in alle erforderlichen Einzelheiten nachprüfbar. So ist auch die Heilung keine suggestive, sondern eine echte. Es gibt Patienten, die in ihrer Angst (Angstspasmen der Hirngefäße usw.) die erkenntnistherapeutischen Mitteilungen blind hinnehmen; sie bedürfen der Aufklärung, daß mit der suggestiven Unterwerfung nichts gewonnen ist, daß die infantilistische Angst ihnen vorgaukelt, ich sei ein urdämonisches Wesen (wie dem Kleinkinde Vater, Mutter, die Großen-Alten erscheinen), dessen „Weisheit" in die eigne Allweisheit übernommen werden müsse, usw., — kurz die suggestive Einstellung der Patienten gegenüber dem Arzt und seiner Therapie (als Schläfrigkeit, „Hingabe", „Versenkung", „Döszustand" usw.) muß erkenntnismäßig behoben werden. Die Erkenntnistherapie ist gänzlich unsuggestiv, — und auch dieser Satz ist keine „Behauptung", die „geglaubt" werden müsse, also Suggestion sei, sondern ist wiederum nachprüfbar — wie alles, was ich sage. — „Man kann die biologische Struktur des Menschen als eines Reflexwesens doch nur mittels des medizinischen Studiums nachprüfen?" Antwort: Nein, dazu ist das Medizinstudium nicht nötig. Das für die Therapie erforderliche Grundsätzliche ist an Hand unterrichtlicher Mitteilungen und Zeichnungen von Fachleuten — als Beschreibungstatsache — nachzuprüfen, so auch die Funktion der Denkzellen usw.; dagegen ist die Existenz der Seele, des Metaphysischen aller Benamsungen nicht nachzuprüfen, sie kann höchstens geglaubt werden. — „Kann ich nachprüfen, daß 3 mal 3 = 9 ist?" Antwort: Natürlich: alle Welt rechnet so gemäß den mathematischen Assoziationen, rechnen Sie anders, stimmt die Rechnung nicht und können Sie mit niemand abrechnen.

52. „Ich komme zu Ihnen nur meinem Manne zu

Liebe, er wünscht es.“ Antwort: Also kommen Sie „der Not gehorchend, nicht dem eignen Trieb“, im freiwilligen Zwange, Sie wollen Ihrem Manne sogar Ihre Neurose opfern, aber diese Art Opferbereitschaft ist ja selber ein neurotisches Symptom, Sie erweisen Ihrem Manne und Ihren Kindern die beste Liebe, indem Sie sich selbst zu Liebe, also aus Ihrem Genesungshunger zur Behandlung kommen. Ihr Mann, selbst Neurotiker, kann Sie auf seine Weise zwingen, sich in meine Behandlung zu begeben, und Sie können diesen Zwang magisch in eigne Regie übernehmen, also zur „Freiwilligkeit“ umfälschen, aber dann ist Ihre „Mission“ mit Ihrem Eintreffen hier erfüllt, und Sie können höchstens Einiges auswendig lernen, ähnlich dem Kinde, das dem Vater oder der Mutter oder dem Lehrer zu Liebe in die Schule geht, nicht aber aus eignem Lernhunger. Man kann nicht einem andern zu Liebe gesund werden, man muß das schon selbst wollen. — „Sie zwingen mich doch aber auch, zu bestimmten Stunden zu Ihnen zu kommen, Ihre Lehrsätze zu übernehmen, auf eine mir fremde und unheimliche WA umzulernen, und drohen mir mit Abbruch der Behandlung, wenn ich Ihnen nicht blindlings folge. Sie kritisieren an mir herum, machen mir andauernd Vorwürfe, ich leide sowieso an den schrecklichsten Minderwertigkeitskomplexen, und Sie bestätigen mir sogar meine Nichtswürdigkeit — ist das Therapie? Ich halte das nicht aus, Sie machen mich erst krank“ (bricht in Tränen aus). Antwort (nachdem sich Pat. etwas beruhigt hat): Ich zwinge Sie doch nicht, ich habe Sie nicht hergeholt, ich schicke Sie auch nicht weg, ich stehe lediglich als Arzt zur Verfügung. Die Vereinbarung von bestimmten Stunden gehört zur Praxisordnung — wie sollte ich denn anders verfahren? Meine „Lehrsätze“ sind Tatsachenangaben; die Erfahrung lehrt ganz allgemein, daß man sich am besten an Tatsachen, nicht an Meinungen, Ansichten usw. orientieren kann, auch im Sinne der Genesung: auch sie erfolgt ohne Zwang, ganz von allein gemäß der Differenzierung der kranken Bezirke, die ja niemand erzwingen kann. Und hierbei wächst der Pat. aus seiner kranken WA in die gesunde empor, die ihm natürlich zunächst fremd ist wie alles Neue. Diesen rein tatsächlichen Hinweis deuten Sie zur Drohung mit Abbruch der Behandlung um! Während ich doch immer wieder betone, daß ich nicht nur keinerlei Zwang ausübe, sondern meine Patienten gerade umgekehrt aus ihren Zwängen herausführen, aus dem Selbstgefängnis befreien will. „Kritik“? Aber die Diagnose Ihrer mannigfachen Beschwerden und Symptome sind weder Kritik noch Vorwurf — so wenig wie die Diagnose eines Herzleidens oder einer Gicht usw. Ich bestätige Ihnen Ihre sog. Minderwertigkeitskomplexe als Ihre eignen neurotischen Mißverständnisse aus Kindertagen, ich bestätige also damit Ihre

Beschwerden diagnostisch und zeige Ihnen therapeutisch den Weg, wie das Mißverständnis zu beheben ist, Sie also dem Aberglauben der Minderwertigkeit entwachsen können. Ich bin immer Arzt und will Ihnen helfen, und es ist ein recht grobes Mißverständnis, daß ich Sie mit der Diagnose und Therapie erst krank mache. — Pat. hat von klein auf all ihr Tun als Opfer gedeutet, zu denen sie als Christuskindlein verpflichtet sei, sie „ist immer bis zum letzten gegangen", hat sich immer selbst geopfert, und es war ihr auch ein Opfer, falls mal niemand ein Opfer von ihr verlangte, „etwas von ihr wollte" — usw. Opfersucht. Es war recht schwierig, sie von dem Wahn „alles opfern, nur nicht die Opfersucht" zu befreien.

53. „Ich bewundere Ihre Geduld, ich muß gestehen, daß ich schon lange darauf warte, daß Sie die Geduld verlieren und mich expedieren." Antwort: Ich habe Ihnen ja wiederholt gesagt, daß Sie das Spiel mit mir treiben „wie lange wird's der Alte mit mir aushalten?" — Ihr Spiel aus Kindertagen: die Alten auf die Geduldsprobe stellen, so lange sekkieren, bis sie protestieren und Sie dann triumphieren: magischer Sieg. Aber Sie verstehen: hier handelt es sich ja gerade darum, aus der Magie mit ihren Zauberspielen herauszuwachsen, nicht aber darum, mich magisch zu besiegen und die Neurose zu retten.

„Verzeihen Sie meine Offenheit: ich frage mich manchmal, wie Ihr großes Interesse an mir — und doch auch an Ihren andern Patienten — zu erklären sei. Was Sie eigentlich beabsichtigen mit Ihrer zeitraubenden geduldigen Arbeit an mir, den Kranken überhaupt. Das bißchen Honorar kann doch nicht maßgebend sein. Was steckt dahinter? Geht diese Ihre Hingabe mit rechten Dingen zu? Bin ich als Schüler wirklich bei Faust — oder bei Mephisto, der mich zum Unglauben verführen, meine Seele haben will — die Seele des Eremiten, der das Weltlich-Teuflische (Besitz, Liebe) verschmäht, wie Jesus das tat. Warum machen Sie es sich nicht so bequem wie die andern Ärzte — mit Tabletten und Spritzen?" Antwort: Daß Sie mich im Rahmen Ihrer Neurose, die doch eben im kindlichen Allheits-Zauberglauben beheimatet ist, als einen Magier, und zwar als einen bösen, der Ihnen Ihre vermeintlich einzig-mögliche WA und also Lebensmethode „nehmen" und Sie so ins Verderben stürzen wolle, auffassen, also Angst vor mir haben, wie Sie sie einst vor dem Vater, dem Lehrer u. a. Großen hatten, ist durchaus verständlich, aber ich bin weder Faust noch Mephisto, sondern ein einfacher Mensch ohne dämonische Ambitionen, ein Reflexwesen wie Sie und alle andern, nur eben Fachmann auf meinem Arbeits- und Forschungsgebiete, speziell der Neurosenkunde und -therapie, der in geduldiger Arbeit die Kranken aus ihrem Aberglauben heraus zur realischen Erkenntnis führen kann und will und dieses Ziel regelmäßig auch in relativ kurzer Zeit erreicht (wie groß muß erst die Geduld der „Langstreckenanalytiker“ sein!). Vergessen wir auch nicht die Menschenfreundlichkeit, den Wunsch, daß auch den Neurotikern zur echten Genesung verholfen werde. Usw. (S. auch 7. Bd. I. Teil S. 175 ff.)

54. „Die Erkenntnistherapie ist mir zu streng und hart, sie ist gnadenlos und unbarmherzig.“ Antwort: Jawohl, sie ist streng und hart wie etwa die Mathematik, sie ist nicht weichlich wie die Suggestivmethoden, Gnade hat sie nicht zur Verfügung, sondern eben Erkenntnis, mit Barmherzigkeit kann man nicht heilen, sondern nur mit Sachkenntnis und Sachlichkeit. Soll ich „gnädig“ die Augen vor Ihrer Neurose oder vor diesem oder jenem Symptom verschließen und es Ihnen überlassen? Was würden Sie zu und von einem Arzte sagen, der so etwas täte! Jem. hat einen Abszeß, soll der Arzt ihn „übersehen“, um dem Pat. mit der Inzision nicht weh zu tun? Auch in der Erkenntnistherapie gehen wir mit aller Exaktheit vor — und das können und müssen Sie auch verlangen, dafür zahlen Sie die Gebühren.

55. „Sie lassen einem aber auch gar nichts“, stöhnt Pat. Antwort: Nun freilich, ich zeige Ihnen den Weg zur Genesung, also zum Herauswachsen aus der Neurose, die müssen Sie allerdings total hinter sich lassen, somit auch den Wahn, Sie hätten etwas zu verlieren, was Sie nicht besitzen: die Gottheit-Allmacht-Zaubermacht. Pat. ist geneigt, sich ein noch so geringes Restchen Neurose, d. h. Zauberglauben zu erhalten, das Restchen ist doch noch der ganze Zauber und wird aus dem Versteck alsbald wieder herauskommen und den Doktor auslachen, der sich hat nasführen lassen. Bei mir haben Sie damit kein Glück: wir gehen „aufs Ganze“, d. h. auf die ganze Genesung. Und ein Restchen Zauber können Sie auch nicht behalten, nachdem Sie eingesehen haben, daß es Zauber, Dämonie realiter ja gar nicht gibt.

56. „Ich habe immer noch Angst, also hat die Behandlung nichts geholfen.“ Antwort: Vor der Behandlung hatten Sie — sagen wir: 100 Angst, jetzt haben Sie, wie Sie selber berichten, nur noch mäßige, sagen wir: 20—30 Angst in wechselnden Intensitäten — ist das alles nichts? kein Fortschritt? Natürlich werden Sie immer auch Angst haben, jeder Gesunde hat sie ja auch als Stadium seiner Erlebnisse, und gesünder als gesund können Sie nicht werden. Mancher Pat. ist aber geneigt, die normalisierte Angst immer noch für krankhaft zu halten und mit der früher intensiven Angst zu identifizieren, sich also wohl gar für unheilbar zu halten: auch dieser Star muß ihm gestochen werden.

57. „Ein bißchen Seele müssen Sie uns doch lassen“,

stöhnte der Prof. der Psychologie Dr. O. K., nachdem er mich drei Stunden konsultiert hatte, d. h. „ein bißchen Neurose müssen Sie mir doch lassen." Aber wie kann man die Seele aufteilen und eine große Portion wegnehmen, ein bißchen übrig lassen?! Ich lasse den Gesunden ihren Glauben, der Neurotiker aber muß sich, will er echt genesen, ins realische Denken emporentwickeln.

58. „Sie geben mir k e i n e n R a t ? Sie sagen, Sie könnten für andere Leute keine Verantwortung übernehmen. Machen Sie sich die Sache nicht zu leicht? Medicus heißt doch Ratgeber, und alle andern Ärzte beraten und verordnen." Antwort: Ich führe meine Patienten zur Selbstverantwortung. Niemand kann für einen andern verantwortlich sein, man kann das nur für sich selbst. Es wäre unverantwortlich, wollte ich den Neurotiker von seiner Verantwortlichkeit befreien, ihn in seiner (vermeintlichen) Unverantwortlichkeit („ich bin ja krank, kann also nicht dafür"), d. h. in seinem Wahn, er könne sich irgendwo und -wann und -wie der Verantwortlichkeit entziehen, zu bestätigen-bestärken. Der Rat des Arztes liegt im Rahmen seiner ärztlichen Verantwortlichkeit, er ist aber nicht für das Tun und Lassen der Kranken verantwortlich, nicht dafür, ob sein Rat befolgt wird oder nicht. Ratschläge sind aber insofern nicht unbedenklich, als sie suggestiv aufgefaßt werden können, also nur scheinbar-selbständige Handlungen des Kranken zur Folge haben, für die dann freilich der Ratgeber die mittelbare Verantwortung trägt. Zudem wähnt der Neurotiker, er sei (als Gottheit) absolut unverantwortlich, also für nichts und alles verantwortlich. In der Neurosenbehandlung ist die Erteilung von Ratschlägen ungeeignet, ja falsch, Pat. muß zur Selbständigkeit geführt werden, zur echten, wohlverstanden, nicht zu einer imitierten, eindressierten, eintrainierten, einer Pseudoselbständigkeit!

59. „Ist das r e l i g i ö s e D o g m a nicht auch Suggestion, Opium für's Volk?" Antwort: Nein, der Glaube des Gesunden ist Anschauungstatsache. Die Suggestion im dogmatischen Sinne appelliert an den Aberglauben und bedient sich der Thesen des Aberglaubens, der sich freilich oft und ausgiebig als echter Glaube aufspielt. Aberglaube ist die Persistenz primitiver Deuteweisen in höheren Kulturen. Neurose ist Aberglaube, und Aberglaube ist Neurose, und es ist natürlich verfehlt und vergeblich, den Aberglauben mittels Suggestionen „heilen" zu wollen, die ihn ja nur bestätigen. Es ist Aberglaube, daß der Glaube Berge versetzen und Kranke gesund machen, gesundbeten könne, und es ist Aberglaube, der Psychotherapeut könne in die „Tiefe der Seele" des Neurotikers hinunterkriechen und die „dort eingeklemmten Affekte" befreien. Vgl. I. Teil §§ 28 und 29.

60. „Sind Sie eigentlich k i r c h l i c h g e s i n n t ?" Antwort:

Wie sollte ich nicht? Die Grundlage der Religion ist das Verhältnis Kind : Eltern : Voreltern-Urahnen-Gott, der im Endbegriff gegenwärtig ist und dessen wir im Gottesdienst gedenken (Andacht = Andenken); der Gottesdienst findet im Haus des Herrn, in der Kirche, der Basilika, dem Dom statt (vgl. I. Teil S. 382). Ich weise nur nach und darauf hin, daß die urtümlichen dämonistischen Deutungen auch im Kult für die Menschen höherer und hoher Kultur nicht mehr gültig sind — außer eben erinnerungsmäßig. Auch im Kult geht der Glaube in Erkenntnis über (biologische Religion). „Sie sind also gar kein Ketzer?" Antwort: Nein, aber ich werde von pathologischen Mißverstehern gern verketzert.

61. „Ich bin Pfarrer, muß ich nicht mein Amt aufgeben, wenn ich Ihre Lehre annehme?" Antwort: Aber wieso denn? Sie halten Andachten ab nach wie vor, Sie wissen nur eben jetzt, daß Ihre Amtshandlungen tatsächlich Andachten = Andenken sind, Archaisches in kultureller Abwandlung (z. B. Abendmahl). Nicht die Religion und ihr Kult, sondern das Neurotische an ihnen entfällt. Sie werden besser predigen als bisher, und Sie werden Ihre Kirche füllen."

62. „Sie sind doch auch Kausalist: Sie umschreiben bloß die Kausalzusammenhänge, vermeiden bloß die Kausalpartikel und -formeln. Damit täuschen Sie sich und die andern mit der Fiktion, Sie hätten die Fiktion, als welche Sie die Kausalität erklären, abgeschafft." Antwort: Ich sage ja gar nicht, daß ich die Kausalität oder sonst eine Fiktion „abgeschafft" habe, betone vielmehr, daß sich überhaupt nichts abschaffen läßt. Ich zeige ja nur den biologischen Ort der Kausaldeutung in der Entwicklungsgeschichte der WA auf: eben als Deutung im verdünnten Dämonismus. Ich schaffe ja auch das Kind und seine Märchenwelt nicht ab, sondern sage nur, daß der Erwachsene nicht mehr in der Märchenwelt lebt. Ich schaffe die Metaphysik nicht ab, sondern zeige, daß es eine metaphysikfreie WA gibt: die realische. Um aber die verschiedenen Denkweisen kennzeichnen zu können, muß man jeder ihre Sprachlichkeit überlassen, so also der kausalen Denkweise die vermeintlichen Kausalpartikel und -formeln — vermeintlich insofern, als es ja realiter Kausalpartikel und -formeln gar nicht gibt, sondern nur gewisse Orts- und Zeitpartikel für die Beschreibung, die in die genetischen und episodischen zeiträumlichen Zusammenhänge die wirkende Kausalität hineinfingiert, verwendet werden. Indem ich die Kausalpartikel im realischen Denken nicht anwende, verhüte ich das sprachliche In- und Durcheinander verschiedener Denkweisen, also eine Verwirrung der sie kennzeichnenden Terminologie.

63. „Der Tag muß für den Gesunden doch sehr eintönig sein: aufstehen, frühstücken, arbeiten usw., abends schlafen gehen

— das ist alles, und so jeder Tag, am langweiligsten der Sonntag." Antwort: Sie beschreiben die Eintönigkeit, nicht aber den Tag des Gesunden: der ist gar nicht eintönig, er ist um so reicher an Einzelheiten, an Interessen und Interessantem, um so mehrtönig, je differenzierter der Mensch. Allerdings ist auch die Vielfältigkeit des gesunden Lebens einfach, während das kranke Leben kompliziert in der Einfältigkeit ist, somit nur Pseudointeressantes, Anhäufung von Gleichem, Gleich-gültigem, von Horizontalem und im Horizontalen verschwimmenden Pünktchen, Irrlichtern im Nebel bietet: Leerlauf statt Vollauf.

64. „Ich verachte das Leben gründlich: arbeiten, um essen, Miete und Kleider bezahlen zu können, mit allerlei sog. Freunden schwätzen oder Briefmarken sammeln, ein Weib (bzw. einen Mann) umarmen um des bißchen Wollust willen, Kinder zeugen und großziehen, schließlich sterben — das ist alles, was das Leben bietet! Dazu die ewige politische Unruhe. Es lohnt nicht zu leben. Ich habe absolut keine Lust mehr zu dem Klimbim." Antwort: So? Und Sie haben in dieser negativistisch-pessimistischen Auffassung mehr vom Leben? Vielleicht dünkt Sie das erhebende Bewußtsein, über all das Wertlose erhaben zu sein, ein Wert? Aber es gibt ja keine Werte, wie Sie meinen. Und das Bewußtsein, das Leben sei radikal verächtlich, ist Krankheit, also Unwert, Mißverständnis. Sie sitzen hier doch als Patient, leiden an Ihrer „Erhabenheit"! Sie wähnen, außerhalb des Lebens zu leben, — als ob so etwas möglich wäre! Sie wähnen, außerhalb der Welt zu stehen und von diesem utopistischen Standpunkt aus die Welt betrachten-verachten zu können — wie Gott, als Gott (Jahve), der bald nach der Schöpfung seiner Ebenbilder entdeckte, daß ihr Dichten und Trachten böse wäre von Jugend auf immerdar. Sie sind aber, wie alles, was ist, in der Welt, im Leben. Das Leben verachten, das kann nur ein lebender Mensch — und zwar ein neurotischer. Im Übrigen gibt es in der Tat allerlei Verächtliches in der Welt, aber die Welt, das Leben, das Sein überhaupt ist weder verächtlich noch bewundernswert, es lohnt weder noch lohnt es nicht, die Maßstäbe (Kategorien) gelten nur für die Individuen, also die lebenden Wesen und die sog. toten (anorganischen) Dinge, diese sind zu vergleichen und zu klassifizieren, nicht aber das Leben, das Sein als solches, als abstrakte Endbegriffe. Als Sie aus der chaotischen Welt in die Ich- und Du-Welt genetisch überwechselten, haben Sie damals schon die gespenstischen „Wesen" magisch ins Allgemeine einnihiliert-einnegiert, somit des Wertes beraubt, und diese Lebensauffassung sive WA ist verblieben und ausgewuchert, und zum Lebens-Grundsatz geworden, der alle Einzelheiten aller Entwicklungsstufen in sich faßt, alle Werte eingleicht und wertlos macht.

65. „Ich weiß alles und handle so, als ob ich nichts wüßte. Was nützt mir also das Wissen? Ist mein Wissen richtig oder mein Handeln?“ Antwort: Allwissend und damit nichtswissend (d. h. noch-nicht-Einzelnes-wissend) ist nur das Kleinkind in seiner Chaotik, in der eben Einzelheiten noch nicht vorkommen; auch die Wissens- und Tateinzelheiten beginnen erst im animistisch-magischen Zeitalter zu „erscheinen“, damit auch die Zweifel um Richtig und Falsch. Jeder Neurotiker ist, soweit krank, in der kindlichen Weltkatastrophe stecken geblieben und beurteilt auch die künftigen Einzelheiten hiernach: der Zweifel ist der Kern jeder Neurose. Ferner: Sie wissen vieles, aber nicht alles, und das Wissen ist nicht die Ursache Ihres Handelns, kann Ihr Handeln nicht verfügen-bestimmen, in diesem Sinne „nützt Ihnen Ihr Wissen nichts“, Denken und Tun sind koordiniert, nicht subordiniert. Je höherdifferenziert der Mensch, desto höherdifferenziert ist auch sein Denken und Tun, desto „überlegter“ (und überlegener) ist sein Handeln (ideogener Anteil am sensorischen Nervenstrom). Ihr Zweifel involviert die infantile Deutung, als ob Ihre göttliche Allwissenheit als die Allmacht, die auch alles Handeln „macht“ (verursacht, bestimmt usw.), von feindlichen Zaubermächten bedroht würde und nun Wissen und Handeln in Widerspruch und Verwirrung geraten wären, wobei eben Ihr Wissen von dem Nichtwissen um das, was Sie tun, den feindlichen Spuk unschädlich macht (Beweis: es geht immer weiter). So hält der Zweifel den Zweifel im Banne!

66. „Ich kann mir nicht denken, daß man durch Erkenntnis gesund werden kann. Und weil ich es mir nicht denken kann, lehne ich die Methode ab, — die ich freilich noch nicht kenne.“ Antwort: Wat de Bur nich kennt, dat frett hei nich. Die Erkenntnistherapie ist für den Pat. neu, er müßte sie also, um ein rechtes Urteil zu gewinnen, erst kennen lernen, aber als (vermeintlich) allwissend und alles-besser-wissend lehnt er a priori ab, was er nicht kennt, und was er so ablehnt, braucht er ja auch nicht kennen zu lernen! Das Vor-urteil ist ihm der Zauber gegen alles Nach-urteilen, es entpflichtet ihn der Mühe, mittels Studiums zu einem rechten Urteil zu gelangen. Dazu das Mißverständnis, daß die Erkenntnis das Zaubermittel sei, das den Neurotiker gesund machen solle — und eben nicht könne. Tatsächlich ist der Genesungsweg der Weg zur realischen Erkenntnis, den der Weise weiß und weist.

67. „Das, was Sie Tatsachen nennen, sind auch nur Ansichten — und ich bin anderer Ansicht wie Sie, wenigstens in vieler Hinsicht.“ Antwort: Ansichten, Meinungen geben Möglichkeiten an: es kann so sein, aber auch anders. Ich gebe aber keine Möglichkeiten, sondern Tatsachen an. Daß dies meine

rechte Hand ist und daß sie fünf Finger hat und daß das Wasser naß ist und daß der Mensch ein biologisches Reflexwesen ist usw. usw. — das sind keine Ansichten, sondern Tatsachen, die jeder Nachprüfung standhalten. Usw.

68. Der Neurotiker ist reich an Einwänden, aber noch reicher an Vorwänden. Er mag sie nur mitteilen, damit wir sie aufklären.

69. „Wenn ich gesund werde, muß ich dann nicht meinen Beruf, meine Kunst, meine Ehe — alles als neurotisch verfehlt — aufgeben?" Antwort: Der Mensch entwickelt sich in seinen Beruf, in seine Liebe hinein, beides vollzieht sich beim Neurotiker eben neurotisch, als kindisches Zauberspiel; erst mit seiner Genesung lernt er seinen Beruf richtig ausüben und richtig „Hochzeit machen!" Auch der Eßneurotiker verlernt bei seiner Genesung doch nicht das Essen, der Atmungsneurotiker nicht das Atmen usw.; sie lernen es erst richtig. — „Man kann aber doch seinen Beruf verfehlen und müßte ihn bei der Genesung wechseln — wie auch den Ehepartner usw." Antwort: Theoretisch ja, praktisch aber gibt es keine Berufs- oder Liebeswahl, sondern gesunde und kranke Entwicklungen. Niemand verfehlt seinen Beruf oder seine Liebe (Gesetz der Paßrechtheit, I. Teil S. 108 f.), nur die Art und Weise des Heranwachsens ist individualspezifisch, und die Heilung vollzieht sich innerhalb der Individualspezifität. Die Erfahrung lehrt, daß der Genesende nicht den Beruf wechselt, sondern ihn richtig ausüben lernt, und daß die genesenden Ehepartner sich nicht trennen, sondern erst richtig zusammenwachsen.

70. „Ich habe von klein auf jede Autorität gehaßt, so muß ich auch Sie hassen — als Autorität?" Antwort: Die Autorität, die Sie hassen, ist die gewaltige Dämonie der Alten-Großen, die der göttlichen Autorität des Kindes feindlich gegenübersteht, wie Sie damals wähnten und heute noch wähnen. Eine solche Autorität kommt mir nicht zu, ich bin ja nicht Universitätsprofessor! Wollen Sie mich als Autorität in meinem Fache, d. h. als Meister von besonderen Graden, anerkennen, so kann mich Ihr Haß nicht treffen. Und haben Sie erkannt, daß Ihr „abgründiger" Haß sich ja gar nicht gegen die Menschen als solche richtet, sondern auf die vermeintliche dämonische Macht in ihnen, eine Macht, die es gar nicht gibt, daß Sie also Feindliches hassen, das nicht existiert, so muß Ihr Haß den Bankrott erklären. Im Übrigen: Autorität hat man nicht, man ist sie oder ist sie nicht. Auch die Autoritäten sind Menschen, gesunde oder neurotische: die Neurotiker ernennen sich selbst zu Gottheiten-Göttern-Teufeln, sind dünkelhaft, anmaßend auch in ihrer scheinbaren Bescheidenheit, unnahbar auch mitten unter ihren

Anbetern, vor deren Verdammung sie ständig Angst haben, allwissend auch in ihrer Unwissenheit, Olympier, Bonzen — Pseudoautoritäten. Man braucht sie nicht zu hassen, aber sie sind hassenswürdig, um so mehr, je gehässiger sie sind. Es gibt einen gesunden Haß, Gehässigkeit aber ist neurotisch. Und wie ist es: sind Sie in Ihrem infantilistischen Haß gegen jede Autorität nicht selbst eine solche Autorität? müßten Sie sich also nicht selber auch hassen? — und tun es auch, indem Sie sich in Haß verzehren, ihr Leben in jedem Augenblick vernichten?

71. „Herr Doktor, je mehr ich mich von Ihnen erkannt fühle, desto mehr sträubt sich alles in mir gegen Sie. Ich kam zu Faust und sehe Mephisto vor mir. Vielleicht wissen Sie es selbst nicht, daß der Teufel aus Ihnen spricht, — oder dürfen es nicht zugeben, um mich und die andern Opfer zu täuschen? Sie nehmen mir alles, meine Seele, mein Leben, Sie wollen mich zum Menschen machen und so ins Verderben führen. Und das Unheimliche ist, daß ich mich trotzdem geheimnisvoll angezogen fühle von der Geschlossenheit Ihrer Lehre, Ihrer Weisheit, von Ihrer edlen Menschlichkeit — die aber vielleicht gespielt, nur eine Rolle ist, deren sich der Satan, aber auch der Gott bedienen muß, um den Menschen begegnen und sich ihrer Seelen bemächtigen zu können. Sie versichern mich Ihrer Neutralität mir gegenüber, aber kann das nicht auch ein Trick sein, mich sicher zu machen, eine Maske des Verführers? Ist das intensive Interesse an mir nicht verdächtig, daß Sie, der Teufel, es gerade auf mich den Heiligen, den Gottessohn abgesehen hat?" Antwort: Gut gebrüllt, Löwe! So lange Sie in Ihrem Dämonenglauben verharren, kann ich durchaus verstehen (wenn auch nicht billigen), daß Sie mich als den Gegendämon fürchten, geben Sie aber den Dämonenglauben erkenntnismäßig auf, so nicht nur den Glauben an Ihre, sondern auch an meine Dämonie. Soweit sind Sie noch nicht, und so setzen Sie Ihre Dämonie gegen die meine — wie Sie als Kind Ihre Dämonie gegen die der Alten-Großen gesetzt haben — mit dem „Erfolg", daß diese Ihnen nichts anhaben konnten. So könnte ich also den Spieß umdrehen: in Ihrer kranken Angst sehen Sie in mir den Teufel (oder auch Gott), entarzten-entmenschlichen mich und bannen nun die mir zufingierte Dämonie, machen sie magisch unschädlich und sind so vor ihrem „Zugriff" sicher, — also auch vor der Heilung. Schrecklicher, aber allzuweit verbreiteter Hokuspokus! — „Ja, ich muß zugeben, so war das immer mit mir: von klein auf mißtrauisch gegen Gott und die Welt" (weint). — Natürlich, Sie können zu mir nicht anders eingestellt sein wie zu den andern „großen Magiern", jeder Patient führt mir in seinem Verhalten, seinen Worten seine Symptome vor, auch krisenhaft, wie Sie jetzt, — wie sollte das anders sein: Pat. kann nicht bei mir gesund,

„sonst“ krank sein. — „Es ist natürlich kompletter Unsinn, was ich gesagt habe. Verzeihen Sie mir bitte!“

72. „Ich habe mir folgendes ausgedacht“, erzählt der kritisierende Witzbold, „der Teufel besucht eines Tages den Gott im Himmel und legt ihm ein dickes Manuskript vor: hierin, sagt er, ist eine WA dargestellt, in der weder Du noch ich existieren, die metaphysikfreie WA. Aber, erwidert Gott, Du existierst ja, sonst hättest Du ja diese komische Geschichte nicht ausknobeln können. Drauf jener: Gewiß, Du existierst ja auch. Das ist ja eben der Witz: wir existieren beide, aber hier, hier habe ich den Nachweis geführt, daß wir beide nicht existieren. Famos, schmunzelt Gott, Du bist ein gescheiter Kerl, laß sehen! Und liest. Und prüft. Und nickt lächelnd, beifällig. Dann der Teufel: Freu Dich nicht zu früh, Herr Gott! Die Menschen, die weder an Dich noch an mich mehr glauben, werden alle Wege beschreiten, die in meinen Bereich führen; die ärgste Teufelei ist die, die vorgibt, daß der Teufel nicht existiere. Ach wo, erwidert Gott, Du irrst Dich: es wird alles so bleiben wie bisher, ob die Menschen an uns glauben oder nicht, sie gehen doch ihrer und ihre Wege.“ — „So habe ich“, fügt Pat. hinzu, „bewiesen, daß Ihre realische WA eine negative Dämonologie ist.“ Antwort: Und haben mich so gründlichst mißverstanden. Ich leugne ja gar nicht die Dämonen, sie seien himmlische oder höllische, ich weise nur nach, daß sie lediglich in der dämonistischen WA aller Entwicklungsstufen fingiert werden — und... Da unterbricht Pat. lachend: „Jetzt sind Sie hereingefallen: ich weiß das doch, das Ganze war doch nur ein Scherz, aber andere Leute können Ihre Wissenschaft im Ernste derart mißverstehen und Ihnen mit solchen Flausen Abbruch tun, und die fanatischen Dogmatisten und Obsoletisten tun das ja auch.“

73. „Es fällt mir schwer, das Immersein der Menschen und der Welt zu ... wie soll ich sagen? zu glauben, aber das wollen Sie ja nicht, also: einzusehen.“ Antwort: Aber die Ewigkeit des Metaphysischen, der Gottheit, der unsterblichen Seele in der sterblichen Hülle zu glauben, das fällt nicht schwer? Man hat sich bloß an dieses Wort gewöhnt. Dabei ist „Immersein“ viel leichter verständlich als „Ewigkeit“: Immersein hat mit Metrik nichts zu tun, Ewigkeit hebt alle Metrik auf (s. I S. 50).

74. „Sie sagen, der Neurotiker sei prätentiös, er gebe sich bloß manchmal bescheiden, zu bescheiden, er sei auch prätentiös in der Bescheidenheit, er wähne sich eben der Alleine mit dem Anspruch auf Ausschließlichkeit, er lasse keine andere Meinung gelten. Nun und Sie? Lassen Sie eine andere Meinung gelten? Halten Sie Ihre Lehre nicht auch für die alleinseligmachende?“ Antwort: Ich wüßte nicht, daß in meinen Worten und Werken auch

nur eine Andeutung vorhanden sei, die Ihre Auffassung bestätigte. Im Gegenteil: ich gebe nur Tatsachen an, darunter auch die, daß ich die Psychobiologie und die Erkenntnistherapie gegründet und durchentwickelt habe und daß mich „Meinungen“ über diese Wissenschaft nicht interessieren, sondern nur Tatsachen, die für mich oder gegen mich sprechen — und bisher hat noch niemand eine Tatsache anführen können, die mich widerlegt. Das ist nicht prätentiös, auch nicht unbescheiden-bescheiden, sondern eben Tatsachenangabe, die jeder nachprüfen kann. Also damit bestreite ich niemand das Recht, Meinungen zu haben, sie müssen nur der Nachprüfung standhalten, nicht als Vor-urteile den Weg zu den End-urteilen versperren. Kranke Meinungen, Meinungen der Neurotiker lassen sich niemals an den normalen Tatsachen verifizieren, diese sind ja für den Neurotiker gar nicht erlebbar; und die Welt wimmelt von solchen Fehlmeinungen, und sie sind von erschreckender Fruchtbarkeit. Ich lasse auch kranke Meinungen gelten, aber natürlich als krank, als für die Norm ungültig. Vielleicht meinen Sie aber mit „Meinungen“ die Denkweisen; nun, ich habe ja die Entwicklungsgeschichte der WA dargestellt — wie sollte ich die verschiedenen Stufen an ihrem biologischen Orte nicht gelten lassen! Daß aber die realische Denkweise die höchstreife ist, das ist wiederum nicht eine prätentiöse Behauptung, sondern Angabe einer Tatsache, die mit dem dogmatistischen Terminus „alleinseligmachend“ nichts zu tun hat.

75. „Können Sie nicht mal lieb und nett sein und e i n A u g e z u d r ü c k e n?“ Antwort: Also ein Symptom oder Symptömchen übersehen, eine Art Zufluchtsstätte des Dämonenglaubens, der alsbald aus seinem Versteck in alter Frische wieder auftaucht. Bedenken Sie bitte: ich bin nicht Ihr Vater oder Ihr Geliebter oder Ihr Freund, ich bin Ihr Arzt, also solcher auch Menschenfreund, aber nicht Ihr Privatfreund, ich bin berufstätig. Würden Sie einem andern Arzt, z. B. einen Lungenarzt bitten, er möge Ihnen zu Liebe auf seine berufliche Gewissenhaftigkeit einmal verzichten und Ihnen ein Restchen der Tuberkulose belassen? Ich kann Ihnen nur den einen Gefallen tun, Sie auf dem Wege zur Genesung weiterzuführen — sachlich und unbeirrt auch von versucherischen Bitten um Schonung Ihrer Neurose oder Bestechungsversuchen mittels Blumen u. a. Mitbringseln oder Einladungen, die ich nie annehme, so lange der Patient noch in Behandlung ist, u. a. Methoden der Neurose, sich vor dem gefährlichen Arzt zu retten.

76. „Sie ü b e r t r e i b e n.“ Antwort: Gewiß, aber es sind Ihre Übertreibungen, die ich Ihnen schildere. Die Übertreibung kann man richtig nur als solche, in ihren Worten, in den Worten der Übertreibung schildern. Sie liegt im neurotischen Erlebnis

vor: Dämon gegen Dämon. Jeder Neurotiker ist Extremist. Omne humanum neurotico alienum.

77. „Wenn alles erblich ist, kann ich und kann niemand gesund werden." Antwort: Auch die Genesungsfähigkeit ist in den Fällen, die genesen, ererbt.

78. „Kann ich nach meiner Genesung gesunde Kinder bekommen?" Antwort: Sind die Funktionen der Genitalien normalisiert, so auch die Produktion von Samen- und Eizellen. Aber Sie sind schon 33, und Ihr Ehemann ist 51 Jahre alt, die biologische Beschaffenheit der Keimlinge ist dem Alter gemäß, und hiernach ist das Kind biologisch determiniert. „Also ist es besser für uns, keine Kinder zu zeugen?" Antwort: Wollten alle Ehepaare wie Sie die Zeugung verhüten, würden viele brauchbare Menschen verloren gehen.

79. „Sie gehen unsystematisch vor" beschwert sich der Schulmeister. Antwort: Die Erkenntnistherapie ist kein starres System, sondern lebendige Methode. Ein Lehrbuch ist systematisch, der Unterricht methodisch: er richtet sich nach dem jeweiligen Interesse des Schülers, dieser gibt im Rahmen des Pensums den Ton an, der Lehrer geht darauf ein, er spricht von dem oder jenem, was der Schüler gerade wissen möchte. Das System ist hierzu nicht in der Lage, es duldet keine Abweichungen-Abschweifungen, es ist geronnene, der Unterricht lebendige Wissenschaft.

80. „Ich kann sagen, was ich will: alles ist falsch, darum sage ich lieber gar nichts mehr." Antwort: Schweigen Sie, so können wir nicht erörtern, ob Ihre Äußerungen der Berichtigung bedürfen oder nicht. Sie können also ebensowenig lernen wie der Schüler, der verdrossen auf die Fragen des Lehrers schweigt (aus Angst, er könne einen Fehler machen oder zudiktiert bekommen und so seiner Allwissenheit beraubt, „tödlich" blamiert werden), der also auch nicht erfahren kann, ob sein Wissen richtig ist oder falsch und wie es im letzteren Falle zu berichtigen ist. Diese Angst aber ist schon ein Fehler — und eine Blamage, wenn auch keine tödliche. So sind auch Sie in der Angst vor einem möglichen Fehlermachen gerade in der Gefahr, Fehler zu machen, ja mehr noch: Ihr Schweigen ist ein viel erheblicherer Fehler als eine falsche-fehlerhafte Aussage. Der Lernende ist nicht verpflichtet, schon alles zu wissen, was er ja erst lernen soll. Sie haben also das Recht, Aussagen zu machen, die der Korrektur, der Aufklärung bedürfen. Damit, daß ich Ihnen Vorträge halten würde, wäre Ihnen nicht recht gedient: Sie könnten das teilnahmslos an-überhören. Und die Diagnose und Therapie der Neurose übelzunehmen, wäre genau so falsch, als wollte der Chirurgisch-Kranke die Diagnose und Operation übelnehmen.

81. „Hier ist ein Kindheitsphoto von mir, was sehen Sie da?“ Antwort: Daß Sie damals schon ein selbstbewußtes, herausforderndes und dabei scheues, unnahbares Wesen waren. Pat. reißt mir das Bild aus der Hand und ruft ärgerlich aus: „Hätte ich es Ihnen bloß nicht gezeigt!“. Antwort: Sie haben also Angst vor der Diagnose, aber wie sollen wir zur Therapie kommen? Sie fassen die Diagnose als Vorwurf auf, ich mache aber keine Vorwürfe — so, als ob der Kranke dafür könnte, daß er krank war und ist, ich gebe lediglich sachlich-sachverständigen Aufschluß, auch über Charaktereigentümlichkeiten. Sie wollen doch die heilsame Wahrheit wissen — oder soll ich Ihnen schmeicheln? Sie hatten immer Angst vor der Entdeckung-Entweihung-Entzauberung-Vernichtung durch die herausgeforderten Großen-Alten-Götter-Teufel, aber das ist ja eben Ihre Neurose — und diese ist längst entdeckt, also brauchen Sie keine Angst vor der Entdeckung mehr zu haben. Usw.

82. „Ich stehe den Ärzten prinzipiell mit Mißtrauen gegenüber.“ Antwort: Nicht nur den Ärzten, nicht nur mir — mir wohl besonders, der ich Sie ja nicht wie die andern Ärzte mechanisch, ohne Ihre Persönlichkeit in Betracht zu ziehen, behandle, sondern im Gegenteil gerade Ihre Persönlichkeit, Ihre WA angehe, die mich, wie Sie meinen, nichts angehe. Sie standen und stehen allen Großen-Alten mißtrauisch, also ängstlich gegenüber, als ob sie böse Zauberer wären, die besonders zu bemißtrauen sind, wann sie freundlich sind — nein: „tun“, hinter deren guter Miene und guten Worten das Teufelsgrinsen und die Tücke lauert. So kommt Ihnen mein eingehendes therapeutisches Interesse an Ihrer Persönlichkeit äußerst verdächtig vor: ich wolle ja nur Ihre Seele erforschen, ihr Innerstes, ihre Tiefe entschleiern, sie überlisten, um ihr magisch Schaden zuzufügen, Falsches zu entdecken, sie in meine Gewalt zu bringen, — alles blanker Unsinn aus Ihren frühen Kindertagen, an die Sie sich ja ausgiebig erinnern. Ich bin aber ein einfacher Mensch wie Sie, nur daß Sie neurotisch sind und gesund werden wollen. S. 126.

83. „Ich habe das Vertrauen zu Ihnen, daß ich Ihnen sagen darf, daß ich Ihnen nicht vertraue. Sie dürfen nach Ihrer eignen Lehre nichts übelnehmen.“ Antwort: Sie versuchen mich mit meinen eignen Waffen zu schlagen. Ich kämpfe aber nicht mit Ihnen, sondern unterrichte Sie, und Ihr Kampf, lies: Krampf gegen mich ist ein Mißverständnis. Und übelnehmen kann man das Übel nicht: es ist ja übel; übelnehmen = für übel halten kann man nur das Gute, das man mißversteht. Die Menschen sollten wissen, daß die Krankheit in allen ihren Formen das einzige Übel ist, dann würden sie es nicht übelnehmen — und einer Unzahl von Streitigkeiten und Konflikten im privaten wie im öffentlichen Leben wäre seitens der Einsichtigen die Spitze abge-

brochen. Von klein auf haben Sie probiert, wieviel Sie den andern, bes. den Alten-Großen-Göttern, dem Gotte im Himmel zumuten können, haben sich in leisen und notfalls auch in lauten Beleidigungen ergangen und damit die Beleidigten, wie immer sie reagierten, entmachtet. Nun bin ich an der Reihe, aber Sie täuschen sich: mich bringen Sie nicht aus der Ruhe, ich will ja bloß aufklärend das Übel kurieren, nicht aber mit dem gleichen Übel vergelten.

84. „Ich bin nicht überzeugt, daß Sie mir helfen können. Sie haben ja kein Risiko, bekommen Ihr Geld und versprechen nichts. Und Ihr Anerbieten, das Honorar zu stunden, also bei Ihnen Schulden zu machen, kann ich als anständiger Mensch nicht annehmen. Das ganze Risiko trage ich — und das kann und will ich nicht." Antwort: Ich habe Sie nicht gerufen, ich halte Sie nicht, ich weise Sie auch nicht ab. Ich bin Fachmann auf meinem Gebiete, und wer davon nicht überzeugt ist, soll nicht zu mir kommen. Kein Arzt kann für die Genesung seiner Kranken garantieren: die Heilung ist ein biologischer Prozeß, und der Arzt kann nur sein Bestes dazu tun, er kann auch eine Prognose stellen, aber er ist kein Prophet, er schließt rechtlich mit dem Kranken einen Leistungs-, nicht einen Werkvertrag. Auch in Ihrem Falle hätte ich die Behandlung nicht übernommen, wäre ich nicht überzeugt, daß die Prognose günstig ist. Aber fassen Sie das nicht als Suggestion auf: als wollte ich Ihnen zureden! Von mir aus können Sie gehen. Und falls Ihnen das Risiko des Genesungsweges zu groß erscheint, so kann ich nur darauf hinweisen, daß auch dieser Einwand ein neurotisches Symptom ist: Angst vor der Heilarbeit, vor der Heilung, vor der Geldausgabe, die doch so gering ist im Verhältnis zu den Kosten der lebenslangen Neurose und dem Vorteil, der Ihnen mit und aus Ihrer Genesung erwächst, Angst auch vor dem Schuldenmachen, als ob es im Berufsleben ohne Credit und Debet abginge, als ob die Schulden eine Schuld wären, die Ihre moralische Integrität zerstörte — nach dem Verse: Wohl dem, der ohne Schuld und Fehle bewahrt die kindlich reine Seele!

85. „Herr Doktor, sagen Sie mir die Wahrheit: kann ich gesund werden? einfach ja oder nein!" Antwort: Ja, die Möglichkeit besteht, der Weg ist offen, Sie brauchen ihn nur zu gehen. — Pat. erhebt sich und sagt: „Gott sei Dank, ich vertraue Ihnen vollkommen, Sie würden mich gesund machen, aber ich habe offen gestanden eine gewisse Hemmung vor Ihnen und Ihrer Tätigkeit und ihren Folgen. Sie gestatten, daß ich mir den Termin, an dem ich zu Ihnen kommen werde — und ich werde bestimmt kommen — noch ein wenig überlege, ich habe da noch Verschiedenes vor — ich werde Sie anrufen, auf Wiedersehen!" Arzt bei sich: Auf Nimmerwiedersehen! Aber

vielleicht kommt der Anruf doch. Ein anderer Pat. sagt: „Sie wollen mir bloß nicht sagen, daß ich unheilbar bin. Danke. Adieu!" Ausnahmen.

86. „Mir kann niemand helfen, ich war schon bei vielen Ärzten, darunter Kapazitäten, alle haben versagt, ich muß mir selber helfen, hilf dir selbst, so hilft dir Gott!" Antwort: Und haben Sie sich von Ihrem Leiden geholfen? „Nein, es gelingt mir eben nicht, aber vielleicht wird es mir noch gelingen, ich werde mir noch mehr Mühe geben als bisher, mit aller Energie an meiner Genesung arbeiten, es muß mir doch gelingen. Ich war immer auf mich angewiesen. Meine Eltern starben früh, ich habe sie kaum gekannt, sie ließen mich im Stiche, als ich sie am nötigsten gebraucht hätte, niemand stand mir bei — bis zum heutigen Tage. Selfmademan, wie er im Buche steht! Ich muß immer daran denken, bei Tage und bei Nacht." Deutung: ICH die Gottheit muß all-ein bleiben, kann keine Hilfe von außen, von andern erwarten, muß mit dem Leben als Inbegriff des Ungemachs, des Unglücks, der Krankheit, der Teufeleien überhaupt fertig werden, indem ich all das ertrage, und das eben ist meine Selbsthilfe, daß ich all das ertragen kann, all das willig auf mich nehme, aber unwillig bin, mir helfen zu lassen, meine Lebensmethode aufzugeben. Pat. sucht die Ärzte nur auf, um sich zu bestätigen, daß niemand ihm helfen kann. Wie sollte auch ein sterblicher Mensch dem gottgesandten Leidträger, dem All-leider helfen können!

87. „Ich habe mir alles, was Sie mir in den zwei Wochen Behandlung gesagt haben, genau überlegt und den Entschluß gefaßt, meine Neurose loszuwerden, und ich meine, ich sei sie schon los, die Beschwerden sind wesentlich besser geworden, der Wille hat Wunder gewirkt." Autosuggestion, die rasch verfliegt. An den Entschluß zur Heilung muß sich die Therapie anschließen. Der Wille, der Entschluß sind keine Dämonen, die Wunder wirken, die Krankheit wegzaubern können, sondern nur das Hungerstadium, der Anfang des Genesungsweges.

88. Scheinrechtfertigung der Neurose. Der Neurotiker ist unerschöpflich im Ersinnen von Zusammenhängen, die die Neurose zu rechtfertigen scheinen, von „Motivierungen". Er deutet in seine Erlebnisreihen die magische Kausalität hinein — wie der Gesunde in seine Erlebnisreihen die der jeweiligen Entwicklungsstufe eigentümliche Kausalität hineindeutet. Hat er seine „Faktoren" entdeckt, so ist sein „Kausalbedürfnis" „befriedigt". Er glaubt an seine Logik, und andere (Unkundige, Mitkranke, Suggestible usw.) glauben auch daran, obwohl sie nur eine Patho-logik (Pseudologik) ist, also nur im Unrichtigen folgerichtig ist. Er beruft sich gern auf normale Zusammen-

hänge, soweit er überhaupt Normales normnahe erlebt und beschreibt; hierunter nehmen die gemeinplätzigen = allgemeingültigen Formen und Formeln (Verallgemeinerungen, Sentenzen, Sprichwörter, Grund-sätze) einen breiten Raum ein und geben der Redeweise einen Schimmer des Echten-Rechten-Gesunden. Einige Beispiele. „Wenn ich nicht Morphium spritze, bekomme ich derartige Durchfälle usw., daß ich nicht zur Behandlung kommen kann; ich möchte aber das Morphium loswerden — wie komme ich aus dem Dilemma heraus? Ich muß Morphium spritzen, um zur Behandlung kommen zu können, die mich von der Spritze befreien soll." — „Alle befragten Ärzte haben gesagt, meine Organe seien gesund, bloß — ich bin krank, somit haben die Ärzte gefunden, daß meine Krankheit Gesundheit sei." — „Die Umwelt ist krank, ich kann darauf nur so reagieren, wie ich es tue; man mache die Umwelt gesund — und ich werde es dann auch sein, aber wie könnte man die Umwelt gesund machen — und ich gehöre ja auch zur Umwelt der anderen, bin also auch krank?" — „Meine Mutter nörgelt den ganzen Tag an mir herum, sie hat mich nervös gemacht, man kann sich doch nicht alles gefallen lassen, das würden Sie auch nicht tun, ich erwidere, verteidige mich, greife an, nörgele gegen die Nörgelei, Wurst wider Wurst, — oder ich nörgele stumm, gehe weg, lege mich ins Bett, um mich zu retten. Wenn diese abscheulichen häuslichen Verhältnisse nicht so unerträglich wären, würde es mir gut gehen (Irrealis!), aber wegziehen von der Mutter kann ich nicht, weil ich krank bin." — d. h. die Mutter als kontrollierte Kontrolleurin gehört zum Lebensbestand der „erwachsenen" Tochter. — „Mein Mann läßt mich nicht aus den Augen, selbst wenn ich mich wasche, auf den Abort gehe usw., treibt er mich an: ich täte zuviel, alles nicht rasch genug usw. So gern ich meine Schlafmittelsucht loswerden möchte, gönnt er mir die erforderliche Zeit nicht, hetzt mich als ‚weiße Sklavin' den ganzen Tag, so daß ich immer nur in Erregung und Unruhe bin und dann eben zum Phanodorm greifen muß — das ist doch unvermeidbar, ich muß doch schlafen, damit mein Mann mich hetzen kann." Dazu der Mann: „Meine Frau tut viel zu viel, z. B. sie wäscht sich andauernd die Hände, geht alle Augenblicke auf den Abort und bleibt da zu lange, ich möchte bloß wissen, was sie da so lange tut, ich muß sie immer antreiben, damit sie von ihren Unarten loskommt, mit denen sie mich hetzt, ich kann sie im Geschäft nicht entbehren, die Kunden kommen, wann sie wollen, auch nach Geschäftsschluß, abends ist dann viel zu besprechen, ich diktiere meiner Frau die Post, das dauert eben bis gegen Mitternacht und manchmal länger, muß aber erledigt werden, Personal taugt nichts, Buchführung müssen wir auch selber machen" usw. Also sie hetzen sich gegenseitig, und „das kann ja nicht anders sein“, ein Keil treibt den andern, und wie es in den Wald schreit, schallt es zurück usw. — „Ich habe wieder gar nicht geschlafen, also bin ich heute nicht aufnahmefähig, also hat die Behandlung keinen Zweck, ich bleibe schlaflos, also bin ich nicht behandlungsfähig, also bleibe ich schlaflos.“ — „Die vier Stunden Ihrer Behandlung haben mich von meiner Trunksucht befreit, eine akute Notwendigkeit, die Behandlung fortzusetzen, besteht zur Zeit nicht; meine Frau meint das auch.“ — „Auch der Gesunde geht nicht blindlings über die Straße, ich war schon als Kind sehr vorsichtig, ging nur mit Mutti aus dem Hause, und dann ist aus Mutters Schutz der Schutz der Angst geworden: ich bleibe zwar bebend an der Bordschwelle stehen, aber so kann ich nicht verunglücken, und so hat auch die Angst ihr Gutes.“ (Die normale Angst = Vorsicht ja, nicht aber die neurotische Angst, die mit dem Hinweis auf die normale Angst verteidigt wird.) — „Der Rausch im epileptischen Anfall ist eine ungeheure Wollust, die über den ganzen Organismus hinstrahlt, ich möchte diese Seligkeit um keinen Preis missen — warum auch?“ (vgl. Dostojewskis ähnlichen Ausspruch). — „Die Männer taugen alle nichts, ich hab's genug erfahren müssen, schon bei meinem Vater, und diese Erfahrung, die mir von meinen Freundinnen bestätigt wird, ist die Ursache dafür, daß ich nicht geheiratet habe.“ (Sie vergißt dabei ihre pathobiologische Beschaffenheit, ihre neurotische Liebesangst.) — „Delectat variatio, das sagte schon Horatio. Ich sehe nicht ein, weshalb ich — als Mann polygam veranlagt — meine Liebesabenteuer nicht weiterführen und mich mit meiner Frau langweilen soll, die sowieso langweilig genug ist, weil sie den ganzen Tag am Klavier sitzt und komponiert. Ja wenn meine Frau nicht so langweilig wäre!“ (Aber er hat sie geheiratet, sie ist seine Partnerin, also paßrecht zu ihm, dem Don Juan, der „die Mutter“ und so das Anrecht auf Geschlechtsverkehr mit andern Frauen geheiratet hat; partielle Ehereife.) — „Ohne meine Neurose wäre ich nie der große Künstler, der berühmte Professor geworden, ein bißchen Spleen gehört nun mal zum Genie.“ (Wer so redet, weiß nicht oder gibt nicht zu, daß nur der Gesunde zu gesunden, echten Leistungen fähig ist.) Usw. usw.

Viele Neurotiker hindert ihre Neurose, ihre Neurose loszuwerden.

89. Horizontaler Genesungshunger. Pat. will behandelt (Hand! χειρουργός = der mit der Hand arbeitende Arzt) werden, er möchte nur seine Beschwerden möglichst gemildert haben, nicht aber echt genesen, von der Möglichkeit einer echten Genesung weiß er nichts und glaubt auch nicht, daß eine solche Möglichkeit bestehe, er wünscht vom Arzt, daß er „etwas Tech-

nisches" tue, und der Arzt tut dieses im Rahmen der ärztlichen Technik, er schickt den Kranken durch die Laboratorien, das ist dann „eine gründliche Untersuchung" und evtl. eine „kausale Behandlung", Pat. geht immer wieder zum Arzt, und der Arzt lebt von ihm — wie der Priester vom Gläubigen, der Beamte vom Steuerzahler. Nach der Auffassung dieser Kranken ist ein guter Arzt der, der das tut, was der Kranke wünscht, der sich dem Kranken unterwirft und so dient; dafür unterwirft sich der Kranke der Verordnung des Arztes, — sofern er es tut! — Vertikaler Genesungshunger: Pat. will echt genesen, doch ist der Hunger kein Garant dafür, daß der Genesungsweg beschritten und zu Ende gegangen wird. Viele Neurotiker wissen ja auch gar nicht, daß es eine echte Heilung für sie gibt, und viele Ärzte wissen auch nichts davon oder teilen es nicht mit.

Schwacher Genesungshunger. „Es geht auch so, zwar beschwerlich, aber es geht, wozu soll ich mich anstrengen, einen Zustand zu verlassen, an den ich mich gewöhnt habe, — und wer weiß, wie es mir dann ergehen wird! Ich suche ja den Arzt auf, viel Lust habe ich nicht, aber die Angehörigen reden mir zu, und der Arzt erzählt so hübsch, ist ja auch ganz interessant, aber zwischen dem Anhören seiner Theorie und ihrer Anwendung, also der entsprechenden Veränderung meiner Lebenspraxis ist ein weiter Schritt. Es gibt ja viele Theorien, und wenn man diese alle in der Praxis anwenden wollte, wohin käme man dann! Also ich gehe zum Doktor, pünktlich zur verabredeten Stunde, ich habe Zeit, und die Sozialversicherung zahlt, also leiste ich mir das Vergnügen, ich habe ohnhin nichts Besseres zu tun, und nirgends schläft es sich besser als in der Psychotherapie oder in der Kirche." Prognose ungünstig. Manchmal intensiviert sich das Interesse an der Genesung in der Erkenntnistherapie. Viele solcher Neurotiker stellen sich überhaupt nicht.

Hypertrophierter Genesungshunger ist horizontal gerichtet. Ungeduld, als ließe sich die Genesung mit magischer Sofortigkeit erzwingen, Fanatismus, als könne-müsse die Therapie und am besten auch gleich der Arzt „gefressen" und so „vernicht(s)et" werden, magisches Versetzen des Endes an den Anfang, rastlose Unaufmerksamkeit, Vorbeihuschen an jedem Thema, das zu „fesseln" droht, usw. (vgl. Nr. 23). Prognose ungünstig, doch günstiger als bei Willensschwäche: in der Erkenntnistherapie kann sich das Ungestüm verlieren und der Hunger vertikal werden. Manche Patienten halten nicht durch, z. B. manche Süchtige, kommen zwei- oder dreimal „zu Besuch" und sausen dann weiter ad infinitum.

90. Genesungsangst. Flucht vor der Erkenntnistherapie. „Dieser Arzt würde mir sicher helfen, aber eben deshalb kann ich nicht zu ihm gehen: ich müßte alles sagen, er würde alle

meine Geheimnisse aufdecken, ich müßte ihm dabei sogar helfen, ich würde meine Neurose loswerden." Oder: „Sie sind der Einzige, der mir helfen kann, aber eben deshalb kann ich nicht zu Ihnen kommen, denn wenn Sie mir doch nicht helfen könnten, hätte ich niemand mehr, der mir helfen könnte." Oder: „Ich weiß, daß nur Sie mir helfen können, aber dann müßte ich auf den Glauben an das Wiedersehen mit meinen Angehörigen im Jenseits verzichten — und da möchte ich lieber krank bleiben." — Oder: „Ich habe keinerlei Vertrauen mehr zu den Ärzten — und da sollte einer eine Ausnahme sein?!" Oder: Pat. sucht mit dem Arzt private Freundschaft anzubändeln, ihn mit Geschenken, Gefälligkeiten, Einladungen, Zuweisung anderer Patienten („die können für mich gesund werden, ich gönne ihnen die scharfe Kur, ich kaufe mich los") usw. zu bestechen, zur Nachsicht, ja Preisgabe der Therapie zu verpflichten und so über ihn zu triumphieren. Oder: Pat. hat allerlei Sätze aus der Therapie auswendig gelernt, so „kennt" er die ganze Therapie und braucht sie nicht zu absolvieren. Oder: „Ich bin gespannt, was Sie mit mir anfangen werden, ich möchte mir zunächst ein Urteil bilden, ob Ihre Behandlungsweise für mich überhaupt in Betracht kommt"; Pat. ist also der vom Himmel gefallene Meister, der schon am Anfang beurteilen kann, was er erst am Ende wissen kann. Oder: „Sie wollen über meine Zeit verfügen, ich kann mich aber nicht für die und die Stunde festlegen, ich habe als Lehrerin, Ehefrau und Mutter so viel zu tun, daß ich es an mir fehlen lassen würde, wenn ich alles stehen und liegen lassen würde, um zu Ihnen zu kommen." Oder: „Ich möchte um jeden Preis gesund werden, aber — wie hoch ist Ihre Honorarforderung?" Oder: Pat. verfährt sich in seinem Angstdusel kunterbunt auf dem Wege zum Arzte („von einem bösen Geist im Kreis herumgeführt") und kommt zu spät und dann gar nicht mehr: so entgeht er der Therapie. Um Ausreden-Ausflüchte nie verlegen. „Ich habe eine schlechte Nacht gehabt und fürchte, ich bin heute nicht aufnahmefähig", telephoniert Pat., „Sie müssen mich heute entschuldigen"; Antwort: Man geht zum Arzte, wann man krank ist, — wollen Sie mit der Therapie warten, bis Sie Ihre Schlaflosigkeit los sind, die Sie eben mittels der Therapie loswerden wollen? Außerdem ist die Stunde für Sie reserviert, und die Praxisordnung, die Rücksicht auf andere Patienten erfordert, daß die vereinbarte Zeit innegehalten wird; die Stunde ist auch laut Vereinbarung honorarpflichtig. „Also dann komme ich lieber hin."

„Meiner Unsicherheit und in ihr fühle ich mich absolut sicher: immer wann Gefahren drohen, meldet sie sich zuverlässig. Soll ich die treue Unsicherheit aufgeben, wie Sie es für richtig halten? wer warnt und schützt mich dann noch? Ich habe Angst, meine

Angst zu verlieren, ich müßte dann ja erst recht Angst haben, ohne meine Angst zu leben." Antwort: In seiner Genesungsangst sieht Pat. im Arzte den Vater-Dämon-Gott-Teufel, der ihn zur Leistung dessen, wovor die symptomatische Angst ihn bisher gewarnt-geschützt habe, verführen, auf offene oder versteckte Weise zwingen, d. h. in den Untergang, ins Verderben führen wolle, er scheint ihm die Schlange am Baume der Erkenntnis, die ihm zuredet, die bisherige Lebensform zu verlassen und in eine neue Welt mit ihren Rechten und Pflichten überzusiedeln, die ihm zwar begehrenswert, in der Angst aber verhängnisvoll vorkommt (vgl. Fluch der Arbeit, 1. Mose Kap. 3 V. 14ff). „Jawohl", sagt Pat., „ich hänge noch heute an meiner Mutter, obwohl sie längst gestorben ist, sie ist um mich wie einst, als ich ein kleines Kind war, ja sie ist eins mit mir, sie ist meine Angst, die mich zuverlässig warnt und schützt, sobald Gefahr droht, und ohne die ich nicht leben kann, sie ist mein Schutzengel — wie sollte ich ihn entbehren können?! Und nun soll ich ihn doch entbehren lernen, soll alleingelassen (Mutter, Mutter, warum hast du mich verlassen?) in die wilde Welt der dämonischen Lebens-Todesgefahren hinausgehen, ich das unschuldige Kindlein in die Welt der Schuld, Sünde und Sühne? Das soll dann die Genesung sein? Ich bin ja in die Welt gegangen, aber eben im Schutze meiner Mutter, die in der Angst gegenwärtig ist: sie hat mir die Unheimlichkeit des großen Lebens, die Prüfungen Gottes, die Versuchungen des Teufels angezeigt, so daß ich unversehrt blieb, — und das eben ist meine Krankheit? Ich habe schon so viel preisgegeben, lassen Sie mir ein wenig von meiner Angst, ich habe Angst vor dem letzten Schritt, der — eben der letzte ist." Antwort: Zaubermächte gibt es nur im Kinderglauben, Sie haben ihn, soweit krank, beibehalten, wähnen also noch immer im Schutze der Mutter, an deren Stelle die Angst getreten ist, den feindlichen Gewalten begegnen zu müssen-können, Gewalten, die es gar nicht gibt. Und ich erscheine Ihnen nun auch als eine solche Gewalt, vor der Sie sich hüten müssen, die Sie Ihres Schutzzaubers berauben will, worauf denn die Dämonen, die es gar nicht gibt, über Sie herfallen und in unvorstellbarer Weise (es geschieht ja niemals!) verzaubern würden, ich stehe also im Komplott mit ihnen, wir haben es auf Sie abgesehen wie der Teufel auf die Heilige usw. — welch ein Unsinn! Die Angst gaukelt Ihnen Gefahren vor, die es nicht gibt, und gaukelt Ihnen weiter vor, sie schütze Sie auf dämonisch vor diesen Gefahren! Man muß die Gauklerin entlarven: es ist ja gar nicht Dämonie gegen Dämonie am Werke, Neurose ist ja „nur" funktioneller Infantilismus, also eine rein biologische Tatsache. Es ist ein Wahn, daß Sie an der Haltlosigkeit einen Halt (zum „Anklammern"), an der Unsicherheit eine Sicherheit, an der Krankheit „die große Gesundheit“ hätten. Und ein Wahn, den man als solchen erkannt hat, hat seine Gültigkeit verloren. Usw.

„Ich habe Ihnen alles offen gesagt, was wollen Sie noch von mir wissen?“ Antwort: Ich „will gar nichts wissen“; was wir für die Therapie benötigen, geben Sie ja an — nicht nur in Ihren Worten, sondern in Ihrem gesamten Gebaren. Ich bin nicht neugierig, ich weiß ja aus lebenslanger Erfahrung besser Bescheid in und mit Ihnen als Sie selber. Ich will also nichts aus Ihnen herauslocken, ich gebe Ihnen mit meinen Fragen und Hinweisen nur einen Tip, nach welcher Richtung sich Ihre Überlegungen bewegen könnten-sollten, aber Sie können auch den Tip nur befolgen, falls und soweit Sie es — können. Sie sind hier nicht in der Beichte, in der man „alles“ offen sagen muß, damit sie gültig sei, und doch vielleicht nicht „alles“ gesagt hat? Ist man, wie man glaubt, „ganz offen“, so kommt „der andere“ nicht auf den Gedanken, man habe etwas verschwiegen oder zu verheimlichen. Findet der Einbrecher die Tür offen, meint er, es sei nichts für ihn zu holen, sonst wäre ja die Tür verschlossen. Die „rückhaltlose“ Offenheit des Neurotikers ist das beste Versteckspiel: er hüllt sich in seine Offenheit ein — in der Angst, sich offenbaren zu müssen. Auch die Gottheit verbirgt ihre Geheimnisse hinter ihrer Offenbarung: sieht man hinter die Kulissen, so findet man das Menschliche, und dann ist es aus mit dem Nimbus. „Erkennt ihr ihn, so muß er von euch zieh'n“ — der Zauber ist erloschen, Lohengrin ist nur noch ein junger Leutnant, der es mit dem alten Recken Telramund nicht aufnehmen kann. Und stellen Sie sich die Majestät in Unterhosen vor: es bleibt der Mensch übrig, der Se. Majestät ja auch „nur“ ist, wie ja Gott auch „nur“ ein Mensch war, — sollte das eine Entwürdigung sein, kann es etwas Höheres geben als die Menschenwürde?

„Die dämonistische Deutung befriedigt mich nicht ganz. Ich kann überhaupt nicht glauben, daß ich an Dämonen glaube — eher an Schicksal, Allmacht, höheres Wesen. Es muß doch noch andere Deutungen geben als die dämonistischen.“ Antwort: Bitte welche? Ich zahle Ihnen oder sonstwem hundert oder tausend Milliarden Dollar, falls mir eine andere Deutung genannt wird. WA ist eben WA, eine andere WA als die WA gibt es nicht; niemand kann über seine Anschauung hinaus — noch eine haben. Schicksal usw. ist doch auch die dämonische Macht, sofern man „Schicksal“ nicht realisch versteht, nämlich als das Geschehen. Sie glauben nicht, daß Sie an Dämonen glauben? Nun, woran sonst? Woran sonst kann man glauben, wenn nicht an das Metaphysische? Wer nicht mehr glaubt, weiß, daß nur das Physische existiert, in das der Gläubige die Dämonie hineinfingiert. Aber Sie haben noch Angst, Ihre Dämonie zu verlieren, also gesund zu werden, und finden Einwände als Scheinlegitimation für die Beibehaltung Ihres Glaubens an Dämonen, — so den, daß Sie Ihren Glauben an das Dämonische, wie immer es benannt werden mag, bezweifeln oder verleugnen.

Pat. wähnt, er werde sein Dasein mit seiner bisherigen Daseinsform verlieren, magisch sterben, unter-, zugrundegehen. Tatsächlich „stirbt" nur seine bisherige (kranke) Daseinsform, seine bisherige (kranke) WA, wie jede Entwicklungsstufe beim Übergang in die neue „stirbt", d. h. vergeht, Vergangenheit wird, wie jeder Tag vergeht. Aber wie: das dämonische Leben gilt ja als unsterblich, also ist die Angst, es könne sterben, überflüssig und eine Selbstwiderlegung, und obendrein existiert es ja gar nicht, kann also auch nicht sterben. „Alles — nur nicht Mensch sein, bloß Mensch sein! Das wäre mein Untergang, mein ewiger Tod." Nun, wie soll der Untergang aussehen? Nur der Mensch kann wähnen, mehr als Mensch zu sein — oder auch weniger.

„Ich brauche, so lange ich meine Angst habe, keine Angst zu haben, daß mir etwas (Verhängnisvolles) passiert; würde ich die Angst los sein, dann müßte ich sozusagen doppelte Angst haben, daß mir etwas passiert, — und das wäre das Ziel der Therapie?!" Antwort: Es gibt realiter kein Verhängnis; haben Sie das erkannt, können Sie beim besten Willen keine Angst mehr davor haben. Niemand kann sich auf die Dauer mit Feinden herumschlagen, deren Nichtexistenz er erkannt hat.

„Alles, was Sie sagen, leuchtet mir ein, aber ich denke mir, daß das für die andern heilsam sei, nicht aber für mich: ich bin eben die Ausnahme." Antwort: Also die Gottheit, für die das Menschliche nicht gilt (das Kleinkind in seiner Chaotik erlebt noch nichts „Menschliches")? „Das nicht, aber es muß doch Kranke geben, die bei Ihnen nicht genesen". Nun, dann wären Sie ja also keine Ausnahme, nicht die Ausnahme. Sind Sie ein Mensch? Nicht alle kranken Menschen, die zu mir kommen, erreichen das volle Ziel, manche sind zunächst mit Vor-zielen zufrieden und reifen von selbst weiter aus oder kommen nach einiger Zeit wieder usw. — je nach der biologischen Entwicklung der Hirnrindenfunktion. Mancher andere kommt ein- oder zweioder dreimal her und bleibt dann aus — mit allerlei Vorwänden und Ausreden. Dies sind die Ausnahmen, aber auch für sie, also auch für Sie gilt: die psychobiologische Erkenntnis vom Wesen des Menschen und die Erkenntnistherapie ist der Weg zur echten Heilung. Kann man aber einen Menschen zwingen, den rechten Weg zu gehen, falls er durchaus den falschen gehen will!

„Ich bin 40 Jahre alt, Frauenärztin, seit zehn Jahren in der

Praxis, ich weiß natürlich genau Bescheid mit den weiblichen Organen und ihren Funktionen, dennoch habe ich meine Dysmenorrhoe — was nützt mir die Fachkenntnis?" Antwort: Sie haben Medizin, speziell Frauenheilkunde studiert, aber Sie haben niemals einen Mann geküßt und sind noch immer jungfräulich. Sie haben studiert, aber nicht erlebt; zum Erleben hatten Sie viel zu viel Angst. Und Ihre ärztliche Praxis ist nicht mit der Lebenspraxis zu verwechseln oder gar zu identifizieren. Ihre Tätigkeit ist die Ausübung einer eingeübten speziellen Mechanik, wohl auch — wie so oft bei neurotischen Ärzten — verbunden mit der Neugierde, endlich mal „dahinterzukommen" — hinter das metaphysische Geheimnis der Sphinx, die Sie sich selber auch sind. Selbst das Mitgefühl mit den Kranken kann man mechanisch, sozusagen löffelweise aus dem Vorrat herausnehmen und in die Praxis hineingießen: man tut dann so, als ob man teilnahmsvoll sei, in Wahrheit ist man „persönlich unbeteiligt", darf das aber nicht zeigen. Sie operieren also Ihre Patientinnen aus dem Kleinhirn, im Zwange der eintrainierten Technik mit relativ geringer Beteiligung des Großhirns. Diese Art zu operieren ist nicht mit der normalen Operationstechnik und der Übung hierin zu verwechseln: der gesunde Operateur operiert als Mensch den Menschen, aus seinem gesamtpersönlichen Können heraus, mit intuitiver Variabilität, der kranke operiert als Maschine die Maschine, aus seinem Kennen heraus, nach dem Lehrbuch. Jener ist echter Arzt, dieser Mechaniker, gelernter Arzt. So nützt Ihnen also die genaue Kenntnis des weiblichen Organismus für Ihr Eigenleben gar nichts: Ihr Studium des Menschen, das sie von klein auf (Vater Arzt, Mutter eine „Heilige") leidenschaftlich betrieben haben, hat den Organismus vertheoretisiert, verwissenschaftlicht, abgetötet in der faustischen Suche nach dem Metaphysischen, das sich nach der dämonistischen Deutung im Physischen verbirgt und doch wirkungsmäßig offenbart wie-als die Gottheit, so haben Sie das Menschliche am Menschen vergessen und so auch sich selbst — das ist Ihre Neurose: hypertropher Hunger nach Lüftung des dämonischen Geheimnisses (bes. der weiblichen Genitalien), hypertrophe Angst vor der Sphinx, die sich immer verhüllt, hypertropher Schmerz im Ringen mit ihrer Dämonie, Zusammenbruch „und sehe, daß wir nichts wissen können" usw., realiter hypertrophe HAS-Reflexe mit Ausdruck an den Genitalien, also genitale Spasmen, Dysmenorrhoe, Altjungferntum. Und nun meinen Sie, auch die Erkenntnistherapie sei zwar eine hohe Wissenschaft, lehre aber auch nur eine Technik, die Dämonie des Menschen à la Psychotherapie zu meistern, so daß sich im Grunde genommen beim Neurotiker nichts ändert, und haben Angst davor, diese falsche Auffassung, die falsche Auffassung überhaupt aufzugeben, Ihren Leib, Ihr Frauentum anzuerkennen, ins reine Menschentum überzuwechseln. Ein reiner Mensch, ein gesunder Mensch können Sie aber nur werden, indem Sie die kranke Lebensauffassung und -führung, also den Wahn, Sie seien eine Heilige, die das Menschliche nur studieren, aber nicht leben dürfe, da es eben Teufelei sei (bes. das verführerische Weib mit ihrer Leibeshölle), und all den dämonistischen Unsinn erkenntnismäßig aufgeben. Usw.

„Weißt du", sagt Pat. zu ihrer Freundin, „ich gehe ja hin zu Dr. L., aber er ist mir unheimlich, er weiß zu genau Bescheid, ich kann auch nicht begreifen, daß ein Arzt sich so eingehend mit seinen Kranken beschäftigt, da muß was dahinterstecken, vielleicht der Satan als Seelenfänger oder vielleicht eine Art Erlöser. Ich verspreche mir nichts von der Sache. Ich habe schon so ein unangenehmes Gefühl, oft richtige Angst, wenn ich daran denke, daß die Zeit nun wieder da ist, oft kommt mir eine Abhaltung sehr zu passe, aber der Doktor will ja sein Honorar auch für versäumte Stunden, da will ich doch lieber hingehen, mein Mann zwingt mich ja auch dazu, ich weiß nicht recht, was der Doktor eigentlich von mir will, er will mir scheint's alles nehmen, den Boden unter den Füßen wegziehen — und was wird dann? Ich möchte es lieber beim Alten lassen, wenn es mir auch miserabel geht und mein Mann mit mir schimpft, es sei nicht mit mir auszuhalten, wer weiß, wie es dann wird, wenn ich gesund geworden sein sollte, aber das ist ja undenkbar." Die Freundin: „Ich würde auch nicht mehr hingehen, ich war auch mal bei einem solchen Seelenheiler, so ein Quatsch, lieber konditorn gehen als den Zauber mit anhören, wobei es einem angst und bange wird." Der Ehemann kommt hinzu: „Dr. L. ist weder ein Säulenheiliger noch ein Seelenheiler, er ist ein exakter Wissenschaftler und erfahrener Praktiker in Neurosentherapie, ich habe ein paar Bücher von ihm gelesen und bin überzeugt, daß er Dir helfen wird. Hier sind die Bücher: zum hundertsten Male bitte ich Dich, sie zu studieren, dann wirst Du wenigstens die Angst los, daß er Dir nicht oder doch zur Gesundheit verhelfen könnte." Usw.

91. G e n e s u n g s s c h m e r z. „Was Millionen Menschen seit vielen Jahrhunderten als unumstößliche Wahrheit, als Gottes Offenbarung geglaubt haben und glauben, stoßen Sie um. Sie stoßen die ganze Welt um. Ich soll alles über Bord werfen, was mir bisher lieb und heilig war. So oft ich in der Not gebetet habe, waren meine Sorgen sogleich behoben, ich war getröstet und guten Muts, — nun soll ich nicht mehr beten? Der Glaube ist ein wunderbarer Halt, ohne ihn müßte man straucheln und fallen" usw. Antwort: Der Glaube an das Metaphysische, wie immer es heißen mag, ist nicht d i e WA, sondern nur e i n e

WA, die freilich lange Zeit der menschlichen Entwicklung hindurch bei zunehmender Verdünnung des Dämonischen und bei zunehmender Physizierung aller Dinge gilt, die aber letztens in die metaphysikfreie, die realische WA übergeht: der Glaube strebt zum Wissen. Auch innerhalb der dämonistischen WA gibt es keine Einheitlichkeit und lehnen die reiferen Stufen die primitiveren ab. Ich lehne nicht ab, taste die Denkweisen der Gesunden nicht an, er- und bekenne, daß das Dichten und Trachten der Gesunden richtig, gut und schön ist von der Kindheit an immerdar. Ich stelle nur den biologischen Ort des einzelnen Denkweisen in der Entwicklungsgeschichte der WA fest — und niemand kann dagegen etwas Triftiges einwenden. Nur der Neurotiker, der ja, soweit krank, noch in der chaotisch-magischen Denkweise lebt, muß, will er echt genesen, die weltanschauliche Entwicklungsdifferenz ausgleichen und aus der dämonistischen WA jeder Art herauswachsen, sonst beruft er sich (mit Recht) auf die dämonistischen Deutungen zur Rettung seiner Neurose. Daß viele Millionen und Milliarden Menschen in den dämonistischen Denkweisen gelebt haben und noch leben, beweist doch nicht, daß diese Denkweisen (die sich ja selber untereinander befehden!) die einzig-mögliche, die für alle Zeiten alleingültige, die alleinseligmachende WA sei: wir haben doch nun eben die realische Denkweise, und daß ich als Erster sie erarbeitet und aufgezeichnet habe, beweist doch nicht, daß sie falsch oder, wie ein klerikalistischer Redakteur, unberührt von jeder Sachkenntnis, schmähte, „das Hirngespinnst eines monomanischen Fanatikers" sei, — die Ewig-Gestrigen, die Obsoletisten, die Neurotiker haben immer jeden Fortschritt in ein höheres Denkniveau abgelehnt und leidenschaftlich bekämpft, wofür die Geschichte ungezählte Beispiele enthält. Also man erkenne: der Neurotiker betet ja gar nicht den metaphysischen Gott der Gesunden an, sondern er betet sich selber an: ER ist in seinem kindlichen Wahn die Gottheit, neben der es andere Götter nicht geben darf, ja eigentlich gar nicht geben kann. Sein Glaube ist Aberglaube: primitiver Glaube, der sich in höheren Entwicklungsstufen erhalten hat. Sein Gebet ist Selbstanbetung: er will die Götter-Teufel zwingen, ihm zu gehorchen (wie die Alten-Großen dem Kleinkinde dienen). Er will sich „gesund beten", d.h. in der Selbstanbetung seine Neurose legitimieren; die „Beruhigung" ist nichts weiter wie Autosuggestion, Verharren im neurotischen Wahn. Sein „Gebet" hat also mit dem des Gesunden nichts zu tun: der Gesunde betet in Andacht, im Andenken an das einstige Verhältnis Kind:Eltern. Der gesunde Jugendliche-Erwachsene weiß, daß ihm das tägliche Brot nicht vom Himmel geschenkt oder vom Teufel serviert wird, sondern daß er sich sich selbst verdient. Er braucht keinen (suggestiven) Halt, er steht auf eigenen Füßen, und es ist das Ziel der exakten Therapie, den Neurotiker zur Selbständigkeit zu führen. „Es gilt also, Abschied zu nehmen von der bisherigen kranken Denk- und Verhaltensweise, nicht aber mit dem Arzte zu streiten, der den Weg ins Freie weist. Ich sehe das ein, aber jeder Abschied ist schmerzlich." Pat. weint heilsame Tränen.

„Sie hämmern einem Ihre Thesen ein, die reinste Suggestion, die Sie so nachdrücklich bekämpfen." Antwort: Ich hämmere gar nicht. Wiederholung nach jeweils wechselnden Gesichtspunkten ist so wenig „Hämmern" wie die übliche und unentbehrliche Repetition im sonstigen Unterricht, wie das Nacheinander der Stufen einer Treppe nach oben. Dagegen ist das „Einpauken" (daher heißen solche Lehrer Pauker) suggestive Dressur, Zwang, pathologisch. Ich lehre Sie nur Tatsachen kennen, die zur Therapie gehören, und wer sich gegen die Tatsachen und den, der sie mitteilt, zur Wehr setzt, statt sachlich zu prüfen, wer in „innere Konflikte" gerät, sich „den Kopf zerbricht" usw., der mißversteht die Methode als einen dämonischen Zwang, gegen den man die eigne Dämonie ins Feld führen müsse.

„Ich gerate in einen Gewissenskonflikt." Antwort: Sie „geraten"? Sind Sie es nicht schon längst? Ihr ganzes Leben war — wie das aller Neurotiker — ein chronischer, ein einziger Gewissenskonflikt. Wissen Sie, was Gut und was Böse, was Richtig und was Falsch, was Schuld und was Unschuld usw. ist? Darum kreisen und kreisten ja Ihre Gedanken, Ihre Skrupel. Die Erkenntnistherapie führt aus allen Zweifeln heraus, also auch zur Gewissensklarheit.

„Ich fühle mich in die Enge gedrängt: ich habe nur die Wahl, gesund zu werden, vom Bisherigen definitiv Abschied zu nehmen — oder krank zu bleiben. Herkules am Scheidewege, aber krank bleiben, scheidet aus, also muß ich den letzten Schritt tun." Antwort: Das „Müssen" ist hier nicht ein dämonischer Zwang, sondern bezeichnet die biologische Notwendigkeit: wer in die Höhe will, „muß" hinaufsteigen, aber es gibt keinen Zwang, es zu tun, wer in den 4. Stock will, „muß" die Treppen hinaufsteigen, aber niemand nötigt ihn dazu, er kann ja unten bleiben. Und der „letzte Schritt" ist doch nicht „der letzte" in dem Sinne, daß es nachher keine Schritte mehr gäbe, also er der Schritt ins Nichts sei; er ist lediglich der letzte Schritt zur Genesung, die Überschreitung der Schwelle in die Gesundheit. Wie viele Schwellen haben Sie schon überschritten — immer mit dem „letzten Schritt"! Mancher ist schmerzlich erregt, daß es so ist, wie es ist, aber es wäre viel schmerzlicher für ihn, wenn es anders wäre, als wie es ist. Freilich die alte Welt „geht unter", die Welt der Neurose, aber dafür geht die neue Welt, die Welt der Gesundheit auf. „Sicher im Dämmerschein wandelt die Kindheit dahin" — nun ja, die Kindheit, aber Sie sind doch längst kein Kind mehr: sehen Sie sich Ihren Personalausweis an, falls Sie nicht wissen, wie alt Sie sind! Für uns gilt: Sicher im hellen Licht wandelt die Reife dahin. Was Sie nicht haben, können Sie auch nicht verlieren; Sie können nur den Wahn verlieren, Sie hätten etwas, was Sie tatsächlich nicht haben: die Gottheit-Alldämonie, und dieser Verlust ist der Gewinn der Gesundheit.

„Wie es drüben, jenseits der Schwelle zur Gesundheit aussieht, wie also dann meine Pflichten und Rechte in Beruf und Liebe sein werden, das muß ich Ihrer Schilderung glauben, wissen kann ich das nicht, dazu müßte ich erst drüben sein. Wird es mir nicht gehen wie Adam und Eva, als sie vom Baume der Erkenntnis — man ist versucht zu sagen: der Erkenntnistherapie gegessen hatten?" Antwort: Nun gewiß: die Kindheit war für jene Menschentypen dahin, sie waren zur Arbeit und Liebe gereift, zur Selbständigkeit erwachsen, den Alten-Göttern entwachsen, „waren wie Gott und wußten, was Gut und Böse ist". Der neurotische Adam hätte vom Apfel nicht gegessen, er hätte vielleicht Chemie studiert, um das „tödliche Gift" des Apfels aufzufinden und aus den Äpfeln zu extrahieren, sie zu denaturieren — na, ich danke! Er wäre bestimmt Professor geworden, aber das magische Gift hätte er nie und nimmer gefunden: es existierte und existiert ja doch nicht. Und auch die Eva wäre eine alte Jungfer geworden — oder hätte einen vernünftigen Adam geheiratet. Also auch Ihnen bleibt, wollen Sie gesund werden, nichts anderes übrig als — gesund zu werden, den Wahn vom „magischen Gift der Reife" aufzugeben. Den Kranken geht es schlecht, den Gesunden gut — nun also? Wie es Ihnen im Rahmen Ihrer Persönlichkeit ergehen wird, müssen Sie natürlich abwarten, aber gut gehen wird es Ihnen auf alle Fälle, und es kann ja jetzt nur darauf ankommen einzusehen, daß die Gesundheit das höchste Gut ist, — und das ist doch wohl nicht so schwer. In der therapeutischen Krisis gaukelt Ihnen die Angst vor und der Schmerz im Abschied allerlei wilde Gefahren vor, die es nicht gibt, z. B. Sie werden sich dann nicht mehr auf die Krankheit berufen können, um — krank zu sein, sich zu „entschuldigen", ja Entschuldigung zu fordern, Sie werden selbstverantwortlich sein usw., aber Sie sind dann eben zu all den Leistungen fähig, zu denen Sie jetzt unfähig sind, deren Dämonie Sie jetzt noch zu bannen wähnen, und haben die Freude des gesunden Erfolges, den Sie mit gesunden Mitteln und Methoden erreichen. Der Übergang ins reine Menschentum ist das größte Glück für den Menschen, der da wähnt, ein Gott, der Gott zu sein.

„Aber ein Restchen Neurose möchte ich doch mitnehmen ins Jenseits des Paradieses, eine dünne rückwärtige Verbindung zum Ursprung, aus dem ich Kraft gewinnen könnte, den großen Anforderungen gewachsen zu sein, und die mir den Weg zum Rückzug zeigen könnte, falls ich versagen und verzagen sollte." Antwort: Sie wissen selbst, daß es unlogisch ist, gesund zu werden und, wenn auch restweise, krank zu bleiben. Der Rest wäre ja nur eine zusammengeschmolzene oder listig versteckte Dämonie aus Kindertagen, aber die dämonische Macht oder der Glaube daran läßt sich nicht dividieren, zu 90 % aufgeben und zu 10 % erhalten: entweder existieren die Dämonen, oder sie existieren nicht, und haben Sie die Dämonie als Fiktion erkannt, so ist sie total erloschen und gibt es keinen „Weg zurück", sind die Brücken endgültig abgebrochen. Die realische Denkweise ist eine WA, als solche (wie jede andere) in sich geschlossen, sie duldet in sich ebensowenig Reste aus den früheren Denkweisen, wie diese etwa Teile des realischen Denkens in sich vorwegnehmen könnten. Auch das Interferenzdenken ist nicht ein Dies und Das, sondern ein einheitliches Gemisch, ein gesamtheitliches Übergehen ins realische Denken. Also Sie brauchen sich um das „Restchen" nicht zu bemühen: selbst wer es behalten will, kann es nicht behalten. Wer aber noch nicht ganz gesund ist, ist im Ganzen noch nicht ganz gesund, ist also nicht zu 90 % gesund und zu 10 % noch krank, es treten aber im Gange der Genesung und bes. in therapeutischen Krisen einzelne Symptome, die noch nicht soweit gediehen sind wie die andern, vor eben diesen andern in den Vordergrund.

„Würde mir das, was mir fehlt, nicht mehr fehlen, so würde mir das fehlen, was mir jetzt fehlt. Hätte ich als meine Angst nicht mehr, so würde mir meine Angst fehlen, ich müßte sie vermissen." — „Ich sitze im Selbstgefängnis, hänge an Ketten, an die ich mich gewöhnt habe, an denen ich also in diesem Sinne ‚hänge'; komme ich in die Freiheit, werde ich dann etwas mit ihr anfangen können? Kann der Gefangene, nach langen Jahren, hier nach lebenslanger Haft entlassen, etwas anderes tun als in die Kaschemme gehen, wo die Genossen warten, und ein neues Ding drehen?" Antwort: Aber der entlassene Gefangene ist nicht genesen, er geht so heraus, wie er hineingegangen ist, hat höchstens noch an verbrecherischer Methodik zugelernt: das Gefängnis ist das Gymnasium, das Zuchthaus die Hochschule des Verbrechers (Robert Heindl). Also der Vergleich paßt nicht. Sie sind ein anderer Mensch geworden, als wie Sie vor der Genesung waren. Und Ihre Abschiedsgrüße an die Vergangenheit können diese nicht „heraufbeschwören", auch nicht derart, daß Sie sie vermissen. Sie werden ins gesunde Leben hineingewachsen sein: es ist unmöglich, daß dann noch der kranke Wunsch besteht, das, was Ihnen fehlt, eigentlich was Sie zuviel haben, also die Krankheit wieder zu besitzen. Gewiß: aller Anfang ist schwer, und alles Ende ist schwer, aber weder hat der Anfang das magische „Ende“ gebracht oder noch bringt das Ende das magische „Ende“, d. h. das letzte Ende, hinter dem das Nichts gähnt: das Nichts kann ja gar nicht gähnen.

Man kann die Genesung als Kampf zwischen den kranken und den gesunden (beim Kranken: gesünderen und fastgesunden) Funktionen veranschaulichen (s. im 6. Bde.). Somit kämpft die Neurose gegen den Therapeuten, sozusagen sie wehrt sich ihrer Haut, sie will nicht „sterben“. Die horizontale Therapie tut ihr den Gefallen: sie beruhigt die Neurose nur („Sei ruhig, freundlich Element!“ Mephisto zur Flamme in Auerbachs Keller), sie läßt sie „in Ruhe“, die Erkenntnistherapie macht ihr das Ende — in der Art, daß die infantilistischen Funktionen ausreifen. So faßt der Neurotiker, soweit krank, den Erkenntnistherapeuten als Feind auf, wie er ja alle Großen-Größen als dämonische Mächte deutet, die es auf die Bannung-Entmachtung der Eigendämonie abgesehen haben, somit von der Eigendämonie des Kranken gebannt werden müssen, — wobei sich die gegenseitige Bannung ergibt, die Paradoxie alles dämonistischen Deutens. Pat. verteidigt also seine Neurose, d. h. die Neurose verteidigt sich mit allen möglichen Listen und Hinterlisten, mit Feinheiten und Grobheiten, mit Schläue und Plumpheit, mit heimlicher oder offener Widersetzlichkeit oder Scheinnachgiebigkeit usw., und die Raffiniertheit dieser defensiven Aggressivität und aggressiven Defensivität ist wahrlich interessant. Er wähnt, mit seiner Neurose nicht sterben und ohne sie nicht leben zu können. Man kann die Neurose als „Kind im Erwachsenen“ bezeichnen, das in seiner Ebene gewuchert ist, also in der WA einen immer größeren Raum eingenommen hat, somit das große Wort führt, allemal und immer, also prinzipiell Recht hat gegenüber den reiferen Einsichten und sich trotz ihrer durchsetzt. Und nun weigert sich das Kleinkind, auf seine Übermacht zu verzichten, groß zu werden, nachzureifen und die reiferen und reifen Einsichten anzuerkennen und so zu übernehmen, es weigert sich so, als ob es um Sein oder Nichtsein ginge. Der Neurotiker lernt in der Erkenntnistherapie, daß seine reiferen und reifen Einsichten, abgesehen von der krankheitlichen Nuance, Recht haben und richtig, genauer: fastrichtig sind — und nicht die Märchentante Neurose. Das Schmerzstadium der Genesung ist etwa den Geburtswehen zu vergleichen: sie werden um so milder, je mehr die Genesung fortschreitet. Im Übrigen wendet sich alles Kranke gegen das Gesunde, alles Böse gegen das Gute, alles Falsche gegen das Richtige, alles Häßliche gegen das Schöne, und der Kampf ist immer im Gange, es hat immer Krankheiten gegeben und wird immer Krankheiten geben, und nur die Neurose hat Aussicht, den Kampf zu verlieren.

92. Genesungstrauer. „Ja, ich übersehe nun den Entwicklungsweg, den ich gegangen bin — bisher, noch bin ich nicht ganz am Ende, aber ich muß mich ein wenig verschnaufen, ein wenig besinnen: was habe ich drangegeben, wieviel habe ich schon ‚verloren' an Mannigfaltigkeit und Heftigkeit der Beschwerden, und wie teuer habe ich mir die Besserung erkauft: mit der Auf-gabe meiner vermeintlichen Lebensaufgabe, meiner Mission, meiner Selbstanbetung-verdammung, meines Selbst-Gottvertrauens-mißtrauens, meiner komplizierten Zweifel um alles und jedes. Nun, ich denke, eigentlich war das ja alles sehr interessant, zu interessant: die Kompliziertheit meines Denkens und Tuns, das Irren und Wirren, das Herumrätseln an mir und dir, an aller Welt, — nun wird das Leben wohl ziemlich simpel werden: der Mensch ist ein rein biologisches Wesen, die Welt ist mein Bewußtes, nichts anderes, die Seele ist in der Anschauung das Nichts als polarer Gegensatz zum Etwas, die sogenannten seelisch-geistigen Vorgänge sind Nerven-Gehirnfunktionen, es gibt keine Dämonen außer im fiktionalen Denken, das das Metaphysische ja in das Physische doch bloß hineindeutet, man glaubt nur daran, ich kann mich also mit der Dämonie nicht mehr beschäftigen — weder mit der eigenen noch mit der fremden, — mit solchem Unsinn habe ich mir mein Leben 45 Jahre lang verbittert, verquält und meine Familie, meine Umgebung belastet und belästigt, habe auf alle Annehmlichkeiten des Lebens verzichtet, verzichten müssen, ein einsames, mehr noch ein alleines Leben geführt — nein: gefristet, noch heute muß ich über die verlorenen Jahre seufzen, vielleicht ist es zu spät für mich, glücklich zu werden, die verlorenen Jahre lassen sich doch nicht nachholen, mit Wehmut denke ich an all das Zuviel-Zuwenig, das mein bisheriges Dasein er- und beschwerte und doch mit einem unvergleichlichen Inhalt erfüllte. Nun bin ich bloß noch ein Mensch, das ist nicht eben viel, aber es ist alles, ich muß mich daran gewöhnen." Usw. Antwort: Sie wissen, daß zu jedem Erlebnis auch ein Trauerstadium gehört, eine Art Verlangsamung-Pause im Ablauf, ein Abgekämpftsein, eine Besinnlichkeit über das Geschehene. So führt auch jeder Fortschritt zur Gesundheit über ein Trauerstadium, aber das ist eine rein biologische Tatsache und wird nur vom Dämonisten, bes. vom Neurotiker als Beweis dafür gedeutet, daß die Welt eben doch nichts weiter wie ein Jammertal sei, daß aller Menschen Dichten und Trachten böse sei von Jugend auf immerdar und daß sie am besten auszutilgen seien, daß alles Geschehene von feindlichen Dämonen verkehrt-versinnlost-vergeblicht worden sei und daher am besten rück-gängig gemacht werde. Solche Deutungen und

Deutereien entfallen im realischen Denken. Wir wissen, Erlebtes ist nicht ungeschehen zu machen, nicht wegzutrauern, nicht wegzubereuen, das Trauer- und manchmal Reuestadium gehört nur zum biologischen Ablauf. Und wir wissen, auch für ein Unrecht muß man die adäquate Buße leisten, und das Rechte wird auf alle Fälle seine frohe Erfüllung-Anerkennung finden.

„Seit ich nicht mehr erröte, fehlt mir etwas. Ich muß in Situationen, in denen ich vor der Behandlung errötete, manchmal denken: früher merktest du doch das aufsteigende Warnungssignal, die magische Verwandlung deines Gesichts in die rote Maske, die dich vor dem magischen Blick der andern, vor der Entdeckung meines Selbst (daß ich nämlich die Große nur spielte, eine Scheingröße, eigentlich ein Zwerglein war), somit vor der Entzauberung behütete, — und das ist jetzt dahin: das Telephon in meinem Innern klingelt nicht mehr, und es war doch so reizvoll wie peinlich, und nun haben Sie mir dieses Kinderspiel geraubt." Antwort: Und Sie kriegen es auch nicht wieder, trösten Sie sich! „Ja, ich will mich gerne trösten (freudehaltige Trauer), das ist das Tröstliche am Verlust, daß er ein Gewinn ist."

„Mein Gottvertrauen ist dahingeschwunden, ich habe einsehen müssen und eingesehen, daß der Gott, den wir anbeten, eine Erinnerung ist an die Ahnenreihe bis zum Urvater unseres Volkes, der ein Mensch war, damals aber in der magischen WA vergottet-vergöttert wurde, eine Erinnerung also auch an meinen Vater, den ich als Gott und manchmal als Teufel gegenüber meiner eignen Dämonie erlebte, und dem ich schon früh meine Zweifel an seiner absoluten Vertrauenswürdigkeit widmete. Es war so schön, sich in dem Wahn zu wiegen, daß ich den Gott im eignen Busen trüge, wenngleich Angst und Mißtrauen wegen des in der Welt herrschenden Unrechts mich an meiner Gottseligkeit zweifeln ließen. Es war gewiß kein echtes Gottvertrauen — wo könnte man das überhaupt noch finden, nachdem wir längst eingesehen haben, daß Gott — wie jeder Mensch, auch der König — sich irren, ja nach eignem Geständnis in seiner Unfehlbarkeit die ungeheuerlichsten Fehler machen kann! Nun, ich habe es überwunden, ich resigniere, ich muß mir selbst vertrauen und nicht den jenseitigen Mächten, die es nicht gibt, und ich werde meinen Weg auf eignen Füßen gehen."

93. Genesungsfreude. Das Aha-Erlebnis (Karl Bühler). „Aha, so ist das also! So einfach und doch so schwer zu verstehen, d. h. zu verstehen ist es leicht, es ist sogar selbstverständlich, aber das Verstehenlernen ist ein dorniger Weg, und die Erkenntnistherapie ist e guet's, aber e schmerzhafts Esse. Der ganze Hokuspokus der Gespenster und Zaubergestalten, der Dämonie, der Metaphysik überhaupt ist aus, erledigt, ich bin

aus dem Wahn erwacht, das Gefängnis, in dem ich mich wähnte, hat sich in Nichts aufgelöst, ich bin frei und freudig. Ich sehe auch ein, wieviel Unrecht in der Sozialneurose verübt wird: daß nämlich die Großen nur darauf aus seien, die Kleinen zu unterdrücken, ihnen das Leben so sauer wie möglich zu machen und ihnen das Blut auszusaugen. Nein, jede Entwicklungsstufe ist Ausgliederung der Keimzelle, und die jeweils auf einander folgenden Entwicklungsstufen sind nicht Feinde der vorangehenden und folgenden, sondern sind das gleiche Individuum, die gleiche Gemeinschaft in genetisch ansteigender Ausgliederung. Nur Kranke sind feindlich gesinnt, mögen sie es wissen und zugeben oder nicht, mögen sie sich auch als Welt- und Menschenfreund auf- und vorführen. Die ewigen Revoluzzer bekämpfen die vermeintlichen oder tatsächlichen Tyrannen mit den Mitteln und Methoden der Tyrannei und sind gerade die Tyrannen, die sie bekämpfen; kaum an die Macht gelangt, schwelgen sie in der Unterdrückung derer, die sie von der Unterdrückung zu befreien gelobt hatten. Der soziale Frieden wird erst erreicht sein, sobald das Volk von der Neurose im großen Stile, also mittels der Sozialtherapie und -prophylaxe befreit sein wird, abgesehen natürlich von der stetigen normalen Evolution von unten nach oben. Und das gleiche gilt für das internationale Leben, für die Gemeinschaft der Völker. Ich hoffe, daß Ihr großes Werk, Herr Doktor, trotz aller Widerstände derer, die ‚noch nicht soweit sind', mehr und mehr Anerkennung und insbesondere Ihr Verdienst um die Heilung der Neurose die verdiente Würdigung finden wird, und werde alles, was in meinen Kräften steht, tun, Ihre Erkenntnisse zu verbreiten und Ihnen so einen Teil meines Dankes abzustatten."

„Ich bin noch manchmal gelaunt, die Dämonen auszulachen, aber ich sehe dann sogleich, daß ich immer noch so ein wenig, aber scherzhaft an sie glaube: ich treibe sie sozusagen in die Ecke wie einen lästigen Hund, aber alsbald kommt der Hund wieder aus seiner Ecke heraus. Also lache ich nicht mehr die Dämonen aus, sondern lache darüber, daß ich so lange an sie geglaubt habe, und bin glücklich, daß ich dem ganzen Spuk mit all seinen Irrungen und Wirrungen, daß ich der Neurose mit all ihren Beschwerden entwachsen und ein freier Mensch geworden bin. Meiner steten Dankbarkeit können Sie sicher sein."

Das „Aha" zeigt an, daß ein Freudestadium erreicht ist, und am Ende der Erkenntnistherapie, daß die freudige Gewißheit, das letzte Ziel der Aufklärung und somit die Genesung erreicht ist.

94. Schlußbemerkungen.

Qui bene interrogat, bene diagnoscit et curat. Gewiß, nur darf man nicht inquirieren, verhörend fragen, mit Suggestivfragen den Pat. überlisten, aushorchen usw., sondern ich gebe nur einen ganz neutralen Hinweis, wohin die Selbsterkenntnis sich wenden sollte: und die Assoziationen gehen eben dahin, falls Pat. hierzu in der Lage ist, andernfalls gehen sie wo anders hin und geht der Therapeut mit als Führer, der den Pat. rechtzeitig auf Irrwege aufmerksam macht. Nur keinen Zwang anwenden! Mit Zwang kann man Zwang nicht heilen, und alle Neurose ist zwanghaft. Zum Unterricht dienen auch passende Beispiele aus der Praxis: sie sind Spiegel, in denen der Pat. sich selbst erschaut und erkennt. Exempla trahunt.

Auch die kranken RSe haben ja ihre spezifische Funktionsperiodik, die Symptome-Beschwerden sind also nicht immer gleichmäßig heftig, zeitweise lassen sie nach, zeitweise können sie latent sein. Dieses periodische Nachlassen darf man nicht mit der echten Besserung verwechseln und umgekehrt: in der Therapie ist ja „etwas geschehen“, das vorher nicht geschehen war, nämlich der aufklärende Unterricht. Natürlich interessieren therapeutisch in erster Linie die aktuellen Symptome. Beim Nachlassen der lärmendsten Beschwerden treten oft weniger intensive in den Vordergrund, und Pat. ist geneigt, darin einen Beweis gegen eine tatsächlich erreichte Besserung zu sehen, wie er geringe Restsymptome, ja normalisierte Reflexintensitäten dahin mißverstehen kann, daß er „immer noch krank“ sei. Gesünder als gesund kann kein Kranker werden, und alle Neurose heilt mit Narbe, d. h. der Neurotiker kann nie derart gesund werden, als ob er nie krank gewesen wäre.

Der Arzt kann natürlich nicht für den Kranken gesund werden (er ist es ja — hoffentlich), er kann ihm nur den Weg zeigen, gehen muß ihn der Kranke selber, und zwar ohne jeden Zwang. Der Bergführer würde falsch handeln, würde er den Bergsteiger in die Höhe zerren oder schleppen; man kann auch einen Säugling im Rucksack hinauftragen, aber das ist ja kein Bergsteigen.

Je weniger Pat. seine Beschwerden beachtet, desto weniger heftig sind sie — und umgekehrt. Die Nichtbeachtung der Beschwerden — etwa im Sinne der Gewohnheit, des Trainings, der Suggestion „nicht daran denken!“ u. a. Ablenkungen — ist aber nicht ein echt-heilsames Verfahren. Pat. soll sich mit seinen Beschwerden beschäftigen, aber im erkenntnistherapeutischen Sinne.

Quieta non movere? Nein, quieta movere! Ohne therapeutische Mobilisation geht es nicht, hierbei können die Beschwerden vorübergehend heftiger auftreten. Die neurotische Erstarrung ist genesungsfeindlich — und Pat. will-soll doch genesen, sie ist fortschrittsfeindlich — und Pat. will-soll doch fort-schreiten, aufwärts-schreiten.

Man muß dem Neurotiker so klar wie möglich zeigen, daß er, soweit krank, im Märchenalter lebt, muß ihm seine eignen Märchen erzählen, d. h. den Sinn-Unsinn seiner Symptome zur Selbstprüfung darlegen. Die Formulierung der Märchen ist ziemlich unwichtig, sie liegen ja in reicher Anzahl vor.

Je mehr der Neurotiker von seinem Säuglingsthron herabsteigt, desto mehr steigt er ins Menschentum empor.

Man kann die Persönlichkeit des Neurotikers nicht zu einer andern machen, als sie ist. An der individualspezifischen Beschaffenheit ist nichts zu ändern. Man kann nur im Rahmen der Spezifität den Neurotiker aus seiner Krankheit herausführen, und er wird soweit ausreifen, wie er gemäß seiner Spezifität in der Lage ist. Vom „guten Willen" hängt der Erfolg nicht ab.

Sie wollen sich das Herz ausschütten? Aber das ausgeschüttete Herz füllt sich von neuem! Wir wollen dahin kommen, daß Sie es nicht mehr nötig haben, Ihr Herz auszuschütten, daß es nichts (Bedrängendes usw.) mehr auszuschütten gibt.

In der Erkenntnistherapie findet mit der Ausreifung der infantilistischen Funktionen ein Um- und Ausbau der Assoziationen in Richtung Norm statt.

Der Neurotiker muß die Wahrheit hören und nachprüfend annehmen, aber man darf ihm nicht gleich mit der vollen, der letzten Wahrheit ins Gesicht springen, man darf nicht Endergebnisse vorwegnehmen, die er ja noch nicht verstehen kann. Er muß in die Erkenntnisse hinaufwachsen, bis er die realische Erkenntnis erreicht hat. Das heißt aber nicht, daß der Erkenntnistherapeut seine realische Sprache verleugnen soll, sondern nur, daß er sie propädeutisch verwendet und den Kranken nach und nach „einführt" (so etwa wie der Lehrer einer Fremdsprache nicht erwarten kann, daß der Anfänger sie perfekt versteht und spricht). Man sät nur Mißverständnisse, will man dem Laien gesprächsweise letzte Einsichten auftischen. Die Psychobiologie will-muß studiert werden. Man muß allmählich den Kopf entrümpeln.

Habt ihr schon einen Wegweiser gesehen, der mit dem Arm, auf dem Richtung und Ziel angegeben sind, ausholt und dem Wanderer einen Schlag versetzt, der ihn vorwärts treibt? Das wäre ein schlechter Wegweiser und Lebensweiser. Der Weise weiß und weist den rechten Weg, aber weiß auch, daß er niemand zwingen kann, ihn zu gehen.

Wer den Wahn als Wahn erkannt hat, kann ihn nicht mehr für Wahrheit halten.

Hast du bemerkt, wie du gewachsen bist, hast du den stetigen Vorgang des Wachsens bemerkt? Hast du dich nicht von Zeit zu Zeit an den Türpfosten gestellt und die erreichte Größe eingekerbt? So kann auch der Neurotiker das stetige therapeutische Herauswachsen aus der kranken WA, also das stetige Fortschreiten der Genesung nicht bemerken. Andere Leute merken die Veränderung oft eher als der Pat., sie sagen: was ist mit Ihnen los? Sie sind ein ganz anderer Mensch geworden. Am Nachlassen-Verschwinden grober Beschwerden ist die Besserung natürlich alsbald zu konstatieren.

Die Heilung geht im D-Zugstempo vor sich. Nicht müssen alle Entwicklungsstadien chronologisch aktuell durchlaufen werden, das wäre ja auch gar nicht möglich; also die Erkenntnistherapie dauert relativ kurze Zeit. Der D-Zug hält ja auch nicht an allen Stationen.

Die echte Heilung schließt Rezidive aus. Sofern der Neurotiker in gewissen Anteilen seiner Persönlichkeit die echte Heilung nicht ganz erreicht hat, können diese (also noch restlich-kranken) Funktionen auswuchern. Dies ist nicht ein Rezidiv, sondern eine noch nicht ganz geglückte Heilung.

„Die Ausübung der Erkenntnistherapie ist, soviel ich sehe, eine äußerst schwierige Aufgabe", sagt der Arzt-Adept. Antwort: Freilich ist es einfacher, Hustentabletten zu verordnen, Krankenscheine einzukassieren, Trostworte zu spenden. Aber ist die große Chirurgie nicht auch eine „äußerst schwierige Aufgabe?" Und dann: viel schwieriger ist es, sich im Gehege der psycho-physischen s. psycho-somatischen Disteln und Dornen bewegen zu lernen, daher müssen ja auch die Adepten der „Tiefenpsychologie" jahrelang in die Lehre gehen. Wer dagegen meine Bücher gründlich studiert hat, kann auch ohne persönliche Ausbildung Erkenntnistherapie ausüben, besser freilich, er geht ca. ½ Jahr noch zum persönlichen Unterricht. Und: Übung macht den Meister hier wie überall.

Mit Dunkel kann man Dunkel nicht erhellen. Der Neurotiker muß aus seinem Dunkel ins Licht der Erkenntnis übergehen. Einen andern Weg zur echten Genesung gibt es nicht für ihn.

Sachregister

zum II. Teil §§ 2 und 3

Autorenregister

Einiges aus den neuesten Urteilen über die Lungwitzschen Werke

Die Ganzheitsmedizin hat in der Lungwitzschen Psychobiologie ihre Vollendung gefunden.

Ärztliche Mitteilungen 1955 H. 23 (Dr. H. Brückner).

Alles in allem: es liegt ein Werk von ganz besonderer Bedeutung für die Einzelnen wie für die Gesamtheit vor... Lungwitz betont immer wieder: „Glaubt mir nichts! Überzeugt Euch!" Und dieser Nachprüfung hält das Lungwitzsche Lebenswerk von A bis Z stand: die größte Anforderung, die man an ein wissenschaftliches Werk stellen darf und muß, ist hier erfüllt ... Auch hieraus kann man ermessen, welche gewaltige Leistung im allgemeinen Interesse wir Lungwitz verdanken.

Berliner Gesundheitsblatt 1955 H. 18 u. 21 (H. E. Gottschalk).

In Wahrheit ein genialer Forscher und Denker ... Das Lebenswerk von Hans Lungwitz ist von größter sozialer Bedeutung.

Die Medizinische 1955 H. 50 (Med.-Rat Dr. Leonhardt).

Aus dem Buche wird jeder reiche Anregung schöpfen, er wird aber auch den Wunsch bekommen, tiefer in die Lungwitzsche Lehre einzudringen, die er in umfassender Weise in seinem Lehrbuch dargestellt hat. Die Lehre von der Psychobiologie mündet aus in die „Erkenntnistherapie", die als weltanschauliche Aufklärung bis zum „realischen", d. h. fiktionsfreien Denken durchgeführt werden muß. Das Lehrgebäude fußt auf der „realisch-biologischen Weltanschauung" von Lungwitz und ist logisch aufgebaut, aber auch konsequent durchgeführt. Die Lektüre erfordert Mühe, ernsten Willen und kritisches Besinnen, wird aber erleichtert durch die anschauliche, zuversichtliche Sprache und einen sorgfältigen geschliffenen Stil.

Münch. Mediz. Wochenschr. 1956 H. 4 (Min.-Rat Prof. Dr. E. Gerfeldt).

Mit geradezu bewundernswürdiger, mathematischer, naturwissenschaftlicher Genauigkeit stellt Verf. seine Gedankengänge dar ... Menschenkunde im weitesten Sinne des Wortes.

Konstit. Medizin 4. Bd. Lief. 1 (Dr. H.-E. Dennemark).

Das umfassende Lebenswerk des längst zu den Großen unter den Ärzten und Denkern gezählten Autors... eine der bedeutendsten Leistungen der Kulturgeschichte.

Die Zahnärztl. Welt 1956 H. 1 (Dr. W. Titkemeyer).

Es ist ein besonderes Merkmal der Lungwitzschen Werke über Psychobiologie, daß sie wegen ihres Gehalts an weltanschaulichen Einsichten und praktischer Menschenkunde für jeden einen Gewinn an Wissen und Weisheit bergen. Die Werke erweisen sich als schier unerschöpfliche Quelle der Erkenntnis.

Korr.-Blatt der Psychobiol. Ges. 1956 H. 1 (Min.-Rat Dr. Rahn)

Der Autor eine der größten Autoritäten der Welt ... Das Werk eines großen deutschen Arztes und Philosophen ... Eine der wenigen Gestalten der internationalen wissenschaftlichen Welt, ausgestattet mit der Begabung, die unentbehrlich ist für die Schaffung eines so gewichtigen Werkes... Ein Werk hoher Kultur und Originalität, dessen Inhalt zu vielem Nachdenken anregt, geschrieben mit der größten Klarheit, bestimmt für Ärzte, Biologen, Naturwissenschaftler, Psychologen, Pädagogen und alle Gebildeten, die ihre Kultur vervollständigen wollen.

La Clinica (Bologna) Fasc. XV H. VI und Fasc. XVI H. I.

Das Werk ist reich an großer Gelehrtheit, eines jener Werke, die wie Marksteine die großen Fortschritte und die großen Erneuerungen im Gebiete der medizinischen Wissenschaften aufzeigen. Jeder Arzt, der die menschliche Kultur noch liebt, darf den Inhalt dieses Werkes nicht bloß lesen, sondern muß über ihn nachdenken.

Archivio di Pathologia e Clinica Medica Vol. XXX Fasc. VI.

www.ingramcontent.com/pod-product-compliance
Lightning Source LLC
LaVergne TN
LVHW042226300926
849161LV00003B/297